The Handbook of Nanomedicine
纳米医学

The Handbook of Nanomedicine
纳 米 医 学

[瑞士] Kewal K. Jain ◎ 著
张幼怡 ◎ 主　译
赵宇亮 ◎ 副主译

北京大学医学出版社
Peking University Medical Press

图书在版编目（CIP）数据

纳米医学/（瑞士）杰恩著；张幼怡主译．—北京：
北京大学医学出版社，2011.2
　　ISBN 978-7-5659-0011-2

Ⅰ．①纳…　Ⅱ．①杰…②张…　Ⅲ．①纳米材料—应
用—医学　Ⅳ．①R-62

中国版本图书馆CIP数据核字（2010）第186655号

北京市版权局著作权合同登记号：图字：01-2008-4674

Translation from the English language edition:
The Handbook of Nanomedicine by Kewal K.Jain
Copyright © 2008 Humana Press
Humana Press is a part of SPRINGER Science+Business Media
All Rights Reserved

Simplified Chinese translation Copyright © 2011 by Peking University Medical Press.All rights reserved.

纳米医学

主　　译：张幼怡
出版发行：北京大学医学出版社（电话：010-82802230）
地　　址：（100191）北京市海淀区学院路38号　北京大学医学部院内
网　　址：http://www.pumpress.com.cn
E-mail：booksale@bjmu.edu.cn
印　　刷：北京画中画印刷有限公司
经　　销：新华书店
责任编辑：邱　阳　　责任校对：金彤文　责任印制：张京生
开　　本：787mm×1092mm　1/16　印张：20.5　字数：523千字
版　　次：2011年2月第1版　2011年2月第1次印刷
书　　号：ISBN 978-7-5659-0011-2
定　　价：85.00元

版权所有，违者必究
（凡属质量问题请与本社发行部联系退换）

本书由
北京大学医学科学出版基金
　　　　　　　资助出版

译审人员名单

主　译　张幼怡

副主译　赵宇亮

翻　译　（按姓氏笔画排序）
　　　　　丰伟悦　王　云　付勇南　朱墨桃　刘　飞　刘　超
　　　　　刘　蕾　刘雪会　李　燕　汪　冰　陈　超　陈春英
　　　　　聂广军　秘晓林　高学云　常雪灵　梁兴杰

译者序

纳米科技是一门迅速发展的新兴交叉科学，涉及物理、化学、材料、信息、生物、医学、环境、能源等各个领域。纳米科技的发展将带来新的工业革命，并为人类社会发展带来新的机遇。医学的持续发展有赖于新科技的融入。纳米医学（nanomedicine）是将纳米技术应用于医学领域。不仅科学家和临床医学家，制药、仪器设备制造等企业，投资家，乃至国家政府部门都认识到了纳米科技在医学领域的巨大潜力和可能带来的突破性发展。国家不仅重视纳米生物的基础研究，鼓励基于各种新思想、新原理的纳米科学研究，发展对生命结构、功能与演进过程进行更好研究与理解的新方法与新手段，同时也十分重视纳米技术促进医学技术进步的研究与发展。

但是，纳米生物技术和纳米医学仍然是非常年轻的学科，它的朝气和潜能产生了日新月异的发展，也带来了大量的新信息、新知识、新概念和新希望，使我们看到了纳米医学的美好发展前景。我们相信有很多人希望了解纳米医学的现状和未来。瑞士巴塞尔Jain PharmaBiotech公司总裁、澳洲皇家外科医学院荣誉院士（FRACS）、英国药物医学院院士（FFPM）Kewal K. Jain博士编写的这本《纳米医学》，详细介绍了纳米医学在临床医学中的各种应用。从讲解基本原理开始，涵盖了尚处在实验研究阶段的成果、潜在的临床应用前景和已经生产、上市或应用于临床的纳米技术和产品，着重介绍了纳米诊断和纳米制药两个纳米医学中的重要部分。这本书的信息量大而且系统，从方方面面勾勒出纳米医学的发展现状，也使我们看到了鼓舞人心的未来。特别是，这本书是Kewal K. Jain博士一人撰写的，更加使得书的结构紧凑、描述统一、易于理解。作为一本有深度的介绍前沿交叉学科的书籍，其宗旨是使读者了解不断发展的纳米医学领域，为促进医疗进步起重要的推动作用。为此，我们将此书介绍给中国读者，希望本书的翻译出版对我国纳米医学的研究和发展有所裨益。本书适合研究纳米医学的科学家、制药界的研究人员、医生和青年学者、学生阅读。

感谢所有译者，他们都是工作在医学基础研究和纳米科学研究第一线的青年科学工作者和研究生。他们花费了大量业余时间，逐字逐句阅读，对译文反复推敲。感谢我的合作伙伴中国科学院高能物理所赵宇亮教授，没有他的鼎力相助，我不可能完成这本书的翻译工作。由于书中内容是多学科知识的交融，而译者的专业知识背景有限，要做到翻译准确是很困难的，正是由于赵宇亮教授和他的团队的积极参与，使这本书的翻译尽可能做到"信"、"达"、"雅"。感谢北京大学医学出版社的支持和北京大学医学科学出版基金的资助，使本书得以问世。这本译著是大家共同努力的结果，对他们作出的贡献表示诚挚的感谢。

张幼怡

2011年1月

前 言

纳米医学是指纳米生物技术在临床医学中的应用。但是，新技术并不一定总是能够直接应用于临床医学实践。纳米生物技术不仅用于研究疾病的病理机制，使分子诊断更加精确，而且有助于药物的研发和改进给药途径。在某些情况下，纳米颗粒不用负载和组装其他药物，自身也可以是药物（纳米药物）。但纳米生物技术的作用不仅限于药物，还可应用于外科手术过程中，使得手术更精细，因此这种手术过程也称之为纳米手术。

《纳米医学》涉及了这一领域的方方面面。从基本的原理开始，逐渐谈到潜在的临床应用前景，其中许多还尚处在实验研究阶段。"nano"这个前缀在英文中的使用非常广泛，表明在自然科学和医学领域中都存在纳米尺度的问题。纳米诊断和纳米制药是纳米医学的两个重要部分，因而本书用了很大的篇幅来进行阐述。

考虑到本书的读者既有临床医师，也有非医学专业的科研工作者和制药人员，书中的技术描述和医学术语力求简单。同时由于全书由一位作者执笔，避免了内容上的重复。希望本书作为信息源，以其简明性、综合性和实用性能够得到各个层次读者的认可。

纳米医学相关的文献数量庞大，本书仅选择引用了一部分。

Kewal K. Jain，医学博士
瑞士 巴塞尔

目 录

第一章 绪 论 1
  纳米医学 1
  纳米生物技术和纳米医学相关的基本要素 2
  纳米生物技术与纳米医学之间的关系 3
  纳米医学发展的革命性里程碑 4

第二章 纳米技术 6
  引言 6
  纳米生物技术的分类 6
  微（纳）机电系统 7
    生物微机电系统 7
  微阵列和纳米阵列 8
    蛋白质纳米阵列 8
  微流体技术和纳米流体技术 8
    纳米技术芯片 9
    纳米技术在微流体中的使用 10
  纳米尺度的操纵和可视化 11
    原子力显微镜 11
    磁共振力显微镜 12
    扫描探针显微镜 13
    近场扫描光学显微镜 13
    多单分子荧光显微镜 13
    Halo^{TM} LM10纳米表征技术 14
    纳米扫描电子显微镜 14
    利用银膜超级镜片的光学成像 16
    荧光共振能量转移 16
    4Pi显微镜 16
    悬臂梁的原理及应用 17
    表面等离子体共振 18
  纳米颗粒 18
    量子点 19
    金纳米颗粒 20
    硅纳米颗粒 20
    脂微粒 21

纳米颗粒组装成纳米胶束 ··············· 21
　　纳米颗粒自组装在生物医学中的应用 ······· 22
　　超顺磁性纳米颗粒 ······················ 22
　　荧光纳米颗粒 ·························· 23
　　与细菌结构有关的纳米生物技术 ·········· 23
　　立方体液晶纳米颗粒 ···················· 24
　　树丛状纳米球 ·························· 25
　　DNA和纳米颗粒偶联 ···················· 26
　　DNA八面体 ···························· 27
　　富勒烯 ································ 27
　　纳米壳 ································ 28
　　碳纳米管 ······························ 28
　　纳米孔 ································ 29
　　纳米硅 ································ 30
　　金纳米颗粒和噬菌体的网络 ·············· 30
医学基础研究中的纳米技术 ···················· 31
　　纳米系统生物学 ························ 31
　　分子马达 ······························ 31
　　将量子点伪装为蛋白质进入细胞 ·········· 34
纳米激光在生命科学中的应用 ·················· 35
纳米基因组学 ································ 36
　　DNA纳米技术 ·························· 36
　　RNA纳米技术 ·························· 37
　　纳米生物技术在识别方面的作用 ·········· 37
临床纳米蛋白质组学 ·························· 37
　　多光子检测 ···························· 38
　　纳米流液相色谱 ························ 38
　　高场非对称波形离子迁移质谱 ············ 38
　　错误折叠蛋白质的纳米蛋白质组学 ········ 39
　　碳纳米管电子传感器在蛋白质组学中的应用 · 39
　　蛋白质合成与单分子检测 ················ 39
　　分子筛阵列芯片 ························ 40
　　以亚纳米级分辨率研究单分子膜蛋白 ······ 40
　　纳米颗粒与蛋白质的相互作用 ············ 41
　　三维细胞培养中的自组装多肽支架技术 ···· 41
线粒体研究中的纳米生物技术 ·················· 42
　　线粒体研究中的纳米材料 ················ 42
　　纳米激光光谱对线粒体的研究 ············ 42
纳米生物技术和离子通道 ······················ 43
　　水通道蛋白 ···························· 43

纳米技术和生物信息学 ·· 44
    突触的三维纳米图 ·· 44
纳米操控 ·· 44
    原子力显微镜与其他装置联合的纳米操作 ································· 45
    使用带有纳米针的原子力显微镜进行活细胞手术 ······················· 45
    光镊 ·· 45

第三章 纳米分子诊断学

引言 ·· 47
纳米诊断学 ·· 47
    纳米技术用于分子诊断学的基本原理 ·· 48
纳米阵列用于分子诊断学 ··· 48
    NanoPro™系统 ·· 48
    纳米流–纳米阵列设施检测DNA单分子 ··································· 49
    自组装蛋白质纳米阵列 ··· 50
    微流控芯片上检测化学发光的富勒烯光感器 ····························· 50
    蛋白质微阵列检测纳米颗粒标记的分子 ··································· 50
    蛋白质纳米生物芯片 ··· 51
分子诊断的纳米颗粒 ··· 51
    金纳米颗粒 ·· 51
    分子诊断量子点 ··· 52
    磁性纳米颗粒 ··· 54
    纳米晶体在免疫组织化学中的应用 ··· 56
    纳米颗粒在成像中的应用 ·· 56
原子力显微镜在染色体研究中的应用 ·· 59
纳米孔技术在分子诊断中的应用 ··· 59
DNA–蛋白质和DNA–纳米颗粒偶合物 ·· 60
共振光散射技术 ··· 61
用于分子诊断的DNA纳米机器 ·· 62
纳米条形码技术 ··· 62
    用于基因多态性分型的纳米条形码颗粒技术 ····························· 62
    用于描绘多基因表达谱的量子点纳米条形码 ····························· 63
    蛋白质的生物条形码检测 ·· 63
    用于DNA分析的单分子条形码系统 ·· 64
基于纳米颗粒的DNA比色检测方法 ·· 64
    用金纳米颗粒探针进行SNP基因分型 ······································ 65
基于纳米颗粒的上转换发光技术 ··· 65
表面增强共振拉曼光谱 ··· 65
发射近红外（NIR）的聚合体 ·· 66
纳米生物技术检测蛋白质 ··· 66
    蛋白质的近端延伸适体诊断 ·· 67

纳米生物传感器······67
悬臂梁作为传感器用于分子诊断学······67
碳纳米管生物传感器······69
基于FRET的DNA纳米传感器······70
离子通道开关的生物传感器技术······71
电子纳米生物传感器······71
电化学纳米生物传感器······72
石英纳米天平生物传感器······72
病毒纳米传感器······72
PEBBLE纳米传感器······73
微针镶嵌的生物传感器······73
光学生物传感器······73
纳米线生物传感器······77
纳米级可擦除生物检测仪······78
发展纳米生物传感器的问题······79

纳米诊断技术的应用······79
纳米技术用于分子生物标志物检测······79
泛荧光碳纳米颗粒体内示踪治疗细胞······80
监测纳米颗粒标记的植入神经干细胞······80
纳米生物技术用于单分子检测······81
蛋白酶激活的量子点探针······81
用于即时诊断的纳米技术······81
用于战场的纳米诊断······83
诊断与治疗相结合的纳米诊断技术······83

纳米诊断学结语······83
纳米诊断技术的应用前景······84

第四章 纳米制药······86
引言······86
纳米生物技术在药物研发方面的应用······86
金纳米颗粒用于药物研发······86
量子点用于药物研发······87
纳米激光用于药物研发······87
纳米颗粒连接小分子进行细胞定位······87
药物研发中原子力显微镜用于生物分子相互作用研究······88
纳米仪器用于药物研发······88
依靠纳米技术在细胞水平上的药物设计······89

基于纳米生物技术的药物生产······89
作为药物的树丛状纳米球······89
作为潜在药物的富勒烯······89
纳米抗体······90

纳米生物技术在未来药物研发中的作用 ········· 91
纳米生物技术用于药物输送 ········· 92
 纳米尺度的药物输送 ········· 92
 运用纳米生物技术解决药物输送的问题 ········· 92
 纳米悬浮颗粒物 ········· 93
 纳米技术对不溶性药物的增溶作用 ········· 93
 吸附性增强的纳米药物 ········· 93
 药物输送材料的理想性质 ········· 93
 纳米材料和纳米生物技术用于药物输送 ········· 94
病毒作为纳米材料用于药物输送 ········· 95
基于纳米颗粒的药物输送 ········· 95
 金纳米颗粒作为药物载体 ········· 96
 磷酸钙纳米颗粒 ········· 96
 环糊精纳米颗粒用于药物输送 ········· 96
 树丛状纳米球用于药物输送 ········· 97
 富勒烯复合物用于多肽的细胞内运输 ········· 97
 多聚物纳米颗粒 ········· 98
 陶瓷纳米颗粒 ········· 99
 纳米晶体 ········· 99
 纳米颗粒相互连接成球形 ········· 100
 疏水药物包入纳米颗粒 ········· 101
 特洛伊纳米颗粒 ········· 101
 自组装纳米颗粒用于细胞内药物传输 ········· 102
 颗粒在非浸润模板上的复制 ········· 102
 快闪纳米沉降法 ········· 102
 纳米颗粒复合物用于药物输送 ········· 103
脂质体 ········· 105
 包含富勒烯的脂质体 ········· 105
 聚合脂质体纳米颗粒 ········· 105
 采用纳米颗粒稳定磷脂脂质体 ········· 106
 脂质纳米颗粒的应用 ········· 106
 脂质体-纳米颗粒复合物 ········· 107
纳米球 ········· 107
 纳米球蛋白笼 ········· 108
纳米囊泡技术输送多肽 ········· 108
纳米管 ········· 108
 脂质-蛋白纳米管用于药物输送 ········· 109
 单壁碳纳米管用于药物输送 ········· 109
 多水高岭石纳米管用于药物输送 ········· 109
纳米蜗壳用于药物输送 ········· 110

- 基于纳米生物技术的透皮给药 ········· 111
  - 纳米药物贴剂的转运 ············· 111
  - 纳米细胞透皮给药系统 ············ 111
  - 短链醇类磷脂脂质体的经皮给药 ······ 112
- 基于纳米颗粒的内耳药物输送 ········· 112
- 基于纳米颗粒的肺部药物输送 ········· 113
- 基于纳米颗粒的鼻腔给药 ············ 113
- 纳米颗粒黏膜给药 ················· 114
- 展望纳米技术为基础的药物输送 ······· 114
  - 纳米分子阀控制药物释放 ··········· 114
  - 纳米马达的药物传递 ·············· 115

第五章 纳米技术在生物疗法中的作用 ··· 116
- 引言 ··························· 116
- 疫苗接种 ······················· 116
  - 纳米生物技术在疫苗运载系统中的应用 ·· 116
- 细胞疗法 ······················· 117
  - 纳米生物技术和细胞移植 ··········· 118
  - 干细胞疗法中的纳米生物技术 ········ 118
- 基因治疗 ······················· 118
- 纳米颗粒介导的基因治疗 ············ 119
  - 纳米棒基因治疗 ················· 125
  - 纳米机器用于基因输送 ············ 125
  - 脉冲磁场和超顺磁性纳米颗粒的应用 ··· 125
  - 用于基因治疗的纳米复合材料 ········ 126
  - 用于经口基因输送的非离子型聚合物胶束 · 126
  - 同时输送抗癌药物和DNA的纳米载体 ·· 126
- 反义治疗 ······················· 127
  - 反义纳米颗粒 ··················· 127
  - 树丛状纳米球用于反义药物输送 ······ 127
  - 用于反义药物给药系统的聚甲基丙烯酸酯纳米颗粒 ····· 128
- RNA干扰 ······················· 128
  - 纳米颗粒输送siRNA ·············· 128
  - 静脉注射含有siRNA的靶向纳米颗粒 ·· 129
  - 纳米脂质体输送siRNA ············ 129
  - 量子点监测RNAi输送 ············· 130

第六章 应用于内科和外科临床的纳米装置 ··· 131
- 应用于临床诊断的纳米装置 ·········· 131
  - 纳米内镜 ······················ 131
  - 纳米技术在放射医学中的应用 ········ 132
  - 应用纳米颗粒实现高分辨率超声成像 ··· 132

纳米生物技术和药物输送载体···132
用微小聚合物包裹种植体···133
纳米封装···133
用于细胞治疗的微容器传输系统···134
钛植入药物输送装置中的纳米孔膜···135
用于药物输送的纳米瓣膜···135
用于药物输送的纳米芯片···136

用于外科手术的纳米工具···136
用于外科手术止血的纳米技术···137
用于微创手术的生物传感器导管···137
纳米激光手术···138
应用于外科手术的纳米机器人技术···138

第七章　纳米肿瘤学···140
引言···140
纳米技术检测癌细胞···140
量子点用于癌症诊断···140
树丛状纳米球用于检测癌细胞凋亡···141
金纳米颗粒用于癌症诊断···141
纳米管用于发现癌症蛋白···142
纳米颗粒用于肿瘤的光学成像···143
纳米激光光谱用于单细胞的癌症探测···143
纳米技术为基础的癌症单分子检测···143
癌症的植入型磁性探测···144
纳米线生物芯片用于癌症生物标记的早期发现···144
纳米技术用于癌症成像···144
纳米颗粒–MRI用于跟踪癌症患者体内的树枝状细胞···144
纳米颗粒–CT扫描···145
用于淋巴结成像的量子点···145
双模式纳米颗粒用于肿瘤成像···146
基于纳米颗粒的成像技术在抗癌药物临床试验中的应用···146

纳米技术用于癌症治疗···147
纳米颗粒用于肿瘤定位···147
基于纳米壳的肿瘤治疗···147
基于纳米体的癌症治疗···149
治疗癌症的纳米炸弹···149

基于纳米生物技术的抗癌药物输送···150
用于抗癌药物输送的纳米颗粒···150
纳米颗粒对肿瘤细胞靶向输送药物···158
利用纳米颗粒输送药物克服多药耐药性···166
基于纳米技术的癌症治疗装置···167

纳米颗粒与物理治疗结合消除肿瘤 168
　　RNA纳米技术在肿瘤基因治疗中的应用 171
　　纳米颗粒用于同时装载多种抗癌药物 171
肿瘤的诊断和治疗相结合 172
　　生物相容性纳米颗粒靶向治疗肿瘤 172
　　树丛状纳米球在靶向用药和肿瘤成像中的应用 172
　　金纳米棒在肿瘤的诊断和激光热疗中的应用 172
　　磁性纳米颗粒在肿瘤治疗和成像技术中的应用 173
　　pHLIP纳米技术在肿瘤诊断和靶向治疗中的应用 173
　　抗体修饰磁性纳米颗粒在肿瘤靶向治疗中的应用 173
　　纳米气泡在超声成像和靶向肿瘤治疗中的应用 174
纳米颗粒在化疗和放射疗法防护中的作用 174
纳米传感器在癌症外科手术中的作用 175
基于纳米技术的杀癌装置 175

第八章　纳米神经学 176

引言 176
用于神经系统的纳米生物技术 176
　　监测脑活动的纳米线 176
　　示踪中枢神经系统巨噬细胞的纳米颗粒和MRI 176
　　细胞特异性超小超顺磁性三氧化二铁MRI造影剂 177
基于纳米技术的中枢神经系统给药 177
　　输送维生素E的纳米胶囊治疗中枢神经系统疾病 178
　　纳米颗粒技术用于药物的跨血脑屏障输送 178
应用NanoDel^{TM}技术穿越血脑屏障 179
　　纳米医学技术改良药物的血脑屏障穿透性 179
　　用于中枢神经系统的纳米技术装置和植入材料 179
中枢神经系统干细胞治疗的示踪纳米颗粒和MRI 179
纳米技术在神经保护方面的应用 180
　　基于富勒烯的神经保护抗氧化剂 180
　　二氧化铈纳米颗粒作为神经保护抗氧化剂 181
应用于神经再生的纳米技术 181
纳米管-神经元电界面 181
　　纳米颗粒薄膜神经界面的光化学激活 182
纳米神经外科学 182
　　飞秒激光神经外科 182
　　纳米纤维通过神经祖细胞辅助中枢神经系统再生 183
　　纳米纤维脑植入子 183
　　辅助神经外科的纳米颗粒 184
　　修复中枢神经系统的纳米支架 184
　　修复脊髓损伤的纳米颗粒 185

治疗脑肿瘤的纳米生物技术·····185

第九章　纳米心脏病学·····188
　引言·····188
　基于纳米技术的诊断和治疗·····188
　　全氟碳纳米颗粒在心血管疾病中的应用·····188
　　睡眠呼吸暂停综合征的心脏监测·····188
　　动脉粥样硬化斑块的检测和治疗·····189
　基于纳米技术的心血管疾病治疗·····189
　　用于动脉粥样硬化斑块的纳米脂质阻滞剂·····189
　基于纳米技术的心血管药物输送·····189
　　靶向输送心血管药物的脂质体纳米器件·····189
　　包载抗再狭窄药物的生物可降解纳米颗粒·····190
　　纳米材料包被的药物洗脱支架·····190
　　可增强药物洗脱支架相容性的纳米孔·····191
　　载有低分子肝素的多聚纳米颗粒·····191
　　治疗心肌缺血的注射用多肽纳米纤维·····191
　　针对不稳定斑块的纳米技术·····192
　　纳米纤维输送IGF-1提高心肌梗死细胞的治疗效应·····192
　组织工程与心血管再生·····193
　心血管外科中的纳米生物技术·····193
　　经皮冠状动脉血管成形术后再狭窄·····193
　基于纳米技术的个体化心脏病学·····194
　　监测凝血障碍·····194

第十章　纳米矫形术·····196
　减少矫形植入体不良反应·····196
　增加骨细胞在矫形植入体表面的活性·····196
　纳米骨植入体·····197
　人造纳米材料的骨植入体·····197
　碳纳米管骨生长支架·····198
　线性排列的纳米管可改进人工关节性能·····198
　膝关节软骨障碍·····199

第十一章　纳米微生物学·····201
　引言·····201
　纳米生物技术和病毒学·····201
　　纳米颗粒与病毒相互作用的研究·····201
　　病毒感染性疾病的病理机制研究·····201
　　用纳米过滤技术清除血液制品中的病毒·····202
　纳米细菌与人类疾病·····202
　　纳米细菌与肾结石的形成·····203

纳米细菌与心血管疾病 203
　用于检测传染性病原体的纳米生物技术 204
　　　用于检测细菌的噬菌体触发离子串联传感器 204
　　　利用表面增强拉曼散射效应检测病毒 204
　　　单个病毒颗粒的检测 205
　　　荧光量子点探针检测呼吸道病毒感染 205
　纳米技术相关的杀菌剂 207
　　　杀菌的纳米粉末 207
　　　检测和杀灭细菌的纳米管 207
　　　防御炭疽袭击的碳纳米管 208
　　　抗微生物的纳米乳 208
　　　预防感染的银纳米颗粒涂料 209
　纳米抗病毒制剂 209
　　　抗病毒的纳米涂层 209
　　　抗病毒制剂富勒烯 210
　　　纳米杀病毒剂 210
　　　纳米杀病毒剂的优点 211
　　　纳米疫苗 212
　　　病毒性疾病中的血液纳米过滤 213
　对抗生物武器的纳米制剂 213

第十二章　纳米眼科学 214
　引言 214
　纳米载体在眼科药物中的应用 214
　　　纳米颗粒为载体的眼科药物 214
　　　用于眼睛的非病毒载体转基因的DNA纳米颗粒 216
　基于纳米技术的眼病治疗学 216
　　　树丛状纳米颗粒在眼科中的应用 216
　　　抑制新生血管形成的纳米技术 217
　　　纳米生物技术在视神经再生中的应用 217
　　　视网膜退行性病变基因治疗的DNA纳米颗粒 217
　　　纳米生物技术用于青光眼治疗 218

第十三章　再生医学和组织工程 219
　纳米生物技术在组织工程学方面的应用 219
　　　三维纳米纤维支架 219
　　　用于纳米生物微加工的静电纺丝技术 220
　　　组织工程和药物输送联合应用的纳米材料 220
　器官移植及功能辅助的纳米生物技术 221
　　　器官移植无需用药的外泌体 221
　　　纳米生物技术与器官辅助装置 222

应用于肾衰竭的人肾单位纳米过滤器·················222
　　肾血液透析膜·················223

第十四章　纳米技术在各领域中的应用·················224
纳米皮肤病学·················224
　　治疗皮肤疾病的纳米产品·················224
纳米肺病学·················225
　　给肺输送药物的纳米颗粒·················226
　　纳米颗粒药物喷雾吸入剂·················226
　　用于肺部基因导入的DNA纳米颗粒·················226
抗氧化应激的纳米医学·················227
　　纳米抗氧化剂·················227
　　抗氧化纳米颗粒治疗氧化应激引起的疾病·················227
纳米老年医学·················227
纳米免疫学·················228
用于伤口愈合的纳米技术·················228
治疗糖尿病的纳米技术·················229
　　监测血糖的纳米感受器·················229
　　基于纳米技术的糖尿病治疗药物输送方法·················230
　　基于纳米技术的胰岛素给药仪器·················230
纳米技术在疼痛治疗上的应用·················230
纳米牙科学·················231
　　黏合材料·················231
　　龋齿治疗·················231
　　治疗牙本质过敏症的纳米球·················232
　　用于牙科充填的纳米材料·················232
纳米生物技术与营养学·················232
　　纳米生物技术与食品工业·················233
　　纳米技术在个体化营养中的作用·················234
纳米生物技术在公共卫生中的应用·················234
纳米生物技术在生物防御中的作用·················234
　　纳米混悬剂治疗生物武器导致的疾病·················234
　　纳米颗粒用于解毒·················234
　　清除血液中毒素·················235
　　血液代用品·················235

第十五章　纳米医学的伦理、安全和管理问题·················237
引言·················237
纳米药物的伦理、法律和社会内涵·················237
　　纳米伦理学·················237
纳米生物技术的安全考虑·················238
　　纳米颗粒的毒性·················239

纳米颗粒在人体内的归宿…………………………………………………… 241
　　　纳米颗粒的肺部效应………………………………………………………… 241
　　　纳米颗粒的血液相容性……………………………………………………… 243
　　　纳米颗粒从母体到胎儿的传播……………………………………………… 243
　　　纳米颗粒的细胞毒性………………………………………………………… 244
　　　纳米颗粒在脑部的积累……………………………………………………… 244
　　　降低纳米颗粒毒性的措施…………………………………………………… 244
　　　关于纳米颗粒安全性评价的小结…………………………………………… 245
　　纳米颗粒的环境效应研究……………………………………………………… 245
　　　生物和环境纳米技术中心…………………………………………………… 246
　　　在确定纳米颗粒安全性问题上纳米技术公司所做的努力………………… 247
　　公众对于纳米安全性的理解…………………………………………………… 248
　　　消费者暴露于纳米材料的风险评估………………………………………… 248
　　FDA对纳米生物技术产品的监管……………………………………………… 249
　　　FDA纳米技术特别工作组…………………………………………………… 250
　　　FDA与纳米技术相关部门/组织的合作……………………………………… 251
　　欧盟对纳米技术的监管………………………………………………………… 252
　　　英国政府关于纳米颗粒安全性的政策……………………………………… 253
　　　英国皇家学会的安全建议…………………………………………………… 253
　　　欧洲纳米化妆品安全委员会………………………………………………… 254

第十六章　全球的纳米医学发展和商业化……………………………………… 255
　　引言……………………………………………………………………………… 255
　　纳米医学市场…………………………………………………………………… 255
　　　纳米生物技术对当前医药市场的影响……………………………………… 255
　　欧盟的纳米生物技术现状……………………………………………………… 256
　　　Nano2Life……………………………………………………………………… 257
　　　欧洲的纳米医学技术平台…………………………………………………… 257
　　澳大利亚纳米生物技术的发展………………………………………………… 258
　　发展中国家的纳米医学………………………………………………………… 258
　　大型制药公司和纳米医学……………………………………………………… 259
　　发展纳米医学的推动力………………………………………………………… 259
　　　化学工业和政府的协作……………………………………………………… 259
　　医疗保健方面使用纳米技术的公司…………………………………………… 260

第十七章　纳米医学中的研究与教育…………………………………………… 262
　　引言……………………………………………………………………………… 262
　　　卫生保健专业人员的教育…………………………………………………… 262
　　　公众教育……………………………………………………………………… 262
　　研究中心的纳米生物技术研究………………………………………………… 263

第十八章　纳米医学的未来与展望……………………………………………… 267
　　纳米医学的前景………………………………………………………………… 267

美国联邦基金支持纳米生物技术 ··· 267
　NIH支持纳米医学研究 ··· 268
　NCI纳米技术联盟与癌症治疗 ·· 269
　NCI发起的癌症纳米技术的研究 ·· 269
　微型器械和分子医学全球计划 ·· 271
纳米生物技术在个性化用药中的作用 ··· 272
　纳米生物技术用于癌症的个性化干预 ···································· 272

参考文献 ·· 273
索引 ··· 296

第一章 绪 论

医学总是在持续发展和变化当中,新科技的融入也在不断推进着疾病的诊断和治疗水平。这有时是一个很缓慢的过程,在新的科学技术应用于医疗之前,可能需要很多年时间。这个过程延缓的原因主要有以下几点:

- 建立安全和有效的创新治疗方法,尤其是临床试验和监管审查的环节,是一个漫长的过程。
- 现今的医生仍然缺乏对生物技术的充分认知,另外他们在专业方面的保守可能导致其对纳米生物技术——一种最尖端的生物技术——的接受和了解较为缓慢。
- 新技术的高额费用是医疗保健供应商的关注要素。为了说服那些怀疑者相信新技术的应用实际上可能降低整体医疗的成本,需要进行成本-效益关系的研究。

现在已经公认,未来是分子医学的时代。分子医学不应被视为医学的一个附属专业,因为分子技术将带给医学一场革命性的变化。充分认识生物技术的作用可以推进"个体化医疗"的进程。同时分子医学也不应被视为医学的一个分支,因为它表明医疗保健的一种趋势——专属性的药物治疗和医疗最适合于个体(Jain,2007b)。人们正在研究用于医学研究和疾病诊断的各种纳米机器和纳米器件,它们在医疗中的各种应用将很快被开发出来。纳米生物技术将用于创建和研究人类疾病模型,特别是对免疫系统疾病。纳米生物技术在医学中的应用(可被称为纳米医学)并不是想要创建一个独立的医学分支,而仅仅意味着纳米医学可以改善疾病的诊断及治疗。

纳米医学

纳米医学(nanomedicine)是指将纳米技术应用于医学,它是基于以下三个不断发展的、相互重叠的分子技术而产生的更强大的分子技术(Freitas,2002):

1. 纳米结构的材料与器件,具有诊断生物传感器、靶向给药、智能药物的应用前景。
2. 通过基因组学、蛋白质组学和人工合成微生物研究发展起来的分子医学。
3. 分子机器系统,如纳米机器人,可以即时诊断病理损伤的形成,进行染色体替换和体内单个细胞手术,并有效地增强和改善生理功能。

目前的研究正在探索制造可控的纳米结构、纳米马达、微观能源和分子尺度的纳米计算机,同时欲将它们组装成较大的、价格便宜的系统。纳米生物技术在医学中的应用见表1.1。

表1.1　21世纪的纳米医学

纳米诊断	种植体
分子诊断	可植入的生物传感器——神经系统和电子电路之间的桥梁
纳米内镜检查	
纳米成像	持久抗排异反应的人造组织和器官
纳米药物	冠状动脉的纳米封装植入支架，可洗脱药物，并防止血管再闭塞
改进输送方式的药物	
再生医学	用于药物输送的可植入纳米泵
利用纳米技术的组织工程	微创手术用导管
移植医学	微型纳米传感器植入导管，给外科医生提供实时数据
供体树突状细胞分泌的外来体用于无药物器官移植	纳米外科手术-纳米颗粒和外部能源的整合
纳米机器人治疗	
在血管系统引入纳米机器人进行血管外科手术	
纳米机器人探测和杀伤癌细胞	

来源：Jain PharmaBiotech

纳米生物技术和纳米医学相关的基本要素

　　纳米技术（nanotechnology，希腊词nano意为侏儒）是通过控制物体的大小在纳米尺度（即原子、分子和超分子结构水平）发明和利用材料、器件和系统。纳米技术，依据美国"国家纳米技术计划"（http：//www.nano.gov/）的界定，是利用和操控大约在1~100 nm尺度的物质，利用其独特的性质开发新的应用，包括纳米科学、纳米工程和技术。纳米技术涉及在这一尺度范围内的成像、测量、建模和操纵问题，是构建和利用至少在一个层面具有纳米尺寸的功能性结构的流行术语。一纳米是一米的十亿分之一（10^{-9}米），大约是单个原子直径的4倍；两个原子间键长是0.15nm。蛋白质的尺寸为1~20nm。另一个有关纳米技术的术语——"小尺寸"的定义，取决于具体的应用背景，可以指从1nm~1mm。纳米不是最小的尺度；更小的还有纳米的十分之一（埃，Å，angstrom），以及皮可（pico）、飞母托（femo）、阿托（atto）和仄普托（zepto）。按重量计算，小病毒的质量是大约10 ag（阿克，attogram）。阿克是千分之一飞克（femtogram），飞克是千分之一皮克（picogram），皮克是千分之一纳克（nanogram）。各纳米级物体的尺寸列在表1.2中。

　　鉴于活细胞中存在固有的纳米级别的功能性成分，纳米技术将不可避免地应用于生物技术，产生"纳米生物技术（nanobiotechnology）"这一术语。下面将从融入分子生物学领域的物理和化学角度，简要介绍纳米生物技术。目的是要通过了解生物过程来提高疾病的诊断和治疗。纳米技术领域的成果正在应用于药物发现、药物输送和药物生产。广泛的应用派生出了许多新的名词，其具体定义将在各个章节中详细描述。

表1.2 纳米尺度的各种物体的尺寸

物质	尺寸（nm）
发丝的宽度	50 000
红细胞	2500
细胞囊泡	200
细菌	1000
病毒	100
外泌小体（exosomes，树突状细胞分泌的纳米囊泡）	65～100
DNA的宽度	2.5
核糖体	2.4
人类基因组的一个碱基对	0.4
蛋白质	1.2
氨基酸（例如，最大的色氨酸）	1.2（最长的）
阿司匹林	1
单个原子	0.25

来源：Jain PharmaBiotech.

纳米生物技术与纳米医学之间的关系

纳米生物技术已经影响到医疗保健领域。生物系统纳米级的研究创造了一个由物理学、分子工程、生物学、生物技术和医药学交叉形成的最有活力的科学和技术领域（Roco，2003）。制药行业的许多应用，如药物发现和药物输送，都可以包括在"纳米生物制药"的范畴里。纳米生物技术与纳米医学以及其他相关技术的关系见图1.1。

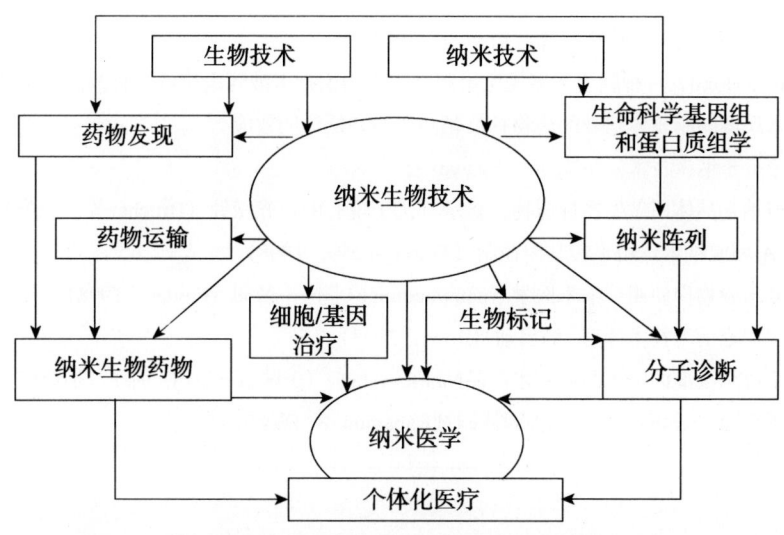

图1.1 纳米生物技术和纳米医学的关系（来源：Jain PharmaBiotech）

纳米医学发展的革命性里程碑

纳米医学发展的历史性里程碑列于表1.3。

表1.3 纳米医学革命发展的历史性里程碑

年度	里程碑事件
1905	爱因斯坦发表了一篇文章,估计一种糖分子的直径约为1nm
1931	Max Knoll和Ernst Ruska发明电子显微镜,实现亚纳摩尔(subnanomolar)成像
1959	诺贝尔奖获得者Richard Feynman在美国物理学会的年度会议上发表题为"底部还有足够的空间"的演讲。他概括了使用大机器操纵单个原子,制造小机器的原理(Feynman 1992)
1974	Aviram 和 Rattner(Hush,2003)开始发展分子电子学
1974	日本人Norio Tanaguchi发明了"纳米技术"一词
1979	胶体金粒子作为电子密度探针用于电子显微镜和免疫细胞化学(Batten & Hopkins,1979)
1981	构想设计类似于酶和核糖体的分子机器(Drexler,1981)
1984	第一次描述树丛状纳米球的概念和聚(胺)树丛状纳米球的合成方法(Tomalia 等,1985)
1985	Robert Curl,Richard Smalley和Harold Kroto发现布基球(富勒烯),因而被授予1996年诺贝尔化学奖(Smalley,1985;Curl等,1997)
1987	针对癌症的纳米涂层单克隆抗体(Douglas 等,1987)
1987	出版关于纳米技术潜力的前瞻性书籍《创造的引擎》(*Engines of Creation*)(Drexler,1987)
1988	与纳米技术相关的超分子化学领域的成熟——构建能相互作用的人造分子。该项工作获得诺贝尔奖(Lehn,1988)
1990	20世纪80年代在IBM的Zürich实验室(瑞士)发明扫描隧道显微镜,实现了原子可视化。这一发明被授予诺贝尔奖(Eigler & Schweizer 1990)
1991	发现碳纳米管(Iijima等,1992)
1994	基于纳米颗粒的药物输送载体(Kreuter,1994)
1995	FDA批准Doxil,一种脂质体多柔比星制剂,作为治疗卡波西肉瘤的一种静脉化疗药物。纳米尺度的脂质体载带的药物具有靶向运输和低毒的效应
1997	第一家分子纳米技术公司成立——Zyvex公司
1998	首次将纳米晶体用做生物标志物,显示其优于现有的荧光探针(Bruchez等,1998)
1998	将DNA-明胶纳米球用于转基因控制(Truong-Le等,1998)
1998	在公开出版物中使用"纳米医学(nanomedicine)"这一名词(Freitas,1998)
2003	美国"国家纳米技术计划"的启动(Roco,2003)
2000	第一个FDA批准的纳米晶体技术产品NanoCrystal®(美国Elan公司产品),是免疫抑制剂西罗莫司(sirolimus)的一种固体制剂Rapamune®(Wyeth)

续表

年度	里程碑事件
2003	美国参议院通过了"纳米技术研究发展法",使国家纳米技术计划成为一个授权的法律实体
2005	FDA批准Abraxane^{TM},治疗乳腺癌的一个基于纳米技术的紫杉醇类药物。该纳米药物解决了药物不溶性带来的问题,避免了紫杉醇在应用中的有毒溶剂问题

来源:Jain PharmaBiotech.

(丰伟悦 译;赵宇亮 审)

第二章 纳米技术

引 言

本章重点介绍在生物医学研究、疾病诊断和药品研发领域中广泛应用的纳米生物技术。显微镜的发明使微生物的检测与疾病的病理学研究成为可能,从而也引起了医学的革命性进步。显微外科相对于粗糙的宏观外科是相当精细的,显微外科的出现使得以前不可能开展或即便开展也伴随着高死亡率的操作得以应用和开展。纳米技术,通过打开微纳尺度世界的大门,将对医学和外科手术产生巨大的影响。关于这一主题的综述(Jain,2007e)详细介绍了各种纳米生物技术。本章简要概述纳米技术对疾病的认识、诊断、新药开发和疾病管理等方面的重要意义和影响。

纳米生物技术的分类

纳米生物技术的范围广泛,因此分类也相当困难。一些纳米生物技术是基于纳米尺度的运动,但大多数是基于各种形状和大小的纳米结构。纳米尺度的物质只有极少数本来就存在的天然产物,大多数是人工设计合成的。纳米(nano)一词一般放在涉及纳米尺度事物的前面,不只对于纳米生物技术(nanobiotechnology),对许多其他学科,如纳米物理学(nanophysics)和纳米生物学(nanobiology)也是如此。表2.1中给出了基本纳米生物技术的简单分类。一些技术如纳米阵列和纳米芯片正在不断发展。

表2.1 基本纳米生物技术的分类

纳米颗粒	**纳米脂质体**
量子点	纳米胶囊
纳米晶体	纳米壳
脂质体纳米颗粒	纳米囊泡
磁性纳米颗粒	螺旋状纳米结构
多聚物纳米颗粒	**纳米管道**
纳米纤维	纳米管
纳米线	纳米吸管
碳纳米纤维	纳米针
树丛状纳米球	纳米通道
聚丙烯亚胺树丛状纳米球	纳米孔
复合纳米结构	纳米流体
纳米乳	**纳米结构硅**

	续表
纳米尺度运动	扫描探针显微镜
悬臂梁	纳米操纵
纳米尺度的可视化和操纵	表面等离子体共振
原子力显微镜	飞秒激光系统

来源：Jain PharmaBiotech.

微（纳）机电系统

半导体产品小型化的迅速发展促成了更快和更强大的计算和检测仪器的诞生，从而引起了医疗诊断和治疗的革命性变化。一些基于纳米技术的仪器是微机电系统（microelectromechanical systems，MEMS）的扩展，微机电系统是用于生产微传感器和系统的一个关键使能技术（enabling technology）。MEMS潜在的大规模应用在于，通过使用半导体微电子产业开发的制造技术，使得微型部分能够批量生产，最终生产出小型、低成本、高性能的综合机电系统。"小型化科学（science of miniaturization）"是一个比微机电系统更恰当的名称，因为它涵盖了对尺度规律及可应用于纳米技术的不同制造方法和材料的良好认知。

目前MEMS器件的尺寸范围从一微米到数百微米，从原子力显微镜（AFM）中简单的单个支撑的悬臂梁，到由数千个电子控制的微小反射镜构成的复杂的视频投影仪。纳机电系统（nanoelectromechanical systems，NEMS）设备是纳米生物技术的一种。近年来利用外部可控的MEMS器件在细胞和亚细胞水平测量和操纵生物物质（BioMEMS）受到了广泛的关注。因为初步的工作显示了MEMS器件不仅可以检测到DNA的单个碱基对不匹配，还可以利用悬臂式系统定量检测抗原。此外，它还可以可控地抓取和操纵单个细胞，然后安然无恙地释放它们。

美国加州理工学院提出了称之为表面纳米计算机的新方法，这种方法将MEMS的处理方法和电子束纳米加工工具相结合建立三维（3D）纳米结构，开创了在很短的长度尺度探索和研究物理学和生物学的新途径。

生物微机电系统

由于BioMEMS涉及微机电系统的界面和生物环境，因此生物元件在此系统中极为重要。迄今为止，生物元件主要是参与被动检测和测量的核酸、抗体和受体。这些分子通过化学吸附连接在微机电系统结构的表面（最常见的是通过硫醇基团与金颗粒相连），仍然保留生物活性，分子之间的相互作用可通过机械信号（悬臂的偏斜）、电信号（改变传感器的电压或电流）或光学信号（表面等离子体共振）来测量。生物元件的尺寸在纳米范围或更小，因此，利用制备无机结构的方法能够获得的生物微机电系统的最小特征尺寸被限制在100 nm到1μm之间。由于小型化商业产品增加了成本，以及光学光刻设备的复杂性和电子束技术固有的缓慢性等因素，可能会引起诸多问题。除了尺寸大小的限制以外，摩擦的影响也困扰了无机微机电系统中的多个运动部件，限制了设备的速度和使用寿命（Schmidt & Montemagno，2002）。

微阵列和纳米阵列

阵列由有序排列的样品组成,就生物芯片来说,可能是由互补的DNAs(cDNAs)、寡核苷酸(ODNs)或是蛋白质有序排列而形成。宏观阵列(或网格)是将有序的菌落和DNA排列在大的尼龙滤膜上准备进行杂交筛选的一种宏观模式,而微阵列(microarray)样品点的直径通常小于200μm并且需要微观分析。微阵列中样品或配体分子(例如,抗体)处于芯片上的固定位置,同时微流体还要参与材料、样品和/或试剂在晶片上的运输。

微阵列为同时分析数以千计的基因的表达提供了有力的手段,在医疗诊断和制药研究中基因组阵列是一个重要的工具。他们对药品研发工艺中的所有阶段,从目标化合物的识别到差异表达基因,鉴定和筛选目标小分子,再到关系药品安全的毒理基因组研究,都产生了重要的影响。为了满足日益增加的需求,微阵列的密度和信息内容正在进一步提高,其中一种办法是制造较小的、排列更加紧密的超高密度阵列芯片,其将带来以下影响:

1. 通过降低特征尺寸(从200μm降至50nm)获得高信息含量
2. 减少样本大小
3. 改善检测的灵敏度

纳米阵列是微阵列小型化演变的下一个阶段。而机器人测定点位或光学光刻技术(optical lithography)为最小尺寸限制在几微米的微阵列的发展奠定了基础。纳米阵列需要进一步发展光刻技术,如蘸笔纳米光刻(dip-pen nanolithography,DPN)。对这些技术的讨论超出了本书的范围。

蛋白质纳米阵列

高通量蛋白质阵列能够平行分析微量复杂样品中的诊断标志物,纳米技术可以使这种能力得以提高。DPN技术已推广到外形小到45 nm的蛋白质阵列,免疫蛋白以及酶都可以被光刻。检测抗体与蛋白质纳米阵列的选择性结合不需使用标记物而是通过监测原子力显微镜图片中微小(5~15 nm)的地形高度增加来识别。

BioForce Nanosciences公司的蛋白质纳米阵列每平方厘米包含多达2 500万个点,可以用来检测蛋白质间的相互作用。该公司开发的NanoReader使用定制的原子力显微镜来辨认纳米阵列芯片上的分子。2002年该公司获得了美国国防部提供的"蛋白质纳米阵列乳腺癌细胞系恶化研究"基金,该项目旨在建造一个纳米级蛋白质阵列平台,并利用它作为一个基本工具去研究乳腺癌疾病发展过程中细胞信号通路的改变。

微流体技术和纳米流体技术

微流体技术是对在人类头发丝粗细的(~50 nm),或其至更细的通道中流动的微量流体(微升、纳升,甚至皮升的体积)进行处理和操作。在这种环境下流体表现出与在宏观环境中不同的性质。微加工工艺的进步促进了这一新领域的技术发展——通过对硅刻蚀可得到非常小的尺寸。微流体技术是生物芯片技术最重要的创新之一。微流体芯片的典型尺寸为1～50 cm^2，其中的通道尺寸为5～100 μm。一般测量体积在0.01～10 μl之间，还可以更小。随着微流体芯片尺寸和体积的减少，微流体技术将是微阵列和纳米阵列之间的联系纽带。

微流体技术是芯片实验室（lab-on-a-chip）器件的根本，它可实施复杂的分析，同时减少对样品和药品的消耗，减少浪费，并提高精度和效率。在检测中，只需喷出非常少的样品到芯片上，按操作键，芯片即开始工作，结束时提供一份分析报告。微流体技术可通过减小器件尺寸大小，就相应增加了处理、加工和分析样品的能力。微流体技术的其他优势包括可以提高反应速度、增强检测灵敏度和控制不良反应事件。

微流体技术和微流体芯片的缺点与局限性有：

- 微流体连接困难
- 由于层流的原因，液体混合只能靠扩散
- 毛细管力较大
- 堵塞
- 样品蒸发或干燥

微流体技术的应用包括以下内容：

- DNA分析
- 蛋白质分析
- 基因表达和差异显示分析
- 生化分析

纳米技术芯片

基于纳米技术的芯片是全化学分析系统的一个新的范例。它的应用可以更便宜和更容易地获得化学和生物信息，可望从根本上改变医疗保健、食品安全以及执法等检测。芯片实验室技术与简单的传感器不同，它可以进行高通量全面分析，药品混合物进入此分析系统后即可得到分析结果。目前，桑迪亚国家实验室（Sandia National Laboratories）正在研制一种用于机载化学武器和液体炸药分析的手持式芯片实验室。这个开发项目汇集了多个学科领域的专业知识，包括微细加工、化学传感、微流体和生物信息学。虽然纳米技术在当前发挥着重要作用，但微型版本的常规架构和部件，如阀门、管道、泵、分离柱的设计还是遵照其宏观版本中的对应部分。纳米技术提供了建造分子开关功能材料的能力，为阀门、泵以及化学物质的分离和检测提供了新的策略。例如，液体流可以通过控制表面能量加以控制，而不需要预先架构物理渠道。可开关的分子膜可以取代机械瓣。新办法通过削减目前使用方法中对复杂的流体网络和微型元件的需求，使其在比较小的、低功耗的全化学分析系统中具有更多的功能。

纳米颗粒标签的光学读出用于检测分子间的相互作用的新技术方案已研发，技术包括捕捉DNA探针，使其在玻璃芯片上排列，形成互补序列的纳米颗粒标记的靶向DNA探针。用光学手段对探针与靶分子的结合事件进行监测，例如使用反射光和透射光检测结合在样品表面的纳米颗粒，通过对照实验排除被观察样品上非特异性结合的影响。扫描力显微镜揭示了在芯片表面上纳米颗粒的分布情况。

纳米阵列，即传统微米阵列的超缩微版本，实际上能够测量每个分子之间的相互作用，其分辨率小至1nm。纳米阵列是蛋白质和核酸的生物亲和性测试的小型化演进的下一步。

纳米技术在微流体中的使用

纳米流通道的构建

纳米压印技术可以高效和快速地建造大型阵列中的纳米沟槽。纳米沟槽可以轻而易举地被密封，形成纳米流通道。激光辅助直接压印技术可以构建上百万封闭的纳米流通道，使之并存于一个单一的基板上，对于平行性实验来说这无疑是最理想的一种构造。还有其他技术已用于制造直径为100 nm的易弯曲的管，其直径仅相当于那些目前使用的微系统的1/10。该管可以用来制造堆叠在一起并相互关联的流体网络，用于感知和分析化学物质的生物芯片。

在直径为100～200nm的纳米通道内使用限制性内切酶，绘制了DNA分子的限制性图谱（Riehn等，2005）。限制性内切酶图谱是分子生物学的一个核心方法。这一方法是基于消化后片段长度的测量，同时保持各自的顺序不变。通过镁离子和EDTA的扩散和电泳来控制装置中限制性反应的位置，利用单个DNA分子，在一分钟内，以1.5 kb分辨率精确测定限制性内切酶作用位点是完全可能的。

大多数微尺度流体可视化方法是从检测宏观尺度流体的方法演变而来。但是，却不可能将成熟的微尺度流体可视化方法照搬用于纳米尺度流体。用可见光检测和描述纳米尺度的特征是一个根本性的挑战。虽然点扫描检测方法有可能增加流量计量的微尺度分辨率，但空间分辨率受光学探针的体积局限（长度尺寸在100 nm量级），而光学探针体积又为检测光的波长所限（Sinton，2004）。在纳米通道中，用光学空间分辨来测量流体是很难想象的。需要完善微尺度流体可视化方法和进一步发展纳米流体的直接流量的测量方法。

借助物理力移动纳米流液滴

对从实验室样品，包括化学物质、细胞、细菌或病毒等中分离出的液滴/颗粒（悬浮在气体或真空中）进行操纵，对于生物学和生物化学方面的基础性研究，以及在纳米诊断方面的应用来说至关重要。

微滴可以借助光来移动，也就是所谓的莲花效应（lotus effect）（Rosario等，2004）。在超粗糙表面，当光线照射在液滴的一边，表面就会发生变化，分子相应变化，导致液滴移动。所谓数字微流体（digital microfluidics）的方法就是光线照在小液滴上使其快速移动。这一技术可以用来快速分析和筛选微量的生物样品，因此在药物筛选上有潜在的应用价值。数百个分子的筛选可以在同一个特定表面上完成。由于表面具有疏水性和分子与表面接触很少，因此分子（例如痕量蛋白质）并不阻碍液滴的移动。

使用微米级永磁可以减小磁悬浮装置的尺寸，旨在制造磁性微芯片，用于操控悬浮在空气中的飞米级液滴（Lyuksyutov等，2004），液滴体积比常规方法所能操控的小十亿倍。并以高达300nm的准确性对磁悬浮粒子进行定位、旋转和组装。利用这一实验室芯片，有可能对大量的液体、化学品，甚至红细胞、细菌和病毒进行操作和检测。

微流体芯片中的纳米界面

借助纳米技术在微流体芯片中构建了检测活细胞的新兴的实验平台和理论平台。在生物材料和活细胞之间的界面测量纳米级的机械力、生化和电子相互作用，目前已取得相当大的进展。通过将微流体技术、电动力学和细胞生物学等领域的知识和技术有机结合，微芯片有可能成为微小的可移动实验室。要成功地在微流体芯片中设计出纳米界面以探测活细胞，需要将所有技术整合成一个强大、灵活，而且可靠的平台（Helmke & Minerick, 2006）。微芯片纳米系统的好处在于可以实时检测数量庞大的并行活动。除了细胞水平紊乱的早期发现，这些系统将能够进行广泛筛选，包括一些大的有毒的刺激和疾病进程，以及组群的信息，这将有利于个体化用药的发展。为了实现这一目标，需要拓展细胞和亚细胞功能的知识库，或许可以设计在组织环境中操作的纳米体系。

纳米尺度的操纵和可视化

原子力显微镜

原子力显微镜的基本操作

原子力显微镜（AFM）的基本操作方式是通过扫描探针接触样品，"感觉"其表面轮廓，从而获得原子力显微镜的形貌图像。测量针尖和样品表面之间的相互作用力，利用收集到的数据，获得样品表面的形貌图像。随着原子力显微镜的发展，已经可以获得高分辨率的图像。由于它可以用于标准条件下的水环境，可以避免对样品的重大扰动。与光学显微镜和扫描电子显微镜（SEM）相比较，原子力显微镜提供了最优化的手段分析样品的三维表面结构，其分辨率高达$0.1 \sim 0.2$ nm。

原子力显微镜的一个关键要素是显微镜力传感器，俗称悬臂梁。悬臂梁通常是由一个或多个$100 \sim 500$ μm长，$0.5 \sim 5$ μm厚的硅或氮化硅梁构成。悬臂梁的末端是一个尖端，用来感受样品和尖端之间的作用力。对于平常的形貌成像，探针尖端与样品和光栅扫描的表面可以连续或间歇性接触。

原子力显微镜的优势

除了具有高的分辨率和三维测量的能力，原子力显微镜比传统的显微技术还具有其他几个明显的优势。例如，扫描电子显微镜和透射电子显微镜（SEM，TEM）只能测量脱水的、无生物学活性的样品，一般需要大量繁琐的样品制备过程，如染色或金属涂层。原子力显微镜并没有这些要求，在许多情况下，可直接观察天然样品并在天然或接近天然的条件下进行测量。

更独特的是，原子力显微镜可以直接测量纳米尺度的相互作用力，例如，配体-受体之间的结合力。样品一般在空气或生物流体环境下就可以进行测量，从而避免使用昂贵而且不便利的真空设备。样品制备过程极其简单，并允许使用光学显微镜的标准技术。多模态（MultiMode）原子力显微镜具有极高的分辨率，而生物型（BioScope）原子力显微镜将最佳光学和原子力显微镜相结合，帮助生命科学家探索新的前沿科学。原子力显微镜的优势体现在可以得到分辨率高达纳米级和埃级的三维显微照片，使其在半导体加工乃至细胞生物学的表面成像的应用中成为一个必不可少的工具。除了形貌成像，原子力显微镜也可以测量纳米力学和样品表面的其他基本性质，包括局部的黏性或弹性（顺应性）。

一般来说，即使微小的黏附对许多事物都会产生影响，如染料、胶水、陶瓷、复合材料、人体DNA复制和药物的作用。同样，弹性也非常重要，往往会影响从复合材料到血液细胞等体系的结构和动态行为。原子力显微镜主要通过测量显微镜探针尖端接近和撤离样品表面时其作用力的大小。这一技术为研究微米到纳米尺度下的这些重要参数提供了一个新工具。

集成型力传感读出和活性针尖

美国佐治亚理工学院的研究人员已经创建了集成型力传感读出和活性针尖（force-sensing integrated readout and active tip，FIRAT），这是一种极为敏感的原子力显微镜技术，它能够高速成像，其速度比目前的原子力显微镜技术快100倍。目前的原子力显微镜用尖端是探针的薄的悬臂扫描表面。当探针在样品表面移动，与被测量的样品相互作用时，照在悬臂尖端的光束被反射，通过测量反射光位置的改变来检测悬臂的偏离量。FIRAT工作原理有点像弹簧单高跷和麦克风的混合物。对于有些探针，尖端的薄膜向样品移动，在和样品接触之前，就被吸引力拉下来，就好像麦克风振膜捕获声音的振动时一样。FIRAT膜在接触样品之前开始获取感应得到的读数。当探针尖端碰到样品表面，表面的弹性和硬度确定这一材料推开针尖的难度。因此，FIRAT不仅仅对样品进行形貌扫描，还可以测试样品材料的多种性能。

FIRAT能够用于原子力显微镜做不到的测量，包括用于药物筛选和识别的平行分子鉴定，材料动能成像等。这项研究的突破对许多纳米研究，包括分子间相互作用的实时监控是极其宝贵的。因此，FIRAT最终可能取代原子力显微镜。

磁共振力显微镜

IBM花了十多年时间对磁共振力显微镜（MRFM）的纳米级磁共振成像（MRI）技术进行开发。该公司首次直接检测到埋在固体样品中的单个电子发出的微弱磁信号，获得了纳米级磁共振成像的突破。这一进展对于开发在原子级别上进行分子三维成像的显微镜是一个重要的里程碑。这种装置对蛋白质、药品和对原子结构必须详细了解的集成电路的研究都带来重大的影响。据IBM公司所述，如果知道微小的纳米电子器件结构里具体原子的确切位置，就可帮助芯片设计者更好地研究其产品及相关性能。直接对蛋白质中原子结构的成像也将有助于开发新药物。这些新的能力最终会导致纳米技术和生物学的突破性进展。

MRFM的主要特点是有一个比人的头发丝还要细1000倍、看起来像微型跳水板的硅"微悬臂"。它的振动频率是每秒5000次，并且有一个很小但强大的磁颗粒吸附在尖端以吸引或排斥单个电子。这种技术的目标是，将目前临床使用的磁共振成像仪（MRI）的灵敏度提高一千万倍。

一种超高磁力显微镜是由瑞士巴塞尔大学物理研究所开发的SwissProbe。磁传感器对于高分辨率磁力显微镜至关重要。

扫描探针显微镜

扫描探针显微镜（SPM）在体外生物分子无干扰检测上正在发挥越来越重要的作用。它特有的优点是，作为一种成像工具，在生物相容性的液体环境下保持其完整的功能，实现纳米级分辨率的实时跟踪细胞和分子动态过程及作为检测相互作用力的工具，具有皮牛顿（piconewton force）级的力分辨率（Myhra，2004）。这一性能可能对监测细胞对环境刺激和药物干预的反应实验有主要意义。近年来扫描探针显微镜的一个重要贡献是对在表面和界面上生物分子相互作用进行解释性和预测性的揭示，最近研究人员正企图重新建立展示生物装置的新型扫描探针显微镜平台。

电镜会对敏感分子造成损伤，而SPM则没有电镜的这些缺点，同时具有很高的分辨率。另外，SPM可在生理条件下的液态环境中检测生物分子，这些优点对于在纳米数量级上开展生物学研究是十分有益的。

近场扫描光学显微镜

近场扫描光学显微镜（Near Field Scanning Optical Microscopy，NSOM）是第一个超越光学显微镜分辨率极限一个数量级的技术。通常情况下，分辨率小于100 nm是生物应用的基本条件。采用适当设计的扫描探针可获得非常小的近场光激发量（直径约数十纳米）。由于背景光减少，透射光显微镜和荧光显微镜可以得到高对比度的图像。扫描探针的高度可被样品表面和探针尖端之间的原子力相互作用所操控。操控信号可用于制作形貌非光学的图像。关于NSOM的生物应用原理，特别是染色体研究，在其他文献中有描述（豪斯曼等，2006）。

散射型扫描近场光学显微镜（s-SNOM）可检测尺寸为18 nm的单个聚甲基丙烯酸甲酯纳米珠和病毒的红外"指纹"谱（布雷姆等，2006），即使探测量只有10^{-20} L，其振幅和相谱都非常明显。这相对于粒子尺寸和底物来说很有优势。因此，对于化学和蛋白质二级结构鉴定来说，红外光谱s-SNOM是一种多功能的有效工具。

多单分子荧光显微镜

将单分子图像拟合成光学系统的点扩散函数，很大程度上改善了单分子定位的准确性。对于纳米级多个单分子（nanometer-localized multiple single molecule，NALMS）荧光显微镜，短的DNA双链被用作"纳米尺（nanoscale rules）"（Qu等，2004）。而纳米级精度表现为在一个有限的衍射区域内的2~5个单分子。由于NALMS填补了荧光共振能量转移（FRET）（C10MM）和受困于光学衍射极限的显微镜（>100 nm）测量两个荧光团之间的距离的空白，将极大地促进生物体系的单分子研究。NALMS显微镜已经被用于测绘精度小于10 nm的DNA谱图。

Halo™ LM10纳米表征技术

Halo™ LM10（NanoSight有限公司）以专门设计的光学元件的激光照明为基础，样品可以手工放置在光学元件上，或从光学元件的表面流过。借助于传统的光学显微镜，Halo™ LM10成为第一个可对单个纳米颗粒液相尺寸进行表征的工具。小到20 nm的颗粒用这种技术也可成功可视化。在液体中布朗运动的每个粒子被看做是单个运动的光点，粒子光散射的强度随粒子半径的六次方而变化，也就是说粒子直径增大2倍，其光散射强度相应增加64倍。Halo™ LM10技术的发展为早日实现在纳米尺度下检测微粒聚集、絮凝和二聚化具有重大意义。

使用能激发荧光标记物的较短波长的激光光源能够将样品中特定组分与非特定的背景颗粒区分开来。图像用合适的软件进行分析，并可跟踪每个粒子的位置变化，对粒子扩散和颗粒间相互作用提供实时信息。用荧光模式，荧光相关光谱技术（fluorescence correlation spectroscopy）可获取更多信息。Halo™ LM10由Halo™ GS10软件支持。

激光源只需要几个毫瓦的功率，通过光纤传递给光学器件，或将激光二极管直接连接到光学元件的边缘。光学元件可用在光学塑料、玻璃或二氧化硅制造。一般尺寸只需几个平方毫米面积和2～5 mm的深度。

含有少量粒子的样品被配置在一个流动样品池中进行分析。光学元件的制备采用了行业标准的金属涂层技术，例如电子和光学器件产业的一些相关技术。纳米生物技术相关的应用列于表2.2中。

表2.2 光学纳米显微镜的应用

分子诊断	环境
病毒颗粒检测	生物防范
DNA分析	空气污染物如石棉颗粒
动物细胞培养中的支原体检测	医药
污染物监测	病毒性疾病临床诊断，例如脑脊液检查
药物输送	癌症检测，例如转移瘤
药物载体体液中药效监测	
生物膜制造及移植	
纳米颗粒	

来源：Nanosight Ltd.

纳米扫描电子显微镜

制药企业需要一系列能够提供优质信息的产品图像，从而达到自己的产业目标、生产力，并最终获得盈利。随着对药物输送系统的效率和活性物质可控输送需求的增加，需要了解这些机制的准确信息。在这方面最有效的工具是德国Carl Zeiss公司生产的扫描电子显微镜（SEM），它可以提供样品的高分辨率的图像。EVO® EP仪器（Carl Zeiss公司产品）中的一个应用就是阿司匹林的生产。水与水溶性阿司匹林的相互作用表明药片失去机械强度和稳定性后，释放活性物质。这个过程可以用扫描电镜实时观察，采用足够高的压力将水蒸气通入腔室，在样品表面凝固成液态水。在湿相阶段，粒子吸收水和碎片；在干燥阶段，其过程相反。

Carl Zeiss 公司生产的最新产品——超55场发射扫描电镜（ULTRA 55 field emission SEM）的特色就在于拥有一个全新的"完整的检测系统"，并可同时得到纳米级的高信号对比度和卓越清晰度的表面、成分和晶体的图像。

利用扫描电镜重建三维组织纳米结构

生物学研究中三维结构的信息是很重要的。有一些很好的方法可以用于在原子水平上获取分子结构，用电子显微镜观察细胞器，以光学显微镜观察组织。然而，为了识别小器官，如突触小泡，需要在纳米尺度上重建三维组织结构。这种三维数据对于理解多孔的网络结构是必不可少的，需要在巨大的三维空间体积里完整重建，特别是中枢神经系统。满足这些要求的数据可通过在扫描电镜内室里连续剖面的自动成像获得（Denk & Horstmann, 2004）。后向散射对照技术常规用于透射电子显微镜的重金属染色的组织。其分辨率足够发现最薄的轴突并识别突触。在侧位波动小于10 nm的情况下，获得了50~70 nm厚的几百个剖面的叠加。这一技术使自动获取电子显微镜完整重建神经通路所需的三维数据集的可能性增加。

利用扫描电镜观察原子

尽管电子的波长仅为10^{-12} m，透射电子显微镜（TEM）的空间分辨率由于球差的原因仍被限制在0.15 nm左右。由于原子级成像分辨率的缺陷，处在晶格中的纵向原子只有是无序时才能成像。一种称为畸变校正的新技术，修正了显微镜的电子透镜的局限性。最先进的300千伏电子显微镜是借助美国Nion公司开发的新电脑成像技术。美国橡树岭国家实验室的研究人员展示了从畸变校正扫描透射电子显微镜直接获取的图像，此扫描电镜可分辨原子柱分离< 0.1nm（1 Å）的晶格，并能区分晶体硅中每个哑铃形原子（Nellist等，2004）。了解材料怎样由原子结合在一起，可能对半导体业和化学有重要的意义。研究人员的下一个目标将是看到原子的三维构象。

光敏定位显微镜

霍华德·休斯医学研究所、美国国立卫生研究院和佛罗里达州立大学的研究者共同开发了一种光学显微镜——光敏定位显微镜，该显微镜分辨率达到2~25 nm，能够观察、区分细胞内的蛋白质。这个新技术涉及的基本概念很简单。研究者用光活化探针标记目标分子，然后将其暴露在紫外光下；少量分子被激发出荧光，直到荧光减弱前显微镜都可对其观察。重复地对细胞中的不同分子依此进行这种操作（约10 000次）并定位，就能得到一幅具有电镜可达到的分辨率的完整细胞分子结构图。不像电子显微镜，这一新技术可以更灵活、有选择性地标记分子。这种方法已被用于成像较薄切法中溶酶体和线粒体上的特定蛋白质，固定的完整细胞上成像黏着斑中的黏着斑蛋白，片状伪足中的微丝以及细胞膜上逆转录病毒蛋白Gag的分布。光敏定位显微镜一个重要的特征是便于和电子显微镜配套使用，得到细胞里的一些微小结构（不是蛋白质）详细信息的图像。将显示蛋白质分布的光敏定位显微图像与同一样品的显示细胞结构的电子显微镜图像进行叠加，就可了解分子在细胞结构中的分布。光敏定位显微镜汇集了光学显微镜和电子显微镜的优点，随着光敏定位显微技术的发展，这一新技术成为在分子水平了解细胞动力学的关键技术，为其他方法所不能比拟。然而，每一个光敏定位显微图像都需要采集上千张单分子的图片，所需时间很长。由于相机每秒只能采集1~2张图片，因此对一个样品的成像大概需要花费2~12小时。通过激活更多的分子，以减少所需采集图像的数量，使目标分子荧光更显著，则可以缩短采集每幅图像所需的时间。这两种方法都可以大大提高光敏定位显微成像的速度。目前光敏定位显微技术还需不断改良，以使其得到更广泛的使用。

利用银膜超级镜片的光学成像

加州大学伯克利分校的科学家目前已研制出一种新型超级镜片，这种镜片能够突破长期以来限制光学成像分辨率的物理极限（Fang等，2005）。利用一层薄薄的银膜镜片和紫外线，研究者们成功地对一排纳米线进行成像，分辨率达60 nm。相比之下，目前光学显微镜的分辨率大约为400 nm。这项工作将对生物医学精细成像的发展产生深远的影响。利用现有的光学显微镜，科学家们能够观察到细胞中较大的结构，例如细胞核和线粒体。利用这种超级镜片，光学显微镜有可能观察到单个蛋白质在组成细胞架构的微管中运动的过程。扫描电子显微镜和原子力显微镜都已经可以应用于观察几个纳米的物体。然而，这些显微镜的工作原理是逐点地对物体进行扫描，这样就把它们的应用局限在非活体标本上，而且每次成像都要花费几分钟。光学显微镜可以在不到1秒钟的时间里仅仅通过一次照像就快速捕捉到整个架构的图像，而且这种设备可以对活体标本进行成像，帮助生物学家们进一步了解细胞的结构和实时功能，最终推动人类对治疗各种疾病的治疗和药物研发药。

荧光共振能量转移

荧光共振能量转移（Fluorescence Resonance Energy Transfer, FRET）是将一个被激发的荧光基团发出的光子能量转移给第二个荧光基团，激发其产生荧光。供体荧光基团荧光强度的衰减可产生长波长的光子。荧光共振能量转移的范围依赖于两个荧光基团之间的距离以及其光谱重叠，因此可作为判定两个荧光基团是否分离的依据。荧光共振能量转移是测量蛋白质之间相互作用的简单而十分有效的工具。该技术是少数几个可以获得纳米级分子间动力学信息的技术，而荧光显微镜只能提供简单的细胞定位。

4Pi显微镜

荧光显微镜最突出的局限性就是其有限的分辨率和有限的信号。目前已建立的传统共聚焦、多光子显微镜，其焦平面分辨率最多200 nm，纵深分辨率只有500 nm。

4Pi显微镜（德国Leica Microsystems公司产品）使用一种特殊位相和波阵面校正的双重目标成像系统与共聚焦扫描仪连接，使其轴向分辨率比共聚焦显微镜和双光子显微镜增加4~7倍。即使活样品，也可以获得100 nm的轴截面分辨率。该系统拥有快速扫描、声光分束（AOBS®）和Leica TCS SP2 AOBS光谱检测的所有优势。商业三维荧光显微镜分辨率的第一次飞跃开辟了细胞和发育生物学研究的新领域。免疫标记的微管和线粒体定位研究显示4Pi显微镜可以做常规生物测量，尤其是使以往不曾了解的两个网状物相互间的三维结构可视化（Medda等，2006）。

悬臂梁的原理及应用

悬臂梁（瑞士Concentris 公司）是将化学反应转换成纳米尺度的机械运动的装置。悬臂梁的尺寸是：长500 μm、宽100 μm、厚25～500 μm、偏转10 nm，其机械运动可以通过照在悬臂梁表面的光束偏转直接测量。Concentris公司使用了一系列平行垂直腔表面发射激光器（器件）作为稳定、强有力、经过验证的光源，采用先进的、对位置敏感的探测器作为检测装置。

静态模式是用来获取样品中某些靶分子的相关信息。比如，这些分子的吸附所造成的表面应力将导致悬臂梁微小的偏移，而偏移直接与靶向分子的浓度相关。动态模式可以定量分析亚皮克量级以下面积的惯性力。当分子吸附发生时，振荡悬臂梁的共振频率的微小变化可根据靶分子的参考数据测量而得。静态和动态两种模式可以同时进行操作。

功能层的可控沉积是将纳米力学悬臂转换成化学或生化传感器的关键。喷墨打印是一种将悬臂梁阵列有效地涂抹在不同传感器上的快速和通用的方法（Bietsch 等，2004）。硫醇自组装单分子膜沉积在金涂层悬臂梁上，使其对液体中的离子浓度或pH敏感。基因片段的检测就可以通过沉积有硫醇基的单链DNA寡聚物的金涂层悬臂梁来实现，而选择性蚀刻在微观水平上单层涂层均匀的。其中，化学气相传感器的制备是在悬臂梁上印刷出自稀溶液的不同的聚合物薄层。喷墨方法比微毛细管涂层或使用移液器更便利、快捷和灵活。此外，它可以扩展成大型阵列并且在不接触的情况下涂层任意结构。

Concentris公司关于悬臂梁技术的应用（Cantosens）列在表2.3中，并将在第三章作进一步的讨论。

表2.3　悬臂梁技术应用

基础研究
在表面上研究化学反应或者主客分子相互作用
纳米热测量
医疗诊断
并行、无标记的疾病分子检测，例如血清蛋白或者自身抗体快速、无标记识别DNA序列（单核苷酸多态性、癌基因、基因分型）
检测微生物和抗菌药物敏感性
新药研发和生命科学研究
无标记生物化学分析和研究生物分子相互作用
多重分析
过程和质量控制
过程监测

续表

纯度分析

食物分析

衡量污染物检测，例如抗生素、激素和杀虫剂

微生物检测

鉴别和质量控制

环境监测

重金属离子、杀虫剂和空气污染物检测

水分析

香精、香料分析

采用神经网络分析悬臂梁传感器阵列信号能够对复杂化合物进行鉴别和定性（"电子鼻"或者"电子舌"）

安全装置

检测潜在的危险化学品和微生物

工作场所安全检测

来源：Concentris GmbH.

表面等离子体共振

表面等离子体共振是光和金属中电子相互作用而产生的光电现象。它的光电基础是将光子能量转移给金属表面的电子（等离子体），光借助棱镜或光栅的金属表面与表面等离子体耦合，根据金属表面分子层的厚度，表面等离子体共振现象导致反射光强度的等级衰减。生物医学应用中利用其对介质和金属表面折射率的精准灵敏度使我们能够准确测量分子在金属表面的吸附和最终与特定配体的相互作用。这项技术的应用包括以下内容：

1. 实时测量配体-受体相互作用的动力学
2. 制药行业里铅化合物筛选
3. DNA杂交检测
4. 酶与底物的相互作用
5. 多克隆抗体表征
6. 蛋白质构象研究
7. 无标记的免疫测定

纳米颗粒

大量的纳米材料都由纳米颗粒构成。不同类型的纳米颗粒列在表2.1中，它们可以组成不同的材料，例如黄金。一个纳米颗粒包含数十到数千个原子，处于微观和宏观系统交界的过渡区域，纳米颗粒拥有许多新的性质，而这些性质都与尺寸相关。当颗粒的尺寸缩小到纳米级，它的电子和其他性质将发生根本改变。纳米颗粒可能含有可以显著改

变材料性能的罕有的无序结构形态，因此不能把它仅仅视为一大块材料中的小块。例如两种不同尺寸的纳米颗粒所构成的纯金，就表现出明显不同的行为——不同的熔点，不同的电导和不同的颜色。这就产生了不改变成分而只改变尺寸来控制材料性质的一种新方法。纳米颗粒的一些应用主要是利用材料的尺寸减小，其比表面积增加的现象。对于磁性纳米颗粒，如果没有瑕疵的存在将产生很强的磁场，这是因为纳米颗粒足够小，以至于它们大多数的原子排列成完整的晶体。

仅仅含有10个原子的硫化锌纳米颗粒具有无序晶体结构，即施加一个固定的应力，颗粒的硬度会增加并且会影响到颗粒的其他性质，如强度和弹性。同样，对于半导体纳米颗粒，如硒化镉，尺寸的微小差异也会导致不同波长的光线被吸收或发射，这一特点使它们可以作为荧光示踪剂。尺寸效应带来纳米颗粒新特性的主要原因是电子的量子局限效应。但是无序晶体结构同样也会影响光的吸收或发射。要区分出是尺寸效应带来的影响还是无序晶体结构造成的影响，单单依靠X线衍射是不够的，必须结合其他方法。

在其他各个章节中将连同纳米颗粒的应用做进一步阐述。研究最热的纳米颗粒就是量子点。

量子点

量子点（Quantum Dots，QDs）是纳米尺度的半导体晶体材料，受光源激发例如激光会发出荧光。量子点硒化镉纳米晶体的宽度在200～10 000个原子之间，表面涂有硫化锌。当用低能量光照射量子点时，量子点的尺寸决定了发光频率。最初，量子点在溶液中很不稳定，所以难以被应用。印第安纳大学的工作小组提出将量子点埋入空心乳胶球的空穴中，可极大改善其在溶液中的稳定性。目前，应用于生物检测的多色光学编码法就是将不同大小的量子点包埋到聚合物微球中。其新颖的光学特性（例如，可调尺寸的发射和同时激发）使这些发光量子点可作为拥有多种波长和强度的理想荧光基团。而理论上使用10种发光强度和6种颜色的量子点就可以为100万核酸或蛋白质序列进行编码。成像和光谱测量表明，量子点标记的颗粒都具有良好的一致性和重现性，标记颗粒在理想的条件下识别精度高达99.99%。DNA杂交研究表明，在单颗粒的水平下编码和目标信号可以被同时检测。这个光谱编码技术可望开辟基因表达、高通量筛选和医疗诊断的新篇章。

已有报道在室温下用微乳液-气体技术能够可控制备量子点（Karanikolos等，2004）。该技术正利用微乳液分散相，形成无数相同的纳米反应器。用这种方法，硒化氢气体与溶解在庚烷纳米液滴里的二乙基锌及聚（环氧乙烷）-聚（环氧丙烷）-聚（环氧乙烷）在甲酰胺中自组装形成的两亲性嵌段共聚物（block copolymer）微乳液反应，合成硒化锌量子点。每个纳米液滴里制备出单个的纳米晶体，通过控制庚烷中二乙基锌的浓度可以很好地控制粒径大小，硒化锌纳米晶体呈现了尺寸依赖的发光性和卓越的光稳定性。装载颗粒的微乳液可稳定数月之久。

在生物医学实验室，量子点材料是价格昂贵和使用不便利的，其合成需要高温技术。美国印第安纳大学和普渡大学联合开发了在室温用声化学技术合成量子点的新方法，这种方法制备的量子点具有可见光谱中的全部颜色。这种方法的低温过程有利于量子点大批量合成，并在合成工艺过程中可以使用温度敏感材料。

包埋几种颜色的半导体纳米量子点的乳胶珠可作为多种不同探针的独特标签。当暴露在光下，这些乳胶珠中的量子点可发射出特定颜色的光谱——称为光谱条形码，而对自身及探针加以识别。量子点的形状和尺寸可根据所需的荧光颜色来相应调整。目前用于使蛋白质和DNA发出荧光的染色物质荧光衰减得很快，而量子点可以在活细胞中示踪生物反应达数天或更长时间。

将量子点放置在一个强磁场下，量子点上的电子存在于能隙分开的两个能态中，能隙的大小由磁场强度确定，电子必须吸收特定的能量才能越过能隙，可通过改变磁场获得与远红外光子相符的能量，一旦电子被光子吸收激发，它能跃过单电子晶体管的终端，打开开关，检测开始。

由于量子点所发荧光的强度和光稳定性都很好，因此它完全可以充当分子信标。当量子点结合在目标化合物或蛋白质上，研究人员可跟踪观察目标化合物或蛋白质在生物媒介或整个生物体里的活动。量子点对医学研究、疾病诊断和治疗都将产生巨大影响。量子点的应用有以下内容：

1. 生命科学研究——示踪活细胞中的蛋白质
2. 荧光检测——显微镜，生物传感器，多色流式细胞仪
3. 分子诊断
4. 体外活细胞成像技术
5. PET及MRI对在体内的细胞、组织和肿瘤进行监测
6. 高通量筛选

最近在实验中使用量子点的例子很多，如观察单个甘氨酸受体在活体神经元中的扩散，以及活动物手术中用近红外发射确定淋巴结。新一代的量子点对于在单分子水平进行胞内过程研究、高分辨率细胞成像、体内长期的细胞运输、肿瘤定位和诊断具有深远的影响。最有名的商品化量子点是Qdot^{TM}（美国Invitrogen公司产品）。

金纳米颗粒

DNA分子与金纳米颗粒结合后，与另一DNA片段相互作用，使金纳米颗粒聚集成团，其溶液颜色变成蓝色。溶液中铅的存在会导致结合的DNA脱落，使得金纳米颗粒聚集体分散成单个颗粒，其颜色又由蓝色变成红色。金纳米颗粒还可用来作为构建疾病检测所用的生物传感器中的连接点。一般诊断检测试剂是由一种抗体附着在荧光分子上，当抗体与疾病蛋白相结合，荧光分子便在紫外灯下发出荧光。金纳米颗粒可代替荧光分子与抗体结合，其他分子如DNA可以添加到纳米颗粒上产生条形码。由于多个抗体和DNA可以附着在单一的纳米颗粒上，这种检测方法较之目前正在使用的荧光分子更加敏感和准确。

硅纳米颗粒

就二氧化硅来说，在过去十年中硅藻壳或海绵针状体的形成吸引了很多科学家的

目光，因为它可以对制备新的分层结构材料和纳米器件提供重要的信息。矿物相被认为是生物分子模板的存在下，在体内从稀释的前体分子溶液中产生的纳米颗粒组装而形成的。存在于有机硅中的生物大分子已被成功提取和识别（Lopez等，2005）。硅颗粒大小一般是25～1000 nm。目前，在相似于生物有机体的细胞内室的条件下，生物仿生方法已经鉴别出几种能够激活二氧化硅形成的天然或合成的分子。此外，这些系统中有几个能够形成硅纳米颗粒，其尺寸范围和有限的多分散性都有利于重复合成胶体生物硅。从生物有机体中提取和识别生物硅分子仍然有困难。硅纳米颗粒已用于药物输送和基因治疗。

脂微粒

脂微粒（美国Integral Molecular 公司）是指被双层脂包裹和嵌入构象完整的膜蛋白的纳米尺寸的微球。膜蛋白是一个生物分子家族，现有的超过50%的药物靶点属于膜蛋白家族。这些微粒的特征如下：

1. 被脂双层包被
2. 嵌入膜蛋白
3. 保持天然结构和构象
4. 蛋白质跨膜多达14次，包括G蛋白偶联受体（GPCRs）
5. 是可溶和稳定的靶标存储系统
6. 使现有的检测平台可用于复杂的膜蛋白的检测

目前对于膜蛋白相互作用的研究特别困难，因为在不破坏蛋白质结构和功能的条件下，蛋白质不能从细胞脂膜中分离出来。溶解膜蛋白的能力已应用于微流体、生物传感器、高通量筛选、抗体的发展以及受体复合物的结构研究，还应用于药物开发。

纳米颗粒组装成纳米胶束

美国赖斯大学的化学家根据包覆在每一个活细胞外的脂膜的自组装（Zubarev等，2006）这一大自然最古老的发明，解决了如何将金和银纳米颗粒自组装成较大的模块。生物体都有一层由不饱和脂肪酸构成的膜，它形成一个强有力的并且充满活力的超薄屏障以保护其内部结构免受外来的侵袭。细胞膜是胶束的典型结构，即由两层脂基双性分子（一端是亲水基团，另一端是疏水基团）构成，两层双性分子各自的亲水基团相互接触，形成了双层胶束。科学家合成了"V"形聚苯乙烯-b-聚环氧乙烷双性分子，并将直径为2nm的金纳米颗粒附在"V"形的焦点位置，加入水后形成胶束，研究者们惊奇地发现金纳米颗粒自组装形成紧密堆积的直径仅仅为18nm的圆柱体。一般胶束形成三个形状：球形、圆柱形和囊泡。通过改变聚苯乙烯的长度、溶剂和金颗粒的尺寸，可以相应形成球形、囊泡和不同直径的圆柱体状胶束，其圆柱体状胶束的长度可达到1 000nm。新方法可以使他们制备出各种各样有用的材料，包括有效的治疗癌症的药物和化学工业中高效率的催化剂等。

纳米颗粒自组装在生物医学中的应用

桑迪亚国家实验室和新墨西哥大学的研究人员已经完善了可用于商业化生产的纳米颗粒的有序排列技术，并用二氧化硅将颗粒之间彼此隔离。该技术不仅可开发新的设备，还可以解决一个长久以来困扰纳米颗粒的问题，即在微米尺度和纳米尺度之间建立有序关联。自组装技术可防止纳米颗粒聚集并可以用二氧化硅将粒子之间彼此隔离，通过旋涂精确控制厚度的、已嵌入纳米颗粒的二氧化硅，研究人员希望减小纳米颗粒的尺寸以扩大应用，但直到现在还没有成功。例如，纳米颗粒形成的薄膜可应用于纳米激光器，其激光频率取决于纳米颗粒的大小。

桑迪亚国家实验室已获得专利的技术使用了有机表面活性剂，这就使处理纳米颗粒相对比较困难。像涂抹油脂一样，该专利技术利用臭氧化合物将纳米颗粒表面活性剂去除，再将其包埋于氧化物中。这一方法分为两个步骤：第一步，将洗涤剂溶液和纳米颗粒混合，去除油脂，使纳米颗粒变成水溶性；第二步，溶液中加入二氧化硅，固化后纳米颗粒镶嵌在二氧化硅晶格中。三维薄膜和最后固定化的产物可长期稳定存在，并可附着特定用途的配体用于生物医学装置。甚至不同类型的纳米颗粒可以被组合在一起形成特定的纳米分子。

这种办法使现有的商用芯片的微米尺寸连接到纳米级结构变得更加容易。利用自组装技术与微电子加工，纳米阵列与标准硅芯片的整合可以弥补尺度上的巨大差距。嵌入在二氧化硅中纳米颗粒可能成为大容量电池。对于测试材料，研究人员演示了一种特殊设计的纳米颗粒之间的传输，即所谓的"库仑封锁"。低电压时没有电流通过，因为每个纳米颗粒被几个纳米厚的二氧化硅层彼此分开。但在高电压时，电流随电压的三次方增长。

此外，由于纳米颗粒的直径范围通常为 $1\sim10$ nm，其电性质主要表现为量子限制效应。当他们被激光光能激发，纳米颗粒之间的库仑相互作用形成激发子（电子-空穴对）。电子和空穴之间的距离被称为激发子的玻尔半径，由此产生的带电粒子被称为量子点。仅通过改变量子点的大小，人们可以得到由激光激发出的不同的发射频率。例如，可以让量子点发光，并与癌细胞上的分子结合。桑迪亚国家实验室已对用量子点标记早期识别癌症细胞申请了专利。

超顺磁性纳米颗粒

顺磁性粒子是细胞分选、蛋白质分离和单分子测量的重要工具。在这些应用中使用的颗粒必须符合下列要求：大小均匀，高顺磁性，在生理盐水缓冲溶液中的稳定性，功能化，尺寸在 $100\sim1000$ nm。它们被用来检测模型病原体。顺磁性纳米颗粒与抗体结合，能够进行选择性的生物细胞分离。

超顺磁性氧化铁纳米颗粒（SPIONs）已广泛应用于在体实验，如磁共振成像对比增强，组织修复，免疫分析，生物液体解毒，热疗，药物输送和细胞分离。这些应用需要纳米颗粒具有高磁化强度、尺寸小于100 nm，并且具有较窄的粒度分布，使粒子有统一的物理和化学特性。此外，这些应用需要特殊表面涂层处理的磁性粒子，它不仅需要无毒、良好的生物相容性，而且颗粒可以定位在特定区域，实现靶向输送。表面涂层的纳米颗粒的性质不仅确定了胶体的外形尺寸，也在生物动力学和纳米颗粒在体内的生物分布中发挥了重要作用。磁性纳米颗粒可以结合药物、蛋白质、酶、抗体、或核苷酸，并利用外部磁场定向到特定器官、组织或肿瘤，也可以在交变磁场中加热，利用高温杀死肿瘤细胞（Gupta & Gupta，2005）。

在MRI检测中，细胞的磁性标记实现了实时监测细胞在体内的迁移。很多方法都使用超顺磁性三氧化二铁纳米颗粒（SPIONs）作为磁性标记细胞。磁标记的干细胞和其他哺乳动物细胞具有指导今后的细胞治疗及在疾病模型中评价细胞治疗效果的潜在应用价值。

荧光纳米颗粒

荧光纳米颗粒在双光子激发检测技术（Koskinen等，2004）中可以用作免疫测定C反应蛋白（CRP）的标签。这种新的检测技术使多元的、无分离步骤的生物亲和性微量检测的灵敏度大大提高。为评估C反应蛋白的基线水平，利用直径为75nm的纳米荧光标记物对CRP的测定进行了优化，并将其与相同的荧光核心分子为标记物的CRP的检测性能之间做了比较。结果表明，采用荧光纳米颗粒作为标记，灵敏度比使用分子标记提高了2个数量级，而不同试验类型的精密度却没有什么区别。新的测定方法适用于评估健康人血清中CRP的基线水平。分子诊断方面的应用也正在进一步的研究中。

与细菌结构有关的纳米生物技术

细菌芽胞

细菌芽胞是具有强抗性的健全和处于休眠状态的生命形式，之所以具有强抗性，在某种程度上，归因于多层蛋白质，它们形成保护性和柔韧的外壳包住细菌芽胞。这种包壳的很多性质与新兴的纳米生物技术息息相关，包括自组装原体和外来分子的工程化及输送（Ricca & Cutting，2003）。芽胞的外壳被视为一个异种抗原呈递和保护性免疫接种（疫苗）的潜在载体，也可用于药物和酶输送，以及新型自组装蛋白质。

基于细菌细胞表面层的纳米结构

最常见的细菌细胞表面结构是蛋白质亚基的单分子晶体阵列，称为S-层（S-layers），它是生物膜发展进化过程中最简单的一种。S-层在微生物细胞与环境的相互作用中发挥了重要作用（Debabov，2004）。S-层一般是5~10 mm厚，蛋白晶格中的微孔具有相同的大小和形态，其尺度为2~8 nm。S-层在纳米生物技术中的应用见表2.4。

表2.4 S-层纳米生物技术应用

作为基质进行功能性生物分子可控表现固定	捕捉功能性分子用于药物输送
结合酶作为生物分析生物传感器	固定抗原和半抗原的S-包裹脂质体用做疫苗
固定单克隆抗体进行试纸免疫反应	**制造融合蛋白的载体**
固定抗体制备微颗粒进行ELISA	疫苗
S-层作为偶联疫苗载体	生物传感器
S-层包裹脂质体	疾病诊断
固定功能性分子于S-层包裹脂质体上	

来源：Concentris GmbH.

磁性细菌颗粒

磁性细菌可以在细胞内合成磁小体，其在细胞内的迁移行为被称为趋磁性。成链状排列的磁小体，充当生物罗盘针，使细菌在地球磁场里沿氧化还原梯度迁移。尽管几年前发现了这一独特的微生物群，该磁性晶体生物矿化的机制还没有阐明。约2～4nm厚的双层脂膜包裹一个磁小体（直径50～100nm）。磁小体也被称为细菌磁性粒子（BMPs）以区别于人工磁性粒子（AMPs）。因为外部包覆有机膜，细菌磁性粒子的聚集体比人工磁性粒子更容易分散在水溶液中。

细菌磁性粒子在纳米生物技术、医药和环境管理等多学科领域具有潜在的应用价值（Matsunaga & Okamura，2003）。在免疫测定里利用细菌磁性颗粒在磁场下可进行分离。蛋白质以共价键结合在如细菌磁性颗粒的固体表面，以防止检测期间抗体的解吸。目前在磁小体膜上的酶表达或功能活性抗体的大规模生产都得以实现。

立方体液晶纳米颗粒

立方体液晶纳米颗粒（cubosomes）是自组装形成的液晶纳米颗粒。由于其独特的结构，可以将油和水混合在一起，形成纳米孔。目前在体外和体内已经分别研究了其在血浆中的裂解过程（Leesajakul等，2004）。立方体液晶纳米颗粒与血浆或血浆成分如胆固醇和白蛋白共同孵育。研究表明立方体液晶纳米颗粒在血浆中具有脂解活性。凝胶过滤层析表明，高密度胆固醇（HDL）影响立方体液晶纳米颗粒的完整性并引起包含有立方体液晶纳米颗粒和高密度胆固醇成分的小颗粒产生。经与低密度胆固醇孵育，立方体液晶纳米颗粒与低密度胆固醇融合，白蛋白被显示颗粒中没有油酸单甘油酯的存在。由于和血浆成分作用的结果，立方体液晶纳米颗粒被血浆分解。因此，人们认为能够观察立方体液晶纳米颗粒中的疏水性物质在体内长期循环是由于立方体液晶纳米颗粒的残余颗粒的持续存在。

在20世纪90年代首次发现生产脂质立方纳米颗粒的方法和成分。立方体纳米颗粒的属性，如颗粒大小、形态，以及立方体分散相的稳定性，可通过改变纳米颗粒组成成分和制作工艺条件而实现（Barauskas等，2005）。大小均匀和结构稳定的粒子分散体可通过简单的处理方法（包括同质化和热处理）得到。目前立方体液晶纳米颗粒是几项纳米基础研究项目的核心。宝洁公司正在研究用立方体液晶纳米颗粒来治疗早产儿。

树丛状纳米球

树丛状纳米球（dendrimers）是一种新颖的三维纳米尺度的核壳结构，可以被精确地合成并具有广泛的应用前景。专门的化学技术可以精确控制树丛状纳米球的物理和化学性质。通过一系列的控制步骤，以一个中心分子为核心不断地增加小树状分子的数目，得到一层层的树丛状纳米球。多达10层都可以形成一个树丛状纳米球。最后一代的分子构成了树丛状纳米球多价的表面（图2.2）。树丛状纳米球的性能和功能都与其核心、分支，以及表面分子息息相关（图2.1）。

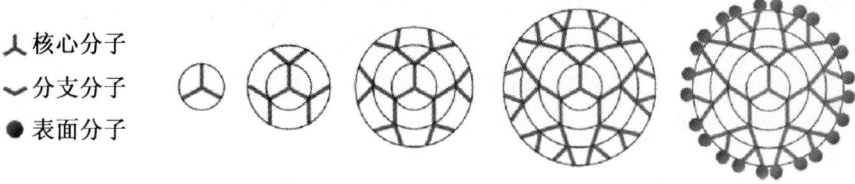

图2.1 树丛状纳米球的核心分子、分支分子和表面分子
（来源：Starpharma Holding公司）

由于独特的结构，树丛状纳米球本身具有宝贵的物理、化学和生物学特性。具体如下：

1. 精确的结构和大小，形状可控——树丛状纳米球以可预见的方式不断增大，最终形成高度有序的三维结构
2. 高均匀性和纯度——特有的逐步合成工艺可制备出具有高度统一尺寸（单分散性）、精确的表面功能化和低杂质的树丛状纳米球
3. 高装载能力——树状结构固有的内部腔可以用于携带和储存各种金属、有机或无机分子
4. 高剪切阻力——树丛状纳米球的三维结构对剪切力和溶液环境具有较高阻力
5. 低毒性——大多数树丛状纳米球的毒性非常低
6. 在注射或局部使用时具有低的免疫原性

性质
树丛状纳米球的表面性质由最外层的"盖帽（capping）"分子决定。通过这种方式，树丛状纳米球被修饰产生一系列新的功能特性。具体如下：

- 多价态——每个树丛状纳米球外壳含有大量的反应基因，所有这些反应活性部位都有与靶标分子结合的能力，因此可以产生多价反应。
- 可变的表面电荷和溶解度——通过对树丛状纳米球端基的表面修饰，可调节其表面电荷和溶解度。
- 灵活的结合特性——通过对树丛状纳米球端基的表面修饰，可使其具有靶向性。

- 转染——树丛状纳米球能够通过细胞膜，将遗传物质运输进入细胞内。

应用

树丛状纳米球具有高度的可控性，可在其基本架构的基础上建立特定的纳米结构，以满足现有的需要和解决不断变化的问题。目前树丛状纳米球的研究和开发对很多领域产生了影响，与其相关的论文数也呈指数增长。树丛状纳米球具有广阔应用前景，目前有关纳米医学的应用列于表2.5。

随着对树丛状纳米球的分子量和结构对机体影响的进一步了解，以及设计可生物降解化合物取得的进展，树丛状纳米球已经可以应用在抗病毒药物、组织修复支架材料、化疗用的靶向载体和光氧传感器等领域（Lee等，2005）。在这类产品进入市场之前，还有许多有待解决的问题，不仅要解决生产成本和医药材料的质量控制问题，而且还要评估其长期在体内对人类健康和环境所产生的影响。

表2.5　树丛装纳米球在纳米医学中的潜在应用

诊断
传感器
造影剂
药物输送
改良现有药物输送方式
改良现有药物溶解性
药物开发
多价树丛状纳米球同时与多个药物靶标反应
具有新功效的新药研发
改良现有药物药理活性
改良现有药物生物利用度
医学和外科
防止手术后瘢痕组织形成

来源：Concentris GmbH.

DNA和纳米颗粒偶联

DNA-DNA杂交已经应用在纳米结构组装上，包括生物传感器和DNA支架。这些应用涉及DNA核苷酸与金纳米颗粒或其他纳米颗粒的杂交。目前有两种类型的DNA-纳米颗粒结合。这两种DNA-纳米颗粒的结合是核苷酸通过终端硫醇基团结合在胶体金粒子上。一种是寡核苷酸形成整个单层，覆盖纳米颗粒；另一种是寡核苷酸成为磷化氢单分子膜的一部分。含有不同数目核苷酸的颗粒可用凝胶电泳分离。无论是电泳分离还是cDNA序列的杂交，都需要最少50个碱基残基。核苷酸链太短不行的原因是DNA与金之间存在相互作用。在一项新技术中，谷胱甘肽单层保护的金团簇与19个或20个残基的硫醇化核苷酸反应，由此产生的DNA-纳米颗粒结合物可以通过凝胶电泳方法按照结合寡核苷酸数目的不同分离，并通过DNA-DNA杂交彼此组装（Ackerson等，2005）。这种方法克服了以往的DNA-纳米颗粒合成的限制，产生的结合物中金和核酸的含量可被准确测定。

DNA八面体

美国斯克里普斯研究所（The Scripps Research Institute）的科学家已经设计、构建并拍摄了单链的DNA自发折叠成一个刚硬的、纳米尺度的八面体，该八面体的大小是标准尺子长度的几百万分之一，相当于几个常见的生物结构的大小，如小病毒或细胞的核糖体（Shih等，2004）。八面体由12条棱、6个顶点、8个三角面构成。这一结构的直径大约为22 nm。由单链的DNA形成的八面体是一个巨大突破，正因为如此，这种结构能够被标准的分子生物学工具扩增，很容易被克隆、复制、演变，并适应各种应用。这个过程也有可能规模化，即能够同时制备大量均一的DNA纳米材料。这些八面体是基本的生物医学科学新工具的潜在构成单元。可以以此为基础，通过生物控制而不仅仅是合成时的化学控制来合成刚性的线框DNA。

潜在应用

由于所有八面体结构的12个支柱都有独特的序列，它们作为多样化的单元有可能用于自组装，以形成复杂的高阶结构。可能的应用包括使用这些八面体作为人工舱室，蛋白质或其他分子可以插入其中，有点像一个翻转的病毒——基因在外面，蛋白质在内部。在大自然中，病毒自组装的纳米结构通常是蛋白质在外面，DNA或RNA在里面。DNA八面体可形成支撑蛋白质的支架，用于X线晶体衍射，这取决于由分子组成的整齐有序的晶体阵列。

富勒烯

富勒烯技术源自1985年碳-60（C60）的发现，由60个碳原子组成的分子是一个直径为1nm的空心球，这种分子被命名为布基球（buckyball）或富勒烯（fullerene）。后来的研究表明，富勒烯实际上代表了含有20、40、60、70或84个碳原子的一组相关结构。但是，C60是富勒烯家族中最丰富的一种。富勒烯完全不溶于水，但通过适当的表面修饰后可变成可溶性分子。对水溶性富勒烯衍生物的初步研究发现有机富勒烯与DNA、蛋白质和活细胞之间存在相互作用。随后的研究表明，有机富勒烯由于其生物活性方面的光化学反应、激进的淬火和疏水性，可形成一维到三维超分子复合物（Nakamura &Isobe，2003）。在这些领域的研究中，有机合成化学在制备特制分子（tailor-made molecules）方面发挥了重要作用。

在不同的条件下，C60在水中可自发形成了一个稳定的纳米尺寸（25～500 nm）的聚集体，称为纳米C60，是可溶性的并对细菌有毒性（Fortner等，2005）。这一发现是对传统认识的挑战，因为布基球本身是不可溶的，而且大多数研究者认为其在自然界也是不可溶的。这一结果对布基球这样的聚集体如何与其他粒子和自然生态系统中的生命体发生作用提出了质疑。

C60在培养细胞中的应用，并不需要水溶解技术（Levi等，2006）。正常细胞和恶变细胞都可以吸收C60，在多个细胞系中C60固有的光致发光性质使其能够被检测出来。用剂量高达200 mg/mL（200ppm）的C60处理细胞并没有改变细胞的形态、细胞骨架的形成或细胞周期动力学，也不抑制细胞增殖。这项研究表明，原始的C60对细胞是无毒的，也进一步提示了基于富勒烯的纳米载体在医学领域应用的可能性。

美国Tego生物科学公司正在研发富勒烯药品。另一家公司，富勒烯国际公司，正与合作伙伴三菱商事株式会社（Mitsubishi Corporation）、材料及电化学研究公司（Materals and Electrochemical Research Corporation），以及研究技术公司（Research Corporation Technologies）合作，将富勒烯材料商品化。

纳米壳

纳米壳是大小相当于一个病毒或1/20红细胞的球体，具有一个非传导性的玻璃核心，外部包覆了金属外壳，通常是金或银。纳米壳拥有优越的光学和化学特性，可用于生物医学成像和治疗。这些粒子也可作为表面增强拉曼散射（SERS）的检测对象，并很容易结合抗体和其他生物大分子。通过改变核心和外壳的相对尺寸，这些纳米颗粒的光学谐振可以精确和系统地在近紫外到中红外范围内变化。这一波长范围包含近红外波长，形成了纳米壳在近红外热治疗肿瘤的基础（Loo等，2004）。除了光谱可调，纳米壳提供了相对于传统有机染料的其他优势，包括改进的光学性能和降低对化学/热变性的敏感性。此外，将用于生物大分子与胶体金结合的实验条件稍加修正就可用于纳米壳。核/壳比率和金纳米壳总尺寸会影响它的散射和吸收性能。

金纳米壳（美国Spectra Bioscience公司产品）拥有与胶体金类似的物理性能，特别是因金属对光共有的电子反应而引起的强大的光学吸收性能。胶体金的光学吸收会产生艳红的颜色，这一性能在与消费有关的医疗产品中具有相当的效用，如家用验孕检查。相比之下，金纳米壳的光学反应在很大程度上取决于纳米颗粒核心的相对大小和金外壳的厚度。通过改变核心的大小和壳厚度，金纳米壳的颜色可以跨越可见光和近红外光谱这一广泛的光学频谱范围。通过相对于光学谐振中光的波长改变颗粒的尺寸，金纳米壳可以择优吸收或散射光。

纳米壳的一些潜在的生物医学应用正在发展，包括免疫分析、调制给药、光热癌症治疗和成像造影剂（Hirsch等，2006）。

碳纳米管

碳纳米管是碳原子卷成圆筒形，在众多纳米技术中占有重要的位置。这些碳纳米管直径为1 nm，可以为任意长度，相比于其他材料，碳纳米管具有很高的硬度。它们可被用作AFM的探针，在干或湿环境下都可以单分子成像。先前由于缺乏对大多数受体蛋白高分辨率的结构信息，限制了传统的基于结构的药物设计，而碳纳米管的出现无疑解开了这一枷锁，在药物设计方面显示了广阔的应用前景。也可以将DNA导入碳纳米管，以DNA-纳米管结合为基础的材料最终可能被用来制造电子设备、分子传感器、DNA的电子测序设备和基因运载系统。

纳米管的医学应用

- 环肽纳米管可以作为一种针对细菌病原体的新型抗生素
- 基于碳纳米管的纳米机电系统（纳米镊子），可用于操纵和打断细胞内纳米结构
- 碳纳米管可作为原子力显微镜的探针
- 碳纳米管的内腔可以携带药物
- 碳纳米管可用于生物传感器
- 表面固定肝素与血液相容的碳纳米管，成为体内纳米装置的结构单元。活化部分凝血活酶时间和血栓弹力的研究证明，肝素化可显著提高纳米材料的血液相容性（Murugesan等，2006 b）

关于电泳传输单链RNA分子通过碳纳米管上1.5nm宽的膜孔的研究显示，RNA在构象动力学控制下进入纳米管孔，又在RNA基底疏水附件的作用下退出此孔（Yeh & Hummer，2004）。RNA构象的灵活性和疏水性的差异导致迁移速率依赖于序列，这也是纳米级分离装置的一个先决条件。

利用碳纳米管内在的近红外荧光研究了单壁碳纳米管被类似巨噬细胞摄入的过程，碳纳米管的摄入似乎是通过吞噬。碳纳米管对细胞没有不良影响并且仍保留其独特的光学性质。新近研究结果表明，单壁碳纳米管可能是极有用的生物显像剂，部分原因是由于单壁碳纳米管在光谱的近红外部分发出荧光，而通常没有任何组织能在近红外波段发荧光。利用这一性质就可以探测出身体里的碳纳米管。碳纳米管用于医疗检查前必须进行长期毒性研究和生物分布研究，研究结果显示，碳纳米管可能会很快成为实验室的体外研究中有用的成像标记物，特别是在传统标记物出现漂白、毒性和退化等问题的情况下。

纳米孔

纳米孔是存在于细胞里具有特定功能的微小结构，在分子水平上，其特定的形状有助于完成特定的化学任务。举例来说，一些有毒的蛋白质，如α-溶血素可以自行嵌入细胞膜，由于中央孔的存在可诱导致命的通透性的改变。这种蛋白质包含7个亚基，它们共同组成一个隧道通过细胞膜，具有一个清晰可辨的孔，孔径从26nm到15nm，仅仅大于单链DNA分子的宽度（van de Goor，2004）。第一次的应用是通过测量纳米孔的尺寸大小来进行DNA测序、跨膜电势，通过DNA迁移孔隙以测量序列中碱基的差异。孔隙的直径必须小于可见光波长的百分之一。

蛋白质工程也适用于离子通道和孔隙，蛋白质以及非蛋白纳米孔已建成（Bayley & Jayasinghe，2004）。工程化的纳米孔的潜在应用如下：

- 基础细胞生物学的工具
- 分子诊断
- 药物输送
- 纳米医学

安捷伦科技公司（Palo Alto，美国加州）正与美国哈佛大学合作开发用于核酸分析的纳米孔技术，该技术可将一系列核苷酸直接转换成电信号。具有纳米尺度直径管道（即纳米孔）的膜将溶液分隔成两个部分。当电流传过膜，带电生物分子可迁移通过纳米孔。每个核苷酸穿过纳米孔，将产生特定的电信号，其原因为纳米孔的尺寸只允许它在同一时间只有单一的核酸链通过。基于纳米孔测序的概念见图2.2。

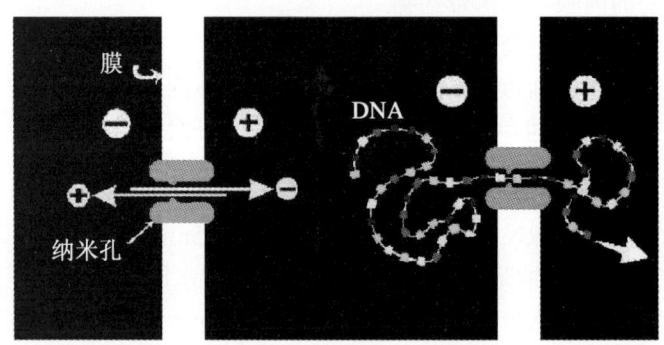

图2.2 基于纳米孔测序的概念

纳米硅

几年前，硅已用于人体植入。纳米尺度的硅具有生物相容性和生物降解性。生物硅（BioSilicon™；pSiMedica有限公司产品）载有100 nm 的孔，孔隙之间的"硅骨架"有10个硅原子的宽度。最初是用于药物载运。生物硅的药物释放动力学可以通过调整基质的物理性质进行控制，包括调整孔隙的大小。其他潜在的应用领域包括纳米球对靶向组织和肺进行药物输送。纳米硅可用于皮下植入进行诊断，可以用于假肢，改善假肢骨组织的黏附。

金纳米颗粒和噬菌体的网络

生物分子组装是理想的具有生物医学特性的纳米工程模型。由噬菌体和金纳米颗粒组装构成的生物活性分子网络，称之为金纳米颗粒-噬菌体（Souza等，2006）。当噬菌体构建完成，每个噬菌体颗粒显露一个肽，网络保护着细胞表面受体结合和显示肽的内在属性。这些有针对性网络的自组织进一步与咪唑结合（金-噬菌体-咪唑），引起分形结构和红外光学性能的变化。该网络可以用作增强荧光、暗场显微镜、表面增强拉曼散射光谱，以及近红外光子热量转换的标签。总之，网络的多种物理和生物特征在单一的实体里提供了具有生物医学应用潜力的多功能组合，如生物传感器和细胞靶向剂。这种含有生物兼容性金属且基因可编程的纳米颗粒作为一个纳米梭，可以靶向定位体内的特定部位。例如，它可以找到由于心肌梗死导致局部血管破坏的部位，靶向输送干细胞到达这一部位，建立新的血管网。它能够找到体内肿瘤的位置，通过激光加热金颗粒和/或使用纳米颗粒有选择地输送药物以破坏肿瘤。

医学基础研究中的纳米技术

纳米系统生物学

系统生物学的定义是动态交互网络的生物学（Weston & Hood，2004）。它也被称为路径、网络或综合生物学。网络互动元素结构和动态分析能提供在对系统中孤立的组成部分进行分析时并不明显的洞见。蛋白质组学在系统生物学中发挥着重要作用，因为大多数的生物系统都涉及蛋白质。系统生物学为推动科学和技术的发展提供了新的挑战。信号途径分析对了解疾病的进程，发展更有效的生物标记物和理解药物的作用机制提供了新的线索。

纳米系统生物学是纳米生物技术、微流体技术和分子成像方法在系统生物学研究中的应用（Heath等，2003）。这一学科的开展将对理解疾病生物学发挥重要作用：

- 纳米技术为蛋白质组学研究提供完美的工具
- 纳米技术提供了在活细胞中对单分子的实时追踪
- 纳米技术将有助于信号通路的解析

目前，一个纳米系统生物学的跨学科项目正在三个研究机构中开展，这三个机构是加州理工学院、西雅图系统生物学研究所和加州大学洛杉矶分校格芬医学院。研究目标是研发一套纳米技术工具，从综合的微流体技术、纳米电子学到纳米力学装置——在临床上实现大规模、以系统生物学为主导的多参数分析（针对每一位病人的每一次访问）。这样的分析构成了疾病的"信息诊断"。纳米生物传感器正发展成为癌症生物标记物，以便早发现、早诊断。

分子马达

分子机器可定义为一些分子的集合体，主要负责运动。分子自组装是人工建造分子装置的一个重要的途径。这些装置以能量来源、运动类型、可控方式、可重复性和纳米构象变化尺度为特征，对细胞功能发挥起重要作用。

加州理工学院的科学家正在研究位于大肠杆菌每根鞭毛上的一种了不起的微小旋转马达，其旋转可推动生物体运动。这一不寻常的装置是由质子梯度来驱动的，有其自身的旋转轴通过细胞膜，可以实现~50%的效率，并且可以双向旋转达到每分钟1000转的速率。已有关于微型旋转马达的描述，例如由支原体移动细菌驱动一个直径为20μm的二氧化硅转子在硅轨道上转动（Hiratsuka等，2006）。这种马达是由葡萄糖做燃料，并具有生命体系的一些特性。

在生命体内的每一个细胞都有由高速路、建筑者、路牌、汽车、燃料和废气组成的"一个充满活力的城市"，这一高度组织化的结构的维护是所有细胞生长和发挥功能的根本，通过搞清楚细胞中的功能单元、分子马达或生物纳米机器如何工作以保持细胞有序，有助于我们理解细胞的生长和功能。细胞的功能依赖于其组成蛋白质的催化活性。驱动机体细胞的微型马达是将食物或光转化成ATP并实现细胞能量循环的ATP合成酶。每分钟旋转上千转，微型马达详细的内部运作很难破译，高速成像技术可以抓拍旋转轴的停帧。可驱动细胞运动的线性微型马达、电压门控离子通道、DNA复制复合体，以及无数其他的结构都相当复杂，其功能也还没有很好地阐述。激光器、探测器和光学系统可用来研究两个蛋白机器——肌球蛋白和驱动蛋白在体外是如何工作的，指示了多个马达在蛋白质支架上是如何竞争工作的。驱动蛋白和动力蛋白以组群的形式工作，其速率是单个分子的10倍，而观察到这一现象所使用的技术称为纳米荧光成像技术，空间分辨率为1.5 nm。观察结果表明，肌球蛋白V、驱动蛋白，以及肌球蛋白VI以一步接一步的方式移动（Yildiz等，2003）。进一步的研究表明，动力蛋白和驱动蛋白的平均步长是~8 nm，在体内它们是同时工作的，双方彼此并不发生竞争，因此在体内的运送速率比在体外时快10倍（Kural等，2005）。

动力蛋白的一个未解之谜是，ATP最初释放化学能的分子位点与机械力出现的位点相距很远，机械力怎样才能穿过很长一段距离？科学家们利用多种清晰度达原子级别的模建技术，从动力蛋白中鉴别出一个柔韧、弹簧状的"卷曲螺旋（coiled-coil）"区域，能够将动力蛋白和远处的ATP位点连接起来（Serohijos等，2006）。它可以让化学能迅速转化为机械能，转换为机械能允许动力蛋白运输细胞器，如线粒体，以执行特定工作，如产生能量、合成蛋白质、维修细胞。动力蛋白还有助于细胞分裂过程中染色体的分离。尽管这项研究没有直接的医用价值，不过研究人员强调在一些神经退行性疾病和肾病中都发现有动力蛋白突变。动力蛋白与一种特异的调节蛋白之间的相互作用被破坏后，会使神经细胞信号转导发生缺陷，患者症状与肌萎缩性侧索硬化相似。

宾夕法尼亚大学医学院所属宾夕法尼亚州肌肉研究所的科学家们证实了一种充当分子马达的蛋白质惊人的灵巧，并能在细胞内轻巧地越过障碍物（Ross等，2006）。这些观察结果将有助于更好地治疗运动神经元疾病，如肌萎缩侧索硬化。利用一个专门建造的显微镜，可以让研究人员依次观察到一个大分子的运动，该研究小组发现一种蛋白质马达能够沿着微管——分子轨道——来回移动，而不是像之前推测的那样朝一个方向运动。这两种运动蛋白，动力蛋白（dynein）和动力蛋白激活蛋白（dynactin）是细胞的长途货车，它们能够合作从细胞外围将分子货物运送到细胞核。动力蛋白激活蛋白的一种突变能导致运动神经元的降解——运动神经元疾病的标识。研究者们发现，这种突变使dynein-dynactin马达在细胞中运送"废物"的效率降低，并造成细胞中错误折叠的蛋白质的累积，从而导致神经元退化的发生。

另一类分子马达可提供内耳中微型传感器为了响应声音所需的刚性。这种马达在传感器中产生适当的张力并使之固定以保持这一张力，通过对蛋白质不断地放松和压迫，马达能够产生结构性变化，使它们保持刚性的状态。这也有助于理解许多错综复杂的细胞组织，例如，在细胞分裂过程中染色体是如何排成一列和分开；肌球蛋白分子马达是沿肌动蛋白纤维"步行"进行细胞运动的蛋白质；肌球蛋白和肌动蛋白的相互作用是细胞运动的机制，如肌肉收缩、分裂期间从母细胞分裂出两个子细胞、货物分子在细胞周围的拖运（Altman等，2004）。在肌球蛋白分子的18个类型当中，肌球蛋白VI被认为主要负责确定内耳中具有声音感应功能的毛细胞上静纤毛和肌动蛋白填充棒的张力，肌球蛋白VI缺陷会导致耳聋。虽然众所周知，肌球蛋白沿着肌动蛋白纤维移动，但它以前从未被证实具有作为锚或夹子的功能。利用光镊技术——其聚焦的激光可操纵微小珠子，证实了这一功能。这项研究涉及观察单分子及其行为，目前只有极少数蛋白质通过这一技术得到分析和理解。

对生物纳米结构的理解推动了纳米生物技术的发展。纳米机器设计者可以从纳米生物学中学到很多东西，同样在生物学中许多纳米结构也可以被用来作为纳米生物技术领域的工具。

相比于人工马达，生物分子马达具有一些独特的优势，包括将化学能有效地转换成机械能，具有自组装成较大结构的潜力，正如在肌肉肌节、细菌和真核生物的鞭毛中所看到的。这种生物材料和组装装置的发展使我们能够实现有用的混合微机械。当科学家发现如何能够设计和大规模生产分子马达时，将带来纳米技术的新飞跃。

核酸组成的纳米马达

虽然在生物学中蛋白质机器大量存在，但最近有人提议，核酸也可作为模型体系里的纳米分子机器。DNA机器表现了几种运动类型：旋转和"类似剪刀"的开关。已经设计出了能够进行延伸和收缩运动的纳米机器（Alberti & Mergny，2003年）。这个简单、结实的纳米机器由21个核苷酸构成，依赖双螺旋-四股螺旋（quadruplex）之间的平衡，通过序贯加入的单链DNA分子提供动力，副产物是一条DNA双螺旋。而根据荧光共振光谱，上述元件在两个状态之间的互变可产生5nm的伸展及收缩的距离，导致线性的马达型运动。这一系统被用于精确调控纳米尺度的运动。

核酸正在越来越多地用于建造纳米级结构，在未来也可能会应用于构建纳米技术设备。在这方面的应用有两个主要目标：一是执行可控的机械运动，二是从简单分子构造复杂的结构。如果以核酸为基础的纳米技术将来可以实现，对于某些领域，如纠错和扩大自组装，需要给予特别关注。

DNA纳米机械设备能根据DNA的序列合成不同产品（Liao & Seeman，2004），这一机器可模拟核糖体的翻译功能。核糖体是小型生物机器，它与氨基酸连接在一起构成酶，用来调节身体功能和结构材料，如胶原蛋白。DNA的扭转和弯曲形成大约110 nm长、30 nm宽、2 nm厚的结构，大致一个核糖体大小，但并不复杂。DNA机器能够旋转为四个几何位置，由另一个DNA片段提供的指令将其锁定在其中任何一个位置。短DNA链的序列将识别和决定焊接位置。焊接本身是由连接DNA分子的一种酶所行使，如果没有这个DNA纳米机器，该酶会造成DNA链的许多不同组合；而有DNA纳米机器存在时，只有一个预先设定的组合结果。该器件具有潜在的应用前景，其中包括设计聚合物、信息加密、用做以DNA为基础进行计算的一个变量输入装置。

phi29 DNA包裹纳米马达

美国普渡大学的研究人员已建造了一个功能性的phi29纳米马达，其来源于感染细菌的病毒噬菌体phi29的生物马达。该病毒使用马达包裹DNA，并把它移入壳中，壳由蛋白质制成，同样也作为病毒复制过程的一部分。可控的、30 nm的模拟DNA包裹马达，被6个合成的ATP结合包装RNA（pRNA）单体（Guo，2005）构造和驱动。马达复合体及其组成部分有序阵列结构的形成，pRNA3′端延长后马达功能的保留，理想形状和大小的RNA二聚体、三聚体和六聚体的操控较为容易，使这个含有核糖核酸的马达成为基因药物输送和纳米器件使用的一个行之有效的工具。6个pRNAs平行联合，形成六元环。当提供ATP能量后，RNA链开始连续反抗聚合物的中心轴，就像一个活塞内燃机。这一现象说明了RNA如何向病毒装配提供动力。纳米马达可以将DNA导入蛋白质外壳，其外壳可开启和关闭。马达部件形成规则阵列，在医药和纳米技术中具有潜在的应用价值。将pRNA与具有受体结合功能的RNA适体、叶酸、短干扰RNA（siRNA）、核酶或另一种化学基因融合，不会干扰二聚体形成或插入基因功能的化学组分。马达pRNA可传递siRNA、核酶或其他治疗分子到特定细胞，并销毁这些细胞。这在各种癌症细胞以及乙型肝炎病毒感染的细胞研究中已被证明，使用这种纳米马达/pRNA/siRNA复合物可以延长治疗小分子在体内的较短的半衰期，并克服尺寸大于100 nm 的分子传递的问题。

该phi29马达被认为是目前构造的、得到很好描述和阐述的最强大的生物马达。在纳米尺寸范围，它在体内的传输是非常理想的。我们知道太小的分子易被肾快速过滤而失效，而较大的分子则不能进入细胞。该研究小组计划将纳米马达连接在脂质层、细胞膜和脂质体上，便于phi29生物马达将DNA泵入衣壳中。纳米马达一旦嵌入到脂质体或细胞膜的外壁，就将DNA、药物或其他治疗分子泵入脂质体口袋里的开放空间，或通过可控机制直接进入细胞。对于纳米马达研究的长期目标是，把成千上万的纳米马达组装在多孔表面，如硅的表面，使它们具有生物传感器的使用功能。除了作用治疗和诊断工具，该小组将进一步研究嵌入脂膜中人工马达的结构和功能及其他可能的应用。

2006年12月，美国国立卫生研究院选中普渡大学的纳米马达研究小组作为8个国家纳米医学研发中心之一，并获得5年期700万美元的资助。该小组的任务是研究纳米马达在疾病诊断和治疗，如癌症、艾滋病、乙型肝炎和流感等的潜在用途，纳米马达将用于封装和输送具有治疗功能的DNA或RNA进入致病细胞，目的是建立一个可以模仿自然生物结构的装置。生物仿生工具就是在纳米尺度下，将生物结构和人工结构结合在一起的混合体。

将量子点伪装为蛋白质进入细胞

加州大学洛杉矶分校研究小组的化学家们开发出一种独特的无机纳米颗粒新涂层，将量子点伪装成蛋白质，使纳米颗粒具有探测功能，可以穿透细胞并使单个蛋白质发光，这一研究在药物和诊断工具的开发方面具有巨大的应用潜力（Michalet等，2005）。

有机涂层——短链多肽，可以用来有效地包被量子点、量子棒和量子线，使细胞把它们误认为是蛋白质，这些涂层甚至可用于无机或有毒粒子的包被。这些多肽涂层"欺骗"活细胞，使其误认为纳米颗粒是无害的、蛋白质类的实体。因此，可以利用这些包被的颗粒在活细胞中追踪蛋白质，并在分子水平上进行一系列研究。采用新的涂层，加州大学洛杉矶分校的研究团队已经能够将可被单一的蓝色光源激发出不同颜色的量子点溶解和引入细胞。颜色编码方法与光纤输出的信息编码类似，即所谓的"波分复用（wavelength-devision multiplexing WDM）"。肽镀膜技术本身在原则上就属于彩色编码生物学，这一技术利用不同颜色量子点给细胞中不同的蛋白质染色。

科学家们正在开发一种方法，使特定颜色的量子点与细胞表面和细胞内不同的蛋白质相结合。通过用不同颜色量子点为细胞中某个蛋白质子集染色，可以跟踪分子路线、线路节点的动态重排，以及分子间的相互作用。除了染色能力和利用颜色差异观察不同的蛋白质，量子点还可用于检测、观察单个分子。到现在为止，跟踪细胞中的单个蛋白质还是极其困难的。

通过使用加州大学洛杉矶分校开发的新方法，利用荧光显微镜和高灵敏度成像照相机，研究人员可以在三维空间及纳米精度下跟踪活细胞中荧光量子点标记的单个蛋白。在某些方面，这个过程相当于利用全球定位系统来跟踪地球上任何地方的一个人。研究人员可以利用光学方法来跟踪几种不同颜色量子点标记的不同的蛋白质，测量它们之间的距离，利用这些调查结果更好地了解细胞内分子间的相互作用。

多肽涂层的颗粒能够进入细胞，并且不影响细胞的基本运作。由于肽涂层量子点很小，它们能够容易、快速地通过细胞膜。此外，由于具有各种长度和功能的多肽可以包覆同一个量子点，所以创建多功能智能探针也成为可能。

涂层这项工作的灵感来自大自然。一些植物和细菌细胞具有一种独特的能力，可以阻止有毒重金属离子进入其内部，以对付有毒的环境。这些生物体合成被称为植物螯合肽的多肽分子，通过与有毒的螯合盐和其他产品制成的无机纳米颗粒的结合来减少有毒离子的数量。

多肽涂层在纳米尺度架起了无机化学世界和有机化学世界之间的桥梁。这些涂层将用于提供无机纳米电子器件和功能蛋白质之间的电接触，同时，这也将导致新的强大的"智能药物"、"智能酶"、"智能催化剂"、"蛋白质开关"和许多其他无机-有机物质功能混合物的演变，并可能制备出靶向识别和摧毁体内癌细胞的混合纳米颗粒。

纳米激光在生命科学中的应用

越来越多的半导体纳米线的出现使Nanosys公司研发的纳米激光得到进一步的发展。纳米线发射对线宽、波长和功率的依赖性体现了其可作为活性光学空穴的特点。目前最主要的砷化镓或氮化镓固态激光器是由微米大小的多层薄膜组成，其尺寸比一般光源小 1 000倍，可以实现局部照射。仅仅通过改变纳米线的直径或组成，就可调谐发射从红外到深紫外不同波长的光。

其中有史以来最小的激光器，即纳米线激光器，由于太小，甚至连最强大的光学显微镜也无法观察到。纳米线激光器是氧化锌晶体像刷毛一样垂直生长成线阵列，这些晶体纳米线的长度范围是2~10 μm，其长度取决于生长过程持续的时间。劳伦斯伯克利国家实验室和加州大学伯克利分校的一个研究小组已成功地对纳米线激光器进行了测试，这个装置可发射波长小于100 nm的紫外光。伯克利实验室探讨了自发组织的树突状晶体生长，以将统一的半导体纳米线组装成高度有序的一维微型阵列，与梳状结构相似。单个氧化锌纳米线有统一的直径，10~300 nm。光激发下，每一个氧化锌纳米线作为一个Fabry-Perot光腔，共同形成一个高度有序的纳米线紫外激光阵列（Yan等，2003）。

纳米激光的近期潜力是小面积的照明。近期产品可能包括制备下一代芯片以及激光驱动芯片所需的超高分辨率光刻技术。纳米激光的其他潜在应用包括高密度信息存储、高清晰度显示、光电子、光通信，以及用于化学分析的微芯片。纳米激光光谱也被用来研究非常小的生物结构。这项技术已用于单细胞中癌症的双光子检测。

纳米基因组学

术语"纳米基因组学（nanogenomics）"是指应用纳米生物技术研究基因组，即有机体中的全部遗传物质。一些技术是用来研究基因组的，在这里给出了少数几个例子，其他的将在第三章描述。

DNA纳米技术

DNA不仅是生命的核心所在，而且还是建立纳米级结构的理想分子。DNA链以最可编程的方式相互作用，其巨大的可变性为设计分子提供了充分的余地（Seeman，2004）。DNA骨架可容纳外来分子并使其形成有序排列。纳米尺度的DNA机器可以通过其部分结构的改变从一个DNA构型变化成另一个DNA构型来行使功能。这些运动可以借助化学手段，或利用特定的DNA链加以控制。

结构DNA纳米技术通过结合独特的DNA基序（motif）组成，通过特定的结构上明确定义的黏附力（主要在黏端位点），产生可预见三维结构的目标材料。利用该方法已经成功地构建了DNA多面体索烃、强大的纳米机械设备，以及各种二维周期阵列。该系统通过设计和结合特定的DNA链，生产出中尺度的特定图形，然后用原子力显微镜观察。这些构造与其他化学成分结合，期望在纳米电子学、纳米机器人和智能材料等方面得到相应的应用。

目前发现了许多新的三级结构相互作用，其中一些已经用于制备新的基于核酸的材料，最终可能导致结构核酸纳米技术的更新。随着DNA代谢知识的丰富，可能会发现新的基序，这些新基序可以应用于材料科学，产生新的材料。结构上的核酸纳米技术正处于萌芽阶段，但其纳米尺度物质所构成的组织多功能性已渐渐体现出来。

英国牛津大学物理系的研究人员开发了一步法自组装稳定的DNA纳米结构，三维DNA纳米四面体结构可以进一步自组装成大尺寸结构。这项技术经过认证将具有医学相关的应用潜力。如：

- 药物输送
- 基因治疗
- 疫苗输送
- 传感器（分子传感器）

未来的目标是把DNA的装置与纳米机器人技术相结合。纳米电子元件，如金属纳米颗粒或碳纳米管，将需要在相容的体系里结合DNA分子。但这并不容易，因为这些分子具有不同的化学性质。一个理想的纳米机器是可以复制的。不同于线性的DNA，在这些设备中使用的支状DNA并不适合于自我复制。为了克服这些问题，研究者付出了很大的努力，目前取得了一些进展，并有可能在未来几十年内出现以DNA为基础的复制器材。

RNA纳米技术

核糖核酸由于其功能和结构的多样性，因此在纳米级构造方面起到重要作用。RNA分子由于具有简单的DNA特征，可被设计和操纵；同时，RNA还拥有类似于蛋白质的结构和功能多样性的特点。RNA螺旋酶是分子马达的一大类，它可利用三磷酸核苷解开RNA双链和改变RNA-蛋白质复合物的结构。这些酶在控制包含RNA的纳米组装的构象变化上具有潜在的应用价值（Jankowsky等，2005）

加州大学圣巴巴拉分校的研究者们使用天然RNA组装和折叠原理建立纳米尺度下有潜在应用的人造结构。已经能够可靠地预测和设计人造RNA三维结构，并用于制备称之为tectosquares的缕花锯样分子拼图游戏单元（Chworos等，2004）。它们可以编程能够控制自己的几何学、拓扑学、方向性，并以寻址算法自组装成各种预定的、具有有限尺度和周期性或非周期性图案的复杂纳米织物。这项工作强调了RNA的模块化和层次化特征，表明小分子RNA结构基序可以为大分子结构的精确拓扑结构编码。它表明，RNA完全可寻址材料可以被合成，并对涉及大量RNA分子的自组装过程提供了深入的见解。

RNA折叠成各种刚性结构图案的能力可以为超分子工程提供潜在的模块，其医疗应用领域包括医疗植入物、再生器官，以及纳米诊断学的发展。最近在探索RNA纳米颗粒方面的发展也为病原体检测、药物/基因传递，以及治疗应用奠定了基础（Guo，2005b）。

纳米生物技术在识别方面的作用

单核苷酸多态性

以单核苷酸多态性（SNPs）为基础的遗传分析有助于识别疾病易感的相关基因，以便更好地理解和诊断疾病，并最终有助于提供新的治疗方法。为实现这一目标，新的技术平台要求增加基因分型的通量，同时降低多达2个数量级的成本。有能力来解决这个难题的各种基因型平台通过纳米生物技术领域的研究得到了发展。DNA提取和扩增的新办法将这一过程所需的时间减少到数秒。通过毛细管电泳和高效液相色谱的快速片段分离，使微流器件能够进行多态性检测，并实现试剂和生物大分子在整合系统中的搅拌和运输。微电子制造工艺处理遗传分析系统的应用潜力已被证明（如以光刻技术为基础的原位合成寡核苷酸的芯片）。最先进的光电子学和整合电路的创新应用提高了检测能力。我们可以设想一下基因型分析在将来的各种应用，从药物开发中对高通量的要求到迅速和廉价的基因型分析，无不表明一些单核苷酸多态性基因型平台对准确定位不同的多态性位点是必不可少的。

临床纳米蛋白质组学

纳米蛋白质组学——纳米生物技术在蛋白质组学上的应用——改进了当前的实验室指南，包括蛋白质纯化/显示和自动识别方案，这些方案要求较多的原始原料，但回收率低得难以接受，同时灵敏度和反应速度都偏低。对于低丰度蛋白质和只能从有限的原材料中分离的蛋白质（如活组织检查）可以实施纳米蛋白分析，其分析包括特定蛋白质和复合物的纳米捕捉，以及其后需进行多肽片段质量分析的所有样品处理步骤的优化。这是一个核心办法，也称为目标蛋白质组学，蛋白质组学子集的检查。例如，特定修饰或与特定DNA序列的结合，或以高阶复合物存在的任意组合的蛋白质。在美国Memorial Sloan-Kettering癌症中心和康奈尔大学，这种方法被用来确定癌症的遗传决定簇如何改变细胞生理学。在这里简要介绍一些纳米蛋白质组学技术。

多光子检测

BioTrace公司正在开发一种称之为多光子检测（MPD）的新检测技术，可定量亚仄普托摩尔量的蛋白质。这一技术将用于诊断蛋白质组学，特别是对细胞因子和其他低丰度蛋白质的诊断。BioTrace公司正在发展超敏蛋白生物芯片，用以检测5 fg/mL（0.2 amol/mL）浓度的蛋白质。因此，这种创新型的P-芯片可能比目前的蛋白质芯片的灵敏度高约1 000倍。

纳米流液相色谱

液相色谱在分析化学上的应用已很成熟，但传统液相色谱的灵敏度较低，不适合于分析某些低丰度的生物样品。此外，它的样本流速与探测器不相容，如电喷雾（ESI）质谱仪。因此，由于生物样品的分析需求，必须发展微型液相色谱技术，以便能有比传统液相色谱更敏感度。纳米流液相色谱（nanoLC）使用的流率低于纳升/分钟，同时由于这种类型色谱的高浓缩效率会产生高的分析灵敏度。NanoLC结合串联质谱法，最早是用来分析多肽，其他质谱方法作为替代可确定凝胶分离的蛋白质。在LC和nanoLC分离基础上无凝胶分析方法得到了发展，相比以经典二维凝胶电泳为基础的方法，蛋白质组学得到了更快和更全面的实施（Cutillas，2005）。

使用纳米流液相色谱-质谱-质谱（LC-MS-MS）进行蛋白质识别提供了低飞母托摩尔水平蛋白质水解的可靠信息。然而，这一任务对亚飞母托摩尔水平肽的分析提出了更大的挑战。

高场非对称波形离子迁移质谱

离子移动技术——高场非对称波形离子迁移质谱（FAIMS）引进了与电喷雾质谱（ESI）兼容的联机式离子选择法。FAIMS采用离子分离，并结合电喷雾和纳米电喷雾质谱的使用以提高肽离子检测限。这将有利于确定低丰度肽离子——复杂的蛋白质消化液中肽离子往往在百万分之一级别，扩大整体和有针对性的蛋白质组学方法中nanoLC-MS分析的敏感性和选择性。此功能可能对于药物开发和以检测疾病进展和药物疗效为目的的生物标记项目发挥重要作用（Venne等，2005）。

错误折叠蛋白质的纳米蛋白质组学

蛋白质错误折叠并自组装形成不同大小和形态的纳米聚集体（纳米组装体、纳米丝、纳米环）是一个复杂的现象，这一现象可通过各种细胞代谢，控制蛋白质折叠的胞内纳米机器和其他蛋白质之间的相互作用而被促进、阻碍或防止。对各种神经退行性疾病中导致蛋白质错误折叠和自聚集的分子过程的了解将对帮助确定适当的治疗路线，控制这些进程提供重要的信息。在溶液中错误折叠的蛋白质构象趋向于形成各种形态聚集体，这阻碍了使用传统的物理化学方法来研究蛋白质错误折叠构象。在一种替代方法中，蛋白质分子被拴在表面以防止聚集，用原子力显微镜来探测取决于其构象的蛋白质分子之间的相互作用（Kransnoslobodtsev等，2005）。结果表明，对应的分裂力最高的pH有利于丝状聚集体的形成。一种新型的表面化学用于，固定Aβ使用的N端。蛋白质特定固定程序可以在单分子水平测量Aβ-Aβ接触破裂。这些接触的破裂伴随着肽链的延长，一般通过力—距离曲线特有的电化学组成检测出肽链的延长。纳米力学的研究对于了解蛋白质错误折叠疾病如阿尔茨海默病的发病机制，具有潜在的应用价值。

碳纳米管电子传感器在蛋白质组学中的应用

单壁碳纳米管已用于研究表面-蛋白质和蛋白质-蛋白质相互作用，以及发展特定的电子生物分子探测器（Chen等，2003）。大多数蛋白质可产生与碳纳米管的非特异性结合，可通过聚氧化乙烯链的固定化来克服这种非特异结合。为此开发了一个普遍适用的方法，通过特定受体与聚氧化乙烯功能化纳米管的结合进行选择性识别和靶蛋白结合。这些阵列非常具有吸引力，因为它不需要任何标记，并且各种分析都可以在溶液相中进行。这一方法，加上纳米电子器件的高灵敏度，使特定电子传感器可用于临床上重要的生物分子检测，如人类自身免疫性疾病相关的抗体检测。因此新型纳米材料与生物系统的对接对于疾病诊断、蛋白质组学和纳米生物技术有重要的应用。

蛋白质合成与单分子检测

所有生命都依赖于细胞内单个分子的行动和反应，但这些分子非常微小，以至于长期以来采用传统的光学显微镜都未能直接、实时地观察它们。现在突破性的技术使研究人员能够以一个前所未有的角度观察单分子的运作。

使用单分子能量共振转移（smFRET）技术，使得用单分子方法能够观察氨酰tRNA（aa-tRNA）在选择和校正读码阶段进入核糖体的实时移动过程。利用抗生素和非水解性GTP类似物可观察tRNA转运途径的中间状态。三个已经明确的FRET状态，依次为：初次密码子识别、GTP酶激活、完全定位状态（Blanchard等，2004）。四环素阻碍了aa-tRNA进入最初的密码子识别状态，而八叠球菌-蓖麻毒蛋白回路的切割阻碍了aa-tRNA进入GTP酶激活状态。这些数据支持一种模式，即正确的密码子-反密码子配对的核糖体识别在核糖体选择时驱动了EF-Tu-GTP-aa-tRNA复合体向肽氨酰- tRNA 的旋转运动。这是初步选择和校对读码机动模型的依据。

随后，tRNA分子在两种构型即经典和混合状态之间波动。通过测定在A位上携带aa-tRNA和肽酰-tRNA的复合体的经典态和混合态的寿命，显示肽键的形成使经典状态tRNA构型的寿命了降低了大约6倍。这些数据表明，增长的肽链对调节经典状态与混合状态之间的波动起重要作用。smFRET还被用来观察与延伸因子G介导转移相关的aa-tRNA的定位（Blanchard等，2004）。tRNA构型的动态重排及之前的易位反应也可被观察到。这项研究强调了核糖体功能动力学的重要性，并论证了两个以上成元系统中的单粒子酶学。

利用这些技术，可以收集单分子发出的光子。这一信息报告了生物分子定位、与其他分子的相互作用，以及分子本身范围内的微小运动。利用这些技术对运动的直观观察可以了解酶反应。酶是具有运动部件的分子机器，但这些运动都在十亿分之一厘米量级。纳米技术将帮助理解核糖体的机制，这是一个大约60个不同的分子共同运作的体系以阅读编码蛋白质的DNA发出的指令。这些指令以信使核糖核酸（mRNA）的形式提交给核糖体。将mRNA的指令翻译成蛋白质的过程中涉及称为核糖体选择适配RNA分子即tRNA。特定tRNA分子的选择决定了基因序列和序列所产生的蛋白质之间的关系。tRNA和核糖体的关系是通用遗传密码的基础。核糖体对细胞功能和人体健康非常重要。因为蛋白质合成是所有细菌生命周期的关键，所以目前50%的抗生素是针对目标核糖体的功能。核糖体的功能也是致命病毒如丙型肝炎病毒和艾滋病病毒感染成败的关键。癌细胞也依赖于蛋白质合成来生存和繁殖，所以安全有效的化疗药物在癌症的发展过程中可以阻止核糖体功能。在DNA-核糖体的关系中，遗传变异可能会导致酶产生错误的蛋白质从而触发囊性纤维化病（cystic fibrosis）和其他遗传疾病。了解核糖体的机制是发展抗生素、抗癌疗法和抗病毒药物的基础。将来核糖体可能成为基因治疗的靶标。

分子筛阵列芯片

根据Ogston筛选机制（Fu等，2006），麻省理工学院的工程师已经开发出一种微型分子筛阵列芯片，它可以依据尺寸大小分离出蛋白质复合物和小的DNA分子。间距在40~180 nm的分子筛可以制备和表征。指甲大小的芯片上分布着数百万个小孔。在这个模型中，向深层以及浅层运动的蛋白质联合起来构成能垒。这些能垒将蛋白质按大小分开。小的蛋白质分子通过得较快，然后是较大的蛋白质分子，最大的蛋白质分子最后通过。迄今为止，Ogston筛选模型一直被用来解释凝胶电泳，但是这一模型从未在凝胶实验中得到过确切验证。现在的一维分子筛的性能已经能和最好的一维凝胶电泳相媲美，但仍有较大改进空间。该分子筛有可能取代二维凝胶电泳，发现疾病的生物标志物。

以亚纳米级分辨率研究单分子膜蛋白

高分辨率原子力显微镜可观察单个膜蛋白（single membrane proteins）亚纳米级的结构以及其构象变化、寡聚状态、分子动力学和组配（Janovjak等，2006）。与原子力显微镜成像互补，单分子力光谱方法可以检测到膜蛋白分子内和分子间的相互作用。这种方法的灵敏度使其可能检测到使二级结构稳定的相互作用，如跨膜UPα螺旋、多肽环及片段，说明了膜蛋白折叠和解折叠的途径及其能量态。这些方法可深入了解膜蛋白结构、功能和解折叠，有助于回答某些神经疾病的分子基础的关键问题。

纳米颗粒与蛋白质的相互作用

纳米颗粒由于体积小，与同种物质成分的大尺寸材料相比具有不同的特性。在一个生物流体内，蛋白质与纳米颗粒结合，在纳米颗粒表面结合的蛋白质及其数量，导致了在活体内的反应。蛋白质竞争纳米颗粒的"表面"，导致蛋白质"电晕"，基本确定了颗粒的生物特性。因此，蛋白质与纳米颗粒结合和解离的速率、亲和力，以及化学计量学（stoichiometries），对于理解颗粒表面的性质及其与细胞功能的关系是非常重要的。已经开发了一些方法来研究这些参数，并将其应用于血浆及简单的模型系统、白蛋白和凝血因子Ⅰ上（Cedervall等，2007）。一系列各种各样大小和组成（疏水性）的共聚物纳米颗粒已被利用。等温滴定量热法适合研究蛋白质与纳米颗粒结合的亲和力和化学计量。利用SPR技术和蛋白质-纳米颗粒分子排阻色谱法，可以测定通过巯基连接在金表面的蛋白质与金纳米颗粒的结合与解离速率。这种方法与离心法相比扰动少，并已发展成为一个系统。结合的动力学和平衡性质取决于蛋白质的特性以及金颗粒大小和表面特性。

三维细胞培养中的自组装多肽支架技术

生物支架材料是装载细胞的人造组织和可移植的生物传感器。一些非常有前景的新的人造生物材料支架由那些可修饰成含有生物活性基序的自组装多肽组成。多肽为基础的生物材料可以构造及形成二维和三维结构（Holmes，2002）

3DM公司正在将由麻省理工学院独家授权的专利品自组装多肽支架商品化，用于细胞培养、药物开发、生物产品制造以及其他生命和医学科学应用。该水凝胶由标准氨基酸短链和99.5%的水组成，然后自组装成非常细的纤维，类似于裸露的细胞外基质（ECM）。癌症生物学、干细胞生物学和组织工程领域的研究者第一次认识到细胞外基质和调谐的三维微环境对于发展药物开发、细胞生物学、细胞疗法所需的正确知识至关重要。

一直以来，由于三维细胞培养需要具有可复制性和细胞的信号传递，所使用的动物源性材料或者更大的人造支架，与天然ECM的纳米级物理属性和化学属性并不相同。PuraMatrix（3DM公司）纳米纤维——在无3DM分子自组装专利的情况下，其制造非常困难和昂贵——提供了一个将细胞封装在三维空间，并允许定义细胞培养条件、细胞迁移、营养成分扩散和细胞收集的支架（Zhang & Semino，2003）。现在，细胞生物学和药物开发领域第一次有了一个生物相容性良好的裸露ECM，其通过结合相关蛋白质和生长因子，更类似于体内环境，符合细胞疗法、医疗设备、生物产品应用的cGMP要求。目前PuraMatrix凝胶已经进行了广泛的体内毒理学安全性测试。

目前三维细胞培养出现日益增长的趋势，细胞生物学研究已经远离传统培养皿的平面

2D 细胞培养。一些三维细胞培养的先行者提出三维微环境可以从根本上改变细胞行为，从而使细胞更准确地模拟药物靶点和医学治疗的体内反应。鉴于有了越来越多的文献报道，主要的制药和生物技术公司也在应用细胞实验，特别是在高通量筛选中开始使用三维培养技术。使用如 PuraMatrix™ 的类似产品以创造人造细胞外基质支架和调谐的三维微环境已被证明会产生更好的数据，同时也减少了用于体内昂贵测试的动物数量。国家癌症研究所的细胞微环境计划将促进三维培养技术和产品在学术界和工业界的研究和使用。

线粒体研究中的纳米生物技术

虽然常染色体核DNA基因被限制于细胞核内，每个细胞仅限有两个拷贝，而线粒体DNA（mtDNA）基因分布在细胞质中，并且在每个细胞中有许多拷贝。线粒体DNA分子相对较小，含16 569个核苷酸对。线粒体DNA突变会引起一些人类疾病，如神经系统疾病。线粒体疾病往往未得到足够的诊断，治疗也是不充分的。纳米生物技术已用于线粒体研究（Weissig等，2007）。

线粒体研究中的纳米材料

在线粒体纳米生物技术研究中的一些纳米材料列于表2.6。

表2.6 用于线粒体研究的纳米材料

纳米材料	修饰	应用	参考文献
生物小体	线粒体双头基两亲分子自组装	选择性将DNA输送到线粒体实现线粒体基因治疗	Chen等，2005
脂质体	具有疏水锚定位点的线粒体特异性配体构成靶向线粒体的脂质体	线粒体特异的药物输送	Boddapati等，2005
纳米颗粒	带连接链的线粒体特异性配体构成靶向线粒体的纳米颗粒	选择性地在线粒体内聚集来探测或者操控线粒体功能	Ju-Nam等，2006
量子点	带连接链的线粒特异性配体构成靶向线粒体的量子点	研究线粒体的功能和形态	Kaul等，2006

来源：Concentris GmbH.

纳米激光光谱对线粒体的研究

由于线粒体非常小，平均只有几百纳米，科学家一直无法进行必要精度的体外研究。美国能源部桑迪亚国家实验室的一个在纳米范围内操作的独特激光光源已用于研究线粒体在运作状态下的反应。用激光研究从新墨西哥大学医学院获得的样品，表明它能够获得离体的单个线粒体的清晰信号。迄今，研究已显示出生物激光通过每个线粒体发出的光脉冲能衡量线粒体的大小。利用同样的方法，激光也可以衡量加入钙离子所造成的膨胀效应（反应被认为是线粒体和他们的宿主细胞的细胞凋亡的媒介）。如果这种激光探针可以帮助我们了解神经细胞中的线粒体如何应对各种刺激，我们就可以了解所有的细胞如何作出生存或死亡的决定，即线粒体如何发出信号，杀死细胞，或者为细胞供能。研究人员期望将神经保护药品引进这一实验，并能每天测试数百个可能的保护性物质而不是以前的两个或三个。

纳米生物技术和离子通道

离子通道为中枢和外周神经系统电兴奋的调控提供了基础。离子通道是蛋白质，具备跨膜离子导电的孔隙。离子通道异常是造成许多神经紊乱的原因。过去，离子通道研究使用来自传统的电压钳方法的膜片钳技术。这种方法现在得到纳米技术的补充，正被用来研究细胞膜及其蛋白质。利用纳米显微镜在纳米尺度表征膜通道在空间和时间上的形态、物理性质和动力学的变化。这些技术使在活细胞里研究组成单通道的分子结构和功能成为可能，目前正在发展其自动化和高通量的测量技术。

原子力显微镜与膜片钳技术直接结合，可用来表征在活的耳蜗毛细胞的内外生物机械电子的转换通道。利用原子力显微镜的直径只有几个纳米的尖端，有可能取代个人硬纤毛的耳蜗毛细胞，导致打开单一传导通道。与外侧向外和内侧向外的膜片钳结构相反，这一技术可以用来研究完整细胞中的单个机械敏感离子通道（Lehmann-Horn & Jurkat-Rott, 2003）。

水通道蛋白

Peter Agre因为发现了水通道蛋白（AQP）而获得了2003年诺贝尔化学奖。许多细胞的功能要求水分子迅速进入和离开，在Agre及其同事从人血红细胞中提纯到AQP1，并得到其cDNA序列之前，有间接证据表明蛋白质通道提供这一重要活性。通过在爪蟾卵母细胞中表达cRNA和在脂质体内导入纯化的水通道蛋白，进行传输活性的功能重建，证明了蛋白AQP1是一种特异的水通道（Knepper & Nielsen, 2004）。

哺乳动物AQP1的原子结构阐明了这一蛋白质家族是如何允许水而不是质子（水合氢离子，H_3O^+）自由渗透的。蛋白质的亚细胞位置的确定预测了其生理功能和潜在的临床疾病。对一些人类疾病的分析，确认水通道蛋白参与了多种不同的疾病，包括肾功能异常、视力丧失、脑水肿、饥饿和砷中毒（Agre & Kozono, 2003）。

这方面的研究都要求在尺寸和时间上是纳米级。分子动力学模拟在短的（0.8 nm）疏水孔中的水，水密度波动时间是纳秒级的。而对于长时间（总时间460 ns）模拟，在孔隙半径范围从0.35～1.0 nm 时，研究人员量化了液体空隙和气体孔隙间的振荡动力学（Beckstein & Sansom, 2003）。人们不能假定在复杂生物孔隙内水的行为能从大量或单一的短尺寸模拟数据中推断出来。模拟结果是集体现象，如疏水性的影响要求模拟时间大于50 ns。

纳米技术和生物信息学

生物信息学，也称为计算生物学，是利用高度精密的电脑数据库存储、分析和共享生物信息，这是一门计算机科学、数学和生物学的交叉学科。新的生物技术产生的大量数据需要用生物信息学工具进行分析，分析多种基因共同作用如何产生兆兆字节的数据。但是，利用纳米技术可以感知和收集更多的数据，可能测量10的15次方字节（petabyte），或1000万亿（quadrillion）字节的信息流。生物信息学实质是微阵列数据分析，甚至纳阵列数据分析。纳米技术中，跨越各种尺寸范围的行为和性能研究是至关重要的。在过去20年中，计算技术已经发展到能覆盖所有尺寸和时间范围，从电子级到大规模，再到纳米技术领域。

美国国家科学基金会资助创建了普渡大学计算纳米技术网络（Network for Computational Nanotechnology）。由七所大学组建的该网络，其目的是让学术界和工业界有机会获得供各学科（包括生物技术在内）使用的先进的模拟工具。Accelrys是首先将生物信息学工具应用到纳米技术的公司。它的计算纳米技术模型运用量子力学、经典原子方法和尺度模拟，使科学家能够可视化和预测长度尺度达100 nm的物体的行为。

在不久的将来，通过计算机连接到纳米生物技术系统，有可能完全模拟单个细胞的结构和功能。关于细胞功能的详细和有效的表述，可能使科学家以前所未有的速度和精度，在不进行任何动物实验的基础上开发新的药物。例如，神经突触三维纳米图的建造。

突触的三维纳米图

研究人员构建了详细的神经突触三维形貌的纳米图，显示了纳米尺度的微小的突起和凹陷（Coggan等，2005）。它改变了对突触全貌的传统看法，突触生物学功能用计算机准确模拟可将三维电子显微镜图像与真正的神经元生理测量相结合。教科书把突触描述为发射神经元像步枪齐射般地将神经递质从一个界定区域发射到接收神经元的某个确定的目标位置。新数据提示，突触可以像短枪，将类似大型枪弹的神经递质射到已知的接收地点以外的受体阵列。这种方法应用于研究鸡的睫状神经节，这是一组连接大脑与眼睛虹膜的神经元，它发射神经递质乙酰胆碱从囊泡越过突触到达α3和α7烟碱受体。纳米图显示此神经节不是一个简单的、具有单一释放场所的突触，而是具有多个释放场所的突触。α3受体在突触后区域，α7受体在这一区域以外。该模型表明，如果神经递质如以前认为的从活性区域囊泡中被释放，这将与神经元的实际性能不相匹配。但根据神经递质释放的新模式——称为异位释放，α7受体的位置可以非常准确地匹配突触的实际性能。新的三维建模技术可以为了解神经系统疾病如重症肌无力提供一个功能强大的工具。该模型还可以用来作为药物开发的一个工具，可将药物开发的靶点集中于纳米图异常的部位。

纳米操控

原子力显微镜在纳米尺度对生物系统进行成像和操纵。举例如下：

1. 遗传分析中染色体DNA的提取
2. 抗体-抗原结合的破坏
3. 生物膜剥离
4. 蛋白质复合物的纳米剥离
5. 蛋白质构象的可控调制

原子力显微镜与其他装置联合的纳米操作

通过物镜型全内反射荧光显微镜与原子力显微镜联合构建了一种新的仪器。这台仪器通过高度敏感的荧光显微镜部分的检测系统可以检测并确认原子力显微镜在细胞水平操纵的结果。这一联合使得纳米级和微米级的操纵成为可能，其荧光检测系统对单分子定位足够敏感。该系统可作为一个精确的细胞内注射器——nanoplanter（Nishida等，2002）。首先将荧光珠子化学固定到黏合在原子力显微镜尖端的氧化锌晶须上，再连同晶须注入活细胞。结果表明，该系统可以清楚地显示注射结果，即细胞里少量的荧光珠子的存在。

纳米操作和纳米提取在尺度上接近并超越了光学显微镜的分辨率限制，在许多生物研究中都要涉及。已经可以使用紫外微光束激光和原子力显微镜相结合的光学显微镜操纵生物标本（Stark等，2003）。在一步操作的过程中，人类中期染色体被紫外激光光学烧蚀和原子力显微镜机械操纵切割。使用这两种方法，可常规实现亚400nm切割。因此，就原位纳米操控的质量而言，原子力显微镜是一种不可缺少的工具。然而，由于探针的几何形状对这一尺度AFM图像的地形扩大有重要的影响，因此原子力显微镜使用探针重建算法对AFM图像进行恢复。还原的图像横断面分析显示了380 nm 宽的紫外激光切口和70~280 nm范围内的原子力显微镜切口。

使用带有纳米针的原子力显微镜进行活细胞手术

日本兵库县细胞工程研究所的科学家们开发了一个可利用原子力显微镜和改良的原子力显微镜探针在纳米级分辨率进行活体细胞手术的工具（Obataya等，2005）。利用聚焦离子束刻蚀法使原子力显微镜探针的针头直径减小到200~300nm，使用这一探针的原子力显微镜的力-距离曲线指出，针头穿透细胞膜以下压痕深度为1~2μm。在压入过程中力的增加被认为是符合赫兹模型的。激光扫描共聚焦显微镜生成的三维图像表明，探针穿过细胞膜和细胞核膜到达细胞核。这项技术使原子力显微镜的应用领域扩展到活细胞分析和手术中。

光镊

光镊以其能够轻易地操纵细胞而具有许多应用，如在母亲的血液样本里分离和研究循环的胎儿细胞、从健康的细胞中拣选出形态异常的细胞。这一拣选过程通常是费力的手工劳动。技术员在显微镜下发现有趣的细胞时，要将附着这个异常细胞的玻片切下来,这个动作要非常仔细以免伤害样品。传统的操作技术,包括光镊、电动力、磁镊、声陷阱和水动力流,不能同时实现高分辨率和高通量。光镊可提供捕获单个粒子所需的高分辨率,但由于严格的聚焦要求,操纵面积非常有限;另一方面,电动力及其他机制可提供高通量,但在控制单个细胞上缺乏灵活性或必要的空间分辨率。

一种光学图像驱动的介电电泳技术可在光电导表面电场的高分辨率图像下操纵单个粒子(Chiou等,2005)。这种光镊可以产生即时微电路,而不需要复杂的微细加工技术。利用直接光学成像控制,多种操纵功能相结合可实现复杂的、多步操纵方案。悬浮在液体中的聚苯乙烯微粒夹在一片玻璃和光电导材料之间,只要光击感光材料,其表现就像一个电极,而不受光击的地方则像一个绝缘体。一旦光源被移除,感光材料恢复正常。根据粒子或细胞的性能,它们会被光镊产生的电场吸引或排斥。它需要比光镊低100 000倍的光强度。15 000个粒子陷阱的并行处理可以在1.3mm×1.0mm面积做到。研究人员目前正在研究如何将这一技术与计算机模式识别相结合,使拣选过程实现自动化。可以根据大小、发光、质地、荧光标记,以及可视觉区分的任何特点来设计程序以分离细胞。

(刘 蕾 译;赵宇亮 张幼怡 审)

第三章 纳米分子诊断学

引 言

将分子技术应用于临床,阐明、诊断和监测多种人类疾病,称之为分子诊断学。它比DNA诊断学的定义更为广泛,利用DNA、RNA、基因和蛋白质等作为诊断测试的基础。生物技术诊断学还包括使用单克隆抗体(MAbs)和酶联免疫吸附分析法(ELISA)。基因组诊断学是指将分子诊断学技术用于基因组,研究一种生物体的所有基因,包括其序列、结构、调节、相互作用和产物。对分子诊断学更为详细的描述请参阅其他文献(Jain,2007a)。

由于纳米材料的小尺寸特性,纳米生物技术在分子诊断学的应用大部分属于生物芯片/微阵列类,更准确的定义应该是纳米芯片和纳米微阵列。芯片上的纳米技术(nanotechnology-on-a-chip)一词是对其可以用于多种方法的一个综合描述,其中的一些方法并不使用纳米技术,而仅仅是因为具备分析纳升量级液体的能力。

在微米水平使用微机电系统(MEMS)构建的生物芯片与显微操作相关,而在纳米水平使用纳米技术构建的芯片则与纳米操作相关。尽管用于检测特异生物分子相互作用的微阵列/生物芯片方法已经成为分子诊断学不可或缺的工具,但仍然存在其局限性。DNA微阵列和ELISA方法依赖于使用荧光或放射性物质标记样品,它们非常灵敏,然而耗时且昂贵。

使用聚合酶链式反应(PCR)对核酸样品进行化学修饰和扩增时,由于其对某些序列扩增能力更强,从而导致了人为假象。无需标记的替代方法,有SPR和依赖于质量检测的石英结晶微平衡法。纳米技术同样可以提供无需标记的检测,可以克服生物芯片技术的一些局限。本章将关注纳米技术在核酸和蛋白质诊断学中的应用。

纳米诊断学

纳米分子诊断学是将纳米技术应用于分子诊断学,也可以称为纳米诊断学(Jain,2003a)。目前,多种纳米设施和纳米系统的应用,使得单分子DNA测序成为可能。无机纳米结构作为生物标记物,在生物学和医学中广泛应用的可能性非常大。由于受体、活细胞的膜孔和一些功能成分具有天然的纳米水平特性,通过发展新型的纳米探针,可以详尽地监测和分析这些成分。当某些纳米颗粒作为标签或标记使用时,对特定物质存在和活性的生物检测方法将更快、更灵敏和更灵活。纳米技术将提高分析方法的灵敏性和完整性,对于生命过程的评价更可靠。

将这些种类繁多的技术进行分类是困难的,多数可应用于分子诊断学的纳米技术见表3.1,对芯片上的纳米技术的描述见本书第二章。其他技术将在下文中以商品化产品作为例简要介绍。更详细的描述请参阅专业书籍(Jain,2006b)。

表3.1　在分子诊断学中有潜在应用价值的纳米技术

纳米技术改良聚合酶链式反应（PCR）	高通量测量DNA片段长度
芯片上的纳米技术	DNA指纹
纳升体积的微流控芯片：纳米芯片	单体型分析
纳米颗粒标记的光学读出	**分子诊断学的DNA纳米器件**
纳米阵列	纳米颗粒免疫分析
蛋白质纳米阵列	DNA-蛋白质和纳米颗粒的复合物
基于纳米技术的细胞遗传学	**基于纳米芯片的单分子作用力测定**
应用原子力显微镜研究染色体	共振光散射技术
量子点荧光原位杂交（FISH）	**纳米传感器**
纳米水平的单分子鉴别	悬臂梁阵列
纳米颗粒技术	活孢子纳米检测器
金颗粒	纳米孔纳米传感器
纳米条形码	石英纳米平衡DNA传感器
磁性纳米颗粒：铁流体，与MRI结合使用的超磁性颗粒	生物定向植入的包埋探针
量子点技术	纳米传感器
纳米颗粒探针	纳米传感器葡萄糖检测仪
纳米线	纳米颗粒的光激活荧光
纳米孔技术	光学生物传感器，如SPR技术

来源：Jain PharmaBiotech

纳米技术用于分子诊断学的基本原理

测定DNA单分子序列的多种纳米器件和纳米系统已逐渐成熟。无机纳米结构作为生物学和医学的标记物可能会有大量的应用。

- 纳米级别的探针将适用于对活细胞受体、膜孔和其他成分在纳米水平上进行详尽的分析。
- 作为标签或标记物，纳米颗粒改善了测试被检物质及其活力的灵敏性、速度和灵活性。
- 纳米技术可改善分析方法的灵敏度和完整性，产生对生命过程更可靠的评价。

纳米阵列用于分子诊断学

目前正在发展一些纳米阵列和纳米生物芯片（Jain，2007a），举例如下。

NanoPro™系统

美国BioForce Nanosciences公司的NanoPro™系统包括三个不同的成分：

1. NanoArrayer™配备特有的仪器和方法，进行NanoArray™基础上的广谱生物测试。该设备以纳米级的空间分辨率，将分子放置在表面的特定位置。分子排列对BioForce是独特的，只能由NanoArrayer™建立。
2. NanoArrays™是可以应用于许多领域的超微型的生物检测仪。该公司的第一台NanoArray™产品正在接受潜在用户的应用测试，目标市场是蛋白质组学、基因组学和诊断学。这些产品包括用户定制的NanoArray™核酸，用于RNA表达文库构建，以及ViriChip™的用于病毒监测的NanoArray™。NanoArray™芯片用于蛋白质表达和免疫诊断学。
3. NanoReader™是定制的、经过原子力显微镜最适化的阅读NanoArray™的芯片。使用原子力显微镜作为读取方法优化了分析，它具有以下优点：

- 不需要次级报道系统，如荧光、放射性元素或者酶联检测系统
- 使用材料减少，因为一次测试可以覆盖数千个分子
- 最大限度地增加了单分子检测的灵敏度。

纳米流-纳米阵列设施检测DNA单分子

纳米流装置最有前景的应用之一是分离和分析单一的生物分子，如DNA，它可能催生出新的癌症检测方法。由于在一个硅纳米管内花费了很长时间发展出一种简单的纳米流装置，这一目标已经接近成功（Fan等，2005）。该过程包括以下程序，首先在底物或芯片上，使用标准的光蚀法和蚀刻技术构建硅纳米线（SiNWs），然后通过化学氧化将纳米线转化成中空纳米管。通过该过程，研究人员能够确保合成直径小至10 nm的纳米管，尽管目前他们使用的是直径50nm的纳米管作为生物分子的分离装置。为了捕获DNA分子，研究者们构建了一个用硅纳米管连接两个平行微流通道的装置；电极提供电流，驱使DNA进入纳米管。当一个DNA分子进入纳米管，电流便迅速上升。当DNA分子离开纳米管后，电流回到基准值。每个DNA分子在纳米管内平均停留约7.5 ms，足以进行各种分析测试，揭示癌症相关的基因突变。研究人员正在添加光学和电学通路，探查捕获的DNA分子。

BioNanomatrix公司的纳米通道阵列技术，能够在单分子水平上，以高分辨的大规模平行方式，直接观察和线性分析数百万兆碱基的基因组DNA分子。据预测，该平台可以大幅降低成本并减少获取大量数据和整合分析的时间。到目前为止，上述问题是全基因组研究得以广泛应用的重大阻碍。预期这种技术将会在系统生物学、个性化医疗、病原检测、药物开发和临床研究上有广泛应用。

在溶液中使用的二维色谱方法建立在纳米孔和被分析物间相互作用的基础上（Robertson等，2007）。该技术包括构建一个类似于活细胞膜的脂质双层膜，用金黄色葡萄球菌产生的α-HL蛋白特异性地在其上打出一个穿过膜的孔。在电流作用下，带电分子如单链DNA（ssDNA），逐一穿过最小仅有1.5 nm的纳米孔。当分子穿过孔道后，电流减少的程度与每条链的尺寸成比例，从而可以很容易地推断出其分子量。在该实验中，液体中不带电的聚乙二醇（PEG）聚合物的不同尺寸的侧链代替了生物分子。不

同类型的PEG分子穿过纳米孔时,对电导的降低是不同的,这使得研究人员可以分辨出不同PEG侧链的大小。因为脂质双层和α-HL孔的尺寸,以及所需要的电流量是纳米级别的,单分子质谱技术也许会终将被归为"芯片实验室"的分子分析仪和ssDNA测序仪中。这种单分子分析技术对于实时分析生物标记分子(如核酸、蛋白质、其他生物多聚体)的特点可能是有用的。通过自动的、无需监管的分析和统计方法,含有特异结合单一生物标记分子和非特异传导因子纳米孔的纳米孔阵列,作为一种可普及的分析技术,应是有效的。使用这种阵列,原位监测细胞代谢机制,通过观察生物标记分子的释放,应有足够的灵敏度监测细微变化。

自组装蛋白质纳米阵列

蛋白质微阵列是一种研究蛋白质功能的有力工具。然而,却无法得到广泛应用,部分原因是阵列上难以产生可辨认的蛋白质。蛋白质微阵列可以通过将cDNA印在载玻片上,再用哺乳动物网织红细胞的裂解物翻译成靶蛋白而形成(Ramachandran等,2004)。表位标签与靶蛋白融合,使它们在原位固定。由于无需纯化蛋白质,避免了蛋白质在储存过程中不稳定的难题,并能产生足够的蛋白质进行功能研究。该技术被用于研究29种人类DNA复制起始蛋白间的两两相互作用,重演对Cdt 1与选择复制蛋白结合的调节,并绘制其geminin结合域。

Lumera公司的纳米捕获技术与核酸编程的蛋白质阵列(NAPPA)技术相结合,可以产生有10 000个点的高密度蛋白质阵列。该阵列是最终实现全基因组生物芯片的非常重要的一步。目前已有的蛋白质阵列最多有800个点。NAPPA技术使用印制的cDNA阵列,用无细胞表达系统从印制的基因产生蛋白质,从而形成自组装的蛋白质阵列。

微流控芯片上检测化学发光的富勒烯光感器

溶液处理的薄膜有机光电二极管被用于微尺度的化学发光(Wang等,2007)。光电二极管的活跃表层中含有聚3-己基噻吩和富勒烯C60可溶性衍生物的混合物。该设施有1 mm×1 mm的活性区域,350~700 nm的宽带应答,在450~550 nm范围内的外部量子效率超过50%。光电二极管具有简单的层状结构,可与二维芯片系统整合。为了评价该有机装置作为微尺度化学发光复合检测器的适配性,在聚二甲基硅氧烷(PDMS)微流装置中监测了过氧草酸盐的化学发光反应(PO-CL)。过氧化氢定量显示了良好的线性关系,检测范围为10 μmol/L,与以前报道的微尺度加工的具有硅光电二极管的硅微流芯片的结果类似。有机光电二极管与PDMS微流芯片的结合提供了一种制造紧凑、灵敏和低成本的微尺度化学发光装置的方法,在化学和生物学分析以及临床诊断上有广泛应用。

蛋白质微阵列检测纳米颗粒标记的分子

目前,应用SPR和滚环扩增的特异分子结合方法(Hsu & Huang,2004),在蛋白质阵列上发展出了一种灵敏的金纳米颗粒标记分子的光学检测技术。在结合蛋白质的硅纳米颗粒基础上，德国Fraunhofer界面工程和生物技术研究所（位于斯图加特）发展了一种新型的蛋白质芯片。这种直径小于100 nm的小型颗粒的表面可以用许多不同的捕获蛋白装配。以这种方式装配的颗粒可以在硅载体上形成非常薄的均匀涂层。与样品接触后，可以用最新的质谱技术，如基质辅助激光解析电离化/飞行时间质谱（MALDI-TOF MS）进行分析。只要知道结合蛋白质的分子量就可以直接对其进行鉴定。

蛋白质纳米生物芯片

NEC公司的纳米技术小组发展了一种原型蛋白质分析技术，比传统技术快了近20倍。该技术可以在60分钟或70分钟内完成血液样本分析，而传统方法需要一天左右。

生物标记蛋白质作为疾病如癌症的早期警示标识，可以通过发现它们的等电点和分子量，用于诊断鉴定。等电点是一种活性特性，指一个分子净电荷为0时的电离状态。传统的蛋白质芯片使用凝胶电泳寻找目标蛋白的等电点。新的方法让蛋白质溶液沿着通道流过芯片，通过毛细管作用，根据蛋白质的等电点分离蛋白质分子。NEC研发的一块测试芯片为21mm^2，含有4组起毛细管作用的微型通道。蛋白质分子被干燥、激光照射，然后用质谱仪测定分子量。激光辅助蛋白质脱离芯片，而质谱仪通过测量蛋白质分子到达检测器的时间，判断蛋白质的分子量。在质谱仪中，分子量小的分子比分子量大的分子在电场中运动快。质谱仪通过监测每个分子到达检测器的时间，判断分子量。除了比凝胶法快以外，新方法仅需要1 μl 样品，而凝胶法需要约20 μl 或更多。NEC正计划进行这项技术的临床试验，大致需要2～3年。如果临床试验进行良好，在2008年或稍后，这种技术将会商业化。该技术商业化之后，检查费用将会降至$100。

分子诊断的纳米颗粒

金纳米颗粒

美国西北大学纳米技术研究所（http：//www.nsec.northwestern.edu/~mkngrp/dnasubgr.html）的科学家们将DNA和拉曼活性染料结合于直径小于13 nm的金颗粒上。这些金颗粒仅在互补的靶目标存在时，才能组装在传感器表面。如果使用含有多种DNA链的模式化的感受器表面，该技术可以同时检测多达百万的不同DNA序列（Cao等，2002）。目前使用的没有经过最适化的该方法的检测范围是20fmol/L。金纳米颗粒是非常好的传感器标记物，因为可以使用多种分析技术检测它们，包括光吸收、荧光、拉曼散射、原子力和磁力、电导率等。可使用金纳米颗粒和拉曼光谱技术检测那些威胁生命的细菌和病毒，如炭疽杆菌和艾滋病病毒。拉曼方法可以替代目前常用的PCR和荧光标签。该检测系统也依赖于DNA打点的芯片。如果样品中存在被研究的疾病因素，其DNA将与芯片和金颗粒上的cDNA链结合。用银溶液处理芯片并覆盖纳米颗粒，当芯片暴露在光学扫描仪之下，覆盖层可增强信号，检测到微量的DNA。因为拉曼带比荧光带窄，允许使用更多的染料，从而可以快速检测更多的靶目标。如果感兴趣的序列存在于样品中，它与DNA结合后可引起溶液颜色变化。用金纳米颗粒而不是荧光探针标记目标寡核苷酸，可以大幅改变源于阵列底物目标的热变性曲线图。西北大学的科学家们开发了一种纳米颗粒基础上的DNA检测系统，比目前所用的基因组检测系统灵敏性提高了10倍，而特异性提高了10万倍（Park等，2002）。

德国Dortmund大学的研究人员设计了一种处理DNA的方法，可以根据需要聚集和分离纳米颗粒。他们使用了两种ssDNA序列，每种序列附着在一个金纳米颗粒上。第三条单链包含三部分，头两个部分与纳米颗粒上的单链分别配对，将它们聚拢在一起，因此，将它们携带的金纳米颗粒拉近。第三部分与交联的DNA全链匹配，将这些纳米颗粒拉开。这条交联去除链首先附着在自由的交联链的第三部分，继续附着直到整个交联链分开。该设计也可以用于程序化的材料，通过加入DNA片段改变特性。

分子诊断量子点

相对于传统的荧光标记分子，量子点有巨大的优势，使用量子点作为无机荧光素引起了人们极大的兴趣。例如，量子点的激发谱相当宽，从紫外到红光，依赖于其尺寸和构成。同时，量子点的发光谱窄，便于同时分辨不同纳米颗粒的发光，重叠最小。最后，量子点不易降解，所发荧光相当稳定。量子点技术的优势如下：

- 激发简单，不需要激光。
- 设备简单
- 红光和红外可用，可以检测全血
- 灵敏度高

量子点作为替代染料，已被用于标记病毒和癌症细胞。主要的挑战在于量子点的油性表面，而细胞内环境是水基的。改变量子点表面化学的尝试正在进行，使得它们可以和亲水性的分子，如蛋白质和DNA相互作用。目前的目标是发展出能够针对病变位点并显示病变位点的量子点，从而形成复合系统，诊断疾病以及将药物输送至疾病位点。通过设计，量子点能够发出从红外到可见及紫外的任意波长的光，这样可以使用多种颜色完成复合测试。量子点在分子诊断的潜在应用如下：

- 癌症诊断
- 基因分型
- 全血检测
- 复合诊断
- DNA定位
- 免疫诊断和抗体标记
- 病原微生物检测

量子点检测病原微生物

量子点作为荧光标记被用于免疫诊断，定量检测食物来源的病原细菌（Yang & Li，2005）。使用抗沙门菌抗体包被的磁珠，将沙门菌细胞从冲洗鸡体的水中分离出来，再与生物素标记的抗沙门菌二抗反应。加入包被有抗生物素蛋白链菌素（streptavidin）的量子点，与二抗上的生物素（biotin）反应。测量量子点产生的荧光强度，提供微生物检测的定量方法。

量子点可以用于少量微生物的超灵敏病毒检测。量子点测试可以检测到少至100拷贝的肝炎病毒和人类免疫缺陷病毒的RNA。建立在量子点基础上的病毒感染的临床诊断应用参见第十一章。

生物偶联的量子点用于生物标记分子复合描绘

生物偶联的量子点，是包被在微小聚合体珠中的不同尺寸的纳米颗粒，它提供了新型的评价完整细胞和组织上生物标记分子的标签。特别是，在免疫组化分析中使用多种颜色的量子点探针，被认为是最重要的、与临床相关的应用之一。由于缺少专门针对临床人员的指导方法，量子点免疫组化的医学应用受到限制。有关量子点-抗体偶联、组织块制备、多颜色量子点染色、图像处理和生物标识分子定量的早期结果和详细方法已发表（Xing等，2007）。结果显示，生物偶联的量子点可以被用于生物标记分子的复合描绘，最终用于疾病进展和治疗效应的相关性分析。这将提高临床人员预测针对疾病治疗进行的个性化用药后的可能结果。生物信息学和系统生物学被用于将个人的分子文档与疾病诊断和治疗决策联系在一起。在前列腺癌组织中同时鉴定多种生物标识分子，显示了这些方法的用途。一般来讲，量子点生物偶联可以在一天内完成，而根据生物标识分子的数量和使用的量子点探针的不同，复合分子描绘需要1～3天完成。

量子点对活组织成像

借助于新发展的多光子显微镜，观察小鼠皮肤下的微小血管，在高分辨率成像条件下显得非常明亮和色彩鲜明，研究人员可以看到每次心脏跳动引起的血管壁的搏动。美国康奈尔大学的研究人员使用在血液中循环的荧光成像标记量子点，显示了小鼠皮肤下的数百微米的毛细血管，揭示了从未有过的细节（Larson等，2003）。这是使用量子点进行活体动物研究的新方法。尽管存在一些较为容易的测定小鼠的脉搏方法，这种水平的分辨率和极高的信噪比显示了量子点多光子显微镜在示踪细胞和观察活体动物深层组织结构的研究中的用途。监测恶性肿瘤的血管变化是其中的一种可能应用。该研究将为许多使用量子点的新的非侵袭性体内成像方法奠定基础。

碳水化合物包裹的量子点可以用于医学成像。某些糖类，特别是肿瘤糖蛋白中的糖，可以吸附特定细胞，用于医学成像。将发光量子点与特异的糖原偶联，可以有效地对与糖原呈高亲和力结合的组织成像。原发和转移肿瘤的准确成像在疾病管理中至关重要。第二代量子点包含有糖原配基和不同长度的PEG。PEG修饰产生的量子点在降低非特异细胞结合的同时，继续保持很高的发光特性。

使用量子点标记活细胞和长期多颜色成像的程序已经开发出来（Jaiswal等，2003），这两种方法分别是细胞内吞量子点和使用抗体偶联的量子点选择性标记细胞表面蛋白。这些方法使得同时研究多种细胞生长和发育的较长过程成为可能。使用抗生物素蛋白（avidin），可以将量子点与配体、抗体，或其他可以被生物素标记的分子稳定地偶联，而使用与带正电的多肽或者寡合组氨酸肽融合蛋白，避免了使用生物素标记靶分子。对量子点的生物偶联以及特异标记细胞内和细胞表面蛋白的方法已有描述（Jaiswal等，2004）。一般的细胞标记，可以不使用特异生物分子标记的量子点。

荧光半导体量子点在体内分子成像方面有巨大潜力。然而，由于需要外部激发光源，导致非常强的自发荧光背景以及缺少非表面位置的激发光，现有的量子点在体内成像的应用受到限制。在缺少外部激发光源时，将羧基端呈递的量子点与一种变异的生物荧光蛋白——海肾荧光素酶偶联，用生物荧光共振能量转移法制备了量子点偶合物（So等，2006）。偶合物在细胞和生物体内，甚至在深层组织，发射出从红外到近红外的长波生物荧光，适用于多重体内成像。与现有的量子点相比，自发光量子点偶合物在小动物成像方面灵敏度显著提高，5 pmol偶合物的体内信噪比大于10^3。

磁性纳米颗粒

用于生物筛选的磁性纳米颗粒

有饱和磁性的介于15~20 nm的铁纳米颗粒已经合成，它包埋在苯乙烯和甲基丙烯酸缩水甘油酯（GMA）的均质多聚体中，表面通过种子多聚化覆盖上多聚GMA（Maeda等，2006）。生成的Fe/St-GMA/GMA珠的直径介于100~200 nm。通过覆盖多聚GMA，使用电泳方法测量的ζ电势在-93.7mV到-54.8mV之间。凝胶电泳方法证实，该特点抑制了对非特异蛋白的吸附，是纳米颗粒用于生物筛选载体所必需的。

用于细胞示踪的超顺磁纳米颗粒

磁纳米颗粒是一种强大而多用途的诊断工具，应用于生物学和医学中。将足够量的超顺磁铁氧材料（SPION）导入细胞是可能的，从而可以使用MRI进行体内检测（Bulte等，2004）。因为它们尺寸小，非常容易进入不同细胞（如干细胞、吞噬细胞等），从而可以在体内示踪细胞，例如判断干细胞是否移至机体正确的靶位置。

用于临床特异磁性分类的超顺磁纳米颗粒（CD34微珠），可以作为磁性细胞标签在体内观察细胞。在研究中，来源于外周血的人类细胞用CliniMACS CD34选择技术（德国美天旎生物技术公司）筛选后，植入皮质受到光化学损伤的小鼠的损伤对侧（Jendelova等，2005）。移植24小时后，用T2加权图像在受损侧的对侧检测到植入细胞形成的强度减弱的图像；植入导致的损伤在一周内减轻。使用染色技术证实，植入4周后，磁性标记细胞存在于损伤灶。因此，CD34微珠可以作为磁性细胞标记用于体内细胞观察。用不同的商品化抗体包被的微珠可以结合于特异的细胞，为体内细胞示踪提供了可行性。

识别钙的超顺磁铁氧纳米颗粒

基于超顺磁铁氧纳米颗粒的反差机制和钙识别蛋白——钙调蛋白（calmodulin）与其靶目标结合，形成了用于MRI的一类钙标志物（Atanasijevic等，2006）。钙依赖蛋白间的作用驱使颗粒富集，形成T2松弛度5倍的变化，它是标志物效力的表征。即使在纳摩尔浓度、不太可能缓冲钙水平的条件下，也可获取稳定的MRI信号变化。与纳米颗粒试剂的细胞转运技术结合，这些标志物及其衍生物质，在活的、不透明的样本内，对生物信号网络的功能性分子成像可能是有用的。

用于标记分子的磁纳米颗粒

与适宜的抗体结合，磁纳米颗粒被用于标记特异的分子、结构和微生物。磁免疫诊断技术已发展出来，它是用磁性标记的靶目标产生磁场，用灵敏的磁强仪直接检测。抗体与靶分子或致病生物的结合是测试的基础，用纳米颗粒标记的抗体暴露于磁场时产生磁信号。因此，可以鉴定结合于靶分子的抗体，而没有结合的抗体弥散分布，不产生超出背景的磁信号。

建立在磁纳米颗粒基础上的一种新型纳米传感器已发展出来，可以快速检测生物样本中的端粒酶活性（Grimm等，2004）。这种使用纳米颗粒的技术，在与端粒酶合成的TTAGGG重复序列退火结合后，转变它们的磁性状态，可以被磁力仪探测到。MRI技术的高通量特性，使它可以在几十分钟内以超高灵敏度处理数百个样本。综上所述，这些研究建立了一种新型的、有力的、快速测定端粒酶活性的工具，提供了用于体内传感的磁纳米颗粒类似物的理论基础。因为端粒酶活性在多种恶性肿瘤中升高，该技术可为预测、诊断以及治疗提供支持。

通过磁性弛豫，超顺磁铁氧纳米颗粒被功能化，用于鉴定鸟型结核分支杆菌类结核（MAP）（Kaittanis等，2007）。结果显示，MAP纳米探针特异结合于MAP，灵敏、快速地定量牛奶和血液中的细菌。它的优点是不易受到其它细菌的干扰。预计这些磁纳米传感器将用于临床和环境样品中的细菌的检测和定量。

铁磁流体

细胞示踪技术（CellTracks™ Technology；美国Immunicon公司研发）建立在有专利保护的、称之为铁磁流体（ferrofluids）的磁性纳米颗粒的基础上。它含有捕获细胞抗体包被的多聚体层围绕的磁珠核心。铁磁流体颗粒是胶质的，当与含有靶细胞的样品混合时，偶联在磁核上的抗体与靶细胞的抗原结合。它是结合了细胞分离、标记和分析的专利技术，用于筛选、诊断、分期和通过血液中的癌细胞监测癌症。它的潜在应用包括分离内皮细胞，用于癌症和心血管疾病的管理；分离真菌和细菌，用于严重感染病人的管理。

超导特性的量子干扰设施

超导特性的量子干扰设施（SQUID）是由加州大学开发的，使用超顺磁纳米颗粒和高跃迁温度显微镜，特异、敏感、快速地定量检测靶生物分子的技术（Chemla等，2000）。结合有靶分子的聚酯薄膜沿着SQUID置于显微镜上，带有针对靶分子抗体的磁纳米颗粒悬浮液加入检测槽的混合液中，对SQUID施加1秒的平行磁场。在平行磁场的作用下，纳米颗粒产生净磁性；磁场关闭时，纳米颗粒发生弛豫。未结合的纳米颗粒通过布朗转动快速弛豫，不产生可测的信号。结合于薄膜靶分子的纳米颗粒被固定，经历缓慢的衰减磁流，可以被SQUID检测到。区分结合和非结合标记的能力，使得均一测试成为可能，而不需要分离和去除未结合的磁颗粒。

用超顺磁纳米颗粒研究活细胞

目前缺乏在活细胞内评价生物靶分子的技术。一种叫做磁性结合捕获（magnetism-based interaction capture，MAGIC）的新技术被用于鉴定靶分子，它建立在活细胞中超顺磁纳米颗粒（MNPs）被诱导移动的基础上（Won 等，2005）。科学家们用荧光材料修饰细胞内蛋白质，并将磁性纳米颗粒包埋的药物输入细胞。这些纳米探针捕获小分子标记的目标蛋白，并顺着磁场方向转移。在基因组表达水平，使用MAGIC筛选，鉴定了药物的多种靶蛋白。MAGIC也被用于监测信号依赖性的修饰物和蛋白间的多重作用。而且，借助于外部磁场，内化的MNPs可以进入细胞内，用没有磁性的荧光纳米晶体（NC）量子点作为对照。MNPs不仅对磁场响应，当磁场被移除时，还能快速分散；再次施加磁场后又重新组装。MAGIC可用于发展诊断和生物传感器，它的首要用途是分析病人活细胞内部的相互作用。

纳米晶体在免疫组织化学中的应用

一种简单和方便的制备发光的、带有负电或者正电的、水溶性的CdSe/ZnS核或外壳纳米晶体（NC），以及保持它们在水溶液中稳定性的方法已有报道（Sukhanova 等，2004）。使用标准落射荧光显微镜可以检测单个纳米晶体，以确保与一个纳米晶体偶联的单分子可以被检测到。用打点杂交测试发现，NC-抗体偶联物保留检测几个纳克蛋白抗原的结合能力。作者进一步显示了NC-抗体偶联物在免疫荧光检测和三维共聚焦分析P-糖蛋白时的优点，P-糖蛋白是多药耐药表型的一种主要介导因子。用NC-抗体偶联物对P-糖蛋白的标记是非常特异的。最后，作者阐明了用所描述方法获得的NC-抗体偶联物的应用。以皮肤基底细胞癌中细胞角蛋白的免疫染色为例，这种方法可以特异检测石蜡包埋的、甲醛固定的肿瘤组织样品。他们得出结论，NC-抗体偶联物可以作为一种容易操作、灵敏度高、光学稳定的标记物，用于免疫荧光分析、免疫组化检测、三维共聚焦研究膜蛋白和细胞。

纳米颗粒在成像中的应用

将MRI用于分子和细胞成像技术迅速发展。大多数工作依赖于纳米尺寸的、微细的葡聚糖覆盖的铁氧颗粒的高松弛性。对纳米尺寸粒子的化学修饰可以改善MRI成像。钆螯合物被用于MRI成像剂，将它大量附着于病毒粒子的表面，在临床的MRI扫描仪上生成一种明暗对比强烈的信号（Anderson等，2006）。磁性纳米颗粒、量子点、铁磁流体是已用于成像技术的纳米颗粒的一些例子。

磁性纳米颗粒与MRI的结合

高度嗜淋巴细胞超顺磁纳米颗粒的平均大小在2~3 nm，通过细胞间质-淋巴液运输进入淋巴结，与高分辨率MRI共同使用，揭示小的、其他方法难以检测的肿瘤淋巴结转移（Harisinghani 等，2003）。该研究中使用的嗜淋巴细胞超顺磁纳米颗粒是铁氧单晶（MRI显影增强剂Combidex，美国Advanced Magnetics公司产品）。在接受外科淋巴结切除或活组织检查的前列腺癌病人中，MRI与高度嗜淋巴细胞超顺磁纳米颗粒共同使用，正确地鉴定了所有淋巴结转移的病人。仅使用传统MRI无法完成这样的诊断，该方法也可以应用于治疗。在转移的前列腺癌病人中，辅助性的抑制雄性激素治疗和放射治疗是最主要的处理办法。

淋巴结转移是影响乳腺癌病人预后的一个重要因素，因此准确鉴定这些病人的警示淋巴结非常关键。在正常小鼠的乳腺组织和自发及异体移植的乳腺癌模型中，直接在乳腺或者肿瘤外周注射纳米尺寸的顺磁分子G6，可以看到明显的淋巴管和淋巴结。用G6作为造影剂的微磁共振淋巴系造影揭示，受到影响的淋巴结缺少对转移点的填充（Kobayashi等，2004）。相比之下，使用同样方法，Gd-DTPA-二甲葡胺不能显示正常小鼠乳腺组织淋巴液流动。使用造影剂G6进行微磁共振淋巴系造影，有出色的空间和时间分辨率，有利于在动物及临床试验中研究肿瘤淋巴导液和淋巴转移。除此之外，它也许是检测警示淋巴结在人乳腺癌中定位的一种强有力的新方法。

作为造影剂用于MRI的纳米颗粒

在手术前的计划阶段和手术阶段，确定脑肿瘤的边缘，长期以来都是脑肿瘤手术中的一个富有挑战性的任务。多形态（NIR荧光和磁性）纳米颗粒作为手术前MRI造影剂和手术中光学探针被使用，用于稳定表达绿色荧光蛋白的9L神经胶质瘤模型（Kircher等，2003）。纳米颗粒代谢的主要特点，亦即通过小胶质细胞间的分隔，以及探针的光学和磁学特性，达到用术前MRI和手术间光学成像对脑肿瘤造型的目的。这种原型的多形态纳米颗粒有独特的性质，可使放射化学家和神经外科医生在同样的细胞中看到同样的探针，提供了一种新的确定肿瘤边缘的方法。

Alphanubeta3引导的顺磁纳米颗粒被用于非穿透性检测与早期黑瘤有关的非常小的血管生成区域（Schmieder等，2005）。每个颗粒内充有数千个金属分子，用于提高传统MRI扫描的对比度。每个颗粒的表面修饰有结合于新生血管的物质，呈递于肿瘤位置。该研究的目标是在肿瘤生长位置产生高浓度的发光颗粒，使其容易观察。分子MRI的结果得到了组织学证实。该研究减少了以前报道的，用体内分子MRI方法检测分散的生物标识分子的限制，这时，用传统MRI无法看到生长位置。早期检测可以提高治疗的有效性，特别是对黑素瘤（早期是高度可愈的失调，随后发展成为扩散的、致命的疾病）。该方法的第二个优势，是同样用于搜寻肿瘤的纳米颗粒也可以将高剂量的抗肿瘤药物直接运输至肿瘤发生点，副作用较少。以这种方式将药物输送至肿瘤位置，允许使用更大的剂量，不会导致注射药物或者其他系统运输方式存在的系统毒性。纳米颗粒允许内科医生在治疗前后，通过比较MRI扫描，更容易地估计治疗的有效性。这种方法也可以应用于其他肿瘤，因为所有的肿瘤生长时都需要新生血管。

作为大脑MRI成像剂的锰氧纳米颗粒

使用锰氧纳米颗粒的一种新的MRI成像剂，可以产生鼠脑解剖结构的图像，与组织学方法得到的一样清晰（Na等，2007）。新的成像剂便于更好地研究和诊断神经类疾病，如阿尔兹海默病、帕金森病和中风（卒中）。而且，抗体可以结合于锰氧纳米颗粒上，识别和特异结合由于乳腺癌转移出现在鼠脑中乳腺癌细胞的表面受体。肿瘤可以由抗体偶联的成像剂清楚地显示出来。同样，使用合适的抗体，可以看到其他疾病导致的病理改变。

MRI用于钆纳米管

在美国，每年有超过两千五百万患者接受MRI，其中约30%使用成像剂。钆是最有效和最常用的MRI成像剂，作为一种新型的成像剂，钆纳米管目前同样使用高毒性的钆（Gd^{3+}）用于MRI，不过，钆金属原子被包裹在碳纳米管内部（Sitharaman等，2005）。超短的纳米管长度仅是宽度的20~100倍，钆原子进入纳米管后，自然聚集形成10个原子左右的小群落。聚集引起难以解释的磁性增加和MRI效果。钆纳米管比目前使用Gd^{3+}的MRI试剂至少有效40~90倍。将有毒金属裹入良性的碳内，可望显著降低或者消除金属的毒性。目前附着疾病特异的抗体和多肽的方法可以用于钆纳米管，因此，它们可被导向癌症和其他疾病的细胞。

生物成像量子点

靶向量子点覆盖有顺磁性物质和PEG处理的脂，用于MRI检测（Mulder等，2006）。通过共价结合v3特异性的多肽，量子点被功能化，其特异性用培养的内皮细胞进行评价和证实。该纳米颗粒探针的生物特性、高弛豫性和特异性使它成为分子成像的极为优秀的成像剂。在其他应用中，癌症中的应用最为重要。

对病变（如原发和转移肿瘤）细胞的准确成像，对疾病治疗有首要意义。美国国立卫生研究院发展了糖包裹的量子点，其可检测的荧光性质可用于癌症和其他病变组织的成像。特定的糖类，特别是肿瘤糖蛋白中的糖，与特定细胞类型亲和。该技术使用的一个值得注意的糖原是Thomsen-Friedenreich二糖（Galbeta1-3GalNAc），可以在90%的人类原发肿瘤和转移瘤中检测到。这些糖原可被用于医学成像。被包裹的带有靶特异糖原的荧光量子点可以对糖原高亲和的组织有效成像。

在半导体量子点基础上的多功能纳米颗粒探针，被用于在活动物体内进行癌变组织的靶向和成像。其结构设计包括用ABC三层同聚体包裹荧光量子点，然后将该两性聚合体与癌症特异配体结合，形成药物输送功能。用裸鼠进行体内人类前列腺癌的靶向研究显示，通过提高细胞通透性和在肿瘤位点的停留，以及抗体结合于癌症特异性的细胞表面生物标识分子，量子点探针在肿瘤内积累（Gao等，2004）。使用皮下注射量子点标记的癌细胞和系统注射多功能量子点两种方法，在体内条件下，取得了对肿瘤细胞敏感、多颜色的荧光成像。这些结果使得对体内靶分子的超灵敏及多重成像成为可能。

金纳米棒和纳米颗粒作为成像剂

在远场激光扫描显微镜（far-field laser scanning microscope）下，金纳米棒（gold nanorods）在830 nm激发，产生强的双光子荧光（TPL）亮度，双光子激发光谱可被施加于纵向等离子体激光带（Wang等，2005a）。来自于单纳米棒的双光子荧光信号比来自于单一罗丹明分子的双光子荧光的信号强58倍。金纳米棒可作为成像剂，已被在小鼠耳朵血管内流动的单纳米棒的体内成像证实。

据报道，1.9 nm的金纳米颗粒可以克服传统X线成像剂的许多限制。金对X线的吸收强于碘，对骨骼和组织的干扰少，用低剂量X线可以取得很好的对比度。因为在血液中纳米颗粒的流动速度较碘更慢，允许成像的时间更长。在对小鼠的研究中，通过血管增长和更高的金含量，在一侧肢体生长的5 mm肿瘤清晰可见。因此，金颗粒可以用于直接成像、检测和测量血管生成和血管富集区。1.9 nm的金颗粒可以穿过肾：可对肾进行更细致的检查，以揭示更详细的组织和功能；随着直径小于100 nm的血管被显示出来，可以揭示体内血管构型。毒性非常低，接受静脉注射金纳米颗粒的小鼠，存活超过1年且没有明显的病症。

纳米颗粒与微米颗粒在细胞成像中的比较

一般来说，要实现有效的检测，必须将数以百万计的葡聚糖覆盖的超细铁氧颗粒（USIOPs）导入细胞。最近的一项研究显示，单个的、微米尺寸的铁氧颗粒（MSIOPs）可以用MRI在体外琼脂糖样品、培养细胞和小鼠胚胎中检测到（Shapiro等，2004）。研究MRI分辨率和颗粒尺寸效果的实验显示，在低至200 μm分辨率的情况下可检测到明显的信号。培养的细胞用荧光MSIOPs标记，单个颗粒存在于每个细胞中。这些单细胞中的单颗粒可以用MRI和荧光显微镜检测到。最后，注射入单细胞阶段小鼠胚胎的单个颗粒，可以在胚胎发育晚期检测到，显示经过许多代的细胞分裂，子细胞仍然携带有单颗粒。这些结果显示，MRI可以检测单个颗粒，单颗粒特别是纳米颗粒的检测对特定目的的细胞成像是有用的。MSIOPs对示踪干细胞分裂和体内标记细胞很有用。

活体的血管成像

非侵入式体内血管成像技术广泛使用的重要障碍是缺乏合适的活体内探针。一种新的策略是使用病毒纳米颗粒，多价展示荧光染料，对活生物体内的深层组织成像（Lewis等，2006）。生物来源的豇豆花叶病病毒（CPMV）可以用高密度荧光标记，没有明显的淬灭，产生在体内分散特性非常好的明亮颗粒，允许至少持续72小时、对血管内皮高分辨率的活体内成像。在活小鼠和鸡胚中，CPMV纳米颗粒可用于观察深至500μm的血管和血液流动。用荧光CPMV活体观察人类纤维肉瘤介导的肿瘤血管生成，提供了鉴定动/静脉和检测肿瘤微环境新生血管的工具。

原子力显微镜在染色体研究中的应用

对人类染色体生物化学和结构特性的深入了解，对细胞遗传学的研究和诊断非常重要。荧光原位杂交（FISH）是常用的观察染色体细节的技术。将FISH与传统的荧光显微镜技术结合，对特异基因探针的定位达到了这一技术的极限。而且，用玻璃针或激光捕获法，从G带型的人类细胞中期染色体分离DNA需要进一步的改进。原子力显微镜和SNOM被用于从G带和染色体探针获取局部信息（Oberringer等，2003）。与标准技术相比，最终的分辨率允许更准确的定位，用扫描探针提取少量染色体DNA是可行的。除了使用新技术达到更好的G带和荧光探针检测，该方法着重于将生物化学和纳米操作技术结合，在纳米级别分离和提取染色体DNA。

纳米孔技术在分子诊断中的应用

纳米孔技术可以区分和计算复杂混合体系中的不同分子。例如，它可以区分杂交的或者非杂交的、仅有单个核苷酸不同的未知RNA和DNA分子。

纳米孔可用于测量多聚核苷酸长度。如果进一步改善，从原则上讲，该方法可以提供直接的、DNA或RNA单分子序列的高速检测。对可以达到单一碱基分辨率的、鉴定单链DNA的生物传感器元件已有描述。每个生物传感器元件包括单个DNA寡核苷酸，共价结合于α-HL孔的腔内，形成"DNA纳米孔"。单链DNA分子结合于成束的DNA链上，引起穿过纳米孔的离子流变化。在DNA二聚体寿命的基础上，DNA纳米孔可以区分30个核苷酸长的DNA链中的单一碱基不同。例如，对HIV病毒反转录酶基因中导致药物耐受的突变的检测。此外，该方法被用于测定结合于纳米孔的一条DNA链的完整编码序列。二维脂质双层膜中单通道重构的研究建议，纳米级别的孔可以用于检测、定量和鉴定大范围的被分析物，包括小离子和单链DNA（Kasianowicz，2002）。

纳米孔生物传感器可以在微秒内直接鉴定核酸，而不需要扩增、化学修饰、表面吸附或者结合探针。然而，常规的DNA分析和测序需要结实的纳米孔。固相纳米孔也许是理想的，但是，制作方法需要改善，发展出可以重复制作直径10^{-9}米、可以电子寻址的孔阵列。能够有效而不是过于仓促地形成通过纳米孔电转位的DNA链的简单方法仍在设计中。这需要对调节聚合体，通过纳米孔转位的因子有更好的理解。

该技术也可以用于蛋白质分析。美国国立标准技术研究所（位于马里兰州盖瑟斯堡市）的科学家们相信，生物分子纳米孔技术可以用于癌症诊断。这项技术的检测速度和简易性促使了它在分子诊断发展和个性化用药方面的应用。

EAGLE研发平台（位于科罗拉多州波尔得市）包括一系列纳米孔，每个纳米孔含有包埋在内的半导体或场效应晶体管（FETs）。当单个分子受电位差驱动穿过纳米孔，每个分子的三维带电值由FETs检测，使样品中的每个分子得到特异性鉴定和准确定量。它不需要荧光或其他标记、热循环、光学系统。这个技术提供了使用方便，成本不高、可处理和便携的装置，最终将DNA及其表达蛋白与特定的疾病状态联系起来。例如，使用来源于病人和致病病原的测序数据，这个装置有潜力发展出精细靶定位治疗。与其他使用电信号测量分子的纳米孔技术比较，由于FET包埋在纳米孔内，Eagle方法比传统方法灵敏1000倍。应用生物科学公司（Applied Biosciences）与Eagle协作，共同支持开发，以及在蛋白质鉴定和蛋白质结合检测应用方面进行可行性测试。如果电子描绘DNA中四种核苷酸的能力继续发展，Eagle技术公司可能成为第一个能够同时在单一样品中鉴定和测量DNA和蛋白质的公司。基于其能够更快、更有效、更低成本鉴定蛋白质和核酸，测量蛋白质之间和蛋白质与小分子之间的相互作用，以及进行DNA测序，该技术在促进个性化药物治疗方面可能有重大应用。

DNA-蛋白质和DNA-纳米颗粒偶合物

包括核酸、蛋白质和无机纳米颗粒的半合成偶合物已经被合成和鉴定（Niemeyer，2004）。例如，包括抗生物素蛋白链菌素和双链DNA（dsDNA）的自组装寡聚物网络作为试剂用于免疫诊断。共价偶联的ssDNA和抗生物素蛋白链菌素作为生物分子适配子，在固相底物上通过核酸杂交，固定生物素标记的大分子。这种DNA指导下的固定，促使金属和半导体纳米颗粒的固相底物的功能可逆和位点可选。反之亦然，用于DNA指导下的金纳米颗粒的蛋白质功能化，如免疫球蛋白和酶的功能化。该方法可以用于检测固定于芯片的抗原。不仅如此，共价的DNA-蛋白偶联物允许它们沿着单链核酸进行选择性定位，因此，可构建由蛋白质和/或纳米集落组成的纳米级别组装体。例如用金纳米颗粒和抗体构造功能性生物金属纳米结构，作为诊断工具用于生物分析。

DNA修饰的纳米颗粒被用于光学SNP分析（Ihara等，2004）。通过胺基，将氨基端羧化的寡聚脱氧核苷酸（ODNs）置于有色的聚苯乙烯球表面，制备了这些纳米球（nanosphere）。大约220个ODN分子固定于直径40 nm的纳米球上。使用直径1μm的微型球的早期研究揭示，修饰后保留了杂交的特异性。三种不同颜色（RGB，红/绿/蓝）的纳米球，表面带有独特的ODN，用于检测p53基因。FRET研究显示，在与野生型形成的聚集物中R球和G球直接作用。与加入的野生型和突变型ODN样品对应，RGB颜色系统赋予聚集物特异的颜色。此外，存在两种样品时，由于三种颜色混合，所有的球形聚集物发出白光。这意味着该技术可以用于等位基因分析。

共振光散射技术

共振光散射（resonance light scattering, RLS）技术是由Genicon公司（已由Invitrogen并购）开发的，提供了独特而有效的信号生成和检测能力，用于多种生物分析诊断（Yguerabide & Yguerabide，2001）。RLS使用了直径均匀、纳米范围内的亚显微镜金属颗粒，如金和银，它散射入射的白光，产生高密荧光的单色光。每个RLS颗粒产生高密的、肉眼可见的分散光。在低能显微镜下放大，单一的80 nm的金颗粒可以被观察到。这些颗粒产生的光散射形成明显的直径1μm的光晕。因此，实验人员可以进行超灵敏诊断，确定靶分子的定位和相对频率。RLS信号生成技术比目前的荧光信号技术灵敏一百万倍。RLS技术的其他优点包括RLS信号不需要计算机增强图像的数据，因为它们非常强烈。RLS技术的研究应用包括：

- 基因表达——载玻片cDNA微阵列的相对基因表达研究
- DNA测序——杂交测序生物芯片的RLS基础上的DNA测序
- 微流控——在纳米流通过的微阵列中，用RLS颗粒进行液体的诊断
- 免疫组化——使用RLS偶联抗体，在组织切片中快速原位定位和定量蛋白质
- 均质性——RLS颗粒用于溶液中双分子、小体积研究

RLS技术在临床的应用：

- RLS技术用于计量单核苷酸多态性（SNP），区分治疗相关的等位基因
- RLS技术提供超高灵敏度探针，使用原位杂交对药物重要的DNA和RNA分子进行定量
- 抗体偶联的RLS颗粒可提供增高的灵敏度，在诊断测试中检测少见的被分析物
- 纳米颗粒标记的细菌RNA产生可重复的RLS信号，比检测细菌病原的最新的共聚焦荧光信号强至少50倍（Francois等，2003）

用于分子诊断的DNA纳米机器

DNA操作被证实是计算机式的操作。美国麻省理工学院媒体实验室和生物医学工程中心的科学家们设法将一个微小无线电天线附着在DNA上（Hamad-Schifferli 等，2002）。当一个与无线电频率一致的磁场传送至天线，DNA分子随着能量变化而响应。天线是一个金属团，尺寸小于100个原子的大小，长度约1nm。传递到一段dsDNA的信号解开两条链，该过程叫做"去杂交"。该转换是可逆的，不影响周围分子。这个技术也可以用于蛋白质、多肽和其他大分子。麻省理工学院在2001年将该技术授权给EngeneOS公司（位于美国马萨诸塞州沃莎姆市），但是该公司已退出市场。该技术与分子诊断相关的应用包括均质诊断的生物分子检测仪和生物分子相互作用的直接电信号电读出。

纳米条形码技术

Oxonica公司（位于英国牛津郡）的科学家们用金属离子的顺序电化学沉积法，生产了条纹样式的亚微米金属条形码。由于相邻条码有不同的反射性，可以用传统的光学显微镜鉴别条码模式。DNA和蛋白质的生物诊断显示，这种读出机制不干扰使用荧光检测用吸附捕获法结合在颗粒上的被分析物。在其他应用中，如SNP定位和蛋白质组学多重诊断，条形码可用于群体诊断和定点照护（POC）的手持设施。SurruMed公司正在使用这种技术发展一种最新的表型分析平台，用于大量人群的临床诊断。它使生物标记分子基础上的药物发展成为个性化用药的基础。相对于已有的编码珠技术，此技术主要的优势如下：

- 使用广泛安装的光学显微镜显示信息
- 使用多色荧光团进行定量
- 产生可高速区分的、成千上万的独特编码

不同亚微米尺度条形模式的纳米条形码，也许可以用光学显微镜区分（Walton 等，2002）。来自拥有超过100种不同条形模式颗粒文库的结果，可以以大于90%的准确度揭示70种以上的模式。对这些颗粒表面进行化学修饰的能力，使它们对于生物分析测定非常有用。对制造和鉴定程序的改进，将产生更大数量的条形模式和改进的识别准确度。

用于基因多态性分型的纳米条形码颗粒技术

Oxonica公司的纳米条形码颗粒技术被普遍用于高通量SNP基因分型（Sha 等，2006）。颗粒由亚细微粒的金属纳米棒编码，它是惰性金属，如金和银电镀在模板上，并释放生成的条形纳米颗粒。该技术的重要性在于，颗粒由相邻的、具有不同反射能力的金属条编码，可生成数千个独特的编码底物。使用SNP和广泛应用的短的寡核苷酸连接策略，在细胞色素P450基因家族，同时显示了15个SNP的基因分型，它需要在一个等位基因区分30个编码纳米条。来源于20个基因组DNA样品的多个PCR产物的160个基因

型被确定，展示了它在实际中的应用。

用于描绘多基因表达谱的量子点纳米条形码

微珠随机阵列平台建立在量子点纳米条形码的基础上，目前用于以高通量和多重的方式，准确而可重复地描述基因表达（Eastman 等，2006）。在525nm、545nm、565nm和585nm激发的四种不同尺寸的量子点，和聚合体混合，覆盖在直径8μm的磁性微珠表面，产生纳米条形码量子珠。四种颜色量子珠中的每一种有12个光密度。特异的寡核苷酸探针与产生一种光谱的纳米条形码编码珠表面偶联，产生多个组，从总RNA中制备生物素标记的cRNA，与微珠上的基因探针杂交。近红外或655 nm激发的第五种抗生物素蛋白链菌素量子点结合于cRNA上的生物素，作为定量指示器。655 nm激发的量子点的光密度反映了珠子上捕获的生物素标记的cRNA的水平，提供了对相应靶基因的定量。该系统体现了一定水平的灵敏度，比高密度微阵列系统要好，接近定量PCR可观察的水平。量子点纳米条形码系统的动态测量范围是3.5对数值，比其他微阵列平台的2～3对数值要好。杂交反应在液相中进行，需要1～2小时，比微阵列杂交至少快1个数量级。可检测的倍数变化低于1.4倍，说明其准确度高，研究显示，该验证研究的重复性接近Affymetrix GeneChip 微阵列。此外，与传统的基因表达描述方法相比，它便于操作，性价比高。

蛋白质的生物条形码检测

美国西北大学Chad Mirkin教授实验室的科学家们开发了一种非常灵敏的检测蛋白质的方法（Nam 等，2003）。该系统基于特异结合靶分子的抗体和独特的靶蛋白以及编码抗体DNA的纳米颗粒探针。在复合探针和靶点分离后，纳米颗粒探针表面的ODNs去杂交，通过鉴定从纳米颗粒探针释放出的寡核苷酸序列，决定靶蛋白是否存在。因为在每个蛋白结合事件中，纳米颗粒探针携带大量的ODNs，经过大量的扩增，可以在30amol/L的浓度下检测到前列腺特异性抗原（PSA）。使用寡核苷酸条形码PCR可以将灵敏度提高至3amol/L。临床所使用的、检测同样靶点的传统诊断方法的灵敏度为3pmol/L，与该方法观察到的结果相比灵敏度低6个数量级。随着该技术的进一步发展，目标DNA检测灵敏度将可达到500zmol/L。磁性分离和随后条形码DNA从金纳米颗粒的释放，针对每个靶DNA产生大量的条形码DNA链（图3.1）。

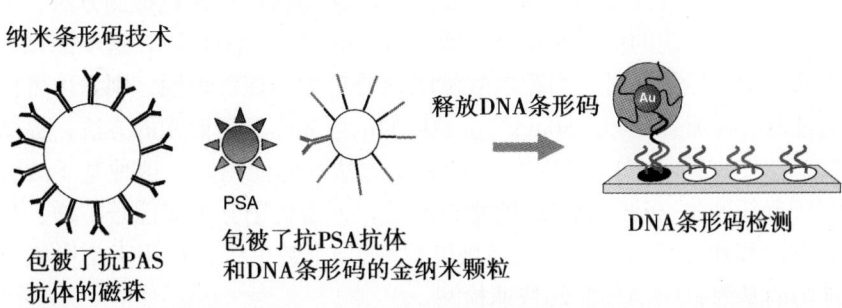

图3.1 生物条形码检测前列腺特异性抗原（本图的复制经由Nanosphere Inc 许可）

建立在纳米颗粒基础上的生物条形码检测技术，被用在脑脊液（CSF）中测量淀粉样多肽（Aβ）生成的弥散性配基（ADDLs）的浓度，作为阿尔兹海默病的一种生物标志物（Georganopoulou 等，2005）。商业化的ELISAs仅能在生物标识分子高度富集的脑组织中检测ADDLs。由于脑脊液中ADDLs的浓度太低，在脑脊液中对ADDLs的研究一直不可行。而生物条形码扩增技术比ELISA方法灵敏一百万倍，可以在脑脊液中检测浓度非常低的ADDLs。基于阿尔兹海默病可溶性生物标志分子，纳米条形码技术向诊断工具的研发迈进了一步，最终目标是能够检测和证实血液中的生物标志分子。

使用Verigene ID系统（美国Nanosphere 公司产品），可以使用平床扫描仪建立的技术对条形码定量，提供的结果就像家用早孕测试纸条一样清楚。生物条形码系统对蛋白质检测尤为敏感。在30amol/L浓度时，它比ELISA方法灵敏5个数量级，峰值灵敏度达到3pmol/L。该系统对于多元化应用有巨大的潜力。通过将不同的金颗粒标记上不同的条形码序列，从理论上讲，它可以同时测试415个不同的被分析物。然而，抗体的基本问题，如交叉反应性、非特异性结合、批与批之间的差异却仍然存在。抗体可以变形、解离，或吸附于错误的被分析物。可检测基因变异Verigene® 华法林代谢核酸测试技术，对华法林代谢具有灵敏度很高的检测能力，该技术已经得到FDA的批准。

用于DNA分析的单分子条形码系统

分子吸持提供了排列DNA大分子的新途径，使获取序列信息的单分子策略可行。如果在发展的早期阶段，初期系统的元件可以整合在一起，该系统可以迅速发展成为能够进行基因组分析的平台。要克服纳米级设施对于制造、上样、生物化学标记和检测的严格实验需求，需要整合策略。在控制缓冲条件以改变DNA的刚性时，具有微米级和纳米级特征的一次性整合装置，可以延伸DNA分子（Jo 等，2007）。描述该延伸技术的分析计算已报道。在上述的纳米微流装置内，通过FRET成像标记延长分子的特异序列（条形码）的补充酶标策略已发展出来。综合起来，这些发展使得用于基因组分析的可放大的分子吸附方法成为可行。

基于纳米颗粒的DNA比色检测方法

目前，核酸诊断主要使用复杂而昂贵的酶标或信号扩增的荧光检测方法。许多临床诊断需要可用于筛选的、更简单和便宜的诊断方法。Nanosphere公司的科学家们利用金纳米颗粒的距离依赖性光化学特性，开发了"打点-识别"的比色检测方法，用于鉴定核酸序列，不再需要传统的信号或靶点扩增（Storhoff 等，2004）。在这个测试中，溶液被点在发光的玻璃波导管上时，当靶核酸被DNA修饰的金探针识别，则发生可检测的颜色变化。通过发展检测直径40～50nm的金颗粒的散射光而非反射光的方法，提高了点测试的灵敏度。与使探针-靶分子均质结合的杂交方法共同使用时，这种基于散射光的方法可以检测仄普托摩尔（zeptomole）的靶核酸量，不需要靶分子或信号扩增。与以前报道的光吸收方法相比，该方法将检测灵敏度提高了4个数量级，被用于耐甲氧西林的金黄色葡萄球菌的基因组DNA样品的快速检测。

Nanosphere公司在2003年开发了它自己的Verigene™平台，它是一种研究级的光学检测系统。该设备随后自动化，实现处理的一步化，整合系统包括样品制备（对于血液）、微流控和检测技术，使用简单的一次性元件。三期系统专为通常不使用诊断系统的医学专业人员设计。

纳米颗粒装置与DNA三螺旋的相互作用可用于比色筛选三倍的DNA结合分子，同时根据溶解温度，决定它们的相对结合力（Han等，2006）。只有当来源于不同颗粒的两条链和自由的第三条DNA链形成DNA三螺旋时，纳米颗粒才组装。此外，三螺旋结构在室温不稳定，只有在稳定三螺旋的三螺旋DNA结合分子存在时才能形成。导致纳米颗粒组装的融化转变（melting transition）非常急剧，比没有纳米颗粒的类似三螺旋结构的T_m值高很多。一旦纳米颗粒组装，就伴随红、蓝颜色的变化。组装程序和颜色变化在双链DNA结合体存在时不发生，因此，与标准方法相比，提供了更好的筛选三螺旋DNA结合分子的技术。

用金纳米颗粒探针进行SNP基因分型

Nanosphere公司的ClearRead™纳米颗粒技术，不需要对靶分子进行扩增，可以用基于微阵列的方法对人类总基因组DNA中的多种SNP基因进行分型（Bao等，2005）。这种直接的SNP基因分型不需要酶，依赖于金纳米颗粒探针的高灵敏度。ClearRead™技术将目标DNA的SNP片段夹于两个寡核苷酸序列中，极大地提高了检测的特异性和灵敏度。一个片段可以鉴定DNA中的任意突变；高度灵敏的金纳米颗粒探针准确地产生强信号，显示特异的靶SNP的存在。使用引发超凝聚失调症（hypercoagulation disorder）的三种基因的所有可能形式的非扩增DNA样品，证实了该技术的原理、重复性、稳健性，以及简单和快速的特点。

基于纳米颗粒的上转换发光技术

上转换发光技术（Up-Converting Phosphor Technology，UPT™）是OraSure技术公司的一种检测平台技术，可以用于不同物质，如抗原、蛋白质和DNA的小量样品。UPT颗粒是含有稀土金属的小陶瓷纳米球，比现用的荧光技术敏感1 000倍。使用OraSure公司的颗粒检测系统，提供了更强的信号，提高了诊断系统的灵敏度。UPT在DNA测试中有广泛的潜在应用，包括药物发现、SNP分析和测试传染病。使用简单、廉价、无需扩增的杂交诊断和超灵敏的UPT指示器，有可能检测非扩增DNA样品中的靶核酸（Zuiderwijk等，2003）。使用UPT不需要靶扩增，使得遗传测试与定点照护环境更接近。对肺炎链球菌的检测只需要1ng的DNA，显示了其在传染病诊断领域的潜在应用前景。

表面增强共振拉曼光谱

表面增强共振拉曼光谱（SERRS）在一个纳米尺寸的聚合物珠上融入不同组分，在分子和免疫诊断上有广泛用途。在实验中可选择对银增强的表面有强亲和力和具有良好光谱分辨率的化合物，特别是有机荧光染料，因其具有强大的激发特性。早期使用4种染料，目前正在发展的有数十到数百种独特的标记物。所选染料的激发峰与金属等离子体振子的频率重叠，使信号强度得以共振放大。

珠子的核心是拉曼活性底物，物理学特性确定的胶体银为其提供了表面增强的底物，与染料或者用于特异珠编码的染料结合。对环绕染料-胶体聚集物的不同参数的控制，允许根据需要调节SERRS的应答。

为了保护SERRS活性复合物免于降解，聚集物包裹在聚合物内，该过程将多组的染料-胶体颗粒结合至同样的珠子内。使得高灵敏的珠子，其应答超过了增强表面上的染料分子。

聚合物表面用聚合物壳进一步处理，允许多种生物相关分子（如抗体、抗原、核酸等）通过标准的生物偶联技术进行吸附。

Oxonica公司和Avalon仪器公司（位于美国马里兰州波士顿市）紧密合作，使用SERRS珠的构造发展了RamanSpec平板读取器。目前的研发集中于对96孔板样品进行的多相测试，其他设计还包括更大容量（384孔）的高通量筛选，以及用于DNA和蛋白质组分析的微阵列阅读。

胶体银纳米颗粒的拉曼信号增强被用于研究酿酒酵母细胞色素C的单分子拉曼光谱（Delfino等，2005）。研究以溶液中的蛋白质和固定在载玻片上的蛋白质为对象，使用低激发强度的准谐振激光作为激发光源。以上两种情形，在不同时间取得的光谱，在波谱和特异的线密度方面存在短暂的剧烈漂移，尽管如此，将几个单独的光谱平均，也可再现大量酵母细胞色素C的主要拉曼特征。对溶液的光密度漂移的分析揭示，一些特定拉曼线的多模式分布与单分子规律一致。在其他结果中，对固定样品光谱的统计分析显示了相对于金属表面包含有血红素重定向的动态过程。

发射近红外（NIR）的聚合体

来自美国宾夕法尼亚大学和明尼苏达大学的化学家、生物工程师和医学研究人员，将叫做卟啉的荧光物质置于一种类似细胞的载运聚合体表面，对啮齿动物肿瘤进行成像（Ghoroghchian等，2005）。通过两亲性双组共聚物协同自组装和多聚卟啉NIR荧光团（NIRFs）的偶联，产生了直径50 nm到50 μm的发射NIR的激发聚合体（NIR-emissive polymersome）。与天然的包含磷脂的载体相比，该聚合体具有独特的结合能力，并可将大量疏水NIRFs均匀分散在薄片多层膜内。在这些彼此分隔的单元中，长的聚合体链调节荧光团间的空间分离，以及荧光团定位的电环境。建立在卟啉基础上的NIRFs在聚合体基质中显现光物理特性，类似于有机溶剂中的高发射偶极力荧光团的特性。而且，整个集合产生的总荧光形成强度足够的定位光信号，穿透活体动物的高密肿瘤组织。大量的发射NIR的聚合体确定了一个软材料平台，促进深层组织荧光成像，用于体内诊断和药物输送应用。

纳米生物技术检测蛋白质

蛋白质检测是分子诊断的一个重要组成部分。使用蛋白质纳米生物芯片和纳米条形码检测蛋白质已在前文描述。其他方法简介如下。

蛋白质的近端延伸适体诊断

多价环形的适体（aptamer）是通过将适体识别功能与作为纳米级框架的DNA合并形成。适体作为蛋白质结合域可用于诊断，其易开发、具有良好的热稳定性和低成本的特点，使它成为蛋白质诊断的理想元件。适体与叫做"近端延伸"的高灵敏蛋白质检测方法相容（Di Giusto等，2005）。环形的DNA结构可以使多功能元件结合成一个单分子：适体识别靶点、核酸特异性杂交、滚环扩增。这些特性的成功联合应用，体现在对凝血素分子的分析；用该诊断技术，检测下限比两个适体-凝血素作用的解离常数低了近3个数量级。实时信号扩增、在恒温条件下的检测、特异性和灵敏度，显示了其在进一步发展个性化用药所需的蛋白质诊断技术方面的潜在应用。

纳米生物传感器

纳米生物传感器是用纳米物质，利用新的尺寸依赖特性，检测气体、化学物质、生物分子、电场、光、热，或其他目标。纳米材料是极为灵敏的化学和生物传感器（Jain，2003b）。

传感器可以通过电子控制，对单分子结合产生应答。原型传感器被用于检测核酸、蛋白质和离子。这些传感器可以在液相或气相工作，提供了广泛的下游应用前景。检测方案使用便宜的低压测量系统，直接检测结合事件，因此，不需要昂贵、复杂和耗时的化学标记，如使用荧光染料或者笨重而昂贵的光学检测系统。所以，这些传感器生产成本低，易携带。在这些检测器的基础上，甚至可能发展可植入的检测和监测设施。

可以融入生物传感的一些技术在前文已叙述。其中的一个例子是纳米孔技术，它可以构成纳米传感器的基础。一些生物传感器设施见下文。

悬臂梁作为传感器用于分子诊断学

悬臂梁与AFM用于筛选具有特殊遗传序列的生物样品的小梁类似。每个悬臂梁的表面覆盖着DNA，可以与互补的特定靶序列结合。当样品暴露于光束，表面压力使悬臂梁弯曲约10 nm，表明悬臂梁发现并结合样品中的靶序列，这被认为是生物传感。

悬臂梁技术是现有的DNA和蛋白质微阵列方法的补充和扩展，因为纳米器件检测不需要标记、光学激发或外部探针，并且快速、特异、灵敏和便于携带。纳米器件应答对液体中ODNs的浓度敏感，因此，可以决定有多少生物分子存在且具有活性。原则上，悬臂梁阵列可以对mRNA的基因表达水平、蛋白质之间以及药物-靶点之间的相互作用、其他分子识别等实体空间因子起重要作用的事件定量。它可以检测基因组内的单个基因。而且，更薄的悬臂梁将进一步提高分子灵敏度，肿瘤与微流通道的整合将大幅减少所需样品量。与SPR相反，悬臂梁不限于金属膜，可以使用其他材料，如聚合体。除了测量表面压力，在动态模式操作悬臂梁将提供质量改变的信息，现有的研究将决定这个方法的灵敏度。目前，用组合的耐压输出读出装置，有可能同时监测1 000个以上的悬臂梁，从原则上讲，可进行高通量纳米机械基因组分析，也可用于蛋白质组学、生物诊断学和组合药物发现。

阵列中的悬臂梁可以用于检测生物分子功能化。瑞士苏黎世IBM公司的研究人员报道，通过表面压力变化，可将DNA杂交和受体-配基结合的信号形成对显微制造的悬臂梁的纳米器件应答（Fritz 等，2000）。悬臂梁的不同偏转可用于提供真实的识别信号，尽管存在大量单个悬臂梁产生的非特异应答。互补ODNs的杂交显示，可以清楚地测出两个12体ODNs之间的单一碱基错配。蛋白质A-免疫球蛋白间相互作用的类似实验说明，纳米器件传导在检测生物分子识别方面有广泛应用。悬臂梁微阵列在数分钟内，可同时检测多种非标记的纳摩尔（nanomolar）浓度的生物分子（McKendry 等，2002）。

使用微米微悬臂梁的特殊装置，可以检测PSA。PSA抗体附着于微悬臂梁表面，用于检测含有PSA的样品。当PSA与抗体结合，微悬臂梁的表面压力变化，造成足够的弯曲，可以被激光束检测到。该系统可以在其他蛋白质存在的背景下，用于临床检测PSA的浓度。与其他诊断测试方法相比，该技术更简单、性价比更高，因为它不需要标记，可以在单一反应中进行。它不容易产生假阳性，通常假阳性是由于其他蛋白非特异结合于微悬臂梁造成。

在蛋白质组学中的潜在应用是使用含有许多悬臂梁的设施，每一个悬臂梁覆盖有一种特异的抗体，用于快速而准确地检测样品中疾病相关蛋白质的存在。其中的一个应用是检测心肌梗死的生物标记分子，如在定点照护（POC）时监测肌酸激酶。其他应用还包括通过呼吸分析检测疾病因素，如分析丙酮和二甲基胺的存在。改变硅氮悬臂梁的表面应力，原位检测少量的肠道沙门菌（Weeks 等，2003）。SEMs显示，检测仅需要吸附不足25个细菌。

检测微生物的纳米悬臂梁

普度大学的研究人员发现，纳米悬臂梁的行为对于设计新型的微细传感器，检测病毒、细菌和其他病原是关键技术（Gupta 等，2006）。包被抗体的悬臂梁检测某种病毒时，根据悬臂梁的尺寸，吸附不同密度或数量的抗体。使该设备浸入含有抗体的液体，让蛋白质黏附于悬臂梁表面。不同于单纯吸附更多抗体，更长的悬臂梁含有密度更大的抗体，在接近于悬臂梁的游离末端时密度更高。如果设备有与蛋白质层类似的纳米范围的厚度（~20nm），抗体附着后，悬臂梁震动更快。而且，蛋白质覆盖的纳米悬臂梁越长，震动越快，这可以解释为随着长度增加，抗体密度在增加。

悬臂梁的震动频率可以用激光多普勒震动仪测量，检测悬臂梁震动时的速度。这项工作对微米级和纳米级的生物传感器的设计将有广泛的影响，特别是对生物捕获分子赋予功能的生物纳米电子机械传感器的特点进行预测时。纳米悬臂梁可以用于发展未来的检测仪，当有污染物附着于其上时，以不同的频率震动，揭示了危险物质的存在。因为纳米悬臂梁的尺寸小，它比大设施更灵敏，保证了发展更先进的传感器以检测微量污染物，提供危险病原存在的早期警示。

悬臂梁技术用于分子识别的优点

相对于传统的分子诊断方法，悬臂梁技术有以下优点：

- 不必使用PCR技术

- 对DNA的检测灵敏度高，不需要标记
- 应用于蛋白质组学，可以检测多种蛋白质，直接观察疾病如心血管疾病相关的蛋白质
- 可以结合基因组和蛋白质组诊断技术
- 与硅技术兼容
- 可以与微流控设备结合

直接检测活跃基因的悬臂梁

瑞士纳米科学研究所研究适应性国家中心（National Center of Competence in Research）的研究人员，与罗氏（Roche）公司的科学家们合作，研发出了一种新型方法，快速而灵敏地检测疾病及治疗的相关基因（Zhang 等，2006a）。新方法通过测量代表蛋白质合成中间步骤的基因转录，检测活跃的基因。短的互补核酸片段（传感器）附着于450 nm厚的硅悬臂梁，灵敏度极高。靶基因转录子与悬臂梁上匹配的相应部分结合，产生光学可测的机械弯曲。

基因1-8U的表达差异，是癌症发展或病毒感染的一个潜在标志物，可以在复杂的背景中观察到。测量在皮摩尔（picomolar）水平进行，几分钟内提供结果，不需要扩增，对碱基错配敏感。将经过适当包被的悬臂梁像梳子齿一样顺序排列，甚至可以平行测量不同的基因转录子。新方法与现有的分子诊断技术如基因芯片和实时PCR互补。它可以作为实时传感器，连续监测不同的临床参数，或检测需要迅速诊断的快速复制的病原体。这些发现证实该技术作为一种合格的快速方法，用于检测可揭示疾病风险、疾病进展或治疗反应的生物标志物。悬臂梁阵列有希望成为一种工具，用于评价个性化诊断和治疗效果。

用于诊断的便携纳米悬臂梁系统

生物手指（BioFinger）是一种便携的纳米检测工具，由欧共体资助研究，作为一种廉价而快速的方法，用于疾病如癌症的诊断。生物手指项目由欧洲委员会信息协会技术中心资助。该仪器使用纳米和微米悬臂梁，检测和分析溶液中的分子。在爱尔兰的Cork大学医院测试时，该系统被用于检测与前列腺癌相关的蛋白质，同时，可检测单分子的纳米悬臂梁被用于测试血液样品中的白介素6，一种与炎症相关的蛋白质。生物手指技术与悬臂梁在一次性的生物芯片上联合应用，检测不同物质。该分析可以在任何地方、任意时间进行，只需要15~20分钟。该系统比传统的诊断技术便宜很多，预计每张一次性芯片花费约8欧元（10美元）。它非常通用，可检测任何疾病，也可用于怀孕测试，甚至检测血型。在医学领域之外，它可以用于分析化学物质，检测食物中的细菌，或测试水污染。目前正处于最后发展阶段的新系统，正在进行现场测试，预计在2~3年内会走向市场。

碳纳米管生物传感器

多年以来，研究人员尝试用碳纳米管检测从小气体分子到大生物分子的化学物质。

碳管的小尺寸和独特的电特性,使它特别适合于检测环境中的微小变化。一种新型的使用单壁纳米管(SWNTs)的光学纳米传感器,可随着特定生物分子的吸收调节它们的激发(Barone 等,2005)。它使用两种不同的信号传导机制:荧光淬灭和电转移。发展至今的基于碳纳米管的化学传感器,在特定的分子存在时产生电信号。其基本设计可以广泛应用于疾病相关的基因和蛋白质的检测分析。

为了测试将传感器植入体内的可行性,氧化酶和氰铁酸盐包被的纳米管被置于1cm长、200μm厚的密封玻璃管中。玻璃管上布满孔,可以让葡萄糖进入,同时可以将纳米管保持在内。然后将玻璃管植入人类皮肤样品,用近红外光激发传感器进行荧光检测。

包被ssDNA的碳纳米管传感器和电子输出读入装置

作为化学识别位点的一种新型纳米级化学传感器,和作为电子输出读入装置的单壁纳米管FETs,均建立在ssDNA基础之上(Staii 等,2005)。包被有ssDNA的纳米级SWNT-FETs,对不引起裸机电导变化的气味产生应激。ssDNA/SWNT-FETs对不同气体应激的表现和量值,可以选择ssDNA的序列加以调整。ssDNA/SWNT-FETs传感器检测不同的气味,在数秒内快速应激和恢复。纳米传感器阵列可以检测1ppm(10^{-6})级的分子。传感器表面自动再生,对样品保持稳定的应激,在至少50个气体暴露周期中不需要更新传感器。纳米传感器可以检测空气或液体中的分子。这种引人注目的特点,使ssDNA修饰的纳米管传感器可以用做电子鼻和电子舌,应用于国土安全和疾病诊断。

包被DNA的碳纳米管传感器及其光学应用

包被DNA的单壁纳米管可以置于活细胞中,用近红外光检测痕量的有害污染(Heller等,2006)。将dsDNA缠绕在单壁纳米管的表面,就像将电线缠绕在铅笔上,形成传感器。由其骨架携带的负电荷决定,DNA以一定形态,开始缠绕纳米管。被吸附生物分子的微小重排,可以用这种碳纳米管直接检测。新检测系统的核心是DNA二级结构从天然的右手B构型转为左手Z构型。驱使DNA这两种构型前后变化的热动力学,调节碳纳米管的电子结构和光学激发。当DNA暴露于特定原子的离子,如钙或汞,负电荷被中和,DNA以类似方式从B构型变成天然的Z构型。这减少了DNA的覆盖面积,干扰了电结构,并将纳米管的天然近红外荧光转换为低能荧光。激发能的变化显示了与DNA结合离子的多少。去除离子将使激发能变为原始值,DNA恢复起始形式,整个过程可逆,可以再利用。这种测量技术的灵活性体现在可以检测全血、不透明溶液和活的哺乳动物细胞以及组织中低浓度的汞,在以上样品中光学传感通常效率低或无效。因为信号在近红外范围内,这种性质仅为少数物质拥有,不会受到聚合体和活组织自发荧光的影响。纳米管表面作为传感器,检测DNA在靶离子存在时形态的变化。这个发现为新型的光学传感器和生物标识分子打开了大门,探索活体中纳米颗粒的独特性质。

基于FRET的DNA纳米传感器

快速而高灵敏地检测DNA对诊断遗传疾病非常关键。传统方法为了改善检测灵敏度,常依赖于繁重的、半定量的靶DNA扩增。此外,大多数的DNA检测系统,如微阵列,除了需要对靶分子扩增,还需要将未杂交的DNA链及与固相底物杂交的链分离,使得溶液表面的结合动力学更复杂。超灵敏的纳米传感器建立于FRET的基础上，不需对样品DNA进行分离就能够检测低浓度的DNA。该系统将量子点与DNA探针相连，捕获靶DNA分子（Zhang 等，2005b）。靶分子链结合于染料标记的报道链，构成FRET的供体-受体集合。量子点还有浓缩剂功能，将几个靶分子限制在一个纳米域，扩增靶分子信号。未结合的纳米传感器产生接近背景的荧光信号，一旦与少量的靶DNA（约50个拷贝或更少）结合，则生成非常明显的FRET信号。建立在纳米传感器基础上的寡聚核苷酸连接诊断法，被成功地用于检测临床样品中一些卵巢肿瘤的点突变。

离子通道开关的生物传感器技术

离子通道转换（ICS^{TM}）技术由澳大利亚Ambri公司开发，是一种新型的生物传感器技术，建立在合成的自组装膜基础上。膜的行为类似于生物开关，能够检测到特定分子的存在，并产生电流，传递这些分子存在的信号（Cornell，2002）。与靶分子结合后，它能够检测离子流的变化，产生结果比使用现有技术更快捷。Ambri公司的ICS^{TM}生物传感器是最早的真正意义的纳米生物传感器之一，是SensiDx^{TM}系统的基础，用于医院中严格照料环境下的POC测试。通过准确、定量地传递测试结果，立即生成时间表，SensiDx^{TM}系统可以帮助减少急诊时间，从数小时降至几分钟。它对于临床决策和治疗花费有积极影响。

电子纳米生物传感器

美国联合纳米技术公司的Biodetect系统的工作原理，是电子检测在微芯片上与传感器结合的靶DNA分子。靶分子在两条分开的电线间构成桥梁。为了产生强的清除信号，结合的靶分子经过化学处理形成导电的DNA线，这些DNA线像开关一样打开传感器。每个芯片包含多个传感器，可以用针对源于同一个或不同机体的不同靶DNA分子的捕获探针进行个别描述。每个传感器有数百个掌状的线，彼此分开。用适宜的DNA Lithography^{TM}程序将捕获探针结合于芯片上的传感器。目前每个传感器上有数十亿个捕获探针，极大地提高了灵敏度。为了形成可检测的DNA线，靶DNA分子首先在传感器线间形成DNA桥。使用荧光成像技术观察到了形成的DNA桥。检测的最后的步骤是金属化DNA桥，形成DNA线。已发展了不同的金属化学法，使金属化的DNA桥的背景非常低。金属化后，通过测量阻力或传感器的其他电特性检测桥。可以用电镜看到DNA线。该便携系统被用于快速检测微生物。使用纳米级电子构件，该技术可以用于位点特异的药物输送和高分辨成像。

对信号打开的电子DNA生物传感器已有描述，无需标记，可达到亚皮摩尔（subpicomolar）检测下限（Xiao 等，2006）。传感器使用了目标引导的链替换机制，包括一个5′端附着于金电极的捕获探针，一个在5′和3′端与捕获探针互补的5′亚甲蓝修饰的信号探针。目标不存在时，信号探针和捕获探针间的杂交减少了亚甲蓝和电极面的接触，限制了还原电流。靶分子杂交置换了信号探针的5′末端，产生短的、弹性的ssDNA元件，以及接近7倍的还原电流的增加。观察到的信号增加达到400fmol/L的检测界限，属于已报道的最好的一步电子DNA检测法。不仅如此，因为传感器的制造非常直观,该方法可以替代目前非常笨重的、飞摩尔(femtomolar)水平的电化学诊断方法。

电容器是电循环中的关键元件,纳米电容器是纳米级别的具有电子间隔的电容器。使用ssDNA探针时,与靶分子杂交产生可测量的电容变化。用于阵列时,纳米电容器不需要标记,可以同时检测核酸(Fortina等,2005)。

电化学纳米生物传感器

电化学生物传感器是美国GeneFluidcs公司将微流技术与纳米技术相结合,发展出的有16个传感器的阵列,每个传感器含有3个单层的金电极:工作电极、参照电极和附属电极。每个工作电极上有来自捕获探针文库的探针,特异识别临床相关的细菌性泌尿系统病原。文库的探针针对大肠埃希菌、奇异变形杆菌、假单胞菌、肠球菌、克雷伯菌等。来自一步裂解法得到的细菌16S rRNA靶分子,与传感器表面生物素修饰的探针杂交,或者与第二个荧光素修饰的检测探针杂交。辣根过氧化物酶(HRP)偶联的抗荧光抗体与检测探针结合,检测探针靶分子的杂交体。对被分析的HRP反应的电流的测量,在工作电极和参照电极间固定的200mV电压下获得。从样本处理开始,在45分钟内,对少至2 600个来自于培养的、接种尿样和临床尿样中的致病细菌,取得种群特异性的检测结果。在可行性研究中,使用单盲的临床尿样,传感器阵列直接检测革兰阴性菌的灵敏度达到百分之百,不需要核酸的纯化或扩增(Liao等,2006)。使用种群特异性探针,对革兰阴性菌的鉴定准确度达到98%。与微流控基础上的样品制备模式结合后,整合系统可以作为POC设施,快速诊断尿道感染。

石英纳米天平生物传感器

含有ssDNA的薄膜沉积于石英振荡器,形成能够感受与固定序列杂交的cDNA序列存在的设备。DNA与脂族胺形成复合物后,在小角度X线散射光下显示为单链形式的单层。然后使用石英纳米天平监测与cDNA探针特异杂交导致的质量的相应增加。高灵敏度的石英晶体纳米天平可以探测样品中被研究的特定基因或序列。

病毒纳米传感器

病毒颗粒从本质上讲是生物纳米颗粒。美国麻省总医院的科学家们使用单纯疱疹病毒(HSV)和腺病毒引发磁纳米颗粒组装,作为纳米传感器用于临床相关的病毒检测(Perez等,2003)。纳米珠有超顺磁铁氧核心,表面覆盖葡聚糖。结合抗病毒抗体的蛋白质G作为伴侣附着。使用双功能的连接子,将抗HSV抗体直接偶联于纳米珠,避免介质成分和蛋白质G之间的非特异相互作用。通过使用磁场,科学家们可以在10 mL血清样品中检测到少至5个病毒粒子。该系统比ELISA方法更灵敏,比PCR检测方法更便宜、快速、人为现象更少。一旦特异结合,这些纳米传感器使相邻水分子发生自旋-自旋弛豫时间的变化,可以用NMR/MRI技术检测特异的mRNA、蛋白质和酶活力(Perez等,2004)。

PEBBLE纳米传感器

美国密歇根大学的科学家们正在开发生物定位植入的探针包埋纳米传感器（Probes Encapsulated by Biological Localized Embedding，PEBBLE），它包含的传感器分子，是用微乳剂聚合法产生的包于化学惰性基质、介于20～200nm的球状传感器（Sumner等，2002）。这些传感器能够对铁和其他分子进行实时的分子间和分子内成像，对蛋白质干扰不敏感。PEBBLE也可以用于癌症的早期诊断。

PEBBLE纳米传感器可逆性非常好，对过滤和光漂白稳定，应激时间非常短，蛋白质没有干扰。在人血浆中，它们显示了非常强的氧感受能力，光散射和自发荧光的影响极小（Cao等，2004）。作为癌症诊断和治疗的工具，PEBBLE得到了进一步发展。

微针镶嵌的生物传感器

以色列NanoPass技术公司的NanoSense是一种基于MicroPyramid^{TM}技术的芯片，与生物传感器整合，用于充血性心衰和肾衰的纳升（nanoliter）级离子诊断。该技术将与微针技术结合，提供可靠、便宜和易于操作的透皮设备，用于在POC环境下的离子诊断。该工作正在与荷兰Twente大学MESA（Micro Electronics，Materials Engeering，Sensors and Actuators）实验室合作。

光学生物传感器

目前市场上的许多生物传感器依赖于激光的光学特性，对发生在特别制作表面或生物芯片上的生物分子的结合进行检测和定量。作为一种复合的生物传感器，它建立在光晶体管与电路结合的基础上，用于医学检测、DNA诊断和基因定位。该生物芯片有传感器、扩增器、辨别器和逻辑系统。将光激发二极管整合在设备中也是可能的。在荧光标记DNA探针微阵列和杂交实验中，用结合在尼龙膜底物上的HIV-1序列特异性的DNA探针进行测定，展示了这种DNA生物芯片的用途和潜力。光学生物芯片的一系列变体，除了提供不同类型的传感器表面之外，还提供了样品应用和检测的不同方法。SPR技术是该技术最广为人知的例子。

激光纳米传感器

在一个激光纳米传感器中，激光进入纤维，在纤维顶端瞬间产生的磁场被用于激发与抗体分子结合的靶分子。使用光度测量系统检测源于被分析分子，或被分析分子-生物受体反应的光学信号（Vo-Dinh，2005）。激光纳米传感器可以用于单个活细胞内蛋白质和生物标记分子的体内分析。

罗切斯特大学的物理学家们装配了简单的激光系统用于检测纳米颗粒。他们将激光束一分为二，一半送至样品。当光击到小颗粒，散射回来，与保留的半边激光束结合，产生可检测的干扰模式，仅当颗粒存在时可以检测到。这个激光方法在其他方法无效时仍然有效，因为它依赖于光振幅，而不是光密度。光振幅是密度的平方根，因此，当颗粒变小时，振幅的衰减少于密度的衰减。可以检测到直径小至7 nm的单一颗粒。

荷兰Twente大学的研究人员发展了一种超灵敏的传感器，可以用于手提设施，检测不同的病毒，以及在数分钟内测量它们的浓度。它仅需要来源于唾液、血液，或其他体液的少量样本。该设备使用含通道的硅底物，用以指导激光。光在一侧进入底物，被分成4束平行光。当这些光束在另一端出现时，发生扩散并彼此覆盖，产生亮带和暗带构成的被干扰模式并被记录下来。他们正在与荷兰Paradocs集团合作发展商业化的生物传感器。尽管传感器仅能检测HSV病毒，但它可被用于快速筛选医院和急诊室中的人群，控制疾病如急性呼吸道综合征（SARS）和禽流感的暴发。

纳米壳生物传感器

纳米壳可以将化学灵敏度提高近100亿倍，使它们在拉曼散射光下比传统方法有效10 000倍。当分子和材料散射光线时，一小部分光相互作用的方式可允许科学家们决定它们的化学基础。这种称之为拉曼散射的特性，被医学研究人员、药物设计人员、化学家和其他科学家们利用，决定物质是由何种材料构成的。使用拉曼散射光的巨大限制是灵敏度非常低。纳米壳可以提供大而干净的、可重复的增强效果，为新的、完全光学传感的应用打开了大门。美国莱斯大学纳米光子实验室的科学家们发现，纳米壳在增强拉曼分子信号方面非常有效，每个纳米壳可以作为独立的拉曼增强子。这种现象为设计完全的光学纳米级传感器———一种全新的分子水平诊断仪器，创造了机会。从药物分子或关键疾病蛋白到致命化学试剂等任何物质，它可以检测的水平少至几个靶分子。

覆盖纳米壳的金属可捕获经过的光线并聚焦，该特性导致巨大的拉曼增强。另外，可通过改变纳米壳的厚度，调谐与特定波长光的作用。这种可调谐性允许拉曼增强针对特定波长被最适化。单个纳米壳可以极大地提高拉曼效果，为设计使用单纳米壳的生物传感器打开了大门，它可能对尝试探测小结构（如单个分子），或少量检测材料（如一些致命生物或化学试剂分子）的工程师们有用。纳米壳已经被用于癌症诊断、癌症治疗、与阿尔兹海默病相关的蛋白质的测试、药物输送和快速全血免疫诊断等方面。

等离子体和SERS纳米探针

表面等离子体是金属表面自由电子的震荡汇集。这些震荡可以产生等离子体共振、纳米颗粒溶液的增强颜色和非常强烈的散射。建立在等离子体颗粒吸收基础上的生物吸附传感已经被广泛用于生物研究，对它们散射特性的应用相对缺少。等离子体散射可以用于大范围的免疫传感，以及大分子构象研究（Aslan等，2005）。

不同的传感器，如金属纳米结构探针、金属纳米壳和半壳、感受表面增强拉曼散射（SERS）的纳米阵列，在橡树岭国家实验室发展出来。SERS技术可以直接检测化学试剂和生物物种，如孢子、病原体的生物标识分子。基于SERS的DNA探针（SERGen）技术，通过与互补DNA序列的杂交检测靶基因。设计用于光学测量和多阵列成像以及场检测的高级仪器系统已建造。等离子体和SERS纳米探针可以用于生物传感。

新型光学mRNA生物传感器

Philipe Haas博士和瑞士NCCR纳米科学的A. Wild发展了一种新型的mRNA光学生物传感器，用于病原学研究。这个生物传感器的设计见图3.2。序列特异性的分子信标被用作分子开关。生物传感器可检测液体中的单细胞，被用于寻找分子标志物以进行疾病诊断和预测。

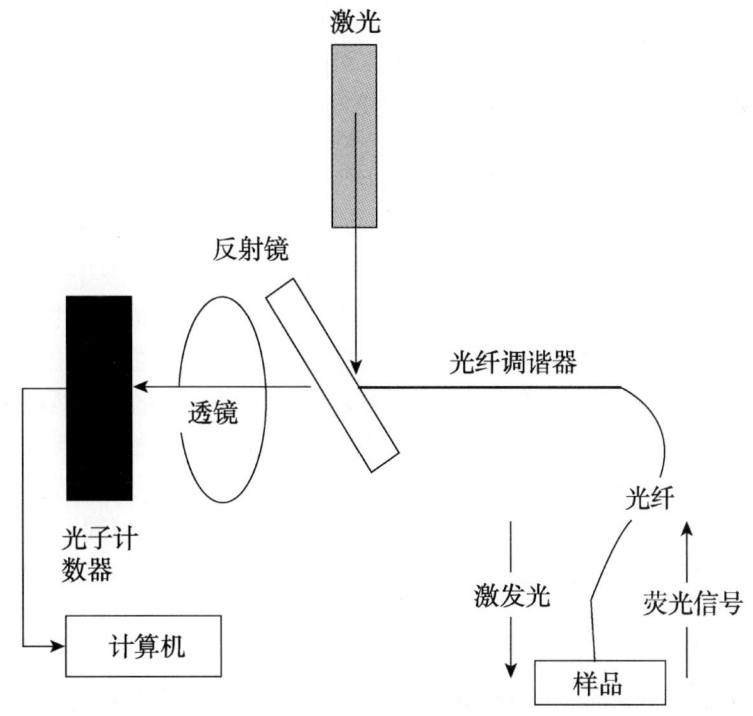

图3.2　新型光学mRNA生物传感器示意图

光电纳米基因生物传感器

目前所用的商业化的生物传感器系统是大型的、面向实验室设计的系统。由西班牙的国家微电子中心（Centro Nacional de Microelectronica，CNM）负责的光电纳米基因（Optonanogen）计划，目的正集中进行将新的微米技术和纳米技术用于DNA阵列制造和分析，发展小规模的、完全整合的生物传感器系统，以获得微型化高灵敏度的生物芯片和研究。系统的一个原型是首先用于检测引发少数妇女乳腺癌的BRCA1基因的突变。最后的系统，可能用于检测任何的遗传异常、与病毒相关的蛋白质、食物中的化学污染和水污染等。最终的系统大小将和人手掌类似，可以在医生的诊所使用，在几分钟内决定病人对某种疾病的遗传倾向。实验室目前需要几小时甚至几天完成的同样分析，通常仅用于检测高风险群体，如有家族乳腺癌历史的妇女。

为了检测遗传基因突变，光电纳米基因系统使用20个包被有核酸的微悬臂梁阵列，它与显示遗传异常的DNA样品接触时发生反应。样品通过微流控头注入设备，由于源于VCSELs的光在悬臂梁反射，光检测阵列可以发现小至0.1～0.5nm的悬臂梁变位。悬臂梁阵列和微流控头花费低，如果用于医学分析可以一次性使用，但在其他应用中也可以再清洁后使用。2005年的测试评估之后，在1～2年内，西班牙CNM下属的Sensia公司可以生产出商业化的系统。

表面等离子体共振技术

表面等离子体共振是光与金属电荷相互作用形成的光电现象。表面等离子体共振的光电基础是光电子携带的能量转移至金属表面的一组电子（等离子体）。在瑞典Uppsala的Biacore系统中，当光线在一定条件下反射，在两个反射率不同介质之间的界面的传导膜产生表面等离子体共振。介质是样品和传感器芯片的玻璃，传导膜是芯片表面的金薄层。表面等离子体共振以特殊的反射角度（SPR角度），引起反射光密度的降低。当样品中的分子与传感器表面结合，浓度以及表面的反射指数发生变化，SPR应答被检测到。将应答与作用过程的时间作图，提供了对反应过程的定量测量。该图被称为传感器图。

美国HTS生物系统公司和应用生物系统集团目前正在开发下一代的基于微阵列的等离子体共振系统，用于帮助研究人员以平行模式鉴定和描绘生物分子的相互作用。应用生物系统公司将表面等离子体共振用于其8500 亲和芯片分析仪（Affinity Chip Analyzer）。该仪器不能与Biocore公司的多样的芯片表面化学相匹配，Biocore提供了9种不同的表面，而应用生物系统只有3种，新系统以其高通量的形式针对药物开发市场。这个系统的主要优点是，可以在完全相同的条件下，测量所有不同配体的结合。在2小时的运行中，在单一芯片上，8500 亲和芯片分析仪可以同时检查多达400个相互作用，测量从微摩尔到皮摩尔的结合常数，可进行动态分析的最小分子的相对质量是8kDa。

需要大量可以特异鉴定低浓度环境物质和生物物质的小型光学传感器。目前，还没有光学传感器在无需扩增技术的条件下，就可以对上述物质在天然浓度下提供类似的鉴定。三角形的银纳米颗粒有显著的光学特性，它们针对纳米环境的增强的灵敏度被用于发展新型的、使用定位的表面等离子体共振光谱的光学传感器（Haes & Duyne，2004）。

表面增强微光子流系统

欧洲项目表面增强微光子流系统（surface-enhanced micro-optical fluidic systems，SEMOFS）的目的是发展生物传感器的新概念：一种整合的、聚合体基础上的卡片型"等离子体增强的SPR"传感器。该卡片将生物活性表面与光学（光源、检测器）和具有生物相容性的多道微流控设备相结合。项目的目标是取得重大突破，因为所有的功能将完全整合在一个聚合体芯片上。终产物将大批量用大生产技术制造。该卡的花费将非常低，可一次性使用，同时提供增强的灵敏度和诊断能力。项目将聚焦于以下内容：

- 增加对生物样品新信息的检测灵敏度和获取能力
- 有助于多通道（进一步增强平行分析的灵敏度）和整合流体线管的聚合体底物的微流控
- 在组织光发射展示/光导/小型光度仪的基础上，整合的光检测概念，实现整合液体和多通道的卡型

- 杂交微型仪化，保证易于掌握和再现，与工业级生产相适应
- 在临床癌症诊断方面的可靠应用和评价

纳米线生物传感器

由于纳米线（nanowire）的表面特性容易改变，它可以从本质上，用任何潜在化学或生物学分子识别集团修饰，使它本身不依赖于被分析物。纳米材料以一种非常灵敏、即时和定量的方式，将其表面的化学结合事件转变成纳米线导性的变化。掺硼的硅纳米线被用于制造高灵敏、即时的电子传感器，用于生物和化学样品。生物素修饰的硅纳米线被用于检测皮摩尔浓度的抗生物素蛋白链菌素（streptavidin）。这些半导体纳米线的小尺寸和可对包罗广泛的化学和生物学样品进行灵敏、无标记的即时检测的能力，可以被用于阵列筛选和体内诊断。

一种新型的合成纳米线的方法首次允许其与微电系统的直接整合，它们作为高灵敏度生物分子检测仪所具有的能力，可能将为生物诊断应用带来革命。耶鲁大学纳米科学和量子工程研究所的多门学科的工程师们，在商业化的硅绝缘体薄片上利用蚀刻技术反复试验，克服了纳米线合成的障碍。这些纳米线结构稳定，作为检测抗体和其他生物重要分子的传感器，显示出前所未有的灵敏度。研究人员认为，纳米线不仅可以检测非常低的浓度（低至每立方厘米1 000个分子），而且没有荧光或同位素检测探针导致的不便和危害。用T淋巴细胞激活作为模型，研究显示了用纳米线检测抗体结合，以及实时感受活细胞免疫应答的能力。在酸液释放至设备的10秒内，纳米线可以记录T细胞的激活。传感器的基础是在机体内反应的生理范围内，检测氢离子或酸度。传统免疫系统细胞的检测，如T细胞或抗体，通常需要数小时。

当生物分子与它们的受体在纳米线上结合，则改变了通过传感器的电流，示意感兴趣物质的存在。这种直接的检测，随着耗时的标记化学而执行，极大地提高了处理速度。纳米线生物传感器被用于高灵敏度检测蛋白质、病毒或DNA。经过设计，它们可用于检测与特定癌症相关的蛋白质复合物，用于诊断以及监测治疗的进程。

纳米线检测遗传缺陷

硅纳米线的表面用肽核酸（PNA）受体修饰，识别CF跨膜受体基因F508位的突变及野生型（Hahm & Lieber, 2004）。当野生型或突变DNA样品顺序导入，电导被测定，存在与PNA-DNA杂交相应的、时间依赖性的电导增加，从而可以对完全互补和错配的DNA样品进行鉴定。浓度依赖性的测定显示，检测可以在至少数十飞摩尔水平下进行。它提供了比现有DNA检测方法更加快速的结果。建立在该纳米线基础上的方法代表直接、无需标记的DNA检测方法向前迈进了一步，它有非常高的灵敏度和很好的选择性，可以为遗传筛选所需的整合、高通量的复合DNA检测提供一条路径。

纳米线生物传感器用于生物武器检测

美国Lawrence Livermore国家实验室的研究人员发展了一种多线的生物传感纳米线系统，检测战争中的生物武器（Tok 等，2006）。它是由不同金属，包括金、银和镍的

亚微米层构成，检测从炭疽、天花、蓖麻毒素到肉毒毒素等的不同病原体。特异病原体的抗体附着于纳米线，产生小的、可靠的、灵敏的检测系统。该系统也可以在传染病暴发时使用。

小结和展望

已有的综述显示，用特异表面受体修饰的纳米生物传感器，代表了一种应用强大的纳米技术的诊断、检测平台，用于医学和生命科学（Patolsky等，2006）。这些设备的主要特点是直接检测、无标记、实时电信号转导、超灵敏度、精细选择性、具备大量整合可处理阵列的潜能，这些特点使它们与现用的其他传感器技术具有明显的区别。纳米线生物传感器有独特的能力，对蛋白质、病毒、DNA、酶、结合蛋白的有机小分子等实行多重实时检测。它们除了作为研究工具，在疾病诊断、遗传筛选和药物发现等方面有重要的影响，将促进个性化用药。因为这些纳米线传感器将化学/生物学结合事件转变为电/数字信号，所以有巨大潜力应用于未来纳米电与生物信息处理的复杂系统中。

纳米级可擦除生物检测仪

杜克大学Pratt工程学院的科学家们正在设计纳米级的生物检测仪，该可擦除检测仪用人工弹性蛋白多肽（ELPs）制成，它是溶于水的弹性蛋白的短片段。借助细菌，通过遗传工程技艺制备的ELPs具有有用的特性，可从溶液中析出，形成固体。当温度轻微增加，或溶液发生其他改变，即导致相变。ELP分子可以与其他蛋白质化学相连，因此发生相变时，两个"融合蛋白"一起离开液体。这种方法可以用于在载玻片上产生"可逆的"蛋白质传感器。用微量的表面结合ELPs在载玻片上打点，研究人员发现溶解的融合蛋白一旦离开溶液，将选择性地附着在这些微点上。他们也发现捕获的融合蛋白可以从溶液中拉出其他蛋白质，这些蛋白质可以用化学方法鉴定。最后，他们证实，简单地"倒转相转换"，可以将微点阵列上所有附着蛋白清除。这时，因为盐溶解可使水温升高，研究人员在溶液中加入盐诱导同样的相变，有可能为传感器创造一个平面，进行结合反应、检测信号，然后释放所有材料。用同样的融合蛋白可以重复该过程。使用AFM，通过DPN将纳米量级的材料沉积。因为DPN在金表面工作良好，金表面被织造出来，用以代替载玻片，其上可结合ELP纳米点。他们取得良好成就的主要原因是，金表面被特殊修饰，防止游离的蛋白质结合于实验阵列。杜克大学的团队还通过被称为"原子转移自由基聚合法（atom transfer radical polymerization）"的自组装程序，从金表面诱导甲基异丁烯酸盐分子形成长棒，建造了"未污染的"平台。在同一过程中，PEG分子也被加入，从那些长棒扩展形成茸毛状分支，产生瓶刷样的外形。这样，PEG分支形成保护性屏障，防止不需要的蛋白质从溶液析出，结合于平台上。科学家们正在探索从平面开始一层一层地建立DNA纳米塔的方法。他们描述了怎样用酶末端脱氧核苷转移酶（TdTase）引导短DNA链形成扩展链。那些聚合的链，从硅表面排布的金纳米点垂直生长，装配成塔形结构（Chow等，2005）。该程序在含有酶和DNA构造单元（核苷酸）的溶液中工作，TdTase抓住浮动的核苷酸，将它们拉入延伸的结构中。TdTase催化的表面起始的DNA聚合，是制造纳米级分辨率的复杂生物分子结构的有用工具。

发展纳米生物传感器的问题

新的生物传感器和传感器阵列，是使用新材料、纳米材料和微结构材料（包括新的图案形成方法）形成的。生物传感器成分将使用纳米构成技术。使用纳米管、富勒烯、硅及其衍生物，可以制造纳米尺寸设施。存在的一些挑战如下：

- 发展可以用于生物液体的检测和定量，无需使用临床样品多次校准的实时、非侵入技术
- 发展在单分子水平具有高特异性、高检测灵敏度的生物传感器新技术
- 发展可以在工业环境中成功检测、定量和迅速鉴定混合气体和液体中单一成分的生物传感器阵列

通过掺杂氧化物、聚合体、酶或其他成分，产生系统所需的特异性，发展多重整合的生物传感器系统是值得期待的。带有所有传感器成分的系统，包括软件、波导管、试剂和样品处理装置，是整合传感器的范本。也需要可靠的液体处理系统，处理污染的液体和相对少量的液体，如纳升（nanoliter）到阿升（attoliter）量级的液体，它们必须花费低、可处理、可靠、容易使用。对皮升（picoliter）到阿升体积的传感，在发展感受微反应器时，可能产生新问题，并在小通道中产生新现象。

英国Ulster大学在设计、制造和表征适合于20mA刺激/感受神经束和体内生物传感、包罗广泛的弹性电极-底物系统方面，有丰富的经验。对这种薄膜传感设施的要求，包括底物-金属附着力强、耐用性好、机械稳定、具有可构成能力以及完全的生物相容性。Ulster大学的未来目标是研究适合于薄膜覆盖，以及允许发展体内长效传感器设施的相关表征技术。其中包括机体对薄膜和等离子表面修饰过程的不同形式生物应答的了解，以及薄膜传感材料，如白金、金、铱/铱氧化物、钛和各种的聚合体。细胞和血小板的生长研究将与表面科学研究协同，以发展最适的等离子修饰或沉积基础上的程序。

纳米诊断技术的应用

纳米技术在临床诊断的应用见综述（Jain，2005b）。尽管单个技术的应用在前面章节中已介绍过，一些重要的临床应用在此简要叙述如下。

纳米技术用于分子生物标志物检测

分子生物标志物的特性是作为生理或病理程序的标识，或药物干预的应答，可以客观测量和评价。经典的生物标志物是锻炼后血压和血乳酸盐水平等可测量的变化指标，以及糖尿病病人的血糖等。细胞在DNA、RNA、代谢物或蛋白质水平的任何特异的分子改变，可以被用作分子生物标志物。从应用的观点来看，生物标志物可以特异而灵敏地反应疾病状态，可以被用作诊断以及治疗前后的监测。目前使用分子诊断技术用于检测

不同疾病，如癌症、代谢失调、感染和中枢神经系统疾病的生物标志物。纳米技术提升了生物标志物的检测能力。一些生物标志物也构成了新型的分子诊断的基础。

该领域的一项课题，是将澳大利亚昆士兰大学生物工程和纳米技术研究所和美国西雅图生物医学研究所Fred Hutchinson癌症研究中心的研究成果结合在一起的基础上实施的。项目由昆士兰州政府通过国家和国际研究同盟条约资助200万美元。除了源于同盟条约的资助，项目还将得到参加研究的机构和昆士兰大学下属的Nanomics生物系统公司的支持。

DNA Y交叉点作为荧光骨架被用于EcoR Ⅱ甲基转移酶硫氧还蛋白融合蛋白，在DNA骨架和含有5FdC的预选位点的甲基转移酶之间形成共价连接（Singer & Smith，2006）。形成的硫氧还蛋白引导的纳米设施选择性地结合于一些细胞株。融合蛋白被构建成允许硫氧还蛋白从纳米设施上裂解下来。用凝血酶或肠激酶有效地从纳米装置上去除硫氧还蛋白，通过荧光与结合的特异细胞株区分。该装置的潜在应用包括融合蛋白选择性地引导纳米装置至特定肿瘤细胞系，表明该方法可以用于将细胞表面受体标记为癌症生物标志分子，成为肿瘤分类免疫组化方法的助手。

泛荧光碳纳米颗粒体内示踪治疗细胞

用200 nm的泛荧光碳纳米颗粒标记来源于人脐带血的内皮原始细胞，用于给药后MRI体内检测（Partlow等，2007）。MRI扫描仪可以调谐至纳米颗粒内荧光成分的特定频率，只有含有纳米颗粒的细胞在扫描下可见。这消除了经常干扰医学成像的背景信号。不仅如此，缺少干扰意味着可以测量含量非常低的标记分子，通过它们的亮度严格估计其数量。有几种泛荧光碳复合物可以利用，不同类型的细胞可以被不同的成分标记、注射，然后用调谐至单一频率的MRI扫描仪分别检测。这一技术相对于其他发展中的细胞标记技术有巨大的优势。实验室测试显示，细胞保留它们的常见表面标识，标记后仍然有功能。标记的细胞迁移并结合进血管，在小鼠体内形成围绕肿瘤的血管。利用源于摄取的纳米颗粒信标的独特特征，研究人员和医生能够直接在治疗中示踪细胞。它们对肿瘤监测和诊断，以及应对心血管难题将会很有用。

监测纳米颗粒标记的植入神经干细胞

使用高分辨率分子成像技术进行非侵入性干细胞监测，对于改善临床神经移植策略非常重要。用磁性纳米颗粒对成长为神经元的人神经干细胞的标记结果显示，它不影响成活、迁移、分化或改变神经电生理特点（Guzman等，2007）。使用MRI，研究者示意移植至新生儿、成人或受伤的啮齿动物大脑的人神经干细胞，可对周围微环境产生应答，导致不同的迁移模式。纳米颗粒标记的人神经干细胞长期存活，以位点特异性方式衍生，与非标记细胞的移植相同。该报道对移植位点对细胞迁移和移植细胞死亡的MRI特点的影响，以及随后的清除也作了描述。迁移模式的知识和非侵袭干细胞的示踪，将改善未来临床神经干细胞移植的设计。

纳米生物技术用于单分子检测

单分子检测纳米生物技术，见表3.2。前文已有描述。

表3.2 纳米生物技术用于单分子检测

近红外显微镜观察生物分子	Erenna™生物诊断系统：数字式单分子检测平台
原子力显微镜	纳米流/纳米阵列设施：检测单分子DNA
扫描探针显微镜	碳纳米管晶体管用于遗传筛选
纳米技术的三维单分子成像	纳米孔技术
近场扫描光学显微镜	便携纳米悬臂梁系统用于诊断
光分辨荧光连续成像显微镜	纳米生物传感器
纳米激光光谱检测单细胞中的癌症	量子点-FRET纳米传感器用于单分子检测
纳米蛋白质组学	
在单分子水平检测蛋白质的表达	
单个蛋白质分子的检测	

来源：Jain PharmaBiotech

蛋白酶激活的量子点探针

将量子点设计成为在酶活力存在时发光，并仅在被特异蛋白酶激活时释放近红外光（Chang等，2005）。特定的蛋白酶表达发生改变是癌症、动脉粥样硬化和许多其他疾病的常见标识。近红外光无害，可以通过皮肤、肌肉和软骨组织，因此，新探针可以在深层机体组织检测癌症和其他疾病，而不需要活组织切片或有创的手术。探针的设计使用了叫做"淬灭"的技术，将金纳米颗粒与量子点连接在一起，抑制发光。由长度仅为几个纳米的多肽序列构成的连接将金颗粒紧密聚在一起，防止量子点产生光。连接肽可以被胶原酶切割。当量子点与金颗粒连在一起，它们的发光被减少超过70%，量子点保持黑暗，直到纳米结构暴露于胶原酶，被酶切割，量子点与金分离，荧光回复稳定。该研究的最终目的是用独特的近红外光特征（signature）将一系列量子点与蛋白质酶连接子配对。该探针对于了解和监测治疗效果非常重要，因为治疗用的蛋白质酶抑制剂类药物种类越来越多。该研究描述的蛋白酶成像探针的重要特点是与量子点的亮度、光稳定性和可调谐性的结合和可激活酶的功能使探针的信噪比提高。

用于即时诊断的纳米技术

即时诊断或病人旁测试是指在医生的诊所或住院病人的病床边进行诊断，或在院外现场进行人群的遗传异常和癌症筛查。即时诊断包括在卫生系统内提供对病人的现场分析检测，然而是在临床实验室之外执行。即时诊断不需要固定的空间，但需要试剂盒和设备，它们或者是手持的或者是可以转移至病人身边进行现场快速测试，甚至病人自己也可以进行测试。除了实验室和急诊室，分子诊断学最重要的应用应该是在现场进行即时诊断。纳米技术将成为另一个结合诊断和治疗的方法。建立在纳米技术基础上的诊断提供了通过纳米颗粒载体，监测药物使用的方法。

用于即时诊断的纳米探针

有许多使用纳米技术的设备在即时诊断中应用。美国西北大学纳米技术研究所的研究人员描述了一种DNA检测的新方法，它使用金纳米颗粒探针和电极微阵列（Park等，2002）。这种方法比目前使用的方法灵敏10倍（假阴性更少），同时选择性高10万倍（假阳性更少）。纳米探针包被有合成的核酸链，与被分析样品中靶序列的一端互补，因此，这种方法可以抓住可能存在的靶序列。另一组核酸与靶序列的另一端互补，附着于两个电极之间。如果样品中存在靶序列，它与两个纳米探针和两个电极之间表面的序列结合，因此，纳米探针就像一群小气球，定位在表面。当它们被银溶液处理，在电极之间产生一个桥和电位。该技术从理论上讲，可以用于检测任何疾病，或有独特基因组指纹的症状。例如，它可以区分不同的抗生素耐受链球菌株、检测癌症细胞、快速鉴定HIV或生物武器如炭疽。一个芯片可以含有电极对，用于一次检测成千的生物靶分子。因为电流要么存在，要么不存在，所以不会有含糊的结果。Nanosphere公司的Verigene™平台将适用于看护点测试的发展。

用于遗传筛选的碳纳米管晶体管

作为DNA固定和杂交的选择性检测器的碳纳米管网络FETs（NTNFETs）已有报道（Star等，2006）。带有固定的合成ODNs的NTNFETs被用于特异识别靶DNA分子，包括*HFE*基因中区分*H63D*的单核苷酸多态性，它引起遗传性的血色素沉着病，是机体组织内产生过多铁聚集的一种疾病。使用荧光标记的ODNs，证实了ssDNA固定和随后的DNA杂交引起的NTNFETs的电应答，并进一步用无标记的DNA在皮摩尔至微摩尔浓度探索。DNA抗衡离子对电应答的强效果已被观察到，提示了使用NTNFET设施检测DNA的带电机制。使用NTNFETs执行的无标记DNA电子检测测试，构成了发展成本低、复杂性低、灵敏度高、准确的分子诊断的重要一步。无标记DNA的电子检测技术，相对于最新的光学技术，有以下几个优点，包括成本、时间和简易性。新设施的灵敏度能够检测到在1ml血液中存在DNA的单一碱基突变。与使用大量劳动力的标记和复杂的光学设备相反，该技术可以让手持的用于遗传筛选的看护点设施走向市场。该设施将由美国的Nanomix公司商业化。

纳米细胞仪

纳米细胞仪是使用"芯片上的孔（pore-on-a-chip）"技术的袖珍设施，它通过使用便宜的一次性盒式贮存器测试一滴血，可快速鉴定疾病。盒式贮存器含有充满人工纳米孔的硅芯片，模仿人细胞过滤系统。纳米细胞计促进了许多学科的交叉工作，从生物学和机械工程，到凝聚态物理和化学工程（Carbonaro等，2006）。该工具可对稀少、孤立的癌症细胞提供早期诊断，有提高白血病、前列腺癌或乳腺癌病人存活率的潜力，特别是对癌症复发的病人。该设施目前正在进行商业开发。

用于战场的纳米诊断

麻省理工学院战士纳米技术研究所（Institute for Soldier Nanotechnologies）的研究人员，在现有小型芯片实验室（lab-on-a-chip）的完全便携化上迈出了重要一步，小型设备在包括战场的任何环境下，可以完成数百个化学实验。这使得进行测试的战士可以更快和更容易地检查是否暴露于生物或化学武器。以前的方法，从机械力流体到微通道或毛细管电渗透，不具备便携性。在一个芯片实验室上，生物液体如血液被泵入10 μm的通道。每个通道有自己的泵，指导液体进入芯片的某个固定区，因此可以测试特异分子的存在。在新系统中，三维直流电渗透泵，小电极在不同的高度产生相对的滑动速度，它们结合在一起，像一条传送带，向一个方向推动液体。模拟预测，流动速率以接近20的因子产生巨大变化，因此，与压力驱动的系统相似的快速流（mm/s），可以用电池的电压获得。

如果怀疑暴露于生物或化学武器，该设施可以自动快速检测小量的血样，无需将大量样本送往实验室，然后等待结果。芯片非常小而且制作便宜，可以设计成一次性使用的，或可植入的。

诊断与治疗相结合的纳米诊断技术

分子诊断学是个性化用药的重要组成成分。通过纳米技术对诊断进行改进，对于个性化用药有正面的影响。纳米技术在即时诊断有潜在的应用优势：如用于家中病床边的自助诊断，以及诊断与治疗的结合。所有这些都促进了个性化用药的发展。

德克萨斯大学医学部的科学家们正在发展结合有巯基适体（thioaptamers）的纳米颗粒，用于生物防御的诊断和治疗。RNA和DNA ODNs可以作为许多蛋白质的适体，如从大型组合化合物文库中选择的体内结合剂。体外酶的组合选择和磁珠基础上的分别合成的化学组合方法，用于鉴定大量不同的传染病靶分子上磷硫酰修饰的寡核苷酸巯基，用于检测、诊断和治疗。重要的是，已经注意到ODNs磷酰基氧的硫化常常导致它们与多种蛋白质的结合增强。单巯基磷酸和二巯基磷酸骨架修饰的巯基适体与参与免疫应答的蛋白质结合，以及与蛋白质组中的其他蛋白质结合。建立在磁珠基础上的磁珠文库的高通量筛选用于选择巯基适体，用以发展巯基适体以及巯基适体-金纳米颗粒的蛋白质组阵列，用以鉴定和定量与生物防御相关的毒素、病毒、蛋白质和蛋白质复合物。而且，用脂质体纳米颗粒输送的巯基适体可以调节免疫应答，在针对病毒如西尼罗病毒和出血热病毒的治疗上有巨大前景。巯基适体R12-2，显示出与HIV-1 RT的特异结合，并抑制完整HIV-1 RT的RNaseH的活力，其对病毒的抑制与AZT相似（Somasunderam 等，2005）。

纳米诊断学结语

很明显，直接分析DNA和蛋白质，相对于传统分子诊断方法，可以显著改善速度、准确度和灵敏度。因为DNA、RNA、蛋白质、功能性的亚细胞骨架和亚细胞器组分都处于纳米级，如果没有纳米生物技术的帮助，单分子分析方法的潜能无法充分实现。纳米技术的进展提供了小的、灵敏的和廉价的纳米制造设施，能够在单细胞中直接观察、操作和分析单个生物分子。这提供了新的机会和有力的工具，用于基因组学、蛋白质组学、分子诊断和高通量筛选。对过去10年发表的应用量子点、金纳米颗粒、悬臂梁和其他纳米技术文章的综述，总结出纳米诊断学有望增加灵敏度、开发复合功能、降低许多诊断应用以及细胞内成像的花费（Azzazy等，2006）。为了完善诊断纳米技术在临床实验室中的应用，并评估与量子点相关的对健康和环境的潜在风险，需要进一步的工作。

已经总结了不同的纳米诊断技术，将改善灵敏度，提升分子诊断的界限。大量的测定DNA单分子序列的纳米设施和纳米系统是可行的。无机纳米结构作为生物标记物在生物学和医学中的大量应用是非常可行的。因为活细胞的受体、孔和其他功能成分属于纳米范畴，通过发展新型的纳米探针，对这些成分的监测和分析成为可能。当特定的纳米级材料作为标签或标记被使用，对被选择物质存在与否及其活力的生物测试将更快、更灵敏、更灵活。纳米颗粒是最通用的用于发展诊断技术的材料。

用现有的传感器阵列平台和与现有的微流控系统适合的形式，纳米材料以更高的密度，装配成大量的平行阵列。目前，量子点技术是最为广泛应用的纳米技术，用于诊断。在最近出现的技术中，悬臂梁是最有希望的。该技术是现有的DNA和蛋白质微阵列的补充和扩展，因为纳米机械检测不需要标记、光激发或外部探针，并且具有快速、特异性高、敏感、便携的特点。它将被用于基因组分析、蛋白质组分析和分子诊断。对于现有的分子诊断技术无法诊断的生物恐怖试剂的检测，纳米传感器有好的前景，其中一些已经开发。

纳米诊断技术的应用前景

在下一个10年，在纳米技术基础上的测量设施，可以快速而廉价地同时测量数千个样品。最常用的临床诊断应用是血蛋白分析。系统循环中的血液反映了健康状况或大多数器官的疾病。因此，血液分子指纹检测将提供对健康和疾病的灵敏的分析。另外一个重要的应用领域是癌症诊断，癌症的分子诊断包括基因绘图，将在2015年之前广泛应用。纳米生物技术将不仅在癌症诊断，也在与治疗相关的诊断上起重要作用。

在不久的将来，纳米诊断将减少等待测试结果的时间。例如，有性传播疾病的病人在抵达门诊或医生诊所时，提供尿样；等到他们见医生时，结果可能已准备好。医生可以迅速开出处方，减少了病人担心的时间，整个过程的花费更少。

诊断学的发展趋势是继续将生物芯片技术缩微化，直至纳米范围。该趋势将从最小的构造群开始，由下而上地建造诊断设施。对纳米机械检测的兴趣和应用，需要长时间的等待。另一个趋势是随着缩微减少了信号强度，将不能使用荧光标记，然而，用纳米颗粒改善荧光已经取得一些进展。

分子电子学和纳米级化学传感器将实现在液体中检测化学物质的显微传感器构建。来自于在血流中被动流动的这种传感器的大量信息，可以实现在大体组织中估计微小的化学物质的特性。在局部受伤或感染时，组织产生和释放的经典化合物入血，用这些诊断装置检测组织对损伤和感染产生反应而释放的化学物质，以此评价它们的性能（Hogg & Kuekes，2006）。结果证实，这些装置可以将单细胞来源的化学物质从体内本底化学物质中区分出来，提供了时间和空间的高分辨率。使用现有的血液分析方法，类似来源的化学物质进入血液后被稀释，在抽取的血液样品中，将难以与体内本底同类化学物质区分。

（秘晓林　译；赵宇亮　张幼怡　审）

第四章 纳米制药

引　言

纳米制药（nanopharmaceuticals）涵盖了药物的开发，生产和体内运输。在后基因组时代，药物的研发过程正在经历彻底的变革。在治疗靶点的识别方面，我们遇到的最新挑战需要高效而且经济的工具来解决。无需标记的检测系统运用蛋白质或者某种配体，在经过特异性作用之后，与物理性质被特定修饰过的特殊材料结合。在已经投入使用的系统中，在适当的成本下，金属纳米颗粒的使用使药物的产量大大增加而且实时监控生物大分子识别的灵活性也大大增强。本章将讨论纳米生物制药的重要组成部分，即运用纳米生物技术实现药物的开发和生产。一些技术将加速治疗靶点的识别，而另一些则加速疾病的治疗。纳米生物技术在药物输送方面的应用是纳米医学的一个重要部分。

纳米生物技术在药物研发方面的应用

当今的药物研发过程在很多方面都需要改进。尽管许多作用位点已经通过基因组计划和蛋白质组计划被发现，但是筛选和确认的效率仍需增强。通过进一步的小型化，纳米科技运用微流体学在极小的空间创造大量组合的能力大大提高，同时也提高了时间的利用效率。这就使得从微流体通路中直接读取信号成为可能，就像一个微电子线路不需要大型仪表一样。这个技术大大提高了高通量药物筛选的能力。应用于药物研发的基础纳米技术已经有介绍（Jain，2005c）。近年来由于具有独特的性质和在药物研发方面的应用潜能，纳米晶体（如量子点）和其他纳米颗粒（如胶体金，磁性纳米颗粒，纳米条形码，纳米体，树丛状纳米球，富勒烯，纳米壳）得到广泛关注。这里我们将讨论在药物研发中某些技术的有效性和局限性。

金纳米颗粒用于药物研发

即使经过几个小时的观测，金纳米颗粒也不会闪烁或者变暗。这种性质表明在生物标记和成像方面，金属纳米颗粒可以作为荧光物质或者半导体纳米颗粒的有效替代品。金纳米颗粒的其他优点还有容易制备，毒性低，易与目标生物分子连接。另外，用于使纳米颗粒成像的激光对大多数生物组织仅能引起很小的损伤。这项技术可以帮助实现单细胞或者其他生物样本中的药物单分子追踪。

表面等离子体共振技术也被成功地运用于缓冲溶液中的胶体金颗粒，这种应用比传统的表面等离子体共振优势更加明显，例如支撑物经济实惠、易于制备，并且可以被各种各样的蛋白质或蛋白质-配体复合物通过电荷吸附作用包被。有了胶体金，表面等离子体共振现象就可以通过任意一台紫外-可见分光光度计监控。在高通量应用方面，这项技术已经应用于自动化临床化学分析器中。在无标记的检测系统中，金属纳米胶体的应用在适当成本下提高了药物的产量，并使实时监控生物分子识别的灵活性有所提高。

量子点用于药物研发

量子点用于药物研发已经被广泛研究，包括其优缺点也有报道（Ozkan，2004）。量子点可用于活细胞中单分子的追踪。以前的成像工具例如荧光染料或者聚合物球体不是太不稳定就是太大，不能有效地实现单分子追踪。量子点结合物几乎比荧光染料亮一个数量级，而且有长达40分钟的观察时间，而荧光染料只有5秒钟左右。细胞内的生化反应几分钟内就可以很快发生变化，因此观察时间对于研究细胞内的生化反应是至关重要的。对于那些致力于开发诸如癫痫和抑郁症等神经紊乱疾病治疗药物的科学家来说，细胞上的受体正是关键所在。对这些受体行为的了解越细致就越有助于开创新的治疗方法。

纳米激光用于药物研发

纳米激光有助于研究诸如帕金森病（PD）和阿尔茨海默病（AD）等神经退行性疾病，以及由于辐射和化学类神经过敏试剂引起的疾病的治疗药物。线粒体参与了这些疾病的发生。由于线粒体很微小，现有的技术还很难检测到保护性的复合物。位于新墨西哥桑迪亚Sandia国家实验室的研究人员已经把在CD机中产生激光的技术和活细胞的部分结构结合起来，检测细胞内线粒体的死亡与否。通过使线粒体流过固体状态的、能量恰好快达到产生激光的微小腔室，处于纳米尺寸的线粒体就会自己发出激光。而且，从线粒体不断发出的激光还可表明线粒体自身的健康状况。

正常的线粒体以一种特定的频率发出激光，而肿胀或将要破裂的线粒体则以另一种频率发光。运用纳米激光技术，实验室的研究人员应该能够利用从PD和AD中得出的结论，给出大量正常线粒体的"死亡"信号，然后检测是否有任何复合物可以阻止这种"死亡"信号，从而挽救线粒体。这种纳米激光技术使成千上万种复合物的筛选成为可能。

目前已知的可以保护线粒体的药物中，环孢素（cyclosporine）更有发展前景，但也不是非常理想的，因为它同样也会损伤患者的免疫系统。然而，纳米激光技术还可以迅速筛选不同种类的复合物来检测其是否有效。它们中的一种就有可能副作用很小或没有副作用。

纳米颗粒连接小分子进行细胞定位

纳米颗粒结合多种价态的小分子后可以增强特异性结合的亲和力，并且显示新的生物学特性。多价态药物具有的抗病毒和抗炎作用比单价态药物高好几个数量级。由纳米颗粒连接不同种类的人工小分子构成的文库的构建已经有报道（Weissleder等，2005），在不同细胞系中对这种文库的筛选，发现了一系列的纳米颗粒对内皮细胞、激活的人巨噬细胞和胰腺癌细胞具有很高的亲和力。这种方法可能会促进功能化纳米颗粒的应用，例如分离不同的细胞系、检测不同的细胞状态、靶向特异细胞，在高通量药物发现以及疾病的诊断和治疗方面也有潜在的应用。

药物研发中原子力显微镜用于生物分子相互作用研究

奥地利Linz大学的科学家运用了一种名为形态识别成像（topography and recognition imaging，TREC）的方法，即用大量的任意配体如抗体、有机小分子和核苷酸与经过精心设计的原子力显微镜的尖端感应器结合，这种感应器在一系列非结合的实验中可以评估小分子的亲和力和结构数据（Ebner等，2005）。假如将一种配体连接到原子力显微镜的探针的末端，我们就可以模拟不同的生理状态，并且观察在不同生理环境下配体和受体相互作用的强度。通过对感应器尖端的功能化，我们就可以利用它来探测生物系统，并且识别生物样品表面的特定化学物质。这就使药物研发中对原子力显微镜的运用更加有效。

原子力显微镜已经被用于研究分子水平的生化过程，并且揭示了阿尔兹海默病（AD）中不溶性斑块的形成。原子力显微镜特别适合研究所谓的"构象病"，即由蛋白质构象变化引起的一类神经系统疾病。大量数据表明β-淀粉样蛋白从可溶到不溶的形态转变是AD发病的主要因素。近年来，已经用原子力显微镜研究了β-淀粉样蛋白形态转变的物理化学过程。原子力显微镜曾经是识别纳米尺寸结构的关键，现在又用于识别AD中β-淀粉样蛋白的不同聚集阶段，同时揭示了其他早期就能观察到的可以演变为成熟纤维的聚集形式。目前原子力显微镜可用于研究抑制或者促进纤维化的各种因素，还可以比较两种对治疗AD有潜在前景的单克隆抗体，从而选择一种能够较好地抑制纤维化的抗体。例如，M266.2可以结合于β-淀粉样蛋白的中央部位并且完全抑制纤维化的形成，而另一种抗体m3D6则减缓且不完全地抑制纤维化的形成（Legleiter等，2004）。这些结果表明，原子力显微镜不仅可以有效地研究不同分子对β-淀粉样蛋白聚集的效应，还可以提供其他额外的信息，如表位特异性抗体作为潜在纤维抑制剂的作用。

纳米仪器用于药物研发

普渡大学的研究人员已经构建出一种全新的微小仪器的样机，用于研究人工细胞膜，从而加速用于治疗包括癌症在内的多种新药的研发（Wang等，2005a）。这个工作仅仅是由膜蛋白生物技术中心的科学家和工程师组成的交叉学科研究小组所做工作的一部分。这个中心在印第安纳州政府提供的印第安纳州21世纪科技基金的支持下，于2003年在普渡大学成立，致力于促进高科技研究和商业化革新。

研究人员已经制造出一种大约$1cm^2$的芯片，含有成千上万的微小容器和小孔。这些微小容器是圆柱形的腔室，顶部开口而底部由含有大量纳米尺寸小孔的铝材料密封。这些纳米级的小孔就使反应在微小容器中顺利进行，目的就是在不到半英寸的空间建立起能够容纳上百万反应室、用于筛选新药的"芯片实验室"。

细胞膜上的某些蛋白能够像小泵一样迅速将化疗药物从癌细胞上去除，使得治疗效果大大减弱。暴露于化疗药物的癌细胞能够生出大量与细胞本身不成比例的"小泵"，使得细胞逐渐产生针对抗癌药物的抗药性。因此研究的重点就在于研发出一种能使"小泵"失活的药物，从而使化疗药物更加有效。芯片技术可以利用少量蛋白质来完成大量实验。

依靠纳米技术在细胞水平上的药物设计

为了研发出能够靶向某些最严重的人类疾病的药物，研究人员必须首先解密一个细胞或者一组细胞如何与其他细胞相互作用，以及如何与其周围的生物大分子相互作用。但即使是用于研究细胞相互作用的最精密的仪器也存在较大的瑕疵，只能检测较少的特定小分子，或者为了作出更加精密的分析，制备样品时必须破坏细胞。佐治亚理工大学的研究人员已经研究出一种纳米尺寸的探针，即扫描质谱探针，能够同时探测出复杂生物分子的生化组成和表面形态。扫描质谱探针可以通过探测自然细胞环境中的细胞活动情况进而探测所有错综复杂的细胞相互作用通路，从而有可能在细胞水平上更好地进行疾病的诊断和药物的设计。

基于纳米生物技术的药物生产

作为药物的树丛状纳米球

树丛状纳米球是一种新型的人工合成材料，具有三维壳-核结构和广泛的用途。运用特殊的化学技术可以实现对树丛状纳米球物理化学性质的精确控制。树丛状纳米球在药物输送方面非常有用，对生产具有新型活性的药物同样有用。多价态的树丛状纳米球可以同时与多种药物的靶点相互作用，因此可以作为一种新的癌症靶向治疗的方法。聚合物-蛋白以及聚合物-药物复合体作为抗癌药物的优点有：

- 特异的表面化学特性
- 非免疫原性
- 分布于体内便于进行组织靶向
- 可能具有生物可降解性

作为潜在药物的富勒烯

富勒烯分子的一个重要特性在于有大量连接点可供许多活性化学基团在三维空间的不同方向精确地连接上去，这对于实际药物设计很有用的特性，使得富勒烯和目标生物分子的结合在位置上得以有效控制。除此之外，富勒烯分子的小尺寸，氧化还原性以及相对的化学惰性，使得连接有富勒烯的复合物可以调整自身的药代动力学特性并且优化其治疗效果。

富勒烯抗氧化剂可以结合并去活化许多细胞内的自由基，使其停止自由基损伤并且阻止由于产生过多自由基导致的疾病的恶化。富勒烯可以有效防御氧自由基带来的所有主要损伤。富勒烯C60有30个相互连接的碳-碳双键，这些双键都可以与自由基反应。

另外，富勒烯俘获自由基的速度快得无法测量，以至于它每遇到一个自由基都会与其成键。大量研究表明富勒烯抗氧化剂作为治疗性的抗氧化剂比其他天然的或是人工的抗氧化剂更加有效，至少对于中枢神经系统的退行性疾病是这样。在氧化损伤或疾病中，富勒烯抗氧化剂可以进入细胞调节自由基的水平，从而充分减少或阻止细胞永久性损伤甚至死亡。机制如下：

- 富勒烯可以从氧的外层轨道俘获多个自由电子
- 亲核基团与富勒烯成键后得到稳定的、相对不活跃的富勒烯基团
- 富勒烯C60的三丙二酸衍生物（C3）可以除去超氧自由基
- C3定位于线粒体，说明在功能上它已经取代了锰超氧歧化酶，作为生物学上的超氧歧化酶有效地发挥作用（Ali等，2004）

富勒烯在治疗由氧化应激引起的疾病方面有较大的应用前景，这些疾病包括：

- 中枢神经系统的退行性疾病，如PD、AD和肌萎缩侧索硬化
- 多发性硬化症
- 缺血性的心血管疾病
- 动脉粥样硬化
- 糖尿病的长期并发症
- 紫外线的引起皮肤损伤和身体自然老化

第一代富勒烯抗氧化剂基于C3复合物，是由3个丙二酸基团连接到C60富勒烯表面得到的。在动物模型上，C3复合物已经表现出明显的对抗神经退行性紊乱的活性。这些动物模型包含了诸如肌萎缩侧索硬化和PD等人类神经退行性疾病的许多重要特性。

第二代富勒烯抗氧化剂基于DF-1，是由高度水溶性的复合物连接到C60富勒烯上所得。在临床前试验中，DF-1表现出了高度水溶性，无毒性，并且在培养的细胞和动物体内都保持着较高的抗氧化活性。

许多水溶性的C60衍生物在医学上都有很好的应用前景，包括神经保护性试剂、HIV-1蛋白酶抑制剂、治疗骨疾病的药物、转染载体、X线造影剂、光学治疗药物，以及C60-紫杉醇化疗药物。

富勒烯还可能用于核医学，作为一种螯合剂阻止有毒的金属离子直接与血清成分结合，不仅可以增加放疗的治疗效果，还可以减弱其副作用，这是因为富勒烯能够抵抗体内的生化降解。

纳米抗体

由自然状态下的单链抗体衍生而来的纳米抗体（nanobody），是自然状态下重链抗体的最小片断，而且没有轻链也能完全发挥作用。比利时Ablynx公司的纳米抗体技术最初是受到骆驼科动物具有没有轻链也能完全发挥作用的独特抗体启发发展而来的（Conrath等，2003）。和传统的抗体一样，纳米抗体有很高的特异性和低毒性，然而也和多数小分子药物一样，纳米抗体还能抑制酶的活性，并且可接近受体的裂缝部位。它们独特的结构由一个可变结构域、一个铰链区和两个不变结构域构成。单个的可变结构

域是一个非常稳定的多肽，保持着原始重链的抗原结合能力。而这种最新发现的可变结构域是Ablynx纳米抗体的基本组成成分。Ablynx纳米抗体与人类的抗体有极高的同源性，可被改造为与人类的可变结构域的序列有99%的同源性。Ablynx公司的纳米抗体平台可以为许多靶点迅速运输治疗用先导物质，其优点如下：

- 结合了传统抗体和小分子药物的共同优点
- 能够运输不易被传统抗体如酶的活性位点识别的药物
- 非常稳定
- 可使用注射以外的给药途径
- 可以很经济地大量生产
- 极低的免疫原性，动物实验中检测不到体液或细胞免疫应答

抗原特异性纳米抗体的克隆和筛选避免了文库的构建和筛选，以及漫长而无法预料的体外亲和实验。纳米抗体特有的性质在很多方面都超过了传统的治疗性抗体，例如识别不寻常或者隐藏的抗原决定部位，连接靶蛋白的活性位点，改变半衰期，药物设计的灵活性，低免疫原性，以及生产的简便性。而且，纳米抗体对人体有利的生物物理学和药理学特性，以及成为多功能蛋白药物的简易可行性，使它们成为新一代基于抗体的理想药物，具有治疗癌症的潜能。

纳米抗体作为新药的另一个例子是连接有人类溶锥虫因子的纳米抗体可以治疗非洲锥虫病。正常人血清（NHS）含有阿朴脂蛋白L-I，能够使非洲锥体虫溶解，但是对于布氏罗得西亚锥虫却无能为力，因为它能够表达抗阿朴脂蛋白L-I相关蛋白（SRA），使其感染人类导致非洲锥虫病。将阿朴脂蛋白L-I上与SRA相互作用的结构域去除后即可溶解布氏罗得西亚锥虫。目前为了治疗锥虫病，将这种缺陷阿朴脂蛋白L-I与纳米抗体结合即得到一种新的免疫毒素，能够有效地靶向到锥体虫表面糖蛋白隐秘的保守抗原表位（Baral 等，2006）。在感染有急性或慢性抗NHS或NHS敏感的锥虫病的小鼠实验表明，这种新的免疫毒素表现出了很好的治疗和减轻症状的效果。

纳米生物技术在未来药物研发中的作用

目前可获得的纳米颗粒没有一种能满足药物研发的所有要求，究竟选择哪种就要看需要了。量子点可用于基于细胞的高通量研究，具有多功能的优势（即，可以同时测试多个先导化合物）。但是正如前面所说，仍有许多亟待解决的局限性，比如毒性、尺寸变化、聚集问题、单个量子点连接有多个药物分子以及光闪烁问题。

在制药和生物技术工业应用方面，纳米生物技术的日益重要性是可预期的。纳米技术将会应用到药物生产的每个阶段，从最优输送方案的形成到临床诊断中的应用。

在另一个有着广阔应用前景的领域，美国俄亥俄州立大学的科学家们研制出一种不可生物降解的三维容器来容纳用于制药和生物学研究的干细胞。这些干细胞生长出的组织可用于检测新药。因为这些组织都是生长于三维结构中，这个技术更加适合于药物的早期筛选。

纳米生物技术用于药物输送

药物输送是药物生产和治疗中诸多重要考虑因素之一。新技术正应用于构建全新的药物并输送它们。这对于生物药物的输送和诸如癌症和神经系统疾病的治疗是非常重要的。在制药行业，药物输送的方案和途径仍有发展空间。

纳米尺度的药物输送

研究一个足够小的，并且能够有效地脱离脉管系统进入细胞内执行复杂任务的仪器要求很多条件。然而，最大的限制条件就是尺寸问题。直径在约50nm以内的材料才能透过血管壁，100nm以内的才能被细胞内吞。现在唯一能满足这些条件的可用的技术就是人工合成纳米器件，即大小在100nm以内的人工材料构成的器件。不同于理论上的纳米机器，即那种只是缩小到纳米尺寸的普通机器，一些真正的纳米分子结构已经被合成并应用于药物输送、基因转染、抗微生物治疗以及免疫诊断。

运用纳米生物技术解决药物输送的问题

药物的一个重要问题是其独立于给药途径之外的溶解性能，关系到药物的有效性，同时也是制药公司研发新药遇到的挑战，因为将近半数化学药物在水中不可溶或微溶，导致许多治疗前景很好的药物甚至无法上市。另一些药物即使上市，但是其组方并不是最优的，可能导致生物利用度不高或无法预料，或者副作用较大。可溶性增强技术可用于重新对这些药物进行改造，来增加其商业价值。运用纳米生物技术可以提供如下解决药物输送问题的方法：

- 颗粒大小可减小到纳米尺度，增加比表面积，以此来增加溶解率，例如美国Baxter公司的纳米边缘技术（nanoedge technology）
- 改善药物的溶解性
- 使用非损伤性的给药途径而非注射
- 改进纳米颗粒的稳定性
- 改善纳米颗粒对不溶复合物以及大分子的吸附，改善其生物利用度和释放速率，从而减少用药量、减轻副作用、增加安全性
- 与其他技术相比，纳米生物技术制备大小、形态、表面性质可控的纳米颗粒不仅更有效，而且更经济
- 可以持续长达24小时释放，使患者服药的依从性更好
- 药物与目标配体的直接结合，限制其只能与几种药物结合，但是纳米药物输送系统与配体的结合使成千上万的药物分子通过受体-配体结合方式进入靶细胞。这个纳米系统可以使药物靶向到新发现的疾病的特异性位点上

纳米悬浮颗粒物

纳米悬浮颗粒物可用于改善微溶性药物的稳定性。在新药研发阶段的大量备选化合物是不溶性的，因而生物利用度不高，最终放弃研发。现在就可以通过使其结晶成为纳米悬浮颗粒物重新提上日程。目前商业上已经使用温和研磨和高压均质化技术生产纳米悬浮颗粒物（Patravale等，2004）。纳米悬浮颗粒物独特的性质使其应用于各种不同的给药方式，包括特殊的输送系统，如黏膜黏着剂水凝胶。纳米悬浮颗粒物可以通过注射、口服、眼部给药和呼吸道给药途径进入人体。目前人们正致力于将其应用延伸到位点特异性的药物输送上。

不同粒径的螺内酯（一种典型的微溶性药物），已被改造成为微米和纳米悬浮颗粒物，例如固体油脂纳米颗粒和Disso立方体。Disso立方体在生物利用度方面得到了较大改善（Langguth等，2005）。粒径最小化并不是改善生物利用度的决定因素，作为稳定剂的表面活性剂却是重要因素。对于这种效应，尽管其他诸如渗透性增强理论有可能解释，但是药物在肠内的溶解性得到改善以及螺内酯的溶解速率却是最有可能的机制。

纳米技术对不溶性药物的增溶作用

Ubisol-Aqua™系统运用纳米技术将不溶性药物、营养品和化妆品的有效成分进行结构重组，从而加强其溶解性。Ubisol-Aqua™的能力已经被水溶性的辅酶Q10和抗真菌的抗生素所证实。2007年3月，Zymes LLC公司运用这个系统成功地使鱼油和omega-3脂肪酸溶解于水中，其平均颗粒大小为34nm。Zymes LLC公司把这个技术应用于工业上，从而更有效地增加药物成分的溶解性，生物利用度更高。

吸附性增强的纳米药物

2007年2月，瑞士联邦理工学院的一个研究小组报道了纳米尺寸的磷酸铁在体内的吸附性有所提高。他们使用火焰喷雾高温分解技术来使铁纳米颗粒聚集。研究人员指出，当给缺铁的大鼠食用含纳米磷酸铁的食物后，大鼠体重增加、红细胞增多，且没有任何中毒症状。下一步就是研究纳米铁是否能被人体吸收，以及能否改变食物的味道和稳定性（consistency）。

药物输送材料的理想性质

一个理想的大分子药物或生物医药载体应具备以下性质：

- 药物大小和形态可以控制或者有足够的成像空间
- 生物相容性好且无毒
- 能够在纳米尺度下充分装载药物或造影剂
- 设计精良，或其表面修饰物能适应细胞特异性的靶向位点
- 无免疫原性

- 合适的细胞黏附作用、内吞作用以及细胞内的相互作用,以便药物输送和在细胞质或核内的成像
- 具有生物清除性或可降解性
- 可控的或可激发的药物释放功能
- 在分子水平上不聚集,并且在输送到靶细胞的过程中保护药物以免失活
- 对细胞内和血液中的蛋白质的非特异结合作用最小
- 一致性和重复性好,合成的药物载体达到临床使用要求

纳米材料和纳米生物技术用于药物输送

表4.1列出了应用于药物输送的各种纳米材料和纳米生物技术:

表4.1 应用于药物输送的纳米材料和纳米生物技术

结构	尺寸(nm)	药物输送中的作用
噬菌体NK97		美国斯克里普斯(Scripps)研究所和斯坦福大学的研究小组正在研究的噬菌体NK97对人体无害。去除遗传物质的HK97由72个蛋白质连锁环组成,可以作为纳米容器携带药物到靶位点
犬细小病毒(CPV)样颗粒	26	CPV与肿瘤细胞过度表达的转铁蛋白受体结合,正被广泛研究用于肿瘤靶向的药物输送
磁性碳纳米颗粒	40~50	用于药物输送和破坏靶细胞
树丛状纳米球	1~20	在纳米球腔中携带有治疗性物质,如DNA
陶瓷纳米颗粒	~35	在瘤组织中集聚,使药物作为肿瘤光动力疗法中的感光剂起作用
HTCC纳米颗粒	110~180	包裹效率高达90%,在体外释放实验中表现出了缓慢和连续性
脂质体	25~50	新一代的结合了富勒烯的脂质体能够输送不溶于水的、分子量较大的药物
胶束/纳米丸	25~200	由疏水性和亲水性两种多聚分子组成,自组装成球体,能将药物输送到细胞内的特定结构
低密度脂蛋白	20~25	溶于脂质核心或连接于其表面的药物
纳米螯合物		有利于DNA和基因的运输
纳米晶体	<1000	纳米晶体技术可以增加大量化合物的水溶性
纳米乳胶	20~25	在油相和液相中促进药物的吸附性
纳米油脂球	25~50	可以携带亲脂性和亲水性的药物
纳米颗粒混合物	~40	与引导型的分子如单克隆抗体相连用于靶向药物输送
纳米颗粒	25~200	作为连续性基质容纳分散的或溶解的药物

续表

结构	尺寸（nm）	药物输送中的作用
纳米孔膜结构		一种移植了钛的硅胶纳米孔膜结构，可以释放内含的蛋白质和多肽药物
纳米球	50~500	超声制备的中空陶瓷纳米球体
纳米有机凝胶	50	由橄榄油和液体溶剂混合得到的凝胶，加入酶以激活糖结构，用于包裹药物
纳米管	20~60	类似微小吸管，比纳米球更具优势
纳米瓣膜	500	药物进入细胞的过程可控
纳米载体	25~3000	油脂中包含有药物的单个或多个双分子层球体
多聚纳米胶囊	50~200	包裹药物
聚乙二醇包裹的聚乳酸纳米颗粒		聚乙二醇包裹改善了聚乳酸纳米颗粒在胃肠液中的稳定性，有助于其穿过肠黏膜和鼻黏膜
超顺磁氧化铁纳米颗粒	10~100	作为静脉注射的药物载体避免体内网状内皮系统的作用，并穿过组织中的毛细血管，在特定组织中完成最有效的药物分布

来源：Jain PharmaBiotech

病毒作为纳米材料用于药物输送

设计纳米药物治疗癌症的一个重要目的就是能够靶向到特异的癌细胞。最近，病毒成为进行靶向应用的纳米载体，然而这个应用通常需要运用化学或遗传学方法对病毒表面进行修饰，以达到靶向输送的目的。部分对癌细胞表面受体有天然亲和力的病毒可通过纳米技术用于癌症的靶向治疗，例如犬细小病毒。

基于纳米颗粒的药物输送

近年来药物输送载体的小型化趋势使得纳米技术的应用越来越有优势了。作为介绍内容的一部分，这里我们将比较微米颗粒和纳米颗粒作为药物输送载体所起的作用。

纳米颗粒是否适用于药物输送取决于其性质，包括粒径和多孔性。美国的Acusphere公司正在研制一种比红细胞还小的多孔性颗粒。纳米颗粒可以通过多种途径将药物运送到病人体内。纳米颗粒可以通过静脉注射运送药物以便其通过体内最小的血管，可以增加药物的比表面积以使其更快溶解，还可以通过呼吸系统运送药物。多孔性对纳米颗粒的通气性、药物释放率的控制以及药物的靶向性是非常重要的。

多数疏水性药物很难持续释放是因为它们从纳米颗粒载体上释放的速度太慢。改变纳米颗粒的吸水性可以提高药物的释放速度，同时维持其理想的释放率。在生产过程中改变纳米颗粒的多孔性以及选择不同的纳米材料都可以改变纳米颗粒的吸水性。

金纳米颗粒作为药物载体

澳大利亚墨尔本大学的纳米科学和纳米技术中心正在研发一种智能输送系统,即通过将微小多聚物颗粒与金纳米颗粒连接组成壳-核结构(Radt等,2004)。只是简单地将一束激光打在负荷的输送载体上(即装有酶或药物等内容物的纳米颗粒),其外壁就会打开并释放内容物。这个技术已被成功应用于在单束纳秒激光脉冲的作用下使内含的酶释放出来。与常见的通过改变药物靶位点环境的方法相反,金纳米颗粒技术能够从外部控制药物的释放。除了药物,金纳米颗粒还能用于基因、杀虫剂、化妆品和食品等物质的可控输送。由于专门设计的金包被的运载系统可以吸收能够渗透到组织内的近红外波段的激光,此技术中的激光能量不会被生物体内的器官显著吸收。

磷酸钙纳米颗粒

美国的BioSante制药公司已经研发出了一种口服的胰岛素输送系统(BioOral),是以磷酸钙纳米颗粒的性质为基础的。包被有磷酸钙纳米颗粒的胰岛素是在聚乙二醇的存在下合成的,并利用酪蛋白使其聚集以形成联合运载系统。单剂量的该联合系统在禁食或摄入食物条件下的非肥胖性糖尿病模型小鼠体内的检测被用于评估其肝抗胰岛素物质(Morcol)的活性。结果如下:

- 该系统内的胰岛素生物活性没有改变
- 在给糖尿病模型小鼠口服后,该系统内胰岛素(而非自由胰岛素)的降低血糖效应延长
- 该系统能保护胰岛素在胃肠道中通过胃液的酸性环境时免被降解,直到在肠液中释放从而被吸收
- 该系统运输胰岛素和其他生物大分子有独特的效果

环糊精纳米颗粒用于药物输送

环糊精是一种环形寡糖家族,其外表面亲水而内部亲脂,是有许多供氢体和受氢体的大分子,基本上不会透过亲脂性的膜。环糊精主要被用于提高微溶性药物的水溶性,从而提高生物利用度和稳定性。

环糊精纳米颗粒是由六碳烃链上的羟基酯化成为含有14个碳的烃链得来,能够自发形成纳米颗粒,可运载药物。通过口服或注射途径进入人体的药物,其在体内的释放是可控的。制备血管注射剂时无菌过滤是不可行的,因为过滤的孔径要比纳米颗粒的粒径小,使过滤后的产量很低。然而,无论环糊精纳米球体是否负载有药物,都可以利用γ射线杀菌,而且对其粒径、药物负载和释放的性质没有影响(Memisoglu-Bilensoy & Hincal,2006)。

树丛状纳米球用于药物输送

树丛状纳米球的独特性质例如高度分支和精确的分子量使它们成为药物的理想载体（Gillies & Frechet，2005）。相对于线性多聚物，树丛状纳米球的优势如下：

- 树丛状纳米球的多价态使多种药物分子可以以令人满意的方式连接到其外围
- 由于其分子量精确，树丛状纳米球的药代动力学行为是可重复的，而线性多聚物只包含了大分子的一小部分
- 与多数线性多聚物的线圈状结构相反，树丛状纳米球的球状结构能够修饰其生物学性质，促进了大分子药物的研发

树丛状纳米球对抗癌药物的运输尤其有用，这些抗癌药物包括顺铂、多柔比星以及硼中子俘获疗法中的试剂。树丛状纳米球的最新用途是应用于肿瘤的光动力疗法中。

集结了DNA的树丛状纳米球用于药物输送

密歇根大学的研究者们已经开发出了一种更快速、更有效的方法来生产多种纳米药物运载系统，例如DNA与树丛状纳米球的结合（Choi等，2005b）。连接于单链DNA分子之后，树丛状纳米球能够根据单链DNA的长度以多种形状装配组合，而这种单链DNA分子在自然状态下能和其他DNA高特异性结合。这种方法能使药物、造影剂等大分子靶向到几乎任何细胞。纳米药物能够特异性地靶向到癌细胞，并且进入靶细胞，或者从细胞内部杀死癌细胞，或者发出信号来识别癌细胞。然而，制备这种纳米颗粒是困难而费时的。

目前已研发出的两种功能化的树丛状纳米球，一种用于成像，一种用于靶向癌细胞。二者都携带着一条人工合成的非编码单链DNA。结合的DNA长度不一，多数有34~66个碱基，两个树丛状纳米球上DNA的互补链可结合起来，形成纺锤形，一头携带叶酸而另一头携带荧光物质。由于癌细胞表面叶酸受体的过度表达，这些树丛状纳米球通过其一端的叶酸就会靶向到癌细胞。而另一端的荧光蛋白则便于研究者追踪树丛状纳米球。运用细胞分类仪、三维显微镜和其他工具的一系列实验表明，这些树丛状纳米球精确地靶向且进入靶细胞，并发出荧光信号。这些自组装的树丛状纳米球的结构和功能都完好。研究人员计划构建一个单功能的、能被同时合成的树丛状纳米球文库，然后和不同的DNA链连接起来。一个纳米颗粒簇将意味着单个携带有三条单链DNA的树丛状纳米球，而且每条DNA单链都与另一个树丛状纳米球上的DNA单链互补。一旦与其他成分共同放入液体中，树丛状纳米球将与药物、靶细胞、荧光蛋白结合成为四分子的复合物。

富勒烯复合物用于多肽的细胞内运输

细胞壁或细胞膜为细胞内部的结构提供了一层保护。如果药物能够穿过细胞膜，其有效性就会大大增加，但通常不容易做到。富勒烯-多肽复合物是由多肽与富勒烯取代的苯丙氨酸衍生物"布基氨基酸（Bucky amino acid）"结合而来，成为带正电的多肽，其作用类似于穿过细胞的通行证，如果没有富勒烯，这个多肽就无法进入细胞（Yang等，2007）。研究证实富勒烯可以进入细胞质甚至细胞核内。富勒烯的疏水性能够促进

多肽的运输而γ环糊精则降低了其运输的效率。这些数据表明，富勒烯多肽复合物为多肽进入细胞提供了一条新的途径。这种多肽在穿过肝癌细胞和成神经细胞瘤细胞方面很有效果。

多聚物纳米颗粒

生物可降解的多聚物纳米颗粒包括PEG包裹的PLA（poly lactic acid）纳米颗粒，壳聚糖包裹的PLGA（poly lactic acid-glycolic acid）纳米颗粒以及壳聚糖纳米颗粒。这些纳米颗粒能够运载活性蛋白，使其穿过鼻黏膜和肠黏膜。另外，包裹有PEG的PLA纳米颗粒在胃肠液中的稳定性大大增加，而且有助于内包蛋白（破伤风类毒素）穿过鼻黏膜和肠黏膜。而且，这些纳米颗粒通过鼻腔给药使免疫应答高效而且长时。

壳聚糖纳米颗粒

HTCC是壳聚糖的水溶性衍生物，由甘油-三甲基氯化铵和壳聚糖通过合成反应获得到的。HTCC纳米颗粒是通过HTCC和三聚磷酸钠的离子凝胶化得到的。牛血清白蛋白作为模型蛋白药物被整合入HTCC纳米颗粒内。HTCC纳米颗粒粒径为110～180nm，且其包裹效率高达90%。体外实验表明药物释放首先表现为爆发效应，随后表现为缓慢而且连续的释放。随着其内包裹的牛血清白蛋白浓度增加，包裹效率也会相应增加（Xu等，2003）。

包被有黏膜黏着剂壳聚糖的PLGA纳米颗粒，在溶酶体存在的情况下稳定性大大增加，而且内包的破伤风类毒素在鼻腔内的运输也大大增强。其中壳聚糖起到了关键的稳定作用。另外，纳米颗粒通过鼻腔给药后，鼻腔对胰岛素的吸收效率以及对破伤风类毒素的局部和全身免疫应答也大大增加。

丹麦奥尔胡斯大学纳米科学交叉学科中心的学者们发现将药物包裹于壳聚糖之后，正常情况下无法穿过细胞膜的药物就能进入细胞了。在将其内的药物释放到靶细胞之后，壳聚糖就会在体内完全降解。在动物实验中，壳聚糖可以将siRNA转运到细胞中，选择性地修复致病基因，从而治愈这些基因导致的疾病。预计到2010年这种技术将应用于临床。

聚合体胶束

聚合体胶束是一种粒径在50～200nm的生物相容性纳米颗粒，其内可包容微溶性药物，这为不溶性药物的运载问题提供了很好的解决方案，同时还可将药物靶向到特定位点，解决了其可能引起的毒性问题。pH敏感的药物运载系统可以根据周围环境的酸碱性，释放其内的包容物或者改变其物理化学性质。例如新型聚合体胶束的制备和表征，它是由聚异丙基丙烯酰胺（PNIPAM）或聚丙烯酸烷烃的衍生物构成（Dufresne等，2004）。一方面，PNIPAM共聚物的酸化诱导线圈（coil）到小球（globule）的转变，使得细胞内囊泡膜不稳定。内包有多柔比星或氯化铝酞菁的聚合体胶束对鼠瘤模型是有细胞毒性的。另一方面，聚丙烯酸烷烃共聚物可以与疏水性药物或聚离子相互作用，并随着pH的增加释放其内容物。聚合体胶束药物例如NK911（内含多柔比星）和NK105（内含红豆杉醇）目前正在临床试验阶段，由日本的Nippon Kayaku公司资助日本国家肿瘤中心医院实施。

陶瓷纳米颗粒

内包有生物大分子的陶瓷纳米颗粒在药物输送方面有潜在的应用价值，其优点如下：

- 生产过程与著名的溶胶-凝胶过程相似，在常温下就能生产出特定粒径、形状以及多孔的产品
- 其小粒径（<50nm）有助于避免人体网状内皮系统的识别
- 其多孔性不会随着pH的改变而改变
- 有效保护内包分子如酶、药物等免遭外部因素如pH和温度引起的变性
- 生物相容性良好
- 其表面易被修饰从而与单克隆抗体或某些配体连接，将其靶向到体内的特定部位

纳米晶体

银纳米晶体

几个世纪前银就已经被用于医学上了。从古希腊到早期美洲殖民时代，银一直被用作储存水和其他液体的容器。几十年以前，医生会将一片薄薄的银片覆盖于伤口上以免其感染并促进伤口的愈合。Nucryst制药公司的银纳米晶体制备技术减小了纳米颗粒的直径，从而改变了其物理化学性质。随着表面银原子比例的增加，银纳米晶体变得更加致密。体外实验表明，活性银离子簇表现出杀菌活性，并能在30分钟内杀死许多微生物，大大快于其他形式的银。

美国Nucryst制药公司生产的银纳米晶体Silcryst^{TM}释放银的剂量是一致而持续的。银纳米晶体比其他的银疗法释放银更长久而且持续性很好。其他银疗法例如磺胺嘧啶银和硝酸银，其活性银都很快被消除，使伤口不得不每天打开数次，这给患者造成了极大的精神和身体上的痛苦。使用银纳米晶体技术制备的敷料覆盖伤口，使活性银持续释放，使伤口避免感染长达7天。

英国Smith & Nephew制药公司生产的Acticoat^{TM}敷料使用了Nucryst公司生产Silcryst^{TM}的银纳米晶体技术，用于烧伤和各种慢性伤口。对Acticoat^{TM}的体外研究表明：

- 抗菌谱达到150种病原体
- 具有快速杀伤率
- 对抗药性的细菌很有效，例如被称为超级细菌的耐甲氧西林金黄色葡萄球菌（MRSA）和耐万古霉素肠球菌（VRE）
- 对伤口快速释放银离子，有效期长达7天

该公司还致力于银纳米晶体吸入肺的临床前研究，作为对一系列肺部感染和炎症的疗法。该公司计划将来研究其他金属纳米晶体的结构，包括对关节炎有效的金和对癌症有效的铂，从而检测这些金属的治疗性作用能否提高。

纳米晶体技术

美国Elan公司的专利研磨技术NanoCrystal®可制备药物的小颗粒，粒径通常小于1000 nm。在其表面吸附了安全的稳定剂之后，这些药物颗粒就会变得非常稳定，不易聚集。稳定之后的纳米晶体药物就会表现得像悬浮液一样，可以按剂量通过多种途径给药。强生制药公司的研发部门正在运用NanoCrystal®技术对帕潘立酮长效注射剂在精神分裂症患者身上进行Ⅲ期临床试验。

NanoCrystal®技术是一个非常实用的技术，可以评估水溶性较差的化学物质，同时也是优化药物性状的有利工具。该技术可以使许多水溶性较差的药物重新得到应用。纳米尺寸的药物可做成多种形式，包括药片、胶囊、吸入气体药物，以及无菌注射剂，这些都在临床上有潜在的应用价值。目前应用纳米晶体技术的只有两种商业化的药品，但是有几种正在研究中。这种技术的优点如下：

- 药物有效成分的更快吸收
- 能够用较小的剂量负载更多的药物
- 不需有机溶剂
- 可以进行无菌过滤
- 在血液和瘤组织中可以长时间保留

纳米颗粒相互连接成球形

美国的Altair纳米技术公司采用其"膜内生长（growth-in-film）"专利技术制备了独特的微米尺度结构TiNano Spheres™（纳米钛微球）。这种结构由数百个结合成球形和近球形的纳米颗粒组成，并且在其内表面或者外表面能够携带活性药物成分、抗微生物剂、杀真菌剂或者杀虫剂等。由于纳米颗粒具有高的表面积，当包覆上药物活性成分时，它们就能够向生物系统界面输运大量药物。更大的生物系统界面可以进一步改善药物的溶解性和/或反应速率。

Altair公司的纳米技术已被用于制备由高表面积的纳米颗粒组成的多孔微结构，从而使那些难溶性的药物获得新的应用。通过将药物置于TiNano Sphere™内部有可能实现药物的持续释放。将一种药物置于TiNano Sphere™内部，而另一种药物置于TiNano Sphere™外部，则有可能实现药物的双重作用性质。Altair公司已成功实现了将至少一种药物沉积到TiNano Sphere™表面。TiNano Sphere™可能在以下一些方面获得应用：

- 药物输送
- 持续释放抗生素和杀真菌剂
- 持续释放降低胆固醇含量的药物
- 持续抑制疼、痒反应
- 遮光和晒后护理

疏水药物包入纳米颗粒

许多最有效的抗癌药物都难溶于水，这给那些要研究在人体水环境中传输这些药物的医药化学家们提出了挑战。纳米颗粒看起来似乎非常适合用于这个挑战，事实上，许多研究团队目前正在研究专门用于将疏水药物传输到肿瘤位置的纳米颗粒。

为了帮助研究者阐明纳米颗粒与疏水药物的相互作用，德克萨斯大学的研究人员开展了系统的研究，量化与能够包含最多疏水药物分子的稳定纳米颗粒体系形成有关的一些关键参数（Matteucci等，2006）。他们研究了怎样使疏水药物与纳米颗粒结合成一体。通过各种化学试剂、温度和混合条件等实验，研究人员制备的药物-纳米颗粒复合物中药物分子的重量达到了总重量的86%。在这些实验过程中，研究人员发现：减缓纳米颗粒自身的生成速度对最终的药物装载水平具有显著的正面效应。同加入聚合体稳定剂一样，混合能的大小对是否能够生成更小尺寸的纳米颗粒也有很大的影响。全面理解在反溶剂沉淀（antisolvent precipitation）中如何控制颗粒的尺寸，能够指导设计疏水药物-纳米颗粒复合物的混合体系和表面活性稳定剂，使该体系具有高的分散速率。

瑞士联邦理工学院的一个课题组开发了反相乳状液光聚合反应——这是一种利用光线制备聚合物纳米颗粒的方法。获得的该聚合物纳米颗粒的内部空间环境适宜于结合疏水药物，而且这些疏水药物还可以通过聚合物纳米颗粒的通道进入恶性细胞（Missirlis等，2006）。研究人员通过氩离子激光照射两种不同的聚合物1小时，使其互相交联，获得了这些纳米颗粒。然后，他们把纳米颗粒加到多柔比星溶液中，并将溶解抗癌药物的溶剂蒸发，这样溶液中接近半数的药物被包裹到纳米颗粒中。研究人员发现：得到的纳米颗粒表面包覆了排斥蛋白质的膜层，该膜层有利于药物的代谢动力学行为。这些纳米颗粒的药物释放实验表明：给药后约8小时药物释放达到最大值，并在接下来的一周内基本维持在最大水平。测试数据表明，该药物通过扩散机制进行释放，即药物通过纳米颗粒的通道到达纳米颗粒的表面。该机制与纳米颗粒的解离机制（纳米颗粒相互分离并释放药物）正好相反。这种新的胶体体系能够用于可控传输小的疏水性抗癌药物。

特洛伊纳米颗粒

特洛伊纳米颗粒（Trojan nanoparticles）既可以进行药物传输，又可以起到药物释放的所用，具有易流动、易加工和易气溶胶化的优点（Tsapis等，2002）。然而与大尺寸的多孔颗粒（在生理条件下能够溶解成分子组分）不同，这些复合颗粒溶解产生的纳米颗粒，具有药物输送和释放的优点。在喷雾干燥过程中，大的多孔纳米颗粒容易形成聚集体，因此要保证喷雾干燥时间比纳米颗粒通过扩散重新分布到液滴的时间要短。此外，在喷雾干燥剂中加入其他组分，如糖、油脂、高分子聚合物和蛋白质来控制纳米颗粒的物理特征。大的多孔纳米颗粒的产生与分子的组成类型、尺寸和化学本质无关。

这些特洛伊颗粒的尺寸范围在25 nm到几百纳米之间，能在体内将药物传输至特定的靶向位点。该药物传输体系可以包裹不同化学性质和分子量的药物。

自组装纳米颗粒用于细胞内药物传输

研究人员已经研制出自组装纳米颗粒,该纳米颗粒能够在核内体(endosome)的低pH条件下分解,释放药物,并能够离开核内体。壳聚糖(CS)可以作为这些自组装纳米颗粒的初始材料。研究者在壳聚糖骨架的每个糖单元上连接组氨酸,对壳聚糖进行修饰。在中性pH条件下,组氨酸是疏水的难溶性氨基酸,通过壳聚糖的自组装行为,可以在疏水性的组氨酸周围产生亲水性的保护壳,使组氨酸成为亲水性氨基酸。当把此纳米颗粒与细胞共培养,纳米颗粒与细胞膜融合,在细胞内形成核内体。在内体的低pH条件下,组氨酸带有正电荷,成为亲水性氨基酸。总之,当自组装纳米颗粒之间无物理作用力时,纳米颗粒彼此分开,包裹在纳米颗粒内的药物释放入内体。

颗粒在非浸润模板上的复制

目前,制备纳米颗粒的大多数技术不适合有机材料的合成,因为它们通常采用烘培、蚀刻或是用溶剂处理活性金属,这样容易破坏有机物如基因或药物。北卡罗莱纳大学的化学家开发了一种新方法产生最为细小的工业颗粒,在人体内传输药物和基因材料(Rolland 等,2005)。采用此方法获得颗粒的尺寸小于200 nm。这种新方法避免了剧烈处理,并且能够通过改变实验条件形成形状均一的粒子,如球形、杆状、锥状、梯形,等等。这个相对简单的合成过程,称为非浸润模板上粒子的复制(Particle Replication in Nonwetting Template,PRINT),此法可以避免产生薄膜或残膜形成的团簇颗粒,使得粒子彼此独立生长。PRINT技术具有简单、直接的优点,可以包裹多种生物活性剂,如蛋白质、DNA和小分子,这些结果表明PRINT可以作为下一代药物传输载体。除药物传输外,这项技术对人类卫生保健领域有着深远的影响,如化学治疗、基因治疗以及疾病预防。通过此方法,研究人员可以将粒子设计为可生物降解,或包含有提高细胞摄取、有利于诊断或治疗目的的生物材料。对有机化合物粒子的研究已经在动物实验中取得了初步的成果。

快闪纳米沉降法

快闪纳米沉降法是采用两亲双嵌段共聚物在高浓度下自组装得到稳定的纳米颗粒(Prudhomme 等,2006)。在纳米沉降过程中,两种液体在局限区域彼此相互影响。流体1由有机溶液组成,包含药物、影像剂和长链聚合物分子;流体2由纯水组成。当两液体碰撞,疏水药物、金属影像剂和聚合物从溶液中沉淀出来,试图避开水分子。这项技术被用于抗癌药物紫杉醇。连接在药物和成像剂上的聚合物分子自组装成团簇,其疏水部分与纳米颗粒相连,而亲水部分伸入到水分子中。通过仔细调整物质的浓度以及搅拌速度,研究人员能够控制纳米颗粒的尺寸在50~500 nm范围,并且粒径均一。该过程的关键是控制微粒混合时间、聚合物的自组装以及颗粒成核和生长过程。扩散限制的自组装使得产生的颗粒成分复杂。伸长的亲水聚合物能够防止颗粒团聚及免疫系统的识别,使粒子在血流中长时间循环。颗粒内部的疏水环境确保它们在水环境中不会迅速降解,尽管随时间推移颗粒最终会被水分子降解。在理想状态下,颗粒经静脉给药后应在血循环内持续6～16小时，这样使其有足够时间将药物传输到实体瘤组织。

快闪纳米沉降法可用于多种药物的可控传输以及气溶胶药物输运，它能够同时包裹和控制释放疏水和亲水的活性分子。将金纳米颗粒和有机化合物同时包在单一纳米颗粒中具有药物传输和医学成像的双重功能。最后，采用裂解冻干法或者喷雾干燥法重建纳米颗粒，大大改善了此技术的可应用性。

这些纳米颗粒可以传输药物到达肺深部或浸润癌细胞，而不进入正常组织或细胞，可以装载药物或是影像剂，像金纳米颗粒和磁性纳米颗粒，改善CT扫描和磁共振成像（MRIs）的探测能力。这些纳米颗粒（100～300nm）太大而不能穿过正常细胞的细胞膜，但是可以穿过肿瘤组织有缺陷的毛细血管。

这个尺寸范围内的粒子也可以改善吸入药物的传输能力，因为它们足够大，可以在肺中滞留，如果太小则会引发肺清除机制。这些特点可以使吸入给药和无需注射接种疫苗的体系最优化，对患有肺结核和白喉的病人具有潜在的应用前景。由于具有低成本和大量的应用潜能，这些药物输送体系在发展中国家受到特别的关注。

纳米颗粒复合物用于药物输送

纳米颗粒-蛋白质复合物传输治疗性蛋白

美国布鲁克海文国家实验室的科学家将金纳米颗粒和蛋白质结合形成蛋白质-金片状阵列。（Hu 等，2007）。该纳米颗粒-蛋白质复合物被用于识别蛋白质的功能片断，从而构建新的蛋白质复合物，能够作为靶向药物输送精确的载体。

美国Uhru 公司采用Access Pharmaceuticals公司的纳米颗粒聚集技术（Nanoparticle Aggregate Technology）建立了治疗性蛋白输送体系。该技术以几个独力的变量为基础，包括纳米颗粒尺寸和纳米颗粒的化学组成。纳米颗粒聚集技术在蛋白质装载及此后的释放上展现了异常的多样性。对于给定的蛋白质药物，可以在相当短的时间内得到最优的设计方案。最重要的是，该技术可以降低蛋白质的"急剧释放"，这在其他药物释放体系中经常发生。临床前实验动物研究结果表明，蛋白质药物缓释可以达到3个月。其他临床前动物实验表明，用于产生聚集物的材料（美国食品药品管理局批准）具有生物相容性，适合应用于药物输送体系。此体系具有简单和多样性的特点，适合于装载和输送各种蛋白质。利用该体系转运蛋白具有优于其他蛋白传输技术的显著特点，如处理过程简单，无需溶剂或聚合物，所需成本低，能够严格控制药物的释放。蛋白质传输技术是非常重要的，治疗性蛋白正在被用于治疗各种各样的疾病包括癌症、传染病、风湿关节炎以及自身免疫性疾病等。

通过红细胞黏附延长纳米颗粒的循环

聚合物纳米颗粒可用作系统和靶向药物传输的载体，它们防止药物在达到靶区之前降解，并可平缓释放药物。然而，由于纳米颗粒在生物体内循环时间短，其应用受到限制。它们在血液中迅速被清除，有时甚至可发生于几分钟之内，不利于药物输送。将聚合物纳米颗粒黏附在红细胞表面，可以显著改善纳米颗粒在体内的循环时间（Chambers & Mitragotri，2007）。只要颗粒黏附在红细胞表面，就能保持在循环系统中，理论上与红细胞的寿命相当，可达120天。由于剪切力和细胞间作用力，颗粒最终从红细胞表面分离，此后被肝、脾清除。

研究者认为黏附在红细胞上的颗粒可以逃避噬菌作用，因为红细胞具有逃避巨噬细胞的技巧。最初纳米颗粒不能附着在红细胞上，可以采取某些细菌的策略，如血巴尔通体（hemobartonella），将其附着在红细胞上，这时纳米颗粒能够在循环系统中停留几周以上。这种将纳米颗粒附着在红细胞上的方法延长了颗粒的循环时间，省去了对颗粒表面的化学修饰，使得粒子能够携带药物与靶分子充分接触，具有应用前景。这些颗粒暴露的表面可以用于固定酶，提高它们在生物体内的血液循环时间。在基因传输中延长循环时间是非常困难的，采用红细胞介导的技术也可以应用于该领域。人工合成的基因传输载体可快速被体内网状内皮系统（RES）清除，限制了肝、肺的转染。红细胞携带的基因可以提供长的循环仓库，因此增加在血液中的停留时间。该技术已经被应用于药物输送和生物反应器，治疗癌症和心脏病。

纳米颗粒-细菌复合体传输药物进入细胞

纳米颗粒和细菌已经被独立地应用于将基因和蛋白输入哺乳动物的细胞中，用于监测和改变基因表达和蛋白产物。无害的细菌菌种可用作载体，控制细菌渗透细胞和进入细胞核的能力。普渡大学Brick纳米技术中心的研究人员证实，可以同时使用纳米颗粒和细菌将基于核酸的模型药物分子输入小鼠细胞（Akin等，2007）。在此方法中，基因或药物装载在粒径40~200 nm的纳米颗粒上，它们与带有目标分子的细菌黏附。细菌成功地传送分子，基因从纳米颗粒中释放并在细胞内表达。当载有药物的细菌黏附到感受细胞时，它们被其外膜吞噬，形成"小泡"或是微球进入细胞内部。一旦进入细胞内，细菌就会溶解小泡膜并释放药物，如图4.1所示。

这项技术可以用于传输不同类型的药物进入各种各样的细胞或活体动物进行基因治疗，无需复杂的基因处理过程。由于使用病毒作为载体时，只能携带一份基因样本到病毒颗粒上，因此该技术比病毒载体技术更有效。采用该方法，细菌可以携带数百个纳米颗粒；依赖这些纳米颗粒的尺寸，每个纳米颗粒又可以运载数百个药物分子。可以通过设

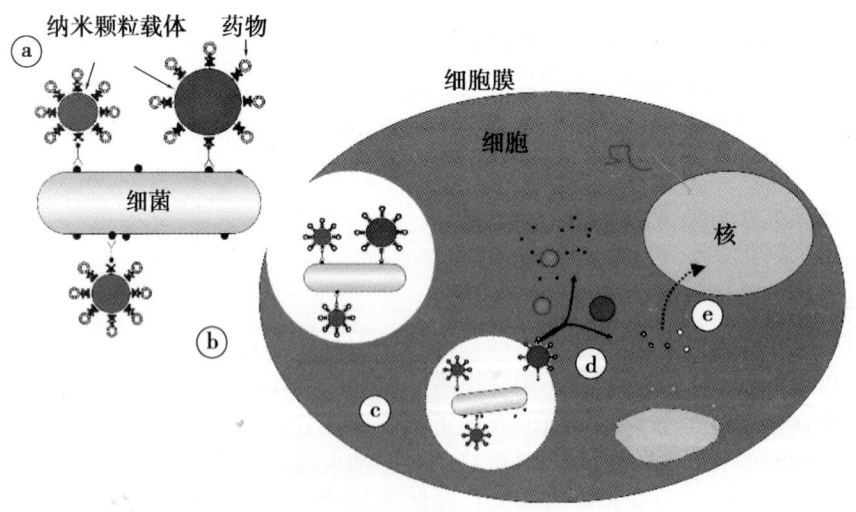

图4.1 纳米颗粒细菌复合传输药物进入细胞中

计，使纳米颗粒装载的药物在细胞内不同部位释放，可以同时进行疾病的诊断和治疗。采用此方法运载荧光分子，可以实现病灶组织成像。它也能够携带相对大的结构如生物传感器进入细胞内部，实现癌症和其他疾病的早期诊断和病情监测，包括病人对药物的反应。碳纳米管被传输进入患病细胞，在光照条件下被加热，选择性地杀死疾病细胞。

脂质体

脂质体的性质随其组成、尺寸、表面电荷以及制备方法的不同有很大改变。根据其尺寸和双分子层数，脂质体可以分为三类：

1. 单层脂质层包裹的小的单片层囊泡，直径约为25～50 nm
2. 单层脂质层包裹的大的单片层囊泡，此囊泡由一组相似的不均一的囊泡组成
3. 由几层彼此之间被水溶液分离的脂质层构成的多层囊泡

脂质体的磷脂双层结构与活细胞膜结构相似，在磷脂双层中可携带亲脂性物质如药物。脂质体的载药特性与脂质双分子膜的组成、渗透性和流动性有关。许多细胞膜的磷脂双层结构中往往可见胆固醇，这是其中的一种重要成分，它可降低膜渗透性和增加磷脂双层的稳定性。目前，由于脂质体的毒性以及缺乏对其生物化学行为的理解，脂质体在治疗载体上的应用一直受到限制。脂质体最简单的应用就是装载抗癌试剂，实现靶向药物传输。然而，由于脂质体的稳定性较差，不能实现靶向传输，或者传输到靶区后不能释放药物，因此它的应用受到了限制。不过，如果在脂质体表面进行PEG修饰，可以延长其在血液中的循环时间。此外，脂质体可以偶联一些抗体或配体，加强靶向治疗。

包含富勒烯的脂质体

C60制备的"buckysomes"是新一代并入富勒烯的脂质体，可以传输非水溶性药物，这些非水溶性药物通常含有大分子，很难进入人体。含有富勒烯的脂质体可以包裹各种药物，包括大分子药物，能够更加有效地输送并释放药物到靶向位点。有公司正在开发这类脂质体，用于传输抗癌药物和麻醉剂。

聚合脂质体纳米颗粒

美国纳米医学技术公司（NanoMed Technologies LLC）制备的聚合脂质体纳米颗粒（PLN），采用非病毒纳米颗粒技术，融合可定制的药物传输体系，使其应用于化疗。共轭二炔结构类脂化合物具有自组装的特性，能够聚合成稳定的双分子膜结构，利用该方法产生的纳米颗粒能够进行药物传输。PLN技术展示了多功能的优越性。这些纳米颗粒由单个脂质单体组成，不仅可以进行功能化用于靶向目的，并且还可以进行其他修饰来改变其物理化学性质，如表面电荷、极性和流动性等。不同功能化的脂质体能够在大量的混合物中迅速混合、匹配，并在一定浓度下产生功能化的纳米颗粒，具有特异的靶

向性和循环特性。这些纳米颗粒无免疫原性,无急性毒性,并具有高度富集性,其在细胞内的降解和排泄速率可以通过控制聚合度来调节。

采用纳米颗粒稳定磷脂脂质体

伊利诺伊州大学的研究员们开发了一种新的制备脂质体的方法,就是通过混合脂质体与纳米颗粒来产生新的药物、农业材料和药物输送载体。在较低的体积分数下将磷脂脂质体与带电的纳米颗粒混合,同时结合超声技术,能够产生稳定的脂质体(Zhang & Granick,2006)。当体积分数达到50%,这些脂质体也不会发生融合,仍能稳定存在。为阻止纳米颗粒进一步生长,可以将其与胶囊黏附,并在一定的尺寸下冷冻保存。脂质的浓度可以无限制地增加。作为验证性研究,可在脂质胶囊内包裹荧光染料,观察到未发生任何渗漏,脂质体能够稳定存在,无融合现象。虽然这类脂质体能够稳定存在,不易发生融合,然而脂质体的外表面有75%保持着未被占据的状态。

颗粒稳定的脂质体有着非常广泛的应用。这个生物相容性的载体可以携带很多分子,如酶、DNA、蛋白质和药物分子通过生物体。它们也可以作为替代工厂,进行各种酶催化反应。通过在胶囊表面黏附生物分子,可以产生新的传感器。此外,这类稳定的脂质胶囊还可以用于纳米环境下药物行为的研究。

脂质纳米颗粒的应用

纳米颗粒技术具有广泛的治疗和诊断上的应用。在纳米颗粒表面呈递配体和抗体,能够使这类新的药物更适合于治疗某些疾病,如涉及血管增生的癌症、动脉粥样硬化、细胞凋亡、炎症、类风湿性关节炎、黄斑变性、反复无常色斑、卒中(中风)、心脏病和牛皮癣等。

当纳米颗粒用于治疗癌症,它们强大的靶向性及较大的细胞毒性作用显著地改善了传统药物的疗效和新的治疗方法的有效性,如基因治疗、放射免疫疗法和光动力疗法(PDT)。整合素修饰的纳米颗粒通过使用一些抗癌基因可以实现特异性的靶向药物输送(Hood 等,2002)。这些靶向纳米颗粒可以将放射性药物和化疗药物输送到肿瘤。进一步的应用在"抗癌药物输送"部分进行讨论。

脂质纳米囊

纳米囊(LNCs)的小尺寸使其有望成为注射或口服给药的药物输送载体。LNCs能够保证药物充分溶解,避免其在静脉注射和口服给药过程中发生栓塞现象。Lamprecht等采用一个新的方法制备了生物相容性好的异丁苯丙酸LNC,尺寸约为50 nm(Lamprecht等,2004)。将药物包裹在此纳米胶囊中,通过静脉给药后LNC在体内的循环至少延长了2小时,达到减轻疼痛的效果。目前,已经建立了异丁苯丙酸静脉给药的体系,展现了持续的释药特性,对处理术后疼痛很有效果。

脂质微乳剂

日本Nippon Shinyaku公司的科学家们研制了包裹地塞米松棕榈酸酯的人工脂蛋白样颗粒（脂质纳米球，LNS）（Seki等，2004）。LNS直径为25～50nm，由大豆油和蛋黄素组成。由于肝对LNS吸收低，静脉注射给药后，LNS具有较好的回收效率，并延长了地塞米松棕榈酸酯的血浆半衰期。此外，包含地塞米松棕榈酸酯的LNS可以更有效地靶向炎症区域，具有较高的抗炎功效。LNSs通过被动扩散的方式可以选择性地进入易渗的毛细管壁，这与其在血浆中的浓度有关。纳米尺寸的脂质乳剂颗粒，能够成为被动靶向传输亲脂性药物的载体。

LNS可以用作低剂量两性霉素B（有效抗真菌药物）治疗体系的研究。与传统的脂质乳剂相比，LNS是一种更小的脂质乳剂颗粒，被肝吸收的程度低。因此，LNS比传统的脂质乳剂能够产生更高的血浆放射性示踪剂的浓度。Fukui等制备了包裹两性霉素的粒径均匀的脂质微球（LNS-AMB，25～50 nm）（Fukui等，2003）。与传统的静脉给药制剂相比，小鼠、大鼠、狗、猴子等经静脉给予LNS-AmB后两性霉素B的血药浓度较高。与传统两性霉素B的剂型相比，LNS-AmB的给药剂量与其在血浆中的浓度-时间曲线下面积呈正相关。LNS-AmB的这些药物代谢动力学特征使其更适合于两性霉素B低剂量治疗体系。

意大利Eurand公司研发的纳米脂质微球（nanolipispheres）是将药物分散在固态脂质基质中的胶体体系。这些体系拥有亚微米尺寸和均一的尺寸分布。采用的微乳液-凝固这一专利方法加工低熔点、蜡质或复合材料生产固相纳米颗粒悬浮液。悬浮液经烘干后得到物理性能稳定的纳米脂质微球粉末。纳米胶质微球技术可以为开展下一步工作奠定基础：

- 运载亲水和亲脂性药物
- 使口服高分子药物进入胃肠道时以完整分子或片段的形式吸收
- 通过优先吸收和通过淋巴系统代谢的方式提高药物治疗效率
- 改变药物释放过程

脂质体-纳米颗粒复合物

小的纳米铁颗粒、量子点、脂质体、硅和聚苯乙烯纳米颗粒已经被包裹在脂质体中用于多种用途。研究表明，很多技术可以用于在脂质体中封装固态或半固态的纳米颗粒。这些技术可以改进纳米颗粒的水溶性，为后续生物连接提供平台（脂质体表面）。而且，这些复合物经全身给药后可以延长其血液循环时间，并富集在肿瘤或炎症区域的易渗血管周围，为影像诊断和治疗提供机会（Al-Jamal & Kostarelos，2007）。

纳米球

伊利诺伊大学的研究者采用高密度超声波，首次研制了空心陶瓷纳米球（50～500nm），可用于药物传输（Dhas & Suslick，2005）。采用高密度超声法制备氧化钼空心纳米球，外面包有一层无定形硅壳。纳米球在氢氟酸中溶解，在加热的条件下结晶为单个空心纳米晶。对空心陶瓷材料的TEM分析表明，空心核形成了自由分散的纳米球。

纳米球蛋白笼

美国SpeciGen公司正在开发研制蛋白笼（protein cage），进行药物传输和释放。与病毒相似，蛋白笼可以在三个界面开发：外表面、内表面、组成蛋白笼各亚单元之间的界面。蛋白笼的尺寸在20～50nm之间，为很多应用提供了平台。这种器件可以连接和选择性释放化疗药物多柔比星（Flenniken等，2005），在基因治疗领域有广阔的应用前景。

纳米囊泡技术输送多肽

研究已经表明，生物可降解的纳米囊泡和纳米胶囊可以包裹和传输胰岛素通过肠黏膜，进入动物体内，成功地降低了葡萄糖水平。美国Benteley制药公司享有专利的纳米囊片球直径约为100 nm。小尺寸颗粒能够通过某些生化路径被吸收，这些行为对大颗粒而言是不可能发生的。采用AFM技术或电子束显微技术可以对纳米囊片进行测试。这种方法优点如下：

- 纳米囊泡是中空的，其尺度在纳米范围内（甚至低于100 nm）可控
- 构筑模块由可生物降解的片段组成
- 载带的药物被保护，无明显渗漏
- 这项技术可用于大分子，包括核苷酸和蛋白质

纳米胶囊还可用简单的化学方法进行标记，在纳米胶囊的外表面进行特殊配体的修饰，可以靶向特殊区域。理论上，这类纳米胶囊能够载带反义RNA等大分子或其他治疗药通过血-脑脊液屏障靶向特殊的脑细胞。纳米胶囊可以被制备成无菌或冻干的样品，生产成本低。

纳米管

与吸管相似的微米管、纳米管比球形纳米颗粒有更好的应用前景。与未经PEG修饰的硅纳米管相比，当硅纳米管连接上硅烷化聚乙二醇时，可以强烈抑制IgG的吸收（Martin & Kohli，2003），这有利于生物工程药物的传输。通过药物与纳米管内壁之间的共价键合或其他化学键作用可以将药物装入纳米管内。在某些应用中，需要将药物填充到纳米管内，将其两端封闭，药物传输到指定区域后通过生物化学信号打开封闭端并释放药物。

美国路易斯维尔大学和瑞塞勒理工学院的研究人员提出一个新的合成碳纳米管的想法（Mani等，2003）。他们让纳米管在一端长得较厚，沿着这端形成有中心通道的显微圆锥体。事实上，在天然产生的煤灰中就有强度和电学特性好的碳纳米管。纳米管可以识别特定部位的化学物，形成视网膜刺激电极，还可作为原子力显微镜、扫描隧道显微镜、近场扫描光学显微镜的针尖。

研究人员发现当他们在甲烷/氢等离子体中浸入铂丝，一系列碳原子将绕着中心纳米管长成外壁从700 nm厚到几个纳米厚的锥形结构，管的长度为6 000 nm。研究者们正在试图控制管的长度，使其在平坦的基质上生长，期望形成长的、密集排列的纳米管，可

以用于药物传输。

　　管状的纳米颗粒由于其结构的特点，如独特的内外表面，在药物传输领域优越于传统的球状纳米颗粒。纳米管的内部可以用来俘获、浓集、释放从大的蛋白到小分子等多种物质。纳米管的外表面可以被环境友好分子或探针分子功能化，靶向特定区域。目前，结合管状结构的优点和磁性能，磁性纳米管可以作为在生物医疗应用的多功能纳米材料的理想选择，如具有核磁共振成像功能的靶向药物传输。迄今，研究人员已经成功合成磁性硅-氧化铁复合物纳米管，在磁场的辅助下实现其在生化分离、免疫结合、药物传输中的应用（Son等，2005）。

脂质-蛋白纳米管用于药物输送

　　末端开口或封闭的生物纳米管可以用于药物或基因传输（Raviv等，2005）。研究者可以在纳米管内嵌入药物或基因，然后在体内的特定部位打开封闭端，释放药物或者基因。通过操纵脂质双层膜的电荷和细胞微管，科学家们可以制备开口或封闭的生物纳米管或纳米尺寸胶囊。研究人员采用同步X线散射和电子显微技术对自组装的阳离子脂质体-微管复合物进行研究，发现囊泡被吸附在微管上，形成"珠杆（beads on a rod）"结构，或进行浸润转变和微管修饰。微管蛋白低聚物包覆在脂质层外部，形成可调控的脂质-蛋白纳米管。珠杆结构是动力学捕获态，这种状态的能量屏障与膜的弯曲度和电荷密度有关。通过控制阳离子脂质/微管蛋白的化学计量，用脂质封闭纳米管末端，可以实现两端开口或封闭两种状态之间的转换，这个过程为控制化学药品的封装和释放提供了基础。这些实验用的纳米管内径约为16 nm，整个胶囊直径约40 nm。抗癌药紫杉醇就是可以用纳米管进行药物传输的一类药物。

单壁碳纳米管用于药物输送

　　多数蛋白质自发吸附在单壁碳纳米管（SWCNTs）壁上，形成蛋白质-纳米管复合物。碳纳米管作为转运剂，可以经内吞方式在各种哺乳动物细胞内转运蛋白质。因此碳纳米管代表了新一类的分子转运剂，在体内和体外蛋白质传输体系中具有很好的应用前景（Kam & Dai，2005）。Venkatesan等将促红细胞生成素溶液装入碳纳米管（CNTs）内，实验动物经肠道给药后，促红细胞生成素的药效提高到11.5%（Venkatesan等，2005）。

　　CNTs可以像小的针尖一样穿透细胞膜，对细胞毫无损伤。如果蛋白质或核酸黏附到纳米管上，它们也可以通过细胞膜。纳米管可以载运如抗生素或抗癌小分子直接进入细胞，已经被成功用于细胞中注射抗菌剂（Wu等，2005）。碳纳米管上也可以接上两种试剂，使其既有治疗功能又可以追踪药物在体内的吸收。

多水高岭石纳米管用于药物输送

　　多水高岭石是一种天然黏土材料，主要应用于陶瓷制备。一些含有高岭石的黏土以天然的纳米管形态存在，其内径大约10～100nm，长度从几百纳米到几微米。美国Biophan技术公司拥有多水高岭土纳米管与药物结合的专利技术，拓展其在药物传输中的选择性。多水高岭土纳米管可以持续释放药物，延长药物在管外的有效时间。一旦装载药物，这些纳米管也可以形成胶囊，进一步影响药物流出的速率。这能够改变药物的释放，尽可能地提高药效。与碳纳米管相比，多水高岭土纳米管成本低，并且表面积非常大，有利于药物传输。

载带药物的纳米管还可以与其他非入侵活化技术相结合。美国Biophan技术公司的知识产权就是采用纳米磁性材料修饰纳米管，利用特殊的电磁能选择性、非入侵地加热纳米管。运用天然形成的多水高岭土进行药物输送可以延长传输时间。这项技术可以用于多种平台，包括经皮药物传输和创伤治疗。多水高岭土纳米管用于皮肤传输可以控制药物的流出曲线，具有潜在的优点：

- 排除一些先流出来的试剂组分，如兴奋剂或荷尔蒙，改善其安全性
- 均匀的传输可以维持有效的临床剂量
- 每个"背包"只需要装载较少的药物

伤口治疗产品包括简单的绷带到长期治疗用品，以致促进康复，降低感染和留下瘢痕的机会。Biophan的多水高岭土药物传输体系比目前的伤口治疗法具有很好的临床优越性，特别是在烧伤治愈领域。将药物装载到多水高岭土纳米管中，嵌入到绷带基层，可以长时间释放药物。这将增加药效持续时间并降低绷带的更换次数。这种新的传输方法有以下几个优点：

- 线性释放，确保维持临床的有效剂量
- 安心使用——较长的流出时间可以减少更换绷带的次数
- 药物传输的均衡性——从多水高岭土中洗脱

纳米蜗壳用于药物输送

纳米蜗壳是基于脂质的药物传输体系，是阳离子如Ca^{2+}与带负电荷的磷脂如磷脂酰丝氨酸相互作用形成的产品。纳米蜗壳有独特的稳定结构，包含了大的、连续的、坚实的、脂质双层螺旋型卷起，内部无水相空间。它们是无毒性和非炎性的，已经用于蛋白质和多肽经口服和注射给药的药物传输载体（Delmarre等，2004）。

美国BioDelivery Science International公司以Bioral™技术为基础制备活性药物分子，Bioral™技术采用纳米蜗壳，可以生产寿命长、副作用小的生物活性化合物。此药物传输技术可用于一般的非专利注射药物和专利保护的口服药物。一些公司已发展食品处理技术，将敏感的、容易降解的营养成分如β-胡萝卜素和抗氧化剂嵌入到螺旋型载药体系内处理食品和饮料。纳米蜗壳能够天然地将必需的营养成分如抗氧化剂包裹和保存在壳内，使其在高温/高压罐或瓶中使用。

Bioral®技术可在流感的小鼠模型中包裹和传输siRNA治疗试剂。siRNA靶向关键的禽流感（H5N1）基因片断。在流感病毒暴露4小时后，单次鼻腔内滴入纳米蜗壳包裹的siRNA可以使肺中病毒的浓度降低200倍，是静脉给予siRNA疗效的25倍。

基于纳米生物技术的透皮给药

透皮给药这一主题在一份专业报告中有所描述（Jain，2007c）。纳米颗粒和纳米乳剂比大颗粒有更好的皮肤渗透性。美国Nanotherapeutics公司已经使用纳米颗粒技术制备抗皱皮肤美容霜。

控释给药系统，如固体脂质纳米粒（SLN）和微乳已经开发。中国科学家描述了用于运载抗炎和免疫抑制药雷公藤的特异性运载系统的制备和特性（Mei等，2003）。SLN和微乳能更有效地使雷公藤透皮吸收。

载入聚α-氰基丙烯酸正丁酯的吲哚美辛纳米胶囊与使用丙烯的传统凝胶配方F-127相比，可显著改善透皮性（Miyazaki等，2003）。这可能是由于其超细颗粒大小和疏水的表面特性。

有实验证明纳米颗粒作为抗原和DNA载体的透皮免疫接种的潜在应用。粒径和电性不同的荧光颗粒在扩散室里，在猪皮表面通过测定受体溶液确定其渗透性（Kohli & Alpar，2004）。荧光显微镜被用来进行可视化的皮肤实验。结果表明，只有带有负电荷的50nm和500nm粒子能够渗透到皮肤，这表明足够负电性的颗粒可充当透皮制剂的理想载体。

将基因和药物输送到细胞内，将使得药物运送的精度大大提高，并最小程度地损害细胞。澳大利亚昆士兰大学正在研究靶向到免疫敏感的细胞的"纳米贴"，可用于治疗疟疾和过敏。这项技术可能将适用于多种疾病的治疗，目前的治疗重点是使没有适当治疗方法的疾病通过免疫疗法进行治疗，其中包括对抗疟疾和艾滋病病毒的DNA疫苗，以及无痛、无针的哮喘免疫治疗。

纳米药物贴剂的转运

澳大利亚维多利亚纳米技术有限公司应用纳米技术开发了无痛透皮给药的疫苗、肽类激素以及其他药物。该贴剂的一侧有贮藏药物的微突出结构，用来使药物穿过外表层的皮肤，避开神经和血管到达尽可能远的组织。在间质区域，纳米药物作为生物相容性的生物降解聚合物药物，从表面的突起不断释放出来。纳米结构的药物进而被免疫系统的细胞摄取（用于预防接种的应用），或者流经间质进入体内其他部位。

纳米细胞透皮给药系统

以色列NanoCyte公司的纳米细胞给药系统的研发是基于海葵经过万余年的进化演变而来的复杂的注射系统。该纳米细胞是从水脊椎动物提取的天然成分，每个微胶囊含有卷曲的微小碳纳米管，活化时卷曲会展开，可以凭借200大气压的高压力在微胶囊内启动活化进程。细长的碳纳米管翻转出微胶囊，并以40 000g的加速度使药物在不到一秒钟的时间里有效穿透皮肤，以一定比例进入表皮皮肤层。纳米细胞可以制成悬浮剂、乳剂、霜剂或固体制剂。纳米细胞也可以在附上胶粘剂后被激活。这一系统的优点如下：

- 瞬间透皮
- 简易的激活系统

- 无痛治疗
- 避免大剂量和副作用
- 治疗大面积皮肤
- 利用纳米注射器进行多点渗透
- 易用性

短链醇类磷脂脂质体的经皮给药

短链醇类磷脂脂质体——软,大小范围从30nm到几微米的可塑性泡——构成了Novel Therapeutic Technology公司短链醇类磷脂脂质体转运系统(Ethosome Delivery System)的基础。短链醇类磷脂脂质体系统,对于药物透过皮肤方面,在量和深度上明显优于脂质体和其他许多商业化的透皮给药系统。动态光散射观测表明,短链醇类磷脂脂质体可通过单层或多层皮肤到达核心。这些新型运载系统中的软磷脂脂质体中存在高浓度的乙醇。短链醇类磷脂脂质体系统是理论上尖端的技术,但其特点是制备简单、安全性好和效率高,是融合上述优点的少数可扩大应用范围的系统。

由于其独特的结构,短链醇类磷脂脂质体能够包裹和转运如大麻,睾酮和米诺地尔等高度亲脂分子,以及一些阳离子药物如普萘洛尔和苯海索(一种抗帕金森病药物),使它们通过皮肤层。双盲随机对照临床试验结果表明,采用阿昔洛韦短链醇类磷脂脂质体治疗,可以显著改善疾病的所有评价参数(Godin & Touitou, 2003)。

短链醇类磷脂脂质体渗透入细胞膜,在细胞内释放内容分子。通过荧光标记杆菌肽研究短链醇类磷脂脂质体对人类尸体和大鼠皮肤的渗透行为,证明该抗生素肽段通过了角质层的脂质区域,被运送到深层次的皮肤(Godin & Touitou, 2004)。短链醇类磷脂脂质体运输系统可用于治疗皮肤感染,需要进行抗生素的胞内转运,即药物必须绕过两层屏障:角质层和细胞膜。睾丸激素的磷脂脂质体系统可以提高睾丸激素全身吸收,可用于设计新产品,也可以解决目前睾酮替代疗法的弱点(Ainbinder & Touitou, 2005)。

短链醇类磷脂脂质体比其他透皮给药系统的优点如下:

- 增强渗透性
- 提供大量和不同类型的药物包括多肽高脂溶性分子的运载平台
- 安全认证成分
- 主动,无创给药系统
- 可立即商品化
- 病人顺应性高
- 高效益成本比

基于纳米颗粒的内耳药物输送

基于纳米颗粒的内耳药物输送对于治疗内耳疾病,如与听力有关的疾病,是十分重要的。耳鸣,是一种正在研究和尝试进行一些创新疗法的疾病。美国NeuroSystec公司开发了一种抑制螺旋神经节自发放电的治疗方法，螺旋神经节自发放电被认为是错觉的声音到达听觉皮层的根源。该公司已从美国Durect公司获得了渗透泵的许可证，计划通过纳米转运系统将N-甲基-D-天冬氨酸（NMDA）受体拮抗剂靶向到其受体。

有效治疗内耳障碍性疾病的瓶颈是非创伤性地将药物输送到内耳外淋巴。使用超顺磁性纳米颗粒作为药物运载工具是一种可行的治疗方法。具有生物稳定性的磁响应纳米装置作为植入听力设备的组成部分，已经由美国NanoBioMagnetics公司开发。

基于纳米颗粒的肺部药物输送

人们越来越关心药物和生物制剂（例如，多肽和蛋白质）通过肺（吸入）的系统转运潜力。澳大利亚莫纳什大学的微米物理-纳米物理研究实验室正在开展肺给药的表面声波（surface acoustic wave，SAW）技术的研发。该技术使得细颗粒生长得以良好控制，成为肺部给药，特别是一些需要经常用药的病患的理想给药方式。这个项目将重点开发一种能使胰岛素纳米颗粒穿越肺泡的装置。已经有证据显示与注射胰岛素相比，吸入胰岛素有更高的效率，能更快吸收和清除。一个具有可观经济效益的基于SAW技术的肺部给药微装置具有重大商业前景。另一个利用非侵入性技术作为注射剂的替代品的优势在于——经常注射将大大影响患儿遵守糖尿病治疗的意愿。

维多利亚纳米技术已开始资助这项为期3年的项目，该项目在2007年1月开始，将于2010年12月结束。预计最初的原型将在第1年内完成，下面2年进行改进、验证和商品化。

基于纳米颗粒的鼻腔给药

鼻腔是一个理想的用于原位或全身给药的部位。外用制剂包括类固醇、抗组胺药物、抗胆碱类药物和血管收缩药物等，可用于治疗鼻塞、鼻炎、鼻窦炎、过敏性及相关的其他慢性病。最近几年关注的重点在于使用鼻腔通道进行全身的药物传递。鼻腔通道被认为适用于口服无效的，需要小剂量使用的慢性病治疗药物，这些药物可以迅速进入循环系统。化合物通过鼻腔黏膜的扩散率，和通过其他生物膜一样，受化合物理化性质的影响。已经有一系列化合物的生物利用度获得可观的改善。

壳聚糖，一个来自甲壳素的自然生成的多糖，可用来作为鼻腔给药的吸收增强剂。壳聚糖具生物黏附性，可以和鼻腔黏膜结合，延长药物在鼻黏膜的停留时间。它也可能通过促进旁路运输来改善吸收。壳聚糖可以被用来制成溶液、粉剂，或纳米制剂，作为未来个别化合物的优化运载系统。对于需要迅速起效的药物，鼻腔壳聚糖技术与口服或皮下注射相比可以提供一个快速峰值浓度。聚乙二醇涂层的聚乳酸-聚乙二醇（PLA-PEG）纳米微粒的密度和尺寸对跨越鼻黏膜的运输有重要影响。具有高聚乙二醇涂层密度和小尺寸的PLA-PEG，比起没有包被的PLA粒子或聚乙二醇包被密度低的PLA，能显著提高转运效率（Vila等，2004）。

英国Consort Medical公司已从麻省理工学院获得了纳米颗粒包裹药物经鼻腔给药的技术授权。这一技术经鼻腔黏膜给药进行全身药物输送，具有在血液中纳米颗粒缓释药物的优点。

低分子量壳聚糖制成的纳米颗粒是具有应用前景的鼻腔疫苗输送载体。组装的DNA

纳米颗粒，编码囊性纤维化跨膜调节因子基因，可以安全地通过鼻腔灌注给药（Konstan 等，2004）。此纳米颗粒疫苗的双盲、剂量递增基因治疗临床实验结果显示，有证据表明基因载体已导入，典型囊性纤维化患者所具有的典型体征鼻腔内位差得到部分纠正。

纳米颗粒黏膜给药

黏液层可以保护敏感组织，同时也可以阻止药物进入人体。为了克服这一障碍，科学家开发了纳米颗粒作为药物输送体。因为宫颈阴道分泌物的黏弹性和黏蛋白的浓度与其他许多人的黏膜分泌物相似，而被用于进行研究。直径为500 nm和200 nm的大颗粒，如果有聚乙二醇包被，通过黏液的有效扩散系数（D_{eff}）比在水中的相同粒子（Lai等，2007）低4～6倍。而有包被的直径100nm的颗粒，在黏液中的D_{eff}比在水中低200倍。对于未包被的直径100～500nm的颗粒，在黏液中的D_{eff}比在水中低2400～40 000倍。直径100nm的颗粒被固定或直径大于200～500nm纳米颗粒被黏液阻碍时，D_{eff}更大。因此，这些结果显示，与流行的观点不同，大的纳米颗粒如果被合理包被，将能迅速渗透人体生理黏液，这提供了大粒径的纳米颗粒用于黏膜给药的前景。

展望纳米技术为基础的药物输送

理想的给药情况是通过人体内的智能输送系统运载药物。纳米技术将在这方面发挥极其重要的作用。控释片仅通过简单的包被使得药物在特异部位溶解，也应用了纳米颗粒。制药公司已经参与开发纳米技术创造的智能药物释放装置，例如，药物/纳米颗粒和人体之间的界面控制可以被程序操纵，使得药物到达靶部位后可以被激活。使用纳米技术的药物释放装置需要自主工作的装置，例如，将生化信号转换成相应的机械信号，并能够控制和与设备沟通，自主工作的装置将需要生物识别产生驱动力，以刺激在药物运载系统中的阀和各种通道，使得它不再需要任何外部控制。

现在看来，我们处在专门应用纳米生物分子马达的前夕。这些系统可能是解决医学领域里包括非病毒基因治疗和神经内药物输送（Cohen等，2005）的关键，一些潜在的基于纳米技术的药物输送系统在下文中举例进行讨论。

纳米分子阀控制药物释放

宏观阀具有一个可移动的控制单元，是用来调控气体的流动或液体的封闭和开放通道的一种装置。在纳米级别建造这种装置需要：①适当比例的可动控制单元；②有满足实际需求的操作方法；③适当大小的通道。这三个条件可以通过加入可被化学、电或光刺激操控的机械内部锁定有机体的线性马达分子，稳定无机多孔框架而实现（即通过在无机底盘顶部自组装有机机械）。已经证明有一种纳米分子阀，可以通过氧化-还原化学可逆地操控开启和关闭（Nguyen等，2005）。它通过控制操作氧化-还原双稳态轮烷分子拴开口，在纳米二氧化硅通道中捕获或者释放分子，使得纳米物质从纳米孔中倾泻出来。未来的应用包括纳米水相系统和从可视化的植入控制释放药物系统。

纳米马达的药物传递

纳米马达是用化学反应驱动的纳米机器，其基本原理已经在第三章进行了描述。美国乔治亚大学的研究员已经证实了一种使用动态影像增长的新方法开发的催化纳米马达（He 等，2007）。该技术通过简单修改现有的方法，使纳米马达的结构设计具有更大的灵活性。这些纳米机器可作为限制或开放堵塞血管的常规支架工具，也可以穿过有机体的细胞壁运送药品。研究人员通过研究汽车的数百移动部件来设计纳米马达的各个部分，从而实现一个可控制的、灵活的运动范围，让各个部件的协同工作。在成功使用新技术设计纳米棒旋转后，科学家打破了对称的棒构造，开发了可汇总形成较大颗粒的L形棒。然后，他们将L形棒改变成螺旋形状，使它模仿转子旋转。该小组利用这一新技术在L形棒的不同部分沉积铂或银催化剂，然后设计不同的实验，以测试其控制移动的能力。在过氧化氢溶液中，他们捕捉到纳米棒的转动方向精确地被催化剂沉积控制的图像。

（汪　冰　朱墨桃　译；赵宇亮　审）

第五章　纳米技术在生物疗法中的作用

引　言

生物疗法是指分子生物学在治疗学中的应用。从广义上讲，它包括疫苗、细胞疗法、基因治疗、反义治疗以及RNA干涉（RNAi）。其中一些涉及核酸和蛋白质的利用，而其他则涉及基因操纵。生物疗法，尤其是其运载工具，可以通过纳米生物技术加以改良。

疫苗接种

DNA疫苗，也被称为基因疫苗，正在引发临床前和临床研究的极大兴趣。现已证明，来自质粒DNA的抗原表达可能会引起体液或细胞的免疫应答。因此，DNA疫苗有成为重大疾病（如艾滋病病毒感染、丙型肝炎、肺结核和疟疾）新疫苗的潜力，然而DNA疫苗接种是令人不满意的，需要相对高剂量的质粒DNA引起免疫应答。临床使用"裸"质粒DNA在免疫应答的宽度和深度上的试验结果令人失望。基因枪的临床试验已经有了希望，但现在还不清楚这一技术在商业上是否可行。因此，有必要开发新的疫苗运载系统，这种运载系统可以在低剂量发挥作用，以免引起强烈的体液和细胞免疫应答。纳米生物技术已应用于这一目的。

纳米生物技术在疫苗运载系统中的应用

纳米颗粒在DNA疫苗中的应用

微米颗粒和纳米颗粒有希望作为DNA疫苗的运载系统（Cui & Mumper，2003）。乳胶或气溶胶纳米疫苗也正在研发中。

2006年10月，耶鲁大学纳米科学和量子工程研究所的一个由生物医学工程师和细胞生物学家组成的团队接受了美国国家科学基金会100万美元经费的资助，用于开发输送疫苗的"智能"纳米颗粒。接下来的两年，纳米跨学科研究团队的资金将用于研发一种能模拟细菌和病毒等生物载体性能的新型纳米材料。尽管以前的研究表明，安全的生物相容性材料可以设计成含有药物或疫苗的纳米颗粒，但耶鲁大学将开发可以与特定细胞相互作用的载体新材料，纳米系统将被设计为可以逃避正常的壁垒，刺激免疫系统的抗原呈递细胞。耶鲁大学的生物医学和材料科学家正在通力合作，寻找一些可以绕过健康细胞而靶向并破坏肿瘤细胞的"智能"纳米颗粒装置。

输送疫苗的细菌芽胞

第二章中描述的细菌芽胞可用于疫苗输送。芽胞外被可以用作异种抗原呈递和保护免疫接种的一种工具。细菌芽胞不需冷藏，可以解决稳定性问题以及在发展中国家的运输问题。

疫苗运载工具蛋白体（Proteosomes™）

免疫系统的组成成分相对可溶性蛋白质能更有效地识别颗粒。英国葛兰素-史克公司生产的Proteosomes™凭借其纳米颗粒的性质充当疫苗运载工具，形成类似小病毒大小的囊泡和囊泡簇。Proteosomes™疫苗的囊泡和囊泡簇的大小为20~800 nm，其大小取决于其中的抗原类型和数量。Proteosomes™中孔道蛋白的疏水性也有助于疫苗的传递，这是通过增加起始免疫应答的细胞与疫苗颗粒的相互作用以及对疫苗颗粒的吸收实现的。Proteosomes™是有效的鼻腔疫苗这一事实被认为与增强的识别能力、蛋白体的吸收能力以及疏水性有关。这项技术被运用于开发预防流感、过敏、鼠疫、呼吸道合胞病毒感染以及艾滋病的疫苗。

可控释放病毒抗原的纳米微粒

美国Aphios公司制备的超流体（SuperFluids），是指超临界、临界或近临界的极性或非极性溶剂，正在用于开发可降解的多聚纳米颗粒包裹的病毒抗原。利用超流体减少病毒抗原（例如HIV和流感病毒）接触可能的变性有机溶剂，例如亚甲基氯化物、乙酸乙酯，提高蛋白质抗原在体内温度下长时间的稳定性，从而提高纳米包裹疫苗抗原诱导产生保护抗体或中和失效抗体的能力。这种可控的释放疫苗传递技术有能力传递不同类型和不同组合的HIV或流感病毒候选疫苗，包括整个灭活病毒粒子、DNA质粒以及蛋白质抗原的亚基。超流体聚合物纳米包裹技术将会降低成本，取消不必要的处理步骤，同时改善生产环境。与现有的技术不同，该技术轻便、便宜，并且适于大规模处理。

细胞疗法

细胞疗法是指通过体外筛选、繁殖、药理学处理/改造的细胞来预防或治疗人类疾病。广义的细胞疗法是指包括通过药理学和非药理学的方法来修饰固有体细胞，以达到治疗目的。细胞疗法的目的是更换、修补或增强受损组织或器官的功能。用于细胞疗法的细胞可以来自病人或捐赠者或另外一个物种，也可以利用细胞系和病人肿瘤制造肿瘤疫苗。细胞被装在选择性渗透膜中，免疫调节分子不可以透过膜，而细胞产生的活性分子可以透过膜向外扩散。细胞基因工程是体外基因治疗的一部分，细胞可以通过各种途径进入人体，并有选择性地移植在行使功能的地方。最近，细胞疗法已经扩大，以取代一些传统的治疗程序。骨髓移植正在被外周血干细胞移植所代替。细胞治疗的兴趣主要集中在干细胞上。关于细胞治疗有专门的报道详细叙述（Jain，2007g）。

细胞移植在治疗疾病方面取得了很大进展。目前需要有方法来保护移植的异体或异种细胞免遭宿主免疫系统的排斥，需要有技术来提高移植细胞在宿主组织中的整合，需要有策略来监测和追踪细胞移植物，还需要用新技术在避免宿主免疫应答的情况下将基因转入细胞。在亚微米水平，通过可视化以及控制细胞的相互作用进行进一步科学研究是可取的。

纳米生物技术和细胞移植

纳米生物技术非常适合用于细胞移植且已取得令人鼓舞的结果（Halberstadt等，2006）。纳米材料的结构小尺寸在标记、转染、可视化以及监测细胞和组织等方面提供了越来越多的可供选择的方法。纳米颗粒由于其本身的性质，非常适合与细胞相互作用。抗体（10 nm）和病毒（100 nm）可以很容易与细胞相互作用并穿过细胞膜，20nm的纳米结构甚至可以穿过内皮屏障。

干细胞疗法中的纳米生物技术

纳米生物技术在跟踪干细胞引入人体中的作用在第三章中进行了描述。纳米生物技术可以应用到基因修饰干细胞的基因治疗中。

在体内自然环境下，干细胞转化成其他类型的细胞是基于它们从周围环境中所接收到的化学物质。对于大多数干细胞来说，这些化学物质的性质和位置是不清楚的。目前我们还没有足够的能力去认识具体的某些化学物质在细胞定位方面所起的作用，因为干细胞是在整个细胞表面各种不同的化学物质共同作用下作出反应的。斯坦福大学的科学家正在建设以单个的成人干细胞进行实验的"纳米实验室"，每个"实验室"主要是由位于硅片上的胶囊组成，围绕着多达1 000个大约可以容纳百万分之一毫升的十亿分之一体积液体的纳米储藏库，大小与细胞通讯中的细胞分泌物相当。实质上，他们正在建造干细胞的人造细胞接口单元，以建立与真实细胞几乎一样的化学通讯。对于这种方法，纳米生物技术是必不可少的。大一点的系统不能在小到足够可以在一个细胞表面选择不同的区域这样一个空间提供大量不同的储藏库和化学药品。

美国俄亥俄州立大学的科学家也在发展干细胞纳米纤维支架，这是模仿在干细胞基质中正常发现的纳米尺度纤维（Kang等，2005）。他们正在创造生物可降解的生物支架以培育脂肪组织来源的干细胞。前脂肪细胞在3D基质上生长，获得成熟脂肪细胞的形态学和生物学特征。这种新的培养模式对于体外研究脂肪细胞的生物学应该有巨大作用。

已有人在大鼠模型中的新型纳米纤维支架上研究骨髓间质干细胞（MSCs）如何形成骨细胞（Shin，2004）。与ECM形貌相似的高度多孔、可降解的聚乙烯（己内酯）支架是通过静电光纤旋转产生的。MSCs来源于新生大鼠骨髓，经过培养、繁殖，然后接种在支架上。细胞-聚合物结构在生骨细胞补充物中培养，当移植时维持原来支架的大小和形状。形态学上，这种结构是僵硬的，看上去是骨样外形。细胞和ECM就是通过这种结构被观察的。此外，矿化物和Ⅰ型胶原蛋白也通过这种结构进行检测。这项研究证实了利用MSCs在健康血管中的电镀纳米纤维支架上生长骨移植物的能力。

基因治疗

基因治疗可被广泛定义为通过将特定遗传物质导入至病人靶细胞以预防或改善疾患。遗传物质的载体通常是病毒，但一些非病毒技术也被用于该疗法。基因及DNA导入可以不用载体，多种技术已被用于改变体内基因的功能而无需基因导入。纳米颗粒及其他纳米结构也可用于基因输送。

纳米颗粒介导的基因治疗

基因治疗在临床上的成功应用，部分取决于载体的高效表达，而这又受到基因表达水平及持续时间的制约。虽然多种阳离子聚合物和脂质体系统得以研究，但其中大多数仅表现出高水平的瞬时表达。通常情况下，我们强调的是基因表达的水平而非持续的时间。但对某些疾病而言，一个相对较低水平（指治疗水平）但拥有较长持续时间的基因表达可能比一个较高水平的瞬时表达更为有效。因此，就一个理想的基因表达体系而言，其在目标组织中的表达水平及持续时间都应该是可调节的。而以聚合物为基础的缓释制剂（如纳米颗粒）就具有发展成为该类理想系统的潜力。

纳米颗粒经细胞内吞作用被摄入细胞，并于10分钟内由内吞溶酶体迅速逃逸至细胞质（Panyam等，2002）。纳米颗粒的逃逸与其表面电荷在酸性内吞溶酶体环境中由阴离子转换为阳离子有关，该环境造成了纳米颗粒与内吞溶酶体膜相互作用并逃逸至细胞质。这种逃逸可以保护纳米颗粒及其包裹的DNA免受内吞溶酶体内环境的降解。定位于细胞质的纳米颗粒缓慢释放所包裹的DNA，从而导致基因的持续表达。当基因所表达的蛋白质半衰期非常短和/或治疗又需要基因持续运输时，持续的基因表达就尤为有利。纳米颗粒在基因治疗中的应用实例见表5.1及其说明。

非病毒载体纳米颗粒的中枢神经系统基因治疗

有报道称，将有机改造硅（organically modified silica，ORMOSIL）纳米颗粒（约30 nm）作为高效无毒的非病毒载体用于基因在体内的运输，其效果相当于甚至超越了病毒载体的传递（Bharali等，2005）。制备具有良好液相分散性及稳定性的纳米颗粒，在其表面修饰用于DNA结合的氨基，并对其特性进行研究。将纳米颗粒与编码增强型绿色荧光蛋白（EGFP）的DNA相结合，并对小鼠进行心脑实体注射（intraventricular and intracerebral stereotaxic injections）。法国Mauna Kea Technologies公司开发的CellviZio光纤活体成像技术（optical fiber in vivo imaging technique）使脑细胞基因表达的活体观察成为可能。ORMOSIL介导的转染也被用于处理体内神经干细胞/祖细胞。转染表达核定位成纤维细胞生长因子受体 I 型的质粒显著抑制了溴脱氧尿苷与体内脑室下区和邻近的延髓迁移流（the subventricular zone and the adjacent rostral migratory stream）细胞DNA的结合。在帕金森病中退化的多巴胺神经元可内吞和表达荧光蛋白的基因，显示纳米颗粒能够将基因有效地传递进入特定类型的脑细胞。基因-纳米颗粒复合物能够在体内激活成年人的大脑干细胞/祖细胞，从而有效地替代被神经变性疾病破坏的细胞。因此，ORMOSIL纳米颗粒具有治疗神经干细胞/祖细胞以及体内靶向脑部治疗的潜在价值。ORMOSIL的结构和成分的特点使得有可能发展大规模的特定纳米颗粒库用于不同组织和细胞的靶向基因治疗。

一个由意大利Scuola Superiore Sant'Anna CRIM实验室研究人员领导的欧洲研究小组正在开发基于碳纳米管的非病毒载体，以实现安全、高效的基因输送。该碳纳米管载体能够强化在靶细胞内的基因输送。此结果将使体内的两种特异性神经系统疾病——脑缺血和Rett综合征首先获益。

肯塔基大学神经外科学系正在开展一项名为"帕金森病的纳米颗粒基因治疗"的研究项目。该项目旨在检测将编码一种神经营养因子的浓缩DNA纳米颗粒传递至大脑，以中断或预防PD动物模型中神经退行性进程的可行性。此技术由美国Copernicus

表5.1 纳米颗粒在基因治疗中的应用实例

纳米颗粒	应用
负载野生型p53 DNA的多聚（D，L-乳酸-共乙醇酸）纳米颗粒	在细胞内释放p53，基因表达后抑制癌细胞增殖
静脉脂质体DOTAP：抑癌基因FUS1的脂质-FUS1复合物	抑制肿瘤生长，已于小鼠转移性肺癌模型中导致肿瘤消退
荧光标记的有机修饰硅纳米颗粒作为非病毒载体	用于基因传递，胞内运输的光学监测，以及基因转染
阳离子明胶纳米颗粒	基因治疗的非病毒载体和非毒性载体
磷酸钙纳米颗粒	肝靶向基因治疗的非病毒载体
纳米管穿透，基于镍嵌入式纳米管经磁场驱动插入细胞膜的渗透作用	该技术有望提供一种将基因高效转移至多种细胞，尤其是难转染细胞的强有力的工具（Cai等，2005）
聚酰胺树丛状纳米球：可在纳米颗粒腔内包裹DNA	体内基因转移的非免疫原性载体
纳米颗粒：EGF-PEG-生物素-链霉菌素-PEI-DNA复合物	转染效率高，无颗粒聚集
紧密的DNA纳米颗粒（20～25nm）：每个DNA分子包被有带正电荷的多肽	纳米颗粒穿越核孔，基因表达与裸DNA相比有数千倍的提高。用于鼻内囊性纤维变性的基因治疗
磷脂正、负电荷间相互作用形成的螯合剂转运系统	脂质基础的DNA质粒和反义DNA的体内转运
纳米棒结合质粒DNA和特定区域蛋白	多功能基因传递系统，可促进质粒的细胞内化和胞质释放
基因、纳米颗粒和表面活性剂相结合	促进基因穿越血-脑屏障传递
靶向定位于整合素的纳米颗粒	抗癌基因的位点特异性传递
纳米复合材料：二氧化钛纳米颗粒，结合有可被光或辐射激活的寡核苷酸DNA	可将反义基因转运至胞内特定位点，结合光疗法用于癌细胞杀伤
聚氧化乙烯-聚氧化丙烯-聚环氧乙烷的非离子型聚合物微粒	经口服途径将基因稳定输送至小鼠胃肠道

注：EGF，表皮生长因子；PEG，聚乙二醇；PEI，聚乙烯亚胺。来源：Jain PharmaBiotech.

Therapeutics 公司开发，并将首次应用于治疗中枢神经系统紊乱。这种基因治疗策略可能有助于修复基因缺陷。应用该技术的目的是实现脑细胞的基因导入，使其表达有利于细胞生存的蛋白质。

脂质体纳米颗粒用于核酸的靶向输送

在美国耶鲁大学，靶向脂质体纳米颗粒载体正作为转运Icon基因的非病毒载体在人类转移性前列腺癌动物模型中进行检测。纳米颗粒载体的优点在于其自身不可复制、无免疫原性，且比病毒载体更易制造。该纳米颗粒表面带有可与肿瘤血管相结合的标签，被转移至肿瘤细胞的*Icon*基因可激活免疫反应以摧毁肿瘤。

Protiva的稳定核酸脂微粒（stable nucleic acid-lipid particles，SNALPs）是一种特殊的脂质体纳米颗粒，它能够完全包裹多种核酸分子（如siRNA、适体、DNA等）并输送至全身。由于SNALPs粒径小（~100nm）、尺寸均匀、表面电荷低、稳定性好、不易聚集，在血液循环中可数小时保持完整无损。这些特点保证了SNALPs能够在靶位点富集。该技术利用了一种"增强通透和持续效应（enhanced permeability and retention effect）"，该效应的产生是由于这些含有核酸的颗粒能够在血液中长时间循环，从而富集在肿瘤细胞生长、感染、炎症等区域以及正常肝组织。生长肿瘤中的新生血管具有无序的内皮层，上有被称为"窗（fenestrae）"的孔或缝隙，肿瘤细胞通过"窗"与血液直接接触。这些具有"窗"的血管床即SNALPs离开血管并积聚于病变组织的位点。这些特性使SNALPs拥有超越其他运载系统百倍以上的转运效率。一旦SNALPs富集于靶位点，细胞就通过颗粒周围的细胞膜将其内吞，并包裹在一个类似于SNALPs的脂膜中，该包膜或核内体脱离细胞膜并迁移到细胞内部。内化SNALPs的脂双层与核内体的膜相互作用并彼此融合。在此过程中，颗粒负载的核酸被释放至细胞质中，并分散于整个细胞。在负载siRNA的试验中，RNA诱导的沉默复合体（the RNA-induced silencing complex，RISC）被运送到细胞质中以介导RNA干扰。而传递DNA的实验必须保证质粒进入细胞核进行表达。

碳酸磷灰石纳米颗粒用于基因输送

碳酸磷灰石无机纳米颗粒以其独特的生物相容特性被用于遗传物质在哺乳动物细胞中的有效表达（Chowdhury，2007）。新开发的碳酸磷灰石，与羟基磷灰石一样，能够吸附DNA，并在很大程度上防止其结晶体的生长，从而保证合成的纳米尺寸的晶体能够有效地携带所吸附的DNA穿过细胞膜。在核内体的酸性环境中，它能高效解离，从而迅速释放所结合的DNA，进行蛋白质的高水平表达。碳酸磷灰石是机体内的一种天然成分，通常存在于硬组织（如骨骼和牙齿）中。此外，由于其纳米粒径和对低pH环境的敏感性，碳酸磷灰石纳米颗粒被摄取后，在细胞的酸性小囊泡中迅速降解，而未检测出任何毒性。聚合物或脂质体系统通常具有非生物降解性且转运效率低下，碳酸磷灰石纳米颗粒被认为很有希望作为优于此两种体系、用于基因传递的非病毒载体。

与病毒载体相关的纳米颗粒用于光热疗法

热疗可通过近红外激光照射肿瘤中的金纳米颗粒得以实施，进而通过旁观者效应（bystander effect）诱导肿瘤细胞死亡。但是，金纳米颗粒针对肿瘤细胞的选择性转运和体内定位对于提高治疗的特异性是必须的。与腺病毒载体的共价偶合能够将纳米颗粒选择性地运送到肿瘤细胞，从而将热疗和基因治疗有机地组合起来进行治疗。为此，磺酸基-*N*-羟基琥珀酰亚胺标记的金纳米颗粒与腺病毒载体进行了连接，该载体编码巨细胞病毒启动子驱动的荧光素酶报告基因（Everts等，2006）。共价偶合保留了病毒的感染性和与肿瘤相关抗原的结合能力。这些结果显示了将腺病毒载体作为金纳米颗粒载体的可行性。

纳米颗粒用于癌症的*p53*基因治疗

为抑制肿瘤生长而进行的p53基因导入中，一个重要的因素是p53蛋白在靶细胞中的持续表达。单剂量方案只获得了对细胞增殖微弱和瞬时的抑制作用，未获得与病毒载体相当的细胞增殖抑制效果就必须采用多剂量方案。野生型p53基因介导的癌症治疗中的几个作用机制已得到揭示，如肿瘤细胞的凋亡、细胞周期阻滞、蛋白的抗血管生成作用。利用纳米颗粒的基因传递需要直接注射入实体瘤或经导管送达病变组织。然而，如果纳米颗粒表面被修饰以避免通过网状内皮系统外渗，血管内的肿瘤靶向就有可能实现。

在一项研究中，负载有野生型p53 DNA的多聚（D，L-乳酸-乙醇酸）纳米颗粒表现出持续的抗增殖现象，其效果与乳腺癌细胞株的共孵育时间成正比（Prabha & Labhasetwa，2004）。细胞增殖被抑制的原因是由于纳米颗粒包裹DNA的缓慢释放带来的基因持续表达。该研究结果表明，负载野生型p53基因的纳米颗粒在p53基因突变的乳腺癌及其他癌症的治疗中具有潜在应用价值。

免疫微脂体（Immunolipoplex）用于p53基因传递

带有抗转铁蛋白单链抗体片段-PEG分子的立体稳定性免疫微脂体已用于将治疗性基因特异并高效地转移至肿瘤细胞（Yu等，2004）。类似Lipoplex纳米颗粒的病毒颗粒可以深入肿瘤，并有效进入细胞。免疫微脂体的外表面修饰了抗体分子，利用抗体寻找、结合，然后进入静止及藏匿转移的癌细胞。这些分子结合于转铁蛋白受体，该受体在癌细胞中大量表达。一旦进入细胞，免疫微脂体将释放其负载的p53基因，随后表达的p53蛋白有助于在癌症及抗癌治疗中受到遗传损伤的信号细胞自毁。免疫微脂体已在动物肿瘤模型中得到理想的结果，针对晚期实体恶性肿瘤患者的Ⅰ期临床试验也已得到批准。该试验由美国国立卫生研究院和马耳他SynerGene Therapeutics公司资助。临床试验中计划检测的实体瘤包括头颈肿瘤、前列腺癌、胰腺癌、乳腺癌、膀胱癌、结肠癌、子宫颈癌、脑癌、黑色素瘤、肝癌和肺癌。

由于脂质体不会引发缺陷病毒通常伴随的免疫反应，基于免疫微脂体的基因转移体现了对传统病毒载体基因治疗方法的超越。免疫微脂体也大大提高了化疗和放疗的抗癌效果。p53蛋白的恢复有助于推动癌细胞的自毁，脂质体能够与传统疗法相互促进。这种方法使癌细胞将难以对该治疗产生抗性，复发的可能性将会很小。

静脉注射用纳米颗粒用于FUS1基因的输送

美国Introgen公司生产的INGN401是带有抑癌基因FUS1的静脉注射用纳米颗粒（DOTAP脂质体Chol-FUS1复合物）。FUS1基因能抑制肿瘤的生长，并在转移性肺癌的小鼠模型中导致了肿瘤缩小（Ito等，2004）。用INGN401治疗的小鼠与未经处理的老鼠相比，存活率提高了70%以上。在肺癌患者中进行的Ⅰ期临床试验已经开始，病人初始存活结果令人鼓舞。由于纳米颗粒能够在全身多位点对癌症发动攻击而又不会造成全身毒性，将其系统传递能力与抑癌基因（如FUS1）的特异活性相结合，可望提供一种新的方法来应对肿瘤的转移。然而，DNA-纳米颗粒在体内外均诱发了与炎症相关的多种信号分子。利用小分子抑制剂能够抑制信号分子，从而降低炎症反应，而不会影响转基因的表达。这些结果为将小分子抑制剂用于抑制纳米颗粒介导的炎症反应提供了支持（Gopalan等，2004）。通过N-[1-（2，3-dioleoyloxyl）propyl]-N，N，N-trimethylammoniummethyl sulfate诱导FUS1和p53共表达，胆固醇纳米颗粒介导的基因转移显著、协同地抑制了人肺癌小鼠模型中肿瘤的生长（Deng等，2007）。这些结果有助于研究FUS1介导的肿瘤抑制活性的分子机制，并暗示了将两个或更多肿瘤抑制剂相结合可能产生新的高效癌症治疗策略。

硅纳米颗粒用于基因输送

已合成了粒径28nm的核壳（core-shell）硅颗粒。已有研究对冷冻干燥方法在保存两性纳米颗粒中的作用和不同的冷冻保护剂（LPAs）对减少颗粒聚集的效果进行探讨。通过检测纳米颗粒冷冻干燥前后在COS-1细胞中的DNA结合能力及转染效率也得到检测。研究发现，在缺乏LPAs时发生了严重的聚集现象。在研究的多种LPAs中，海藻糖和甘油表现出对阳离子修饰的硅纳米颗粒良好的保护作用，它们能同时保护DNA结合活性及对COS-1细胞的转染活性（Sameti等，2003）。

一个多学科研究法已用于制造荧光标记的有机修饰硅纳米颗粒，该颗粒作为一种非病毒载体被用于基因传递和监测胞内转运和基因转染的生物光子学方法中（Roy等，2005）。利用胶束纳米化学方法制造了高度分散的有机硅修饰纳米颗粒的稳定水悬浮液，颗粒封装了荧光染料，同时表面功能性地修饰了阳离子氨基酸基团。凝胶电泳研究表明该颗粒复合物能有效结合DNA并保护其免遭脱氧核糖核酸酶1的消化。将适当的染料插入DNA中，观察插入纳米颗粒表面DNA中的染料（能量供给体）与纳米颗粒内部的第2个染料（能量接受体）间的共振能量转移，结果也证实了DNA通过静电作用结合于纳米颗粒表面带正电荷的氨基酸。荧光共聚焦显微成像显示，在体外实验中，纳米颗粒能够被细胞高效摄取进入细胞质，随即传递DNA进入细胞核。该研究表明，将纳米颗粒作为药物输送载体结合多种光学及其他探针的纳米医学方法，为药物的靶向治疗和实时监控提供了新的方向。

明胶纳米颗粒用于基因输送

明胶纳米颗粒已作为可生物降解和细胞低毒的替代载体被用于DNA的转运（Zwiorek等，2005）。将四胺乙醇胺与明胶纳米颗粒共价结合，以使其通过表面静电相互作用与DNA相结合。修饰后的纳米颗粒在不同的缓冲液中负载不同数量的质粒，并与聚乙烯亚胺-DNA标准复合物（PEI polyplexes）进行对比。与聚乙烯亚胺-DNA标准复合物相比，阳离子修饰的明胶纳米颗粒并未表现出明显的细胞毒性，有可能成为一种新的非病毒基因转运载体。明胶纳米颗粒不仅具有非常低的细胞毒性，而且生产工艺简单，成本低廉，并含多个修饰位点。

以明胶纳米颗粒为基础的工程化纳米载体已被研究用于将治疗性基因传递至接种有人乳腺癌肿瘤的小鼠（Kommareddy & Amiji，2007）。将编码VEGF-R1或sFlt-1胞外域可溶性形式的DNA包裹在聚乙二醇修饰的明胶纳米颗粒及对照物内。经过静脉注射移植原位MDA-MB-435乳腺癌的雌性Nu/Nu小鼠，其中剂量的15%进入肿瘤。体内表达sFlt-1的质粒DNA能够抑制肿瘤生长与微血管密度，被认为具有治疗作用。该研究结果表明，PEG修饰的明胶纳米载体可以作为一种安全、有效的基因体内运载工具以对抗实体瘤。该方法的临床试验预计也将很快开展。

非病毒载体磷酸钙纳米颗粒

磷酸钙纳米颗粒是一类独特的非病毒类载体，可作为高效、选择性的DNA载体用于基因的靶向运输。已合成的DNA-磷酸钙纳米颗粒粒径微小、高度分散，其直径仅约80 nm（Roy等，2003）。包裹于纳米颗粒内部的DNA可免遭外部环境中核糖核酸酶的降解，能够在体内外条件下安全传递。此外，这些纳米颗粒表面适宜被修饰，以吸附具有高黏附性的多聚物（如聚丙烯酸），随后利用配体结合多聚物的羧基，如利用1-乙基-3-（3-二甲氨基丙基）-碳二亚胺盐酸盐为偶联剂，结合对氨基-1-硫代-β-半乳糖苷。研究显示，这些表面修饰磷酸钙的纳米颗粒在体内可用于肝靶向基因治疗。

用于基因转移的树丛状纳米球

树丛状纳米球是粒径范围1~20nm的纳米颗粒，并能在其空腔包裹DNA等治疗性物质。它们具有被称为树突（dendrons）的精确三维分枝，其结构模仿树枝的分叉。树丛状纳米球形状和大小非常接近组蛋白簇，DNA如同缠绕天然蛋白质般环绕着它们。树丛状纳米球表现出与DNA和药物输送系统极大的相容性（Cloninger，2002），它具有以下适于作为基因转移载体的特点：

- 可精确制造大分子结构
- 由纳米构件或模块组成
- 无免疫原性

活性聚乙二胺（polyamidoamine，PAMAM）-树丛状纳米球提供了一种明显优于传统方法的新型基因转移技术。以该技术为基础的QIAGEN公司提供的试剂具有很高的基因转移效率，其细胞毒性极低，并适用于广泛的细胞类型。这项技术也有望用于基因治疗的体内基因输送（Dennig & Duncan，2002）。

DNA-聚乙二醇复合纳米颗粒

一种以聚乙二醇单修饰（monopegylate）重组人表皮生长因子（EGF）为基础的受体介导的非病毒基因传递方案使用了链霉菌素-生物素系统（Lee等，2002）。生物素衍生物和聚乙二醇（PEG）单修饰的表皮生长因子通过将生物素-PEG-琥珀酰亚胺衍生物结合于表皮生长因子而制备，并通过色谱法进行纯化。荧光素酶质粒DNA和PEI相结合形成带正电荷的纳米颗粒，颗粒表面包被带有负电荷的链霉菌素，然后生物素-PEG-EGF共轭物通过链霉菌素与生物素的相互作用被固定。EGF-PEG-生物素-链霉菌素-PEI-DNA复合物的特点在于其有效直径和不同条件下的表面电动电势。该复合物转染效率高，且颗粒间不互相聚集。其原因在于，受体介导的内吞作用促进了复合物被细胞摄取。此外，在血清蛋白存在的情况下，表面聚乙二醇链的存在造成了转染效率略有降低。

压缩DNA纳米颗粒

经Ⅰ期和Ⅱ临床试验证实，压缩纳米颗粒（PLAS$_{min}$™复合物）能够安全地经鼻对囊性纤维化患者给药。这是一个由Copernicus公司，Therapeutics公司，克里夫兰大学医院（University Hospitals of Cleveland）、凯斯西部保留地大学医院（Case Western Reserve University School of Medicine）、丹佛儿童医院（The Children's Hospital of Denver）和

囊性纤维化治疗基金会公司（Cystic Fibrosis Foundation Therapeutics Inc Copernicus）共同发起的协作项目，压缩的DNA在4℃被稳定保存超过1年。该种性质对于产品的成功商业开发十分重要。单链DNA分子被带有正电荷的多肽包裹。产生的颗粒直径只有20~25nm，小到足以穿过核孔。利用压缩的DNA纳米颗粒转染有丝分裂期后的人类细胞，其基因表达效率较裸DNA提高了6 900倍。

纳米壳介导的DNA传递

纳米壳（Cochleate）是一种以脂质为基础的传递体系，是阳离子（如Ca^{2+}）和带负电荷的磷脂（如磷脂酰丝氨酸）间相互作用的结果。纳米壳以一种内部无水的独特结构稳定地沉淀，该结构是一种大型、持续、稳定的脂双层片卷曲而成的螺旋。它们无毒、无致炎性，已被用于蛋白质和多肽抗原的口腔和肠外运输。纳米壳介导的DNA质粒和反义DNA的体内运输正在研究。通过口腔、鼻腔、肌肉、或皮下等黏膜或胃肠外途径给药，蛋白质与DNA纳米壳能够作为高效的疫苗使用（Delmarre等，2004年）。

纳米棒基因治疗

基因治疗的成功受到了载体病毒及合成方法的限制。面对基因治疗中存在的挑战，合成的转染系统具有优于病毒方法的特点，如制作简单、细胞毒性和免疫反应小。合成载体的最大缺点在于其在纳米尺寸下难以操控。通过结合质粒DNA以及蛋白质，纳米棒极大地克服了这些缺点。纳米棒结合的蛋白质能够促进质粒的细胞内化、胞质释放和/或核内吞。纳米棒还可以通过其自身磁性而得到进一步控制。这种多功能基因输送系统具有精确的组成和大小，已用于细胞转染。

纳米机器用于基因输送

F1-ATPase 转子（http：//www.res.titech.ac.jp/~seibutu/）和分子梭（http：//depts.washington.edu/chemcrs/bulkdisk/chem560Cspr04/handout05-13-04Hess.pdf；http：//www.nanomat.mat.ethz.ch/）等纳米机器可用于非病毒方法的基因输送。分子马达可以作为一种生物分子适配器用于逆转运（BART），该方法可将合成货物负载于分子马达进行细胞内运输。其优点在于，该分子马达作用于天然环境，将DNA快速转运至细胞核，能够促进基因转移。据推测，一个基于Tctex-1或LC8结合肽序列的BART肽能够将共轭分子或颗粒连接至动力蛋白，这将促使共轭分子以类似于病毒载体的方式进入细胞内部（Cohen等，2005）。其缺点在于该方法需要改造分子马达以用于细胞内使用或DNA的共价修饰。

脉冲磁场和超顺磁性纳米颗粒的应用

有人提出一个利用永久和脉冲磁场增强基因输送的简单方法（Kamau等，2006）。带有绿色荧光蛋白编码序列的DNA质粒和新的DNA片段（PCR产物）偶联于包被PEI的SPIONs。该复合物被加入细胞后，随即暴露于永久脉冲磁场中。较之未暴露于磁场中的细胞，磁场使转染效率显著提高了40倍以上。无论是小粒径（50nm）还是大粒径

(200~250nm），在作用于脉冲磁场前，纳米颗粒沉积于永久磁场中，转染效率最高。这种技术基因转移效率非常高，通常5分钟内即可完成，因此该技术是今后体内研究的有力工具。

用于基因治疗的纳米复合材料

二氧化钛（TiO_2）半导体45-A纳米颗粒结合导入寡核苷酸DNA的纳米复合材料已得到体内和体外的研究。二氧化钛拥有的几个特性使其成为生物系统的入选分子。首先，它的相对惰性令其具有良好的体内耐受性。其次，作为半导体，尤其是纳米颗粒，它可被当作微型电化学电池。当联结有机修饰物、暴露于能量高于所处能级的入射光时，可通过二氧化钛及其所附的修饰物产生半导体现象。将该纳米复合物与核酸相连接，可能产生一种拥有Watson-Crick碱基对固有特性的多功能分子。这些纳米复合材料不仅保持了二氧化钛固有的光催化能力和寡核苷酸DNA（共价结合于TiO_2纳米微粒）的生物活性，而且拥有光诱导核酸内切酶的独特化学和生物学性质，可能作为一种新工具用于基因治疗（Paunesku等，2003）。连接于二氧化钛纳米颗粒的反义基因可被运送至细胞内的特定位点，受到光照时，反义基因或药物将"脱落在正确的位置"。而从长远角度看，由于电离辐射似乎也能够光敏化纳米装置，"以杀伤细胞为目的，将基因或药物输送至胞内靶标的方法可与放疗结合"应用于癌症患者。

虽然这是一个独特的思路，将二氧化钛纳米复合材料用于实际基因治疗还有很长的一段路要走。研究人员首先试图将这些设备导入线粒体细胞，同时测试该纳米装置在体外作为RNAi替代物切割特定RNA以及干扰癌细胞内RNA合成的能力。研究该纳米装置在体内模型中的特性将非常重要。

用于经口基因输送的非离子型聚合物胶束

基因通过消化道传递不仅具有许多潜在的用途，而且创伤小、更容易实施。纳米技术与纳米材料被用于研制更加先进的办法，来克服与口服病毒基因相关的一些问题。利用实验动物将聚环氧乙烷-聚环氧丙烷-聚环氧乙烷（PEO-PPO-PEO）的非离子型聚合物胶束作为载体用于经口DNA的体内传递（Chang等，2004）。口服后，转染的*lacZ*基因在绒毛、隐窝、十二指肠杯状细胞及胃隐窝细胞得到最高水平的表达。十二指肠、胃、肝、脑和睾丸均发现了报告基因的活性。利用RT-PCR技术在这5种器官及血液中检测到了*LacZ* mRNA。这些结果表明，高效、稳定的基因转移可以通过PEO-PPO-PEO 聚合物胶束的经口传递在小鼠中实现。

同时输送抗癌药物和DNA的纳米载体

新加坡生物工程和纳米技术研究所的科学家们研发出了一种纳米颗粒，可以同时携带小分子抗癌药物和核酸用于提高癌症疗效。该技术的独特性在于一个特殊的生物降解载体（阳离子核-壳纳米颗粒）的设计，此载体能够包裹药物分子并使之结合有治疗作用的核酸。它可以有效地介导DNA进入细胞，进而整合至其基因构成中，即诱导基因高水平表达，尤其是在人类和小鼠乳腺癌细胞株以及小鼠乳腺癌模型中。小分子药物与核酸的共传递能提高基因转染效率，减少药物的副作用，并实现药物与基因治疗协同作用，以获得更有效的癌症治疗效果。结果表明，利用该载体进行的抗癌药物（紫杉醇）与高效抗癌药物"信使分子（IL-12编码质粒）"的共转运，比单纯利用紫杉醇或质粒进行的转运，更有效地抑制了接种4T1乳腺癌细胞的小鼠体内癌细胞的生长。实验还检测了将紫杉醇和siRNA共转运以靶向作用于一种防止MDA-MB-231人乳腺癌细胞株死亡的蛋白质（Bcl-2）。由于siRNA对Bcl-23的额外作用，癌细胞对药物的作用更加敏感。这种特殊载体也具有共转运治疗性核酸，防止癌细胞产生针对多药耐药性的潜在用途。结合同时转运的特异抗癌药物，可以提高该药物的治疗效果。

反义治疗

反义分子是合成DNA或RNA片段，旨在用互补特定mRNA序列和阻止蛋白质合成。靶向遗传物质的一种方法是利用"反义DNA"封闭mRNA，从而阻断遗传信息转变为蛋白质。利用反义药物阻止异常的与疾病相关的蛋白质表达被称为反义疗法。合成的DNA或RNA片段被称为寡核苷酸（ODNs）。典型药物的靶蛋白质，有可能通过反义基因治疗在其遗传信息转变为有害蛋白质之前定位它。反义药物比传统的药物更有效，但是反义疗法的一个重要问题是如何输送。由于天然寡聚物的稳定性很差，而且细胞吸收它们的效率也很低，所以反义ODNs的疗效有限。纳米技术已用于改善这一状况。

反义纳米颗粒

美国西北大学的科学家描述了使用金纳米颗粒-寡核苷酸复合物、反义纳米颗粒，作为细胞内调控蛋白质表达的因子（Rosi等，2006）。一旦进入细胞，DNA修饰的纳米颗粒作为mRNA"海绵"与它们的靶点结合，阻止靶基因翻译出蛋白。通过化学剪裁的大量DNA结合到金纳米颗粒表面，实现了可控的基因敲除。在未来，这一令人振奋的新一类反义材料可用于治疗癌症和其他具有遗传异常的疾病。相比传统反义ODNs，表面附加多链反义DNA的金纳米颗粒具有如下优势：

- DNA变得更加稳定，比没有与纳米颗粒结合的商品化的DNA转染试剂，如阳离子脂质体，可以更有效地与靶mRNA结合
- 不易被核酸酶降解
- >99%被细胞摄取
- 与传统的转染试剂相比，可以使反义ODN有更高有效浓度，且对细胞没有毒性

树丛状纳米球用于反义药物输送

通过用^{32}P标记寡脱氧核苷酸，聚丙烯亚胺树丛状纳米球已用于乳腺癌、前列腺癌和卵巢癌的细胞系的31nt三链形成寡核苷酸给药（Santhakumaran等，2004）。相比对照组

对ODNs的吸收，树丛状纳米球使ODNs的吸收率提高了14倍。树丛状纳米球在浓度依赖和分子量依赖的方式上效果突出，第四代树丛状纳米球具有更高效率。在最大量ODNs被吸收的情况下，树枝状聚合物对细胞活力并没有明显影响。凝胶电泳分析显示，处理48小时后ODNs在细胞内依然完整。树丛状纳米球中ODNs形成的纳米颗粒流体动力学半径在130～280nm。这些结果表明，聚丙烯亚胺树丛状纳米球作为反义治疗ODNs药物载体是非常有效的。

用于反义药物给药系统的聚甲基丙烯酸酯纳米颗粒

聚甲基丙烯酸酯纳米颗粒似乎是一个大有可为的反义ODNs给药载体。在一项技术中，采用从 Eudragit RL100或RS100的溶液中蒸发乙醇的方法制备纳米颗粒，然后混合核苷酸（wang等，2003）。通过TEM和Mastersizer颗粒系统表征形态和大小，台盼蓝（锥虫蓝）染色法和溶血试验评价细胞毒性。流式细胞仪用来确定摄取荧光标记的ODNs。该纳米颗粒的表征结果表明，它们形状是球形的，平均直径为127 nm。最优的载样比为纳米颗粒：核苷酸=6.6。当被纳米颗粒封载，ODNs吸收量显著增加。吸收量也取决于纳米颗粒的浓度，高剂量的纳米颗粒，可以有轻微的细胞毒作用。

RNA干扰

siRNA通过序列特异性方式使基因表达沉默，这个过程被称为RNA干扰（RNAi）。RNAi是一种强大的降低特定基因的mRNA水平的工具。有研究表明，21nt的siRNA以及稳定内源性表达的dsRNA可以诱导哺乳动物细胞特定基因的沉默，这为扩大这一技术在哺乳动物系统中的应用提供了可能性。关于这个主题的特别报道（Jain，2007）详细描述了RNAi。在siRNA的实际应用中，给药途径是一个重要问题。

纳米颗粒输送siRNA

siRNA强大的序列选择性基因抑制，使"有针对性的"治疗的特异性达到最大，但细胞吸收率低、血液稳定性有限和非特异性免疫刺激妨碍了siRNA的治疗应用。为解决这些问题，配体特异、空间稳定的纳米颗粒可以适应siRNA（Schiffelers等，2004）。聚乙烯亚胺（PEI）自组装纳米颗粒能够携带siRNA，PEI与末端连接精氨酸-甘氨酸-天冬氨酸肽的聚乙二醇相连，结合可识别新生血管表达的结合素的肽段，使纳米颗粒定位于新生血管，siRNA抑制血管内皮生长因子（VEGF）受体2表达，治疗肿瘤血管发生。聚乙二醇化PEI的细胞运输和活性被发现具有siRNA序列特异性，这种特异性取决于多肽配体，并且可以被游离多肽竞争。静脉注射到荷瘤小鼠使肿瘤选择性吸收药物，在肿瘤中，序列特异性siRNA抑制了蛋白质的表达，肿瘤血管生成和增长速度均被抑制。这个结果表明药物实现了两个层次的定位：通过纳米颗粒配体实现肿瘤组织选择性和通过siRNA-ODNs实现的基因选择性定位。这开启了更有针对性的组织和基因双重选择性治疗的大门，也改善了肿瘤治疗特异靶向性不理想的状况。

由于肿瘤细胞的增殖和侵入与肿瘤血管生成增加有关，癌症组织RhoA的过度表达表明预后较差。抗RhoA的siRNA抑制比传统的Rho介导的信号通路阻断剂更有效地抑制侵袭性乳腺癌。一项研究指出，在侵润型乳癌，静脉注射壳聚糖包被的聚氰基丙烯酸异己酯（PIHCA）纳米颗粒运载抗RhoA siRNA的疗效好、毒性低（Pille等，2006）。由于抑制了肿瘤血管生成，siRNA治疗可抑制90%的肿瘤生长并且可以在肿瘤组织中观察到坏死区域。此外，这一疗法被认为没有毒性副作用。由于高疗效和无毒性，抗RhoA的siRNA有着巨大的治疗侵袭性癌症的作用。

静脉注射含有siRNA的靶向纳米颗粒

使用含有聚阳离子环糊精给药系统，静脉注射给药（IV），给非人灵长类动物注射含有目标为核糖核酸还原酶M2亚基的siRNA后，Tf蛋白定位配体和siRNA（Heidel等，2007）。除了指示肾毒性的血尿素氮和肌酐水平升高之外，纳米颗粒的耐受性良好。在这个剂量水平，谷丙转氨酶和谷草转氨酶轻度升高，指示肝也受到一定程度影响。补充因素的分析没有发现任何变化，这显然归功于纳米颗粒的使用。总的说来，没有发现明显的临床毒性症状。17~18天的多重评估期内，足够产生抗Tf组分的抗体。低滴度的抗Tf抗体表明，纳米颗粒与任何形式的过敏性反应不相关。综上所述，实验结果显示，包含未作化学修饰的siRNA的纳米颗粒的多个系统性剂量可以放心地注射给非人类灵长动物。

美国Calando Pharma-ceuticals公司的进一步研究发现，抗RRM2的双链siRNA在不同类型人源和其他物种（小鼠、大鼠、猴）癌细胞展示出显著的抗增殖活性。这些实验结果表明，双链siRNA是一种很有前途的治疗方法（Heidel等，2007 b）。

纳米脂质体输送siRNA

siRNA与正常纳米级的DOPC脂质体结合已经用于体内siRNA的输送。要使siRNA定位到肿瘤细胞上的靶蛋白、黏着斑激酶（FAK），难点是其位于细胞内侧的部分比外侧多，这与其他肿瘤药物已知的蛋白靶点不同。FAK很难被药物定位，但可以被穿透进入肿瘤细胞的脂质体siRNA所攻击（Halder，2006）。携带FAK siRNA和对照siRNA的脂质体被用来治疗感染三种人卵巢癌细胞的小鼠，这三株肿瘤细胞来自晚期肿瘤的妇女。接受FAK siRNA脂质体治疗的小鼠，肿瘤平均重量相对对照组下降44%~72%。联合使用紫杉醇和FAK siRNA脂质体可以使肿瘤平均重量下降94%~98%。除了抗癌作用，联合化疗药物的治疗性脂质体也有抗血管生成的作用。通过诱导血管细胞的凋亡，这种治疗方法显著减少了毛细血管对肿瘤的营养作用，降低了肿瘤细胞的增殖，并且增加了癌细胞的死亡数。这一方法有以下两方面的优势：

1. FAK靶向脂质体的直径介于65~125 nm。肿瘤血管比正常血管通透性更大，具有100~780 nm的孔径。正常血管孔径小于2 nm，脂质体不能通过。
2. DOPC脂质体不带电荷。当非穿透细胞结合时，中性脂质体比带正电或负电的脂质体更有优势。

这些研究表明，siRNA可作为一种适用于临床的治疗方式。下一步将进行siRNA-

DOPC脂质体的毒性测试。包括卵巢癌在内，在结肠癌、乳腺癌、甲状腺癌，以及头部和颈部癌症中，FAK均过度表达。

量子点监测RNAi输送

使用RNAi技术鉴定基因型/表型相关性的一个关键问题是，细胞群落基因沉默的均一化。转染效率的变化，给药后诱导的细胞毒作用，以及高浓度的siRNA"关闭目标"的影响可以混淆对功能研究的解释。为了解决这个问题，一种新颖的监测siRNA传输的方法已经产生，未修饰的siRNA与半导体量子点联合作为多色生物探针（Chen等，2005）。siRNA与量子点使用标准的转染技术进行共转染，从而利用光学稳定荧光纳米颗粒跟踪核酸，根据转染程度分拣细胞，纯化同源的沉默亚群。与其他跟踪方法（报道质粒和末端标记的siRNA）相比，量子点显示了更佳的光学稳定性和可调光性，避免了颜色重叠。这个简单的模块化系统可用于多基因敲除研究，在有两个生物目标的体系中进行了双色标记的研究。当该方法用于检测T-钙黏蛋白（T-cad）在细胞间通信中的作用，一个量子点标记的高度沉默细胞群用以观察基因敲除后其上、下游基因的显著变化。

量子点兼容各种转染技术（其他试剂、电穿孔、微注射），因此适合用于容易受到脂质体细胞毒性的细胞核酸监测。由于非病毒siRNA输送迄今在技术上仍有困难，原代细胞可能更适合应用这种方法。

（聂广军　译；赵宇亮　张幼怡　审）

第六章　应用于内科和外科临床的纳米装置

应用于临床诊断的纳米装置

纳米技术在分子诊断学中的应用已经在第三章进行了讨论。纳米技术的应用将对整个医疗行业产生巨大的影响。除了用于实验室检测外，一些基于纳米生物技术的装置将用于临床诊断。利用纳米技术研发的新型生物传感器可以在人体疾病的早期阶段进行诊断，为疾病的治愈带来更大的希望，这对于传染病和癌症的管理与治疗是极其重要的。同时，对机体功能和治疗反应的监测也将摆脱笨重繁琐的实验设备，如纳米放射性自显影装置可小到足以进入细胞，而纳米声学装置可用于测量和记录心脏噪音。

纳米内镜

美国卡内基-梅隆大学微型机器人实验室（NanoRobotics Laboratory）正在研发的微胶囊内镜，具有摄入方便和定位准确的优点，通过控制系统可使胶囊黏附在消化道管壁并向腔内移动。并且采用了几种不同的方法来研究微囊与消化道管壁的黏附方式，包括干法、湿法以及机械法，如底部带有黏附剂的三脚架式装置，并建立了一个表面特性与消化道相类似的简单模型对这些方法进行测试。

通过对微囊的精确定位，医生可详细地观察到消化道内壁的任何部位及细节变化，使诊断更高效与准确，以减少不必要的侵入性检查。此外，这些胶囊经过改良还可以用于治疗，如在病变区附近释放化学物质或药物以达到治疗效果。

以色列基文影像公司（Given Imaging Ltd）是胶囊成像的先驱者，该公司于2001年获得批准上市的PillCam™胶囊型内镜，用于观察小肠病变。其他公司也正在生产相同功能的口服型胶囊。患者口服内部载有微型摄像头的胶囊后，随肠道蠕动该胶囊可在消化道内滞留8小时左右。在此期间，胶囊中的微型摄像机将拍摄的肠胃内部清晰影像，通过信号发送器不断发送到缚于病人腰间的图像记录装置中。医生可以通过查看图像随后作出诊断，但采用这种方法进行疾病检测只有50%的成功率，有些病变位置常被错过。采用可控的运动和定位的纳米装置可大大提高检测准确性。视频胶囊内镜（video capsule endoscopy）是一个重大创新，可提供高清晰度的全小肠成像（Raju & Nath，2005）。胶囊型内镜检查推出4年来，已经证明其作为不明原因消化道出血患者首选或一线检查手段是非常有效的，尤其是当上消化道镜和结肠镜检查阴性时，胶囊型内镜检查常可得出阳性结果。同时，视频胶囊内镜也可用于小肠炎症和肿瘤疾病的诊断。

卡内基-梅隆大学正在研发的"gutbot"微胶囊内镜，正是基于纳米技术开发研制的，主要应用纳米传感器和黏附装置技术。如果这个装置研究成功，将会使胶囊内镜的使用延伸至大肠部位。虽然现在普遍使用结肠镜检查结肠，但医生会更愿意介绍病人采用只有药丸大小的摄像装置，通过肛门可视化检查结肠的可疑病变部位。同时具有类似功能应用于检查人体的其他部位的纳米机器人正在开发。

纳米技术在放射医学中的应用

X线早已广泛用于医学诊断，在上世纪X线管的基本结构没有重大变化，而目前医用诊断X线可用碳纳米管（CNT）场发射阴极射线管产生。该装置易于产生具有可编程波形和重复频率的连续和脉冲X线，X线的强度足以对人体四肢进行成像。基于碳纳米管的冷阴极X线技术可生产工业和医用便携式及微型X线源。

美国Xintek公司研发了一种新型X线装置，采用碳纳米管发射由多条小射线所组成的X线束，并可同时保持射线稳定（Zhang, 2005b）。该装置可从多角度创建物体的图像并不需移动装置，这相对于其他X线装置来说是一个明显的优势，因为它提高了成像速度，减小了装置体积，并使维护工作更简便。这项技术可使医用X线断层成像仪（如CT扫描仪）的X线成像系统体积更小，速度更快。另外的好处就是将会使扫描仪更廉价、更省电，产生更高分辨率的图像。

现已成功建造容易产生可编程波形和重复频率的连续和脉冲X线的装置（Yue等，2002）。从$0.2cm^2$面积大小的碳纳米管阴极可获得共28 mA的发射电流，在14 kVp和180 mAs时，X线的强度就足以对人体四肢进行成像。通过设定栅压（gate voltage），重复频率大于100kHz的脉冲X线可以很容易获得。这种基于碳纳米管的冷阴极X线技术可能会促进便携式和小型X线源在工业和医疗领域的应用。与传统的扫描仪相比，它可以在更低的能量状态下实现高分辨率CT图像拍摄，这就使得应用于医疗成像和国土安全的更小、更快、更廉价的扫描仪的开发成为可能。

应用纳米颗粒实现高分辨率超声成像

在疾病早期诊断中，还可使用纳米技术提高超声波设备的成像质量，而这种设备正是内科医生办公室中最常用的诊断工具之一。美国俄亥俄州立大学的一项研究显示，给予小鼠经静脉注射含粒径100 nm硅纳米球的琼脂糖悬液，并用高清晰度超声波成像系统进行观察（Liu等，2006）。在注射纳米颗粒后的不同时间点拍摄肝脏B型超声图像，并用自动化程序来量化分析图像的灰度变化。观察到了悬浮在琼脂糖凝胶中的纳米颗粒的超声波反射信号，该图像的亮度即平均灰度水平随着颗粒尺寸和浓度的增加而增加。小鼠肝的平均灰度水平在注射纳米颗粒后也随之增加。这些结果表明，使用固态纳米颗粒作为超声波成像的造影增强剂是可行的。该研究的长期目标是要利用这一技术提高癌症和其他疾病的早期诊断水平，而最终目的是要在疾病的细胞水平及初期阶段实现诊断。

纳米生物技术和药物输送载体

对进入人体的药物载体进行改进是非常必要的。大多数药物输送载体被植入人体是为了释放治疗药物。利用纳米技术可对这些药物输送载体的结构进行改良，如在药物输送载体（也可称为种植体）表面包被一层纳米聚合物。

用微小聚合物包裹种植体

由美国Nanotherapeutics公司开发的脉冲激光辅助表面处理技术（PLASM™），是一种可快速为生物医学装置进行表面包被处理的干法工艺。过去几年来研究了多种技术，如γ射线照射、等离子体处理、射频磁控溅射技术、浸涂技术和化学改性技术，其目的是为了制造具有生物相容性的涂料以用于包覆医疗设备（如支架、导管、人造血管、隐形眼镜、眼内植入物、口腔种植体、髋关节植入物、心脏起搏器/除颤器及骨内固定器）。不幸的是，由于这些技术难以控制涂料的黏附性和组成成分，以及工艺条件要求严格和加工处理时间长，使其应用受到了限制。

脉冲激光辅助表面处理技术（PLASM™）提供了新的技术方案，在接近正常大气压的条件下，通过非水、非溶剂技术使微小聚合物沉积形成表面涂层，从而改变种植体表面特性。这是一种气相沉积方法，控制性地使用脉冲激光。脉冲激光辅助表面处理（PLASM™）的优点是可控制聚合物涂层在任何物质表面的厚度和均匀性，同时也可控制药物从生物可降解或生物相容性聚合物中缓慢释放，甚至可持续数天之久。

Nanotherapeutics公司同时正在研发一种类似于PLASM™的脉冲激光辅助表面功能化技术（PLASF™），它可快速实现更复杂的表面修饰，如将蛋白质或催化酶附着在聚合物涂层上。PLASF™也被用来改变聚合物涂层的正常结构，因此可形成新奇的表面特性，比如增加植入式装置的可湿度或黏附性。这两种方法都可以在几分钟内，为各种大小的装置实现所要求的独特表面特性。

纳米封装

Nanotherapeutics公司的纳米封装（nanoencapsulation）处理程序Nanocoat™是一项已获得专利的无溶剂封装技术，可用于封装微米和亚微米大小的粉末。根据商品流水化作业系统，纳米/微米颗粒作为核心被一薄层涂层材料（如表面活性剂或生物可降解聚合物）包裹起来。该涂层材料可用于减缓内包活性成分的释放速度，提高颗粒扩散性/流动性，或增加系统循环对颗粒的吸收率。纳米封装程序（Nanocoat™）提供了一种可完整、连续地生产包被药物颗粒的方法，且仅需要很少的工艺处理过程，就可取得很高的封装效率。与目前的技术相比，这种方法有着如下的优点：

- 加工快速，处理时间在分钟量级
- 可以使用多种类型的材料涂层，从而有可能使用已证实具有生物相容性的材料进行封装
- 在低cGMP水平下也可实现的无溶剂干法技术
- 通过包被可改变颗粒的表面键合和静电荷，降低颗粒的团聚与黏附

通过沉积涂层材料到颗粒表面而形成微胶囊，将有可能通过以下两种途径控制药物的释放动力学：① 药物扩散穿过聚合物涂层；② 随着药物颗粒表面的生物可降解聚合物涂层的降解，处于核心的药物被释放出来。

经设计采用灵活、简洁的制造工艺生产的GeneSegues纳米胶囊，具有以下特征：

- 药物被浓缩成直径小于50nm的小分子
- 药物被完全封装在一个稳定的、具有可控性释放功能的胶囊中
- 对大分子、小分子都能够运载
- 胶囊涂层可由配体组成，经受体介导靶向输送到不同的器官、组织和细胞
- 可选择多种给药途径，包括局部用药、口服给药、静脉内给药，或通过转运装置给药

来自德国汉堡大学、德国马克斯普朗克研究所、俄罗斯抗生素国家研究中心的研究者们共同研制的微胶囊，不仅可将药物输送至生物组织，还可向外传送其在组织内的运动信息。这些微胶囊是通过光波进行通讯的。这个研究的关键是寻找可以发射特定波长红外光的无毒物质，这些波长的红外光不会被水和生物组织吸收，从而很容易被测得。研究者们制造了大量的微囊原型，其中有些微囊只发射单一波长（或颜色）的光，另外一些微囊则可发射750～1 200 nm波长范围内多个波长的光（可见光范围是从400 nm蓝光到700 nm红光）。通过这些光可以用来监控装载了药物的微胶囊。

他们是通过在直径为3.7μm的碳酸盐颗粒（直径小于红细胞）表面包裹一层带相反电荷的材料，从而形成微胶囊。随后在带正电荷的微胶囊的静电作用下，研究者们将带负电荷的发光纳米晶体植入到壳层中，然后将碳酸盐颗粒溶解，就形成了中空的微胶囊。

聚合物纳米容器

内含DNA的聚合物纳米容器（polymer nanocontainers）或纳米圈（nanotraps）能够使其内包酶抵抗外界侵袭，从而保持活力不变，并可根据需求可控性地释放内含物。应用噬菌体转染技术已经证实，DNA导入可能是经由一个完全自组装的膜嵌段共聚物而发生（Graff 等，2002）。因此细菌孔道蛋白LamB重组形成ABA三嵌段共聚物囊泡，细菌外膜蛋白LamB特异性转运麦芽糖糊精，同时作为λ噬菌体的表面受体可引发λ噬菌体DNA的释放。即使在人造环境中，LamB蛋白的功能也可完全保留。这导致了一种DNA聚合物载体的出现，可能有益于基因治疗。具有非对称膜的纳米容器可以直接实现蛋白质插入和化学修饰（Stoenescu 等，2004）。

用于细胞治疗的微容器传输系统

如同基因治疗载体，细胞也可作为治疗剂，但细胞和基因疗法都需要借助药物传输系统。美国约翰·霍普金斯大学的研究人员发明了一种自组装立方体穿孔容器，大小如尘埃斑点，可以用作药物和细胞治疗的传输载体（Gimi 等，2005）。通过将电子芯片制造技术和基础化学相结合的工艺过程，可大规模生产这种相对便宜的微容器。由于它们的金属性质，这种立方形的容器在人体内的定位很容易被磁共振成像（MRI）追踪到。经实验测试证明，在中空的立方体内置入药物的微球和活细胞，可用于医疗。这个研究小组已开发出一种新的制备方法，可制作三维的微容器以用于细胞封装和药物传输。长期目标是要将这些治疗用容器直接输送到组织损伤或疾病部位。该微容器有朝一日可以与电子元件结合，这将使其成为机体内生物传感器，或通过响应远程控制的无线电频率信号而按需释放药物。

这种微小的立方体容器表面涂有一层非常薄的金，因此对机体毒性很小。该微容器尚未植入人或动物体内，研究人员只是进行了实验室测试，看它们如何工作。微量吸管将含有微球的悬液注入立方体容器中，通过搅拌作用，这些微球可以从立方体容器中释放出来。研究人员将人类细胞置入到立方体容器中，这些细胞与医学治疗中所使用的细胞类型相同。阳性染色试验证明，这些细胞在微容器内仍然是存活的，并可以很容易得到释放。当金属立方体容器穿过一个密封的S形微型流体通道时，可应用磁共振成像技术（MRI）来进行定位和追踪，医生将能够使用无创技术观察治疗容器在人体内的走向。另外，有些立方体容器（大多用镍制造）具有磁性，从而能够操纵它们直接靶向病变或损伤部位。研究人员目前正在完善微型容器，使其具有纳米多孔性表面。纳米多孔性容器可用于包埋细胞进行激素治疗。将生物传感器安装在这些容器上面，可实现无创性的信号检测。

钛植入药物输送装置中的纳米孔膜

钛植入药物输送装置NanoGATE使用纳米硅孔膜，控制药物以几乎恒定的速率从胶囊内扩散释放。它可以近乎达到药物零级动力学，并保持长时间不变。这种运输装置适合转运蛋白质和肽类药物，避免了药物注射后的药物代谢降解，从而提供了一个有效的转运药物方法。药物可制成干粉或浓缩液以保持其稳定性。通过纳米孔膜释放药物并拒绝细胞进入，药物可免于受到机体免疫反应的攻击。

测量膜通透性

为了有效地设计分子输送系统，需要知道载体膜上的孔径有多大，以及内容物通过膜孔的难易程度，这些都是相当困难，一种确定薄膜通透性的新方法已经研制成功。在纳米硅孔膜内部固定DNA分子信标，随后在其表面包裹一层薄膜形成胶囊状，这种方法可以测量通透薄膜的分子大小（Johnston & Caruso, 2005）。采用这种方法已确定，在3小时的时间范围内，大于4.7 nm的分子就不能渗透15 nm厚的聚电解质多层膜，当时间延至75小时，则大于6 nm的分子也不能通透。应用这项技术可测定那些应用于控制药物和基因转运的薄膜的通透性。DNA单链分子信标被用来测试DNA或基因通过药物输送颗粒的外膜的难易程度。

用作信标的DNA单链，一端带有荧光团，同时在另一端带有淬灭剂。DNA链自组装使两个末端的片段配对，在中心形成一个圆环，形状就像一个圆底烧瓶。这时的分子信标处于闭合状态，分别位于两个末端的荧光团与淬灭剂距离变近，阻止了荧光发射。为确定胶囊（即传输装置）的通透性，分子信标被置于传输装置内部。如果DNA穿过胶囊膜，分子信标的闭合环会展开，并发出荧光。因此当DNA穿过胶囊膜，信标开启。如果没有DNA穿过胶囊膜，则信标仍然保持关闭。这项技术可用于设计智能型药物传输系统，以输送药品到达目标位置并可控性地释放药物。

用于药物输送的纳米瓣膜

美国加州大学洛杉矶分校的化学家已经创建了第一个纳米瓣膜（nanovalve），通过开启和关闭瓣膜可捕获和释放分子（Nguyen等，2005）。纳米瓣膜是有应用于药物输送系统的潜在可能性。这个纳米瓣膜由移动部件——可开关的轮烷分子（类似于线性马达直线电动机，由美国加州纳米系统研究院设计）固定于多孔硅组成的一小块玻璃上，大小约500 nm。多孔硅小孔的尺寸很巧妙，既大到足以让分子进出，但又小到使可开关的轮烷分子将孔口堵住。瓣膜设计独特，一端固定在孔口，另一端接有开关轮烷分子，当轮烷的分子环向下运动堵住了小孔，瓣膜就处于"关"的状态；而当轮烷分子环向上运动时，瓣膜就处于"开"的状态。研究人员利用化学能（包括单个电子）作为瓣膜开启和关闭的动力来源，并应用发光分子来鉴别分子是否被捕获或释放。纳米瓣膜远远小于活细胞。将纳米瓣膜与生物大分子相结合，可注入细胞内，并可用光控制向细胞内部输送药物。

可开关的轮烷分子包括一个哑铃状的长链和一个能在"哑铃"两头之间来回直线移动的分子环，分子之间的电场力就可以驱动这个分子环。开关轮烷已用于分子电子学，目前正被用于建造人工分子机器。进一步的研究将测试可闭合孔的尺寸大小，看是否可输送大分子（如酶）。

用于药物输送的纳米芯片

美国MicroCHIPS公司正在开发一种可植入病人皮肤或腹部的微型装置，它只有1美元硬币大小，能供给精确剂量的微量激素、止痛药或其他药物。这种用硅或聚合物制成的芯片，由数百个微机械槽组成，可同时装载多种药物。通过微控制器可以按照客户制定的时间表，定时定量地释放各种不同化学药物。或者使用生物传感器，通过监测血糖水平或其他生化指标的变化，来触发药物释放。如果在4～5年内能获得批准使用，这个装置就可以为糖尿病患者提供足够1年的胰岛素剂量，而不用每天注射，或者帮助艾滋病患者从每日服食多种药物的复杂治疗中解放出来。为了更加好地模仿机体释放激素，此装置可以定期地释放雌激素等化合物。

目前正在开发的产品包括外用和植入式微芯片，用来输送蛋白质、激素、止痛药和其他药物。这些芯片的优势在于尺寸小、耗能低、无移动部件，并且只利用一个装置就能够储存和释放多种药物或化学物。

用于外科手术的纳米工具

一直以来，宏观外科手术（macrosurgery）都是在肉眼可见情况下实施，如今大多数的普通外科手术依然是利用人手或手持器械，在器官或者组织的整体水平上实施手术。部分外科学的分支学科，如眼科和耳鼻喉科，较早就开始实行微型手术，并开展显微外科手术（microsurgery）。在20世纪的最后25年，手术的微型化使很多外科分支学科得到发展，其基本特点是在外科手术中尽量减少对身体组织的损伤。手术的微型化发展包括小切口、通过管状设备实现光纤可视化来进行腹腔镜手术、通过导管进行血管外科手术以及在显微镜下操作的显微外科手术，这些做法完善了手术程序并减少了创伤。许多设备，如机器人和植入器件将成为外科手术微型化进程中的一部分。

用于外科手术止血的纳米技术

在手术时，很少有既不会造成组织损伤而又很有效的止血方法。每年有超过5 700万美国人需要做外科手术，而手术中多达50%的时间都花在控制出血上。目前所使用的止血方法和工具包括止血钳、压迫、烧灼、药物引起血管收缩和海绵。麻省理工学院和香港大学的研究人员发现，将一些由多肽组成的简单溶液应用于啮齿动物的开放性伤口时，会发生自组装，形成纳米尺度的凝胶保护屏障来密封伤口，并可在15秒内止血。一旦伤口愈合，这些无毒的凝胶会分解，细胞可以利用这些降解产物分子作为原料来修复组织。关于这些溶液的确切机制尚不清楚，其中一个原因可能是多肽与细胞外基质相互作用。多肽溶液的止血效应已经在多种不同类型组织的开放性伤口上得到证实，如大脑、肝、皮肤、脊髓和小肠。

用于微创手术的生物传感器导管

外科学正在不断地发展更微创的手术方法。推动微创技术发展的主要动力为病人的康复状况，即手术时造成病人身上的创伤越小，则病人所需的恢复时间越短。微创手术多是通过使用导管而进入血管系统内操作，这就意味着手术操作者对手术部位及其周围区域的感知甚少，或者说对机体信息所知甚少。这些机体信息可由植入在导管中的生物传感器提供，Verimetra公司目前正在开发这种带有生物传感器的导管装置。纳米技术将在构建微小型生物传感设备方面扮演重要角色，通过向医生提供下述实时数据，纳米传感器可以提高诊断成果，降低风险，并有助于控制成本：

- 仪器动力和性能
- 组织的密度、温度或化学性质
- 预备组织或切割组织的更好或更快的方法
- 提取组织和液体

这种技术将在以下方面发挥作用：

- 心血管外科手术
- 支架置入术
- 经皮腔内冠状动脉成形术（PTCA）
- 冠状动脉旁路移植术（CABG）
- 心房颤动
- 子宫内胎儿心脏手术
- 脑血管外科手术
- 颅内动脉瘤手术
- 颅内血管畸形、栓塞

纳米激光手术

对大多数外科手术工作来说,手术刀和缝合针可能仍然是适用的工具,同时生物类化合物在引发细胞的某些行为时仍可能是必需的。早在25年前引入到外科手术中的激光,改善了手术和实验生物学进程,使其可操控性远远超出人手持器械。激光显微外科手术被用于组织切除和修复(Jain,1983)。机械装置(如微针)对于细胞来说尺寸太大,而生物和化学工具只可对整个细胞进行操作,却不能对其中任何一个具体的线粒体或其他结构进行操作。

进一步的技术发展将导致可操纵细胞结构的微米及纳米尺度手术器械的出现,这就开启了纳米激光器手术领域的发展。

飞秒(一千万亿分之一秒,10^{-15}s)级脉冲激光器可以选择性地剪切蠕虫单个细胞内的DNA单链和选择性损伤嗅觉。人们可以靶向单个细胞内的某个特定细胞器(如线粒体或细胞骨架蛋白链),并将其剔除出细胞而不影响其他细胞结构。该激光器能巧妙地切除特定的细胞结构却不损伤细胞或触及周边相距只有几百纳米的其他线粒体。在直径10~20μm的细胞内,切开宽度小于1μm的通道是可行的。仅用10^{-15}s发射仅有1μm宽度的脉冲激光,则每个脉冲的光子数量将大得惊人,达到10^{17}W/m^2,比室外阳光大14个数量级。这种热量强度引起的电场强度,足以摧毁目标物上的电子并形成一个微型爆炸。然而,由于脉冲十分短暂,实际传入细胞的能量仅有几个纳焦耳。若用纳秒或微秒脉冲的激光器实现同等强度的电场,将需要非常多的能量输入,那将会毁坏细胞。

飞秒激光器为研究细胞骨架如何维持细胞形状,或细胞器之间的功能打开了大门。这项技术也许会被进一步研发,使实施外科手术不会产生伤疤,或可经皮输送药物。近红外飞秒脉冲激光已被应用于对荧光标记的活细胞实行显微成像和纳米外科手术(Sacconi等,2005)。在角膜外科手术中,飞秒激光器也已被成功应用。

应用于外科手术的纳米机器人技术

机器人已经被开发应用于生命科学和医学领域。通过程序控制,可以用机器人执行常规的手术操作。纳米生物技术引入了另一种尺度的机器人,即超微型机械人装置的发展,也就是常说的纳米虫(nanobots),可以在人体内执行操作。纳米虫非常小,可以通过血液系统或其他脉管末端进入人体循环或其他腔体从而进入人体内部。由外科医生设定好程序的纳米虫,可以在人体内病变部位作一个独立自主的外科医生。通过外部计算机,可控制协调纳米虫发挥各种不同的功能,如寻找病变、组织、诊断、切除或修补病变组织。这在以前只出现于科幻小说中,而现在却被认为在专业领域内具有存在的可能性。纳米机器人将有能力进行精细、准确的细胞内手术,从而远远超出人手的操纵能力。

卡内基-梅隆大学的微型机器人实验室正在研制一种新型装置,在心脏跳动情况下施行微创心包介入术(Riviere等,2004)。此装置是基于内镜机器人的原理,在外科医生的控制下,将该装置吸附在心外膜上,并可在心外膜上蠕动式移动,可移动至心外膜表面的任何位置。这种方法省却了进行心脏稳定、肺排气、差分肺通气及在不同治疗部位插入腹腔镜的必要性，从而使减少病人的创伤成为可能。该装置中存在一个工作通道，通过向该通道内引入各种工具进行治疗。目前已在数量有限的几次猪模型实验中，成功地在猪心脏跳动的情况下实现了微型装置在心外膜上的捕捉定位、转向及运动。

（王　云　译；赵宇亮　张幼怡　审）

第七章 纳米肿瘤学

引 言

将纳米技术应用于癌症称为纳米肿瘤学（Nanooncology），包括诊断和治疗。在诊断和癌症给药中的各种应用已经在前面的章节中描述。两个以纳米技术为基础的产品已经被批准用于癌症治疗：Doxil（多柔比星的脂质体制剂）和Abraxane（纳米颗粒包裹的紫杉醇）。大约150种正在研发的用于癌症治疗的药物是基于纳米技术的。在本章中讨论了一些纳米技术和它们在研发癌症治疗方法中的应用。在对抗癌症的过程中，最重要的是预防和早期发现。如果治疗开始得非常早，癌症治疗起来相对容易而且不容易产生抗药性。癌细胞在早期不容易发生使之产生抗药性的突变。

纳米技术检测癌细胞

纳米生物技术为检测癌症提供了一套新颖的工具。2001年在美国国立标准和技术研究所举办的一个研讨会上给出了如下建议（Srinivas等，2002）：

1. 纳米技术可以作为现有技术的辅助，并显著推动癌症的检测、预防、诊断和治疗
2. 纳米技术在生物标记研究中将非常有用，并能够在样品体积相对较小的测试中提高灵敏度
3. 纳米技术在生物标记研究中的特殊应用包括：① 纳米结构如PTFE膜；② 纳米探针如扫描隧道显微技术；③ 纳米源如激光诱导荧光；④ 纳米材料如量子点（QDs）

量子点用于癌症诊断

包着聚丙烯帽子且共价连接抗体或抗生蛋白链毒素的QDs，已经被用作乳腺癌标记物Her2的免疫荧光蛋白标签（Wu等，2003）。这种标签有高度的特异性且比其他荧光标记物更亮和更稳定。最新的研究进展得到高亮度和稳定性好的QD生物缀合物。这些缀合物使得研究单个细胞中、组织切片上，甚至是活体动物中的基因、蛋白质和药物靶标有了新的可能，并且使得活体动物中的癌细胞能够可视化（Gao & Nie，2003）。Her 2和一种用于探测蛋白分析物的方法已经被研究出来，这种方法依赖于有抗体的、能够特异性结合效应物（在前列腺癌中为PSA）的磁性微粒探针。

QDs可以与荧光显微技术结合在一起，在高分辨率下在生物活体中跟踪细胞。在这

点上，QDs比有机荧光团有更大的优势。QDs与发射光谱扫描多光子显微镜被用于开发活体研究外渗的方法（Voura 等，2004）。被QDs标记的肿瘤细胞经静脉注射到老鼠体内，并在它们外渗进入肺组织的过程中被跟踪。在体内，被QD标记的肿瘤细胞与未被标记的肿瘤细胞的行为不能被区分。QDs和光学成像使得激发多光子激光来同时鉴定5种不同类群的细胞成为可能。

树丛状纳米球用于检测癌细胞凋亡

密歇根大学的研究人员研究出一种纳米尺度的传感器来探测细胞凋亡（程序性细胞死亡），这个传感器来源于他们用于肿瘤成像和治疗的生物相容性聚合树丛状纳米球平台。大部分用于检测细胞凋亡的方法依赖于人类的膜联蛋白Ⅴ，膜联蛋白与细胞凋亡起始阶段显露的一种隐匿的细胞膜组分相连。研究小组采取了一种不同的方法——寻找半胱氨酸蛋白酶-3（caspase-3），这种酶在细胞凋亡早期被激活，能特异地切断两个氨基酸之间的键。研究人员已经利用这种特异性设计出对半胱氨酸酶-3的基于荧光的检测方法：比如FRET，当一个特定的化学键断裂时，产生一个蓝色荧光信号。在这种情况下，只有在特定为半胱氨酸酶-3设计的培养基上，当半胱氨酸酶-3切断一个缬氨酸-天冬氨酸键时才会有荧光产生。为了制造出肿瘤特异性细胞凋亡探测器，研究者将叶酸和半胱氨酸酶-3底物与一个名为PAMAM的树丛状纳米球连接到一起。叶酸作为肿瘤目标试剂，与许多不同种类的肿瘤细胞高表达的叶酸受体结合。当研究人员将这种树丛状纳米球加入到拥有这种叶酸受体的肿瘤细胞中时，肿瘤细胞将识别树丛状纳米球并发出强烈荧光。相反，缺乏叶酸受体的凋亡肿瘤细胞不产生荧光。研究人员指出，他们最近设计出一种光纤设备，能够检测肿瘤中基于FRET而发射的光。他们用这个仪器定量检测带瘤小鼠中肿瘤细胞的凋亡。

金纳米颗粒用于癌症诊断

在与恶性和非恶性表皮细胞系共同在细胞培养基中培养后，金纳米颗粒共轭于抗表皮生长因子受体（anti-EGFR）单克隆抗体。但是，抗表皮生长因子受体MAb共轭的纳米颗粒特异且均一地结合在癌细胞表面，结合效率是结合非癌细胞的600%。与在非癌细胞中的情况相比，这种特异和均一的结合能够给出相对更明显的表面等离子共振吸收带并且显示最大吸收红移（El-Sayed 等，2005）。35 nm大小的颗粒有最好的效果。这些结果显示，产生于与抗体共轭的金纳米颗粒的SPR散射成像或SPR吸收显微技术在用于诊断和研究体内、体外的口腔上皮癌细胞的分子生物传感技术中非常有用。这项技术的好处如下：

1. 对人体细胞无毒。一个使用QDs的类似技术用半导体晶体来标记癌细胞，但是半导体材料对细胞和人体有潜在的毒性
2. 对结果的观察不需要昂贵的高效能显微镜或激光，只需不昂贵的显微镜和白光
3. 结果很快可以得到。如果癌变的组织被喷上了含抗体的金纳米颗粒，结果立刻可以观察。由于散射信号很强，一个单一颗粒也可以被观测到

在受到合适的非远红外光波长照射时,金纳米颗粒可以很快被加热。金被加热的结果是在颗粒的周围出现变化的压力。压力的变化表征于超声波的产生,这个现象被称作等离子体共振。颗粒的形状决定了超声波的波长,在这种情况下,激光导致超声波的产生。将MAbs连接于可以识别特定癌细胞的纳米颗粒或纳米棒,这种热现象可被用于癌症探测。这种声学的信号提供了癌细胞存在的有用信息。荷兰屯特大学的研究者期望用这种方法得到比现有成像技术更好的结果。温度可以被升高到100摄氏度,光热疗法可用加热的金颗粒来消灭肿瘤。另外一个选择是将金纳米颗粒装入充满抗癌药物的胶囊中,胶囊连接到癌细胞上,被加热,然后抗癌药物在局部释放。屯特大学的科学家将与鹿特丹伊拉兹马斯医学中心的同事以及Esoate Europe和Luminostix两个公司共同研究金纳米颗粒在诊断和治疗方面的应用。

纳米管用于发现癌症蛋白

美国特拉华大学、托马斯·杰斐逊大学和Christiana Care医院的研究人员正在研制单壁碳纳米管来监测癌症特异性蛋白。这些纳米管比纳米悬臂梁小数百倍,对于单蛋白结合高度敏感,而且可以将数百万个管整合到一张芯片上,用于蛋白质组图谱检测。这种纳米管有不同寻常的强度,特别的电学特性和在其表面附着癌症特异性蛋白质的能力。这些纳米管可以在熔炉中通过分解含碳气体得到,用铁纳米颗粒作为催化剂。这些纳米管的直径为1nm、长度为1μm,比ssDNA还要小。换句话说,这种纳米管是一层碳原子在表面以原子水平的排列。蛋白质结合的事件发生于这些纳米原子管的表面,并且产生一个可以测量的机械和电学特征变化。

将碳纳米管表面用MAbs包裹,杰斐逊医学院和特拉华大学的生物化学家和工程师组成了一个团队来探测在血液中循环的癌细胞。研究组很好地利用了当癌细胞结合于Abs时在纳米管-Ab网状结构中激增的电流。他们将显微可见的碳纳米管置于电极间,然后用在癌细胞表面靶向蛋白抗原的MAbs覆盖它们。这种Abs对胰岛素样生长因子1受体(IGF-1R)有特异性,IGF-1在癌细胞中的水平通常很高。他们接下来对几种不同类型的乳腺癌细胞通过Ab-纳米管结合体测定了电流变化。电流在Ab-纳米管仪器中的升高与癌细胞表面受体的数目成比例。有一种类型的癌细胞,人类BT474乳腺癌细胞,对雌激素无反应,有中等的IGF-1R水平。另一种类型的癌细胞,MCF7,需要雌激素来维持生长,有高水平的IGF-1R。BT474癌细胞表面的IGF-1R较少,导致了电流下降3倍。MCF7细胞导致电流呈8倍增长。

这种方法可用于探测复发的循环肿瘤细胞和先前治疗过的肿瘤的微转移残留物。这项技术十分经济,而且可以在几秒内检测细胞是否癌变,而用传统的组织学方法检测需要几小时或几天。这项技术将使得大规模生产数以千计的传感器和用微阵列探测特定癌细胞的指纹图谱成为可能。最终,研究者希望设计出一个检验方法,可以使用手持的、不大于移动电话的仪器来探测在人的血液中循环的肿瘤细胞。但这项技术的限制因素在于它在一个单细胞中一次只能探测一种抗原。

纳米颗粒用于肿瘤的光学成像

已经设计出来一个荧光肽——磁纳米颗粒共轭物,用于Lewis肺癌(LLC)小鼠异种移植物模型采用荧光反射显像技术对E-选择蛋白的表达成像(Funovics等,2005)。将E-选择蛋白结合肽(ESBP)与一个CLIO(Cy5.5)纳米颗粒结合产生ESBP-CLIO(Cy5.5)。E-选择蛋白可迅速且特异性地调节人脐静脉内皮细胞激活的内化过程,这由拥有类似数目荧光肽的纳米颗粒摄入的减少来指示。在人前列腺癌切片中E-选择蛋白在内皮细胞和癌细胞中的表达经免疫组化证实,因此ESBP-CLIO(Cy5.5)是一个与LLC肿瘤相关的针对E-选择蛋白成像的有用探针,E-选择蛋白不仅在内皮细胞中表达,还在LLC细胞以及人前列腺癌组织中表达。

纳米激光光谱用于单细胞的癌症探测

纳米激光扫描共聚焦光谱可以用于确定某种癌细胞的一个先前不知道的特征,该特征能在单细胞分辨率上将癌细胞与其他紧密联系的正常细胞区分开来(Gourlay等,2005)。这个特征利用了线粒体光散射特性和空间组织结构的结合。正常情况下,线粒体能很好地散射,而在癌细胞中,线粒体的空间组织结构变化,散射光的能力下降。这些光学方法为癌症的早期检测提供了有力工具。

纳米技术为基础的癌症单分子检测

活细胞中的生物学过程信息在癌症的探测和诊断中是必须的,原因如下:

1. 当细胞向恶性状态转变时,能够识别重要的变化
2. 有下述情况,即因为细胞类型的原因或是细胞数量过少时,外科手术得到的原代细胞不能繁殖
3. 癌症的早期诊断对于提高癌症治疗效果是关键的一步

早期癌症检测需要有敏感的方法在较高的时间和空间分辨率上分离和分析单个细胞,同时不能干扰细胞所处的生化条件。用于穿过细胞并提供细胞中信息的探针必须足够小、足够亮,并且在细胞内能长时间保持稳定而不干扰细胞中正常的生化过程。一系列满足上述许多条件的银纳米颗粒已经制成(Xu & Patel,2005)。虽然直径小于100 nm,但这些纳米颗粒的亮度使得它们足以在光学显微镜下被观察到。与荧光团不同,荧光蛋白或是QDs和银纳米颗粒在长时间光照下不会淬灭。所以,它们可以被用作探针,在持续数周或数月的研究中连续监测细胞中的动态事件。因为来自于纳米颗粒散射光的颜色取决于纳米颗粒的大小,它们在实践中被用于在暗视野光学显微技术中检测单细胞膜孔的变化,胞内和胞外的纳米颗粒也可以通过检测光散射的强度来区分。下一个挑战是设计出方法来修饰纳米颗粒表面,提高它们的生物相容性。所以,生物学过程可以在不干扰或不破坏细胞内生化反应机制的条件下被观测。最终,这些探针可以被联合起来使用,用于在高时空分辨率上设计高灵敏度的检测方法。这将使得研究者能够应用不同颜色的报告分子,同时研究同一细胞内不同基因间的相互作用。除了转录和翻

译，类似的活体细胞单分子检测还能使我们研究更为复杂的细胞机制，如细胞的信号转导。这些在研究前沿所取得的持续进展对于研究体内的生化过程是必须的，而且可以用于研制只用病人的单细胞就能探测并诊断癌症的方法。

癌症的植入型磁性探测

癌症的植入型探测，现在正在麻省理工学院进行研究，包括可以用于检测不同底物如肿瘤的代谢产物葡萄糖和二氧化碳的纳米颗粒。它也可以用于检测病人体内抗癌药物的效应，植入物可以揭示有多少药到达了肿瘤部位。纳米颗粒被装入硅树脂运送装置中，使得它们能在病人体内持续存在更长时间。这个装置可以被直接植入肿瘤中，使我们能更直观地在一段时间内观测肿瘤内的变化。这项技术中使用的纳米颗粒由氧化铁构成并被右旋糖酐包裹，能与特异性靶分子结合的抗体连接于这些颗粒的表面。当靶分子出现时，靶分子与颗粒结合并导致它们的聚集，这种聚集可以被MRI检测。纳米颗粒存在于由多孔膜封闭的硅树脂运送装置中，这种多孔膜允许小于30 nm的分子进入，而探测颗粒则较大而不可能出膜。除了监测化疗药物的存在，这个装置还可以用于检测肿瘤是在生长还是在萎缩，抑或是扩散到了其他部位，这些可通过探测生物标记物的量和存在部位来完成。计划将这个装置用于临床前试验，绒毛膜促性腺激素可以被当作生物标记，因为它由肿瘤产生，而且在除了孕妇的正常人体内不存在。

纳米线生物芯片用于癌症生物标记的早期发现

早期的癌细胞不容易被发现，但是它们会留下痕迹，比如血液循环中生物标记蛋白的变化。一共大概有20～25种生物标记，需要进行5000种测试，这些都应该用针刺得到的一滴血液完成。所以，纳米尺度的诊断将有很重要的作用。

纳米线生物传感器正在被研制用于癌症早期（只有几千个细胞时）诊断。纳米线可以对一些癌症早期表征的蛋白质分子和其他生物化学标记作电学检测。一系列的纳米线被不同化合物包裹，每种化合物都与一种特殊的生物标记相连，并改变纳米线的导电性。数以千计的纳米线被结合在同一个芯片上，能够检测癌症的种类。目前，这样一个生物芯片可以探测大概20～30个生物标记，并且被用于脑癌的早期诊断。

纳米技术用于癌症成像

纳米技术用于癌症的诊断成像，尤其是MRI，已经在第三章中叙述过。以纳米技术为基础的癌症成像可对早期癌症敏感而精准的检测。基于纳米颗粒的成像技术将帮助抗癌药物的准确输送。

纳米颗粒-MRI用于跟踪癌症患者体内的树枝状细胞

约翰·霍普金斯大学的研究者设计出了几种技术，能够使临床用的SPIO试剂有效地进入细胞，同时不损害细胞的增殖、分化和功能。磁电穿孔法是最新的一个范例。对实验动物的研究表明，在细胞有限增殖时，MR的分散形式是可靠的，正如传统的组织学技术所证实的那样。被磁性标记的干细胞还没有在临床上应用，因为对于干细胞在体内的行为还存在安全上的顾虑。对于其他治疗性细胞，一项用SPIO标记的树枝状细胞的临床研究最近在欧洲完成（de Vries 等，2005）。自体同源的树枝状细胞被临床上使用的SPIO试剂或^{111}In-oxine标记，然后在超声波的引导下，给黑素瘤患者注射到节间。I期临床试验表明，在患者体内节间细胞的转运成像是可行且安全的。与核素成像相比，MRI可对树枝状细胞传输的准确性和节间或节内细胞转移形式进行评估。MRI细胞跟踪使用铁氧化物，在临床上是安全的而且适于在人体中监控细胞治疗。相信在将来的某一天，当干细胞疗法进入到临床实践后，MRI细胞跟踪技术将成为一个有用的技术并在常规的放射疗法中应用。

纳米颗粒-CT 扫描

现在还没有将纳米颗粒用于常规的CT成像技术。现在的CT造影剂是基于碘修饰的化学小分子。它们在吸收X线方面很有效，但是非特异性分布和迅速的药代动力学限制了其在微血管管中的表现和寻找目标的性能。大部分纳米颗粒被设计成与MRI联合使用，硫化铋（Bi2S3）纳米颗粒在含有转移瘤的淋巴结处积聚，并在CT成像中显示白色亮点（Rabin 等，2006）。多聚物包裹的Bi2S3纳米颗粒制制被认为是一个可注射的CT成像剂，在高浓度下呈现出很好的稳定性，高X线吸收（比碘高5倍），在体内非常长的循环时间（>2小时）和功效/安全性的特征与碘成像试剂相当或更好。这些多聚物包裹的Bi2S3纳米颗粒的使用提高了在体内对脉管系统、肝和淋巴结的成像效率，在小鼠实验中已被证实。这些纳米颗粒和它们的生物聚合物有望在分子靶位和病理条件下的体内成像中发挥重要的辅助作用。肿瘤靶试剂现在已经被加入到这些多聚物包裹的Bi2S3纳米颗粒的表面。

用于淋巴结成像的量子点

用发射近红外光的QDs，研究人员研究出了一种更好的前哨淋巴结（SLN）活组织检查方法，这需要在癌症外科手术中照射淋巴结（Kim 等，2004）。红外QDs在麻省理工学院化学系与Quantum Dot公司的合作下被研究并制造出来。Quantum Dot公司现在被Invitrogen公司兼并。面临的第一个挑战是颗粒需要变为可溶性的，这一点通过使用多配位基的磷茂涂层来实现。QDs被设计成可以发射近红外光，在穿过生物组织的同时产生极小的散射。研究描述了如何将QDs注射到活体猪内和接下来可视跟踪其进入动物皮下淋巴系统。这种新的成像技术使得手术者能够清晰地观察到靶淋巴结而不用切开动物的皮肤。SLN绘图是这项研究中涉及的外科技术，也是确定癌症在单个前哨淋巴结中的普通方法，因此避免了去除患者的整个淋巴系统。SLN绘图依赖于将放射能和有机染料结合起来，但是这项技术在外科手术中并不准确，经常导致不必要的淋巴系统清除，从而导致不必要的外伤产生。这项研究对于现在用于SLN绘图的染色和放射技术是一个很大的推进。

整个过程中，在成像系统下，QDs清晰可见，这使得手术者不仅能看到淋巴结，还能看到其下的解剖学特征。这个成像系统和QDs使得在癌症存在条件下，病理学研究者能够关注于最可能包含恶性细胞的SLN的特定部分。成像系统和QDs使得不准确度降低到最小，并且能实时确定靶淋巴结清除的总量，大大降低了重复过程。

不同种类的PEG包被的QDs被直接注射到人类癌症的小鼠模型的肿瘤中，并且通过使用近红外荧光显微技术通过皮肤跟踪它们，以成像和绘制SLNs图（Ballou 等，2007）。对于SLNs耗尽的肿瘤，QDs被限制于淋巴系统，绘制出了一串相关的淋巴结。这使得病理学研究中能很容易地对SLNs进行标记，而且对于不同种类QDs得到的结果相差不大。通过定位QD而检测的SLNs，显示至少其中的一些有肿瘤转移位点。这项研究中使用的动物被观察了两年，即使QDs还可以在动物体内被看到，也没有发现其毒性的证据。

SLN定位的应用使癌症手术发生了革命性的变化。SLN QDs将使这项技术得到进一步的发展。但是由于QDs材料中含有有毒的重金属，所以目前尚未批准用于患者。因此，下一步的任务就是要开发出能安全用于人体的QDs。

双模式纳米颗粒用于肿瘤成像

韩国延世大学的研究者将QDs的最佳特性以及磁性铁氧纳米颗粒结合到一起，制造出一个可以对肿瘤组织和相关分子进行临床上可用的成像纳米颗粒探针（Choi 等，2006）。他们从合成装载罗丹明的直径30 nm的硅纳米颗粒和直径9 nm的可溶性铁氧纳米颗粒开始，罗丹明是一种明亮的荧光染料。之后，他们将这两种纳米颗粒用一个化学连接剂连接起来，形成了双模式纳米颗粒。平均而言，10个磁性铁氧颗粒与1个包含染料的硅纳米颗粒相连，形成的结构直径约为45 nm。这种纳米颗粒在MRI和荧光成像测试中都比单个组分表现得更好。在MRI实验中，双模式纳米颗粒形成的MRI信号比同样数量的铁氧纳米颗粒强3倍。相似地，双模式纳米颗粒发出的荧光信号强度大约是直接与铁氧纳米颗粒结合形成的荧光信号的两倍。接下来，研究者将双模式纳米颗粒用一个结合于多聚唾液酸的抗体标识，多聚唾液酸在神经细胞和肺部肿瘤的表面存在。这些靶纳米颗粒很快被培养的肿瘤细胞摄取，进而可以用荧光显微技术观察到。

基于纳米颗粒的成像技术在抗癌药物临床试验中的应用

现在，CT扫描在癌症临床试验中被用作替代终点。肿瘤的大小只能对治疗的疗效给出有限的信息。新的成像剂能从两方面加速临床试验过程：① 更好的成像数据能使肿瘤学家更好地为特定患者选择合适的治疗；② 更加敏感和特异的成像试剂能提供治疗是否有效的实时信息。现在，肿瘤学家和他们的病人必须通过数月才能得知一个治疗方案是否有效。更短的高效的临床试验意味着有效的新药能够更快地应用于患者，而无效的药物能尽快被舍弃，使得新药开发者能将他们的精力集中于更为有效的疗法。

纳米技术用于癌症治疗

纳米颗粒用于肿瘤定位

纳米颗粒可将化疗药物直接运送到肿瘤细胞处，然后在细胞被破坏后给出一个信号。根据在密歇根大学纳米生物技术中心的研究，以这种方式运送药物比用传统的方式要有效100倍。在小鼠体内的测试结果是振奋人心的，人体试验有望在未来几年内进行。

美国纳米探针有限公司（Nanoprobes Inc）和康涅狄格大学医疗中心的研究人员发现金纳米颗粒可以帮助X线在小鼠体内更有效地杀死癌细胞（Hainfled等，2004）。研究者希望能改进这项技术，使之最终能用于人类。首先，癌细胞被注射到小鼠体内，接下来注射含有金纳米颗粒的盐溶液。两分钟后，小鼠被高能（250kV）X线照射。研究发现，将纳米颗粒和接下来的X线处理结合起来能够减小肿瘤的大小，或完全破坏肿瘤，然而，只接受X线处理的肿瘤仍会持续生长。金纳米颗粒本身是没有治疗作用的。另一个发现是使用联合疗法的一年存活率是86%，而单独使用X线治疗的小鼠一年存活率只有20%，仅使用金纳米颗粒的小鼠存活率为0。这种技术是有效的，因为强烈吸收X线的金选择性地在肿瘤中积累，这使得肿瘤组织比周围的正常组织积累了更多的能量。研究组现在计划提高纳米颗粒对肿瘤的靶向性，并希望将之应用于人类。因为金可以在CT和X线平面上成像，其对于肿瘤的早期成像和发现是十分有用的。一个X线制造商正在考虑作一种改进，使得金纳米颗粒反射疗法在患者身上能体现最大的疗效。

等离子体金纳米颗粒能够将强吸收的光能有效地转换成热能，并且具有容易生物聚合的能力，预示着它们可以被作为选择性光热试剂在分子癌细胞定位中应用。(El-Sayed等，2006)。两个口腔鳞状细胞癌细胞系和一个良性上皮细胞系与共轭于抗EGFR抗体的金纳米颗粒共培养，之后被暴露于514 nm的连续可见氩离子激光。当与共轭于抗EGFR抗体的金纳米颗粒共培养后，杀死恶性细胞的激光能量比杀死良性细胞的激光能量的一半还低。使用四倍的能够杀死结合了抗EGFR-金纳米颗粒的恶性细胞的能量，在没有纳米颗粒的情况下，对所有类型的细胞均未发现光热损伤。因此，金纳米颗粒是一类新的应用低能量CW激光的选择性光热物质。金纳米颗粒检测肿瘤的能力在之前就有过报道。现在，有可能设计一种能够无创伤地发现肿瘤并将其清除的活化物质。这种技术在分子靶向光热治疗中具有很大潜力。

基于纳米壳的肿瘤治疗

纳米壳用于肿瘤热消融治疗

金属纳米壳是一类具有光学共振的纳米颗粒，这一特性可用于肿瘤的热消融治疗。如果穿过组织的光适宜，纳米壳便能够强吸收近红外波段的光，应用适量的近红外光进行照射，可以将治疗量的热量输送到组织中。在磁共振基础上进行的体内研究表明，用金属纳米壳治疗的实体瘤暴露在低能量的近红外光中，能够在4～6分钟内诱导肿瘤发生不可逆损伤（Hirsch等，2003）。金纳米壳直径约120 nm，而肿瘤细胞的直径则是它的120倍。因此，金纳米壳可以穿透肿瘤的毛细血管并停留在血管里。近红外光能够无害地穿过皮肤,加热纳米壳并杀死肿瘤细胞。因为不用药,肿瘤细胞也就不会产生抗药性。

纳米壳所具有的控制波长依赖性散射和吸收的能力为设计具有诊断和治疗能力的纳米壳提供了可能,以纳米壳为基础的全光学平台技术可以将肿瘤成像和治疗结合在一起。免疫靶向纳米壳既能在近红外范围内发散光,又可以吸收光,使得它能够通过光热治疗选择性破坏目标肿瘤细胞(Loo等,2005)。实验中用既能成像又具有治疗功能的免疫靶向纳米壳来检测和破坏过表达HER2的乳腺癌细胞,HER2是临床相关的肿瘤生物标志物。这种方法有许多重要的优势,比如说光学成像比其他的医学成像技术更快而且更便宜。金纳米颗粒还具有比其他类型的光学活化纳米颗粒(如量子点)更好的生物相容性。

美国Nanospectra Bioscience公司已经开发了用于靶向治疗各种不同肿瘤的纳米壳AuroShell™。AuroShell™肿瘤治疗将AuroShell™颗粒的独特的物理性质与光学特性相结合,用近红外激光破坏肿瘤细胞而不会明显地损伤周围组织。将AuroShell™微粒进行静脉内注射,使它们特异性地通过相关脉管系统聚集在肿瘤组织中(增强渗透性以及持续效果,或EPR)。粒子聚集在肿瘤后,近红外激光使得光能够最大量地穿过组织。与固体金属及其他材料不同,AuroShell™颗粒能够特异性地吸收这种波长,将激光转化成热,这一过程将沿着肿瘤不规则的边界快速地对肿瘤进行破坏。这一方法的基础已经通过实验得到了证实。

肿瘤中的血管发育较差,使得小颗粒如纳米壳能够渗出并聚集在肿瘤组织中。设计动物实验,将25只具有3~5.5 mm肿瘤的小鼠分为三组。第一组不进行任何处理;第二组给予生理盐水注射,3分钟后进行近红外激光照射;第三组则接受纳米壳注射和激光治疗。在这个实验中,研究者将纳米壳注射到小鼠体内,等6小时使得纳米壳能够聚集到肿瘤组织中,然后在每个肿瘤外的皮肤上进行5 mm宽的激光照射。在激光治疗中检测肿瘤外侧皮肤温度,显示纳米壳组皮肤温度明显升高,平均高于46°F(7.7℃)。而在生理盐水组,激光治疗部位的温度则没有明显的升高。同样,纳米壳组的小鼠在肿瘤之外的部位经过激光治疗后,也没有出现温度升高,提示纳米壳聚集在肿瘤组织中。纳米壳组在10天内所有的肿瘤都消失了,而且这些小鼠在治疗之后也不再出瘤,但是其他两个实验组的肿瘤依然快速生长。这些组中所有的小鼠在肿瘤达到10 mm时处死。没有接受治疗的小鼠的平均成活时间为10.1天;接受生理盐水注射和激光治疗的小鼠存活时间为12.5天。纳米壳为基础的肿瘤热消融治疗的优势包括以下几个方面:

- 对特异性细胞和组织有靶向性,可以避免损伤周围的组织
- 比化疗药物或光动力疗法的副作用小
- 像放射治疗一样由于缺乏"组织记忆"使得治疗具有可重复性,此外还具有好的生物相容性
- 能够治疗多形性成胶质细胞瘤,以及转移和手术不能治疗的肿瘤

纳米壳与靶蛋白结合

纳米壳可以与靶蛋白结合用于消融靶细胞,从而破坏实体瘤或转移。此外,纳米壳可用于减轻肿瘤中出现的血管生成。动物实验的体外及组织研究表明,一定量的红外光

可以靶向特异性细胞（如肿瘤细胞），破坏肿瘤，但不会对周围组织造成损伤，这样就可以用红外激光在体外进行治疗。之前的研究者指出，在深于15 cm的部位传递适当水平红外光的能力取决于组织本身。通过使用近红外吸收的纳米颗粒可以进行小鼠体内的肿瘤热消融（O'Neal等，2004）。以纳米壳为基础的肿瘤细胞热消融治疗的优势有以下几个方面：

- 只针对特异性细胞和组织，对周围组织没有损伤
- 比化疗药物或光动力疗法的副作用要小
- 重复性好，因为：
  —像放疗一样没有"组织记忆性"
  —生物相容性
  —能够治疗转移和手术不能治疗的肿瘤

纳米壳能够将肿瘤检测和治疗合为一体。2004年美国国防部给予莱斯大学Naomi Halas教授三百万美元用于发展纳米壳的乳腺癌治疗。

基于纳米体的癌症治疗

与人类肿瘤相关的癌胚抗原（CEA）具有亚纳摩尔级亲和力的纳米体已得到鉴定（Cortez-Retamozo等，2004）。这种纳米体与阴沟肠杆菌β-内酰胺酶结合，其位置选择性抗肿瘤前药的活性已经被确定。这种结合容易纯化、产量高、成分不会聚集或失去功能。体外实验表明，纳米体-酶复合物可以有效地激活苯二胺芥子气从表达CEA的LS174T肿瘤细胞表面的头孢菌素氮芥子气的前体7-（4-carboxybutanamido）头孢菌素氮芥子气中释放。体内研究表明，这种结合有很好的生物分布，并且能够诱导肿瘤移植物的死亡和治愈。纳米体为基础的结合物由于容易制备和生产，而且具有有效的抗肿瘤活性，使得纳米体成为新一代有效治疗肿瘤的有前景的工具。

治疗癌症的纳米炸弹

美国特拉华大学的科学家们制造了一种独特的纳米炸弹，可以清除肿瘤。这一研究是从应用碳纳米管作为药物传输工具开始的。在进行分子和相关的光学和热学特性研究中，研究者发现在不同的情况下可以引发纳米管的微细爆炸，已知松散组装的纳米管在空气中有氧的环境中可以爆炸。然而在自然界，热能量局部的不平衡也会引发内部的爆炸。纳米炸弹在尺寸上是非常小的炸弹，从而具有选择性，作用局部化并且最小程度地减少侵袭性。像成簇的炸弹一样，纳米炸弹暴露在光线下也是一个接一个地爆炸，产生热。纳米炸弹是杀死肿瘤的一种有效的治疗药物，特别是对于乳腺癌，因为它的冲击波能够杀死肿瘤细胞，阻断产生其他肿瘤细胞的生物通路，并且影响营养肿瘤的小血管的生成。它的效应可以扩散，以杀伤周围的肿瘤细胞。在其他方法中，纳米簇（金纳米炸弹）在肿瘤细胞中可以被局部的近红外激光以及纳米簇中大量纳米颗粒的能量激活（Zharov等，2005）。一旦纳米炸弹爆炸，将杀死肿瘤细胞，巨噬细胞则会有效清除细胞碎片和爆炸的碳纳米管残段。

基于纳米生物技术的抗癌药物输送

肿瘤的药物输送对于药物更好地发挥作用以及减小毒副作用是非常重要的。基于纳米颗粒的纳米生物技术，被用于改进抗癌药物输送（Jain，2005d）。用于肿瘤药物输送的纳米技术分类见表7.1。

用于抗癌药物输送的纳米颗粒

抗癌药物颗粒与脂质体结合

一些可注射的和可生物降解的系统是在将抗雌激素（AEs）纳米颗粒和脂质体结合的基础上合成的。纳米球和纳米胶囊（含有溶解有AEs的油相核心的聚合物）可以与大量的4-羟基-三苯氧胺（4-HT）或RU58668A相结合（Maillard等，2005）。流式细胞术检测得出，包含有不同比例脂质的脂质体可以增强一些多发性骨髓瘤细胞系中RU58668的凋亡活性。这些细胞系可同时表达雌激素受体的α和β亚型。将载有RU的脂质体通过静脉注射到动物模型中可以抑制肿瘤生长。因此，AEs的这种输送方式能够增强其抑制表达雌激素受体的肿瘤细胞生长的作用，特别是对于雌激素依赖性的乳腺癌治疗。此外，它还提供了治疗多发性骨髓瘤的一种有效的治疗方法。

美国Aphios公司的SuperFluids™技术是建立在应用带有或不带助溶剂的超临界近临界流体的液-液技术的。这种专利技术用于将溶解性很差的抗癌药物如紫杉醇和喜树碱制成稳定的水溶性药物。紫杉醇包入纳米胶囊称为Taxosomes™，已经在长有乳腺癌的裸鼠上进行了测试。Taxosomes™可以：①增强治疗效率；②减少术前用药；③减少药物毒副作用；④延长循环时间和治疗效果；⑤提高生存质量。

这一方法还被用于喜树碱的纳米胶囊化，这是一种很有效的抗肿瘤药物，可以形成稳定的液相脂质体，称为Camposomes™。喜树碱的水溶性衍生物是一种独特的拓扑异构酶1抑制剂，最近被FDA批准用于结肠癌的治疗。Camposomes™对于裸鼠的淋巴瘤也是非常有效的。

低毒顺铂脂质体的发展由于低水溶性和顺铂的低亲脂性而受到阻碍，胶囊化的效率非常低。一种新方法能够有效地形成顺铂脂质胶囊；是基于在带有负电荷的磷脂存在情况下顺铂的浓缩溶液反复冻融（Burger等，2002）。这种方法的独特性在于能够制造内壳为顺铂聚集体，外层为脂质双层的纳米胶囊。这种纳米胶囊具有非常好的药-脂比例，而且体外细胞毒性比单纯药物高1000倍。纳米胶囊的形成机制表明这种方法可用于其他的低水溶性和亲脂性的药物。

在Azaya Therapeutics公司的蛋白稳定脂质体PSL™纳米技术中，将活化的药物多西紫杉醇（ATI-1123）包裹在脂质体的脂质层中形成有活性的纳米颗粒（100～130 nm），这种方法可以使用传统方法不易操作的药物形成疏水分子。Azaya Therapeutics公司希望用PSL纳米技术改善药物性能，并减少市场上常用的化疗药物的细胞毒性如克癌易、多西紫杉醇和拓扑替康（CAMPTOSAR®），以及一些因为具有非特异毒性和难于制造而无法进一步发展的试验药物。

表7.1 抗癌药物输送纳米技术方法的分类

纳米颗粒	纳米颗粒与放疗相结合
抗癌药物的纳米颗粒制备，如紫杉醇	与硼中子捕获治疗相结合
用于抗癌药物传递的外来体	用于短程治疗的纳米工程硅
抗癌药物的纳米胶囊化和内包	**与抗癌治疗的物理形式相结合**
将药物包裹在脂质的纳米胶囊内	与激光消融相结合
将药物包裹在水相纳米颗粒中	与光敏疗法相结合
用于肿瘤药物输送的胶束	与热消融相结合
抗癌治疗的靶向运输	与超声相结合
利用纳米颗粒进行药物的靶向运输	**纳米颗粒介导的基因治疗**
聚乙二醇纳米脂质体的制备	癌症的 *p53* 基因治疗
连有叶酸的纳米颗粒	利用免疫脂复合物运输 *p53* 基因
用于抗癌药物靶向运输的碳磁性纳米颗粒	*FUS1* 基因的静脉内运输
纳米颗粒-适体复合物的靶向药物输送	**预防与治疗相结合的策略**
用于抗癌治疗的部位特异性纳米滴	纳米壳作为肿瘤热消融的辅助疗法
脂质为基础的纳米载体	全氟化碳纳米颗粒
用纳米颗粒进行靶向抗血管治疗	纳米复合装置
用纳米颗粒将药物输送到脑肿瘤	

含有药物的水凝胶纳米颗粒胶囊

日本NOF公司研制了基于疏水多糖的水凝胶纳米颗粒PUREBRIGHT®，用于包含有蛋白质和/或抗体的药物输送。胆固醇支链淀粉表现出了独特的特性。在水中，4个胆固醇分子聚集形成疏水核心，然后通常11个这种核心单位自我聚集，支链淀粉则位于外层。胆固醇纳米颗粒可以通过形成杂化配合物使蛋白质和/或抗体稳定。这些颗粒同样可以刺激免疫系统，因为它们可以很容易地被血液中的树突状细胞捕获，因此，将肿瘤特异性MAbs如Her2胶囊化有利于肿瘤的疫苗治疗。

Alnis生命科学公司将磁性颗粒包裹在纳米颗粒水凝胶（NanoGel）中形成~25 nm的颗粒，并可以连接5~100个配基——MagNaGel颗粒。这种颗粒具有氧化铁核心，直径约10 nm，覆盖有聚合物，并且可以加载1000个以上的抗肿瘤药物分子。MagNaGel颗粒聚集在肿瘤组织时可以被MRI追踪，因此，通过变更磁场，SPIONs可以被加热从而有利于抗肿瘤药物渗透到肿瘤组织中。SPIONs还可以被分离、纯化，从而进行MagNaGel结合分析。荧光MagNaGel可以在30分钟到24小时被内吞。在肿瘤细胞培养实验中，抗HER2的结合需要30分钟孵育时间。在小鼠模型中，MagNaGel颗粒表现出高的化疗药载药率、肿瘤相关的生物分子的结合、磁性易感性、细胞毒性以及循环量（Sunderland等，2006）。体内实验表明，MagNaGel能够延长循环时间，注射22小时后33%的药仍停留在体内。输送到肿瘤的药量远远多于到其他器官的药量，使得毒副作用减少，比如，肿瘤中的药物浓度是肾中的10倍。MagNaGel可以通过皮下微管针注入到皮肤中，用于MRI的淋巴结成像。MagNaGel已被用于不同肿瘤模型的研究，包括卵巢癌以及脉络膜丛在内的脑部癌症。MagNaGel是一种药物杂和装置，是包括MRI诊断、化疗和高热疗法的多峰治疗的一部分。

姜黄素，是烹饪香料姜黄的一种成分，研究表明姜黄色素在许多人类癌细胞系和动物致癌模型中具有有效的抗肿瘤特性。然而，这种有效成分对于肿瘤和其他疾病的临床大范围应用却受到限制，因为其水溶性差，导致系统生物利用率非常低。现在这一问题已经被攻克，就是将游离的姜黄素用聚合纳米颗粒包裹，形成纳米姜黄素（Bisht等，2007）。而且，纳米姜黄素作用于胰腺癌细胞的机制与游离姜黄素一样，包括诱导细胞凋亡、阻断核因子NF-κB的活化以及下调多个促炎细胞因子（IL-6，IL-8和TNF-α）的水平。在试验中没有发现聚合纳米颗粒有明显的毒性。在注射相对大剂量的空纳米颗粒后，在活鼠中并没有发现有明显的体重降低、器官改变或行为改变。纳米姜黄素容易水相扩散的特性为临床提供了有效的补充。对于临床前期的肿瘤和其他疾病的体内模型的进一步研究表明，姜黄素能够有效地发挥作用。

密歇根州立大学的研究者发明了一种通用的化学技术，可以制造非常小的纳米尺度的水凝胶，聚合物链的网络可以吸收占总重量99%的水（Gao等，2007）。他们用聚丙烯酰胺制造直径为2 nm的表面无电荷的纳米颗粒。电荷的缺乏可以防止纳米颗粒表面吸附血液蛋白。由于这些纳米颗粒太小，不能被免疫系统所识别，因此这种纳米尺度的药物输送工具能够在通过肾排泄之前在循环中停留足够长的时间，从而到达并渗透到肿瘤中。这些纳米尺度的水凝胶第一次作为药物输送工具的研究是用于一种称作m-四羟基苯基氯（mTHPC）的不溶于水的光敏剂，已被欧盟批准用于治疗头部和颈部癌症。当用红光照射时，mTHPC能够产生杀伤细胞的活性氧，但是并没有产生像当前肿瘤运输药物方法所产生的副作用。当加入用来制造纳米颗粒的化学复合物后，mTHPC可以被聚合物网络所捕获。表征实验表明，光敏剂无法逃脱纳米颗粒，但是仍然能够产生与在溶液中游离时同样量的活性氧。当加入到培养的人类脑癌细胞中并用红光照射后，这种纳米颗粒可以快速地杀死肿瘤。空的纳米颗粒对细胞没有作用，载药纳米颗粒加入到黑暗的细胞中时也没有作用。

外泌小体

外泌小体是大多数细胞产生和分泌的小的（50~100nm）圆形囊泡。这些囊泡是内体来源的，在晚期内体的多泡体与细胞膜融合后被分泌到细胞外环境中。它们含有蛋白复合物，能够将特异生物活性传递给产生的细胞。虽然外泌小体表达肿瘤抗原，可以作为肿瘤疫苗，但还可以抑制T细胞信号分子和诱导凋亡（Taylor & Gercel-Taylor，2005）。用自体同源的外泌小体加MAGE3肽给患有Ⅲ/Ⅳ期黑素瘤的患者进行Ⅰ期临床试验显示了大尺寸外泌小体形成的可能性以及安全性（Escudier等，2005）。

树突状细胞产生的外泌小体称为树突细胞胞外体，含有激活获得性和天然免疫应答所必需的成分。Anosys公司制备了树突细胞胞外体疫苗，这种疫苗将患者特异性的外泌小体与肿瘤抗原来源的肽相结合，此疫苗可用于治疗肿瘤。关于外泌小体的进一步研究揭示了它们独特的特性，从而扩展了它们的应用领域。Anosys公司的外泌小体展示技术（Exosome Display Technology）能够制造外泌小体复合物，并使外泌小体具有人们想要的特性，从而为重组疫苗和多抗的制备提供机会。这种复合物的产生是通过将外泌小体与抗原或生物活性蛋白的序列相结合，产生基因编码的嵌合蛋白。这使得结合在外泌小体的蛋白质可以靶向外泌小体复合物，并在到达细胞外环境后进行释放。

叶酸盐偶联的纳米颗粒

PEG包被的生物可降解纳米颗粒可以偶联到叶酸上,以靶向叶酸盐结合蛋白。叶酸盐结合蛋白是可溶形式的叶酸盐受体,后者过表达于很多肿瘤细胞表面。人们已经用SPR技术对偶联叶酸盐-纳米颗粒与叶酸盐结合蛋白之间特异的相互作用进行了评估,并确定了叶酸盐-纳米颗粒可以特异性结合叶酸盐结合蛋白(Stella等,2000)。因此,叶酸盐偶联的纳米颗粒是一种可用于选择性靶向肿瘤细胞的潜在新型药物载体。

铁氧化物纳米颗粒

一种新型水溶性油酸-普朗尼克包被的铁氧化物磁性纳米颗粒制剂可以轻易负载大剂量的非水溶性抗癌药物(Jain等,2005)。药物分散到包围铁氧化物纳米颗粒的油酸外壳中,而锚定于油酸-水界面的普朗尼克则使这种药物制剂具有水溶性。无论制剂的组分还是负载的药物都没有影响核心铁氧化物纳米颗粒的磁力特性。在体外条件下,可以观察到负载的药物持续释放超过两周时间。进一步证明了相对于溶液中的药物,纳米颗粒可以使药物持续滞留于细胞内,并且在乳腺和前列腺肿瘤细胞系中显示出剂量依赖的增殖抑制效应。这种纳米颗粒制剂可作为一种通用药物载体系统来对非水溶性药物进行系统性给药,并且能够同时进行磁性定位和/或成像。

基于脂类的纳米载体

LiPlasome Pharma公司自有的药物前体和药物输送技术就是以小型的基于脂类的纳米载体(LiPlasomes)为基础的,可以用于靶向转运抗肿瘤药物(Andresen等,2005)。靶向药物输送的主要成分是由循环时间长的纳米颗粒如脂质体或胶团组成的,它们可以累积于表达高活性磷脂酶A2的疏松肿瘤组织中。载体纳米颗粒由特别的药物前体脂类构成,经磷脂酶A2作用后,它们降解的产物就转变成活性药物如抗肿瘤溶脂(lysolipids)和/或脂肪酸药物衍生物。磷脂酶A2的水解产物进一步发挥的作用就如同局部产生的渗透增强剂,促进释放的药物穿过肿瘤细胞膜,被细胞吸收而到达推测的胞内靶点。这种创新性的药物前体和药物输送方法允许人们通过静脉向肿瘤目标输送高浓度的抗癌药物。这使得抗癌药物可以特异地在肿瘤靶点释放,而人们不必预先知道肿瘤的位置和大小。

胶团用于抗癌药物输送

Block-共聚物胶团是具有核心-外壳的结构,由两性共聚物聚集成的球形超分子。核心是可以容纳疏水药物的装载空间,外壳是一个亲水的刷状冠,使得胶团溶于水,因而可以运输溶解性差的药物(图7.1)。

但是,关于内含细胞毒性药物的一个关键问题是弄明白胶团及胶团内容物是如何分布和定位的。通过使用荧光标记的多聚物和细胞器特异染料,并联合激光扫描共聚焦显微镜技术,有人发现胶团定位于几个胞浆细胞器中,包括线粒体,但不定位于细胞核(Savic等,2003)。进一步的实验证明,胶团增加了转运入细胞的一种模式介质的含量,这说明值得研究一下这些胶团向特定亚细胞靶标运输药物的潜力。可以将抗体黏附到构成胶团的多聚物上。将装载有少量可溶抗癌药物紫杉醇的免疫胶团给予罹患肺部肿瘤的小鼠,结果与游离紫杉醇或无靶向胶团运载的紫杉醇相比,肿瘤内积累的紫杉醇增多。对肿瘤生长的抑制增强,表明了此类基于胶团的疗法的治疗潜力(Torchilin等,

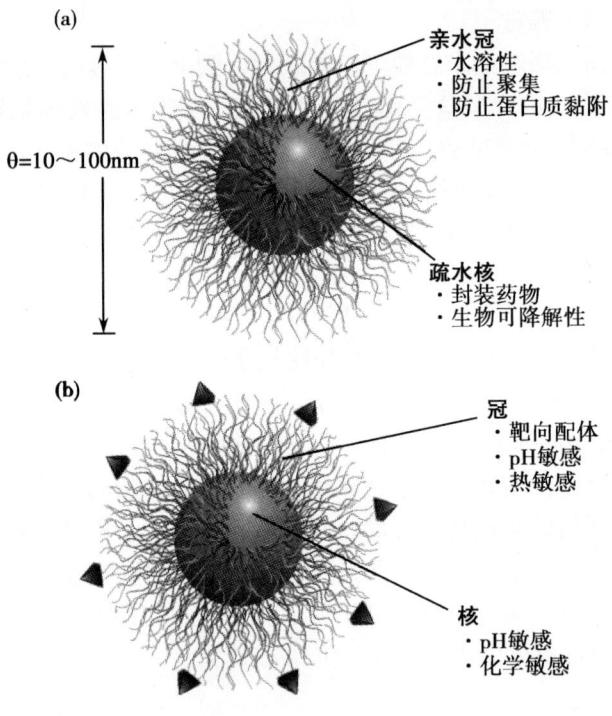

图7.1 用于药物输送的胶团

2003）。日本NanoCarrier有限公司通过在顺铂（CDDP）和PEG-多聚谷氨酸封闭共聚物之间形成多聚物-金属复合物，制备了内含CDDP的胶团，日本国立癌症研究所的科学家已对使用它们作为肿瘤靶向药物输送系统进行了研究。整合有CDDP的胶团大小有28 nm，在生理盐水中，随着载体自身的降解显现出持续的药物释放。该胶团显示出明显延长的血液循环时间，并以一种被动靶向定位的方式聚集于实体肿瘤（LLC细胞）中（Nishiyama等，2003）。这些数据表明CDDP胶团有望成为靶向治疗实体肿瘤的一种药物制剂。

产自日本NanoCarrier公司的DACH-platin-PEG-多聚谷氨酸（DACH Platin Medicelle™）基于Medicelle™技术，已证明可增强肿瘤中药物的渗透性和贮留时间，在动物实验中产生了改善的效果和毒性情况。Medicelle™运输系统发挥作用的机制基于形成具有疏水内核及亲水外壳的胶团，包括亲水-疏水共聚物结构单元。这允许各种药物经化学作用载入胶团当中，随后药物缓慢释放入机体。这项产品将和瑞士Debiopharm公司合作开发用于临床。

美国威斯康星大学的科学家把不溶于水的抗肿瘤药物装入胶团当中，后者可以长时间在血流中循环。由于被胶团的亲水外壳包裹，药物变得比通常更具水溶性。除了给药更加安全和简便外，与标准制剂相比，胶团可使诸如西罗莫司的抗肿瘤药物在血浆中贮留更长时间。

喜树碱是一种有效针对肿瘤的Ⅰ型拓扑异构酶抑制剂，但由于不溶性、不稳定性及毒性等问题，其临床应用受到限制。生物相容性的靶向性立体结构稳定胶团（sterically stabilized micelles，SSMs）已经被用作喜树碱的纳米载体（CPT-SSM）。SSMs中喜树碱的增溶作用是可以重现的，这是由于这种载体避免了药物凝聚物的形成。此外，由聚乙二醇（聚乙二醇化的）磷脂构成的SSMs对于喜树碱的运输来说是很有吸引力的纳米载体，因为对于体内实体肿瘤的被动靶向定位来说，它们足够小（约14 nm），能够渗透肿瘤及炎症组织微血管的缝隙，这就在肿瘤内部形成了高浓度的药物并且对正常组织的药物毒性降低（Koo等，2006）。

要设计更好的基于纳米技术的药物输送工具，形状可能很重要。一项啮齿动物研究把高度稳定的命名为胶丝（filomicelles）的多聚胶团聚集物和具有相似化学成分的球状物进行了比较。结果表明，静脉注射后，胶丝可以持续存在于循环中长达1周之久（Geng等，2007）。这个时间大概是它们的球形参照物的10倍，并且这比任何已知的合成纳米颗粒都要更持久。在液体流动的环境当中，球形和短小的胶丝与较长的胶丝相比，更易被细胞吸收，这是因为后者被液流拉伸而延展了。初步的结果进一步说明，胶丝可以有效地运输抗癌药物紫杉醇并使小鼠体内的人源肿瘤缩小。尽管这些发现表明循环时间长的运输工具不需要是纳米小球，但这同样提示了天然丝状病毒可能的形状效应。

隐形胶团制剂具有稳定的PEG冠，用以最小化胶团的调理作用，并最大化在血液中的循环时间。目前，关于3种隐形胶团系统有临床数据报道：SP1049C、NK911和Genexol-PM（Sutton等，2007）。SP1049C是由DOX包裹的丙烯胶团制成的；NK911是由DOX包裹的胶团，胶团由PEG和结合DOX的多聚天冬氨酸共聚物构成；Genexol-PM是一种紫杉醇包裹的PEG-PLA胶团制剂。

多聚物胶团正在成为一个强有力的纳米治疗平台，在肿瘤靶向药物输送中有几个优点，包括增强药物溶解性，延长循环半衰期，在肿瘤病灶选择性积累，并且降低了毒性。然而，这项技术仍然缺乏肿瘤特异性以及对内容物的控释作用。因此，重点已经由被动靶向性胶团逐渐转移到主动靶向定位及效应系统，后者有更多机制用于药物在病灶特异性释放。配体靶向性制剂和pH敏感性制剂的例子都证明了胶团的多样性如何促进导致化学药品技术和生物学知识融合，以实现药物的靶向运输。

纳米材料用于运输溶解性差的抗肿瘤药物

人们已成功地使用纳米材料创造出一种新型药物输送系统，它能解决现有大多数有希望的抗癌药物水溶性差的问题，并借此增加其有效性。溶解性差的抗癌药物需要加入溶剂以使得它们能被肿瘤细胞轻易吸收，但不幸的是，这些溶剂不但弱化了药物的效力而且还产生毒性。来自于加州大学洛杉矶分校的California NanoSystem研究所的研究者已经设计了一种方法，使用基于二氧化硅的纳米颗粒向人肿瘤细胞中运送抗癌药物喜树碱和其他非水溶性药物（Lu等，2007）。这种方法将疏水性抗癌药物喜树碱整合入有荧光的多孔二氧化硅纳米颗粒的小孔当中，并将纳米颗粒运送到多种人肿瘤细胞中以诱导细胞死亡。结果表明，多孔二氧化硅纳米颗粒可以用做抗癌药物的运输工具以克服许多药物的溶解度问题。

紫杉醇的纳米颗粒制剂

紫杉醇具有抗癌活性并被广泛用于治疗多种类型的实体瘤。商品化的紫杉醇制剂使用克列莫佛/乙醇（C/E）作为增溶剂。上文已经介绍了包括纳米颗粒在内的其他制剂。一项研究评估了紫杉醇纳米颗粒制剂对紫杉醇在实验动物体内的组织分布所造成的影响

（Yeh等，2005）。纳米颗粒和C/E制剂对紫杉醇的分布表现出明显的差异；纳米颗粒制剂的血药浓度-时间曲线下面积是C/E制剂的40%，并且血液对总紫杉醇浓度（游离药物、蛋白结合药物及纳米颗粒包裹药物的总和）的清除更快。两种制剂的组织特异性也不相同。纳米颗粒在组织和器官中显示出更长的贮留时间和更高浓度的累积，特别在肝、小肠和肾中更是如此，最强烈的反差是肾中药物的积累和贮留是C/E制剂的8倍。这些数据表明纳米颗粒制剂形式影响了药物的清除及其组织分布，使药物优先累积于肝、脾、小肠和肾。实体肿瘤有着独一无二的特征，比如渗漏的肿瘤血管和缺陷的淋巴引流，这些特征促进了大分子或颗粒的运输和贮留———种被认为是增强渗透和贮留效应的现象。明胶纳米颗粒的组织特异性保证了使用纳米颗粒制备抗癌药物用于治疗各种器官的肿瘤的可能。

Acusphere公司的AI-850是紫杉醇的一种速溶多孔的颗粒制剂，是用该公司的疏水性药物输送系统创造产生的。专利保护的喷雾干燥技术可将药物小颗粒包埋在疏水性水溶基质之中，使得整个合剂成为微粒和纳米颗粒组成的混合物。静脉给药后，通过大鼠药代动力学研究、大鼠组织分布研究和裸鼠异种移植人乳腺肿瘤等研究，把AI-850跟紫杉醇进行了对比（Straub等，2005）。与静脉注射紫杉醇相比，静脉注射AI-850后紫杉醇的分布和清除体积分别是前者的7倍和4倍。对于检测的组织，从组织浓度和曲线下面积来看AI-850和紫杉醇没有明显差异。移植有乳腺肿瘤的裸鼠对AI-850表现出改善的耐受能力，让人们可以使用更高剂量的紫杉醇进行给药，与最大耐受剂量给药的紫杉醇相比，这会产生改善的疗效。

含有白蛋白和反义寡核苷酸的纳米颗粒

由人血清白蛋白（HSA）组成并含有不同反义寡聚脱氧核苷酸（ASOs）的纳米颗粒已被用于向肿瘤运送药物（Wartlick等，2004）。关于溶剂的量、稳定条件，以及纳米颗粒的纯化、制备过程都进行了优化。对颗粒基质的戊二醛交联步骤被确定为关乎纳米颗粒的生物可降解性及药物释放的一个决定性参数。药物负载效率随着磷硫酰骨架的使用及其侧链长度的加长而增加。在培养细胞中，人们检测了产生的纳米颗粒的细胞毒性和细胞的吸收情况。在不同肿瘤细胞系中，纳米颗粒浓度高达5000μg/mL时，均未观察到细胞毒性。所有细胞系表现出一种对HAS纳米颗粒显著的细胞吸收。在颗粒基质内包埋一种荧光素标记的寡核苷酸，可用于对细胞内载体系统的药物释放进行检测。激光扫描共聚焦显微镜表明，与低剂量戊二醛交联的纳米颗粒在细胞内迅速降解，导致ASO明显积累于肿瘤细胞的胞浆部分。

非聚集性纳米颗粒

Medisperse公司的注射制剂由球状非结晶的纳米颗粒构成，它们不会聚集，所以在脉管系统内循环是安全的。因为不再需要使用助溶剂来溶解复合物，因而降低了药剂的总体毒性。总体毒性的降低可能允许更高的给药剂量，或许能提高药效。取消了助溶剂的使用同样消除了药物复合物接触到血液时在原位沉淀的危险性，这又增强了该药物的安全性。一些助溶剂需要特殊的给药装置以消除输注过程中增塑剂浸出的危险。Medisperse的药剂则不需要特殊的输注装置。对大多数治疗用途而言，应避免被网状内皮系统吸收。一些特定的操作，如肝显像则得益于网状内皮的吸收。Medisperse的技术可以设计最小化或最大化网状内皮的吸收，这取决于药理学目的。

聚乙二醇化的纳米脂质体制剂

美国国家癌症研究所（NCI）和西北大学之间的合作研究已经证明，与明胶纳米颗粒相比，PEG包被的纳米颗粒在肿瘤和血流中存留的时间较长。这项发现可能促使产生更有效的肿瘤靶向性的纳米颗粒。

神经酰胺，是一种抗有丝分裂和促进凋亡的神经鞘脂，当病人接受放化疗时，它在肿瘤组织中累积并帮助杀死癌细胞。尽管其机制仍然未知，但神经酰胺就是会被吸引到肿瘤细胞附近。体外肿瘤细胞培养模型已经证明了提高细胞内神经酰胺浓度的潜在治疗作用。但是，系统性输送的神经酰胺的治疗用途却受到限制，因其是一种脂类，所以在血液中有着固有的不溶性，并且当直接注射进入血流时还会产生毒性。将神经酰胺包裹在纳米脂质体胶囊中使它们在血流中输送时不会产生毒性，然后在肿瘤中释放神经酰胺。在一个同源性BALB/c小鼠乳腺癌肿瘤模型中，系统性静脉输送PEG化脂质体制剂的C6-神经酰胺显著抑制了实体肿瘤的生长（Stover等，2005）。系统性脂质体-C6输送的药代动力学分析表明，PEG化的脂质体制剂在血液中遵循一级反应动力学，并且在肿瘤组织中达到稳态浓度。在一例人乳腺癌异种移植模型中，同样证明静脉给予脂质体-C6能抑制实体瘤的生长。在这项小鼠的研究中，神经酰胺包裹物靶向定位并仅破坏乳腺癌细胞，避开了周围健康的组织。总的看来，这些结果表明生物活性的神经酰胺类似物可以被整合入PEG化的脂质体运输载体以改善其溶解性、药物的输送及抗癌疗效。下一步就是探索如何将其他化疗药物整合入脂质体中以求得更长久的效果。

全氟碳纳米颗粒

Kereos公司研发中的造影剂由悬浮于一种乳浊液中微小的全氟碳纳米颗粒（perfluorocarbon nanoparticles）组成。诸如铈99之类的物质可以偶联到纳米颗粒上，以提供反差而便于成像。除此之外，人们用特殊的配体标记纳米颗粒，使这种物质可以靶向结合到新生成的血管上。注射到体内后，产生的物质会找到并使这些血管成像。抗癌药物和治疗性放射性核素同样可以整合入纳米颗粒，用以直接和选择性地实施治疗。

Protosphere 纳米颗粒技术

Abraxis Bioscience公司的Protosphere纳米颗粒技术被用于将生物相容性蛋白和药物整合创造纳米颗粒形式的药物，大小约为100~200 nm（约为单个红细胞大小的1/100）Abraxane（ABI-007）是一种获得专利的白蛋白稳定化的包含紫杉醇的纳米颗粒，被设计用于克服紫杉醇的不溶性。以前用于溶解紫杉醇的溶剂C/E会导致一系列的过敏反应。为了降低使用Taxol（紫杉醇注射液）时的过敏反应带来的风险，病患必须采用术前给药法使用类固醇和抗组胺，并且使用缓慢注入法用药。有效成分（紫杉醇）可以以高于常规剂量50%的药量在30分钟内输送到体内，比需要超过3小时以上时间的Taxol注入法无疑要优越很多。因为Abraxane是一种不需要溶剂的药物，所以不存在溶剂毒性，也不需要采用术前给药，而且能够更快地给药。Abraxane与溶剂溶解的紫杉醇相比，在毒性方面还有优越性，比如恶性中性粒细胞减少症的发生几率更低。在随机化的Ⅲ期临床试验中，Abraxane的有效率大概是Taxol的两倍。因为Abraxane没有溶剂，更高剂量的紫杉醇可以被使用进而提高抗肿瘤活性。而且白蛋白是一种通常用于运送养分的蛋白，并且已证实在快速生长的肿瘤细胞中有积累效应，所以Abraxane药效的提高可能还有优先传递白蛋白连接的紫杉醇到肿瘤细胞的原因在里面。除了注射用Abraxane外，口服和呼吸给药的剂型也在研发中。

在转移乳腺癌患者中开展的随机Ⅲ期临床试验用于比较每3周给药260 mg/m^{2}的Abraxane和175 mg/m^{2}的Taxol的安全性和药效（Gradishar 等，2005）。Abraxane注射超过30分钟每次，无术前给药而且剂量高于Taxol，Taxol则需要采用术前给予类固醇，并且给药超过3个小时。结果Abraxane在抑瘤性和副作用方面的表现都优于Taxol。2005年1月7日FDA通过了使用Abraxane治疗转移型乳腺癌。Abraxane正在测试用于治疗非小细胞肺癌、卵巢癌、黑色素瘤和宫颈癌。

多功能纳米颗粒治疗脑瘤

密西根大学的科学家成功地发明了一种既可用于诊断又可用于治疗肿瘤的方法。一支多学科交叉研究队伍发明了一种靶向多功能聚合物纳米颗粒，并成功地运用这种颗粒在模式生物上进行了对脑瘤的成像和治疗（Reddy 等，2006）。研究小组研发了一种装载有Photofrin（一种光增敏剂）和氧化铁的粒径40nm的聚丙烯酰胺纳米颗粒。当激光照射的时候Photofrin触发产生活性氧族，破坏细胞中多种分子，曾被用于治疗食管癌、膀胱癌和皮肤癌。聚合物中的氧化铁纳米颗粒起着MRI造影剂的作用。研究小组用由加州大学纳米技术肿瘤中心的工作人员在NCI资助下发明的一个31个氨基酸的短肽作为靶向物质。这种短肽定向于一种在肿瘤周围的新生血管表面找到的未知受体，并且促使细胞摄入结合在上面的纳米颗粒。研究人员在体内和体外两个层次上测试了这种纳米颗粒，研究显示纳米颗粒靶向至肿瘤，减少了Photofrin对身体健康器官的损伤，提高了药效。从而允许使用光纤引导激光到脑组织激活药物。在人体中，这种疗法可以降低甚至消除光动力疗法（PDT）带来的副作用，通常PDT会使健康皮肤变得对光线敏感。

纳米颗粒对肿瘤细胞靶向输送药物

新兴的纳米系统对肿瘤药物的靶向输送可能会非常有用。新型纳米颗粒被设计成在药物输送过程中可改变自身结构和性质，从而更有效地应对不同的细胞内外传递过程（Wagner，2007）。这是通过能够对pH、氧化还原电势、酶等物理和生物环境变化作出响应的分子传感器实现的。肿瘤的靶向原理包括全身的被动靶向和活性受体靶向。物理作用（比如：电场、磁场、超声、高温和光）能够对聚集和启动活化纳米系统起作用。包括质粒DNA、siRNA和其他治疗性核酸分子在内的生物药物能够通过设计好的纳米系统实现有效的输送。

由美国怀俄明大学的科学家发明的一种合成智能纳米颗粒输送系统可以高效定向地杀死肿瘤细胞但不破坏健康细胞。这种系统期望能够有效提高肿瘤治疗的效果。这种纳米颗粒通过静脉注射到达血液循环，颗粒能够识别肿瘤细胞，把自己锚定在肿瘤细胞上，然后扩散进入肿瘤细胞。一旦进入细胞，颗粒分解，瞬时将药物释放到需要的肿瘤细胞中去。通常纳米颗粒被设计成对肿瘤细胞的细胞膜具有亲和力。为了实现有效率的输送，纳米颗粒还必须能够逃过免疫系统的监视，进入肿瘤细胞并在肿瘤细胞发现前释放药物。这种智能纳米颗粒系统有以下几个优点：

- 能够很好地避开肿瘤细胞的监视，通常肿瘤细胞很善于检测并拮抗药物
- 能够迅速传递足够高浓度的药物到细胞中去，从而克服肿瘤细胞的抗药机制
- 因为只靶向于肿瘤细胞，可以将副作用降低到最小

这种方法已经在体外和体内两个水平上得到了检验。初步研究表明，通过这种载药系统传递药物可以将老鼠的肿瘤数量从60降至10，而传统的方法只能将其从60降至30。根据2005年报送NIH的研究计划，主要关注焦点是对卵巢癌的治疗，但这一方法也适用于其他形式的癌症治疗。

哈佛医学院和麻省理工学院的科学家发明了包裹有抗肿瘤药物Taxotere的纳米颗粒。这是一种由碳、氢组成的聚合物，药物结合到其纤维上，然后再连接上一个能够靶向肿瘤细胞的物质。该纳米颗粒有缓释药物的功能。这种药物被直接注射到移植有人类前列腺癌细胞的裸鼠体内，观察100天。药物处理组裸鼠的肿瘤完全消失了。现在他们计划于两年内在前列腺癌患者身上测试这种疗法的疗效。一个主要的问题是血液注射的药物会在肝和脾中被降解，从而带来大家所不期望的副作用。

基于纳米颗粒的抗血管生成疗法

整联蛋白靶向的纳米颗粒能够用于作为特定位点输送药物的载体。选择性靶向于肿瘤新生血管高表达的$\alpha v\beta 3$和Flk-1是一种新的对抗大多数实体瘤血管生成的策略。有研究证实，利用纳米颗粒上不同的靶向物质锚定整联蛋白$\alpha v\beta 3$和血管表皮生长因子受体的放射疗法是有效的（Li等，2004）。这一令人鼓舞的结果表明，IA-NP-90Y和anti-Flk-1 MAb-NP-90Y的复合物作为一种能够治疗多种肿瘤的新型疗法是具有巨大潜力的。

含有Arg-Gly-Asp（RGD）序列的合成短肽被认为可以特异性结合新生血管内皮细胞表达的avb3整联蛋白，提供了一种抑制肿瘤生长的新的可能的方法。氢化乙二醇壳聚糖（HGC）可以自组装成纳米级的颗粒，它被用于作为RGD短肽的载体。RGD短肽被用荧光异硫氰酸盐（FITC-GRGDS）标记后，通过溶剂蒸发法装载到这一自组装颗粒中去（Park等，2004）。这种装载有FITC-GRGDS的自组装颗粒能够监测或者破坏肿瘤组织附近的新生血管。

细菌纳米颗粒包裹并输送药物

化疗药物的全身性给药法带来的随机药物分布和强毒性可以通过一种细菌来源的、能够包裹化疗药物并特异性靶向到肿瘤细胞的粒径400nm的微细胞（澳大利亚EnGeneIC公司生产）载体来克服。EnGeneIC公司的科学家发现这种微细胞能够包裹足够治疗剂量的不同化疗药物，不论药物是何种电荷、疏水性和可溶性（Macdiarmid等，2007）。微细胞的靶向是通过双特异性抗体定位到肿瘤细胞膜上的受体，进而引起内吞和细胞内降解，最终释放药物。通过微细胞的传递仅需要普通给药千分之一的剂量就可以达到相同甚至更好的效果。装载的微量的化疗药物或抗体能使异种移植鼠体内的肿瘤或者狗体内的淋巴瘤的生长受到显著抑制或发生退化，将这种传递系统与化疗相结合可以有效降低化疗的全身性毒性。这一疗法的人体试验将在得到澳大利亚、美国、欧洲和日本的相关

权威管理机构同意后进行。

犬细小病毒纳米颗粒作为靶向药物载体

犬细小病毒利用转铁蛋白受体（TfRs）结合，进入犬科动物和人类的细胞。转铁蛋白受体在一些肿瘤细胞中过度表达，这一特点被广泛利用于肿瘤靶向药物传递研究中。为了研究自然条件下犬细小病毒定项运动到转铁蛋白受体从而靶定肿瘤细胞，研究者用杆状病毒表达系统表达的CPV-VP2核衣壳蛋白制成了一种类犬细小病毒颗粒（VLPs），并监测这种颗粒连接和输送小分子物质到肿瘤细胞的过程（Singh 等，2006a）。通过结构模型推测每个VP2亚基上的6个赖氨酸是CPV外衣壳上的结合位点。根据不同染料所需的共轭条件，在纳米颗粒中的45~100个赖氨酸之间可以连接染料分子。这也表明CPV-VLPs上的赖氨酸可以接受一些化学修饰。共轭结合染料分子后的26nm大小的VLPs在与转铁蛋白受体的结合和进入细胞方面都未受到明显的影响。所以，CPV-VLPs具有成为新型肿瘤靶向药物载体的潜质。

碳磁性纳米颗粒进行肿瘤药物靶向输送

利用重介质等离子技术（dense-medium plasma technology）可以在常温、常压下得到碳磁性纳米颗粒（carbon magnetic nanoparticles，CMNPs）。通过x线光电子分光光谱、傅立叶红外光谱和扫描电子显微镜，可以发现这种纳米颗粒是由球状分子组成的一个直径40~50 nm 的颗粒，铁和氧化铁颗粒分散在碳基结构上（Ma 等，2004）。分析热量重力测定和微分热量重力测定表明，这种纳米颗粒在600℃时也可以保持稳定。合成的碳磁性纳米颗粒被氩等离子体处理，用乙二胺胺化，然后被活化产生醛基。接着将自由多柔比星（DOX）分子固定在CMNP活化过的表面上，从而形成CMNP–DOX共轭物。通过对肿瘤细胞的细胞毒性试验检测共轭物上固定的多柔比星的体外抗增殖活性，提示这种CMNP-DOX系统可以运用于靶向输送药物到达肿瘤。

利用碳纳米管进行肿瘤药物靶向输送

英国的萨里大学申请到了一项由欧盟资助的玛丽·居里计划中的一个国际项目"多功能碳纳米管的生物医学应用"。碳纳米管已经在工程学上得到了应用，但是由于它们与生物系统间缺乏相互作用，所以其生物学应用还比较遥远。萨里大学的研究队伍通过在碳纳米管周围包裹DNA和RNA分子增强它们的生物相容性。这个项目的最终目标是在RNA包裹的碳纳米管上连接其他分子，使它们靶定于肿瘤细胞。与激光疗法相结合，这种碳纳米管可以被用于破坏肿瘤细胞。虽然在基于这种想法的药物开发出来之前还有很多工作需要做，但是这一技术有希望为人类带来一种有效治疗癌症的方法。

利用Cyclosert系统定向输送抗肿瘤药物

美国 Insert Therapeutics 公司的Cyclosert™是第一种全新设计的纳米药物输送平台，特异合成以克服原有技术基础上合成的纳米定向载药系统的一些局限性。

Cyclosert的基本架构是一种由小的葡萄糖分子重复组成的环糊精，它能在提高毒性药物对肿瘤生长的抑制作用的同时降低毒性，并且不会引起免疫排斥。值得一提的是，这种载药平台只有到达目标肿瘤细胞以后才会以可控的方式将毒性药物释放出来，这大大降低了药物的毒性。动物实验表明该系统成功输送了一种具有潜力的高毒性抗癌物质（tubulysin A）。体外研究也表明这种共轭物能够杀死多种人类癌细胞系。这种共轭物非常稳定，而且将药物有效成分的水溶性提高了100倍。现在Calando公司正在研究用这一载药平台输送一种siRNA-CALAA01。

Insert Therapeutics 公司的IT-101是一种全新设计的实验性治疗剂，由线性环糊精和由共轭聚合物CPT聚集成的40 nm直径的纳米颗粒通过聚合物间的相互作用力连接在一起，环糊精和CPT间形成了包含复合物（inclusion complex）。IT-101的粒径、接近中性的表面电荷以及CPT的释放速度都被逐一设计。Cyclosert平台形成一种流体力学直径30～60 nm的纳米级构造，这种结构使基于Cyclosert的药物能够有效地传递到实体瘤。动物实验表明生存期的延长、肿瘤的堆积作用、CPT的缓释都与纳米颗粒的性质相关。CPT的释放能够使纳米颗粒解聚成为能被肾清除的10 nm大小的独立的链状聚合物。IT-101已经通过静脉注射，对复发性肿瘤和恶性肿瘤患者使用了2个疗程。已有的数据表明IT-101在可耐受的范围内，并且不会引起全血细胞减少症（Yen等，2007）。药物动力学数据显示的结果也和临床前动物实验的结果一样乐观。在患者身上IT-101与其他基于CPT的药物相比，具有更长的半衰期、更低的清除率和更低的体积分布。Ⅰ期临床试验结果将支持这个药物的下一步验证。Ⅱ期临床试验将很快跟进。

利用树丛状纳米球进行肿瘤药物输送

对树丛状纳米球作为药物运载系统的早期研究主要集中在包裹药物分子方面，但是很难控制药物的释放。解决这个问题的一个途径是在树丛状纳米球的末梢修饰上对pH敏感的疏水缩醛基，在弱酸性环境中分子将失去缩醛基使胶束解体，药物释放。另一个解决方法是将药物连接在树丛状纳米球的末梢上，药物的释放可以由药物和树丛状纳米球间形成的可降解的连接控制。树丛状纳米球曾被用于促进硼中子俘获疗法（BNCT）和光动力疗法（PDT）的抗肿瘤效果。

聚合物和树形化学的新进展催生了一类新的分子-树丛状纳米球，即线性聚合物在每个重复的单位上都有树丛状。和普通的线性聚合物不同，由于有更长的循环时间和更多的可能结合药物的末梢，这类物质在输送药物方面有更多的优势（Gillies & Frechet，2005）。

密西根医学与生物学纳米技术研究所曾用一种直径小于5 nm的改性PAMAM树丛状纳米球作为药物载体（Kukowska-Latallo 等，2005）。他们将叶酸作为靶向物质，甲氨蝶呤作为治疗药物连接到树丛状纳米球上，然后将其注入带有过表达叶酸受体的肿瘤的动物体中。叶酸结合这些肿瘤细胞膜上的受体，促进甲氨蝶呤进入肿瘤细胞。

多柔比星（DOX）曾被连接到一个树丛状纳米球上，这个树丛状聚合物通过调节尺寸大小和分子结构实现了在血液中的最优循环时间，用多分子结合位点解决了药物装载问题，用PEG修饰解决了溶解性问题，并使用pH敏感的腙键实现了药物的控释（Lee等，2006）。在体外实验中，树丛状纳米球-DOX与游离的DOX相比，对结肠癌细胞的毒性降低了10倍。通过静脉注射这两种药物到荷瘤鼠后发现，树丛状纳米球-DOX在肿瘤处的浓度是游离DOX的9倍。药效研究表明，树丛状纳米球-DOX使得小鼠的肿瘤消退，生存期全部都超过了60天。而对使用游离DOX或者未加药的树丛状纳米球或是与树丛状聚合物以稳定的氨基甲酸酯键结合的DOX的小鼠都没有明显的疗效。这种与树丛状纳米球结合的多柔比星的药效与等剂量的脂质体多柔比星（Doxil）的药效是相仿的。这一药效的达到，是由于树形物对多柔比星药代动力学的调整。

一种基于聚丙烯亚胺树形物的合成载体系统，期望能够通过静脉注射向肿瘤细胞有效导入外源基因（Dufes 等，2005）。这种通过全身注射的树丛状纳米球能够输送由端粒酶基因启动子调控的表达TNF-α的质粒，从而导致肿瘤的消退和100%荷瘤鼠生存期的延长。这种结合药理学活性转染物质和靶向转录过程的抗肿瘤基因的药物对于实体瘤是有效的。由这一结果可以预期，未来一定可以出现治疗全身性肿瘤的基因疗法，这种方法可以选择性作用于肿瘤细胞而不伤害周围组织。

通过富勒烯加强抗体的肿瘤靶向性

虽然我们早已可以直接在抗体上连接药物，但是还不能在同一抗体分子上连接大量药物而不改变抗体的特异性。这很大程度上是由于抗体是通过共价键结合药物的，而这种强大的共价键会影响抗体表面的定位中心，如果抗体共价连接了过多的药物，这些化学键会破坏它识别肿瘤细胞的能力。

为了克服这一局限，人们将能够连接多个抗肿瘤药物分子比如Taxol®的富勒烯（C60）纳米颗粒与抗体相结合，研制出了新一代的抗肿瘤物质（Ashcroft 等，2006）。一个皮肤癌抗体ZME-018上可以连接40个这样的碳球，从而准确地将药物传递到黑素瘤中。抗体上的一些疏水结合位点可以吸引大量疏水的富勒烯，从而达到在一个抗体上自发连接大量药物的目标。由于这一过程并没有形成共价键，所以不会影响抗体的特异性。富勒烯免疫疗法的真正优点是，富勒烯可以同时连接几种不同的药物，如紫杉醇加上其他化疗药物。由于肿瘤细胞会变得有耐药性，所以要同时对其使用多种药物。第一个富勒烯免疫共轭物的合成和表征对发展富勒烯免疫疗法打下了坚实的基础。

金纳米颗粒在肿瘤药物定向输送中的运用

金和硅复合纳米颗粒被研究用作治疗癌症的纳米子弹。金原子通过悬空键与硅原子相结合，并作为金岛生长的种子而存在。由于金的强电子亲和力，造成硅表面电子结构的巨大变化，其最高的已占用分子轨道和最低的未占用轨道以及光学空隙都被明显减少，使其能够吸收红外辐射。这表明小群体能够通过不同的机制达到与大尺寸的纳米壳相同的肿瘤治疗效果（Sun 等，2004）。

胶体金（cAu）的独特性质使其能够定向传递药物或者基因到特定细胞，同时胶体金的物理化学性质使其能够连接一个以上的蛋白质分子。CytImmune Sciences 公司证明可以将TNF连接到金纳米晶体上，进而安全有效地将其转运到荷瘤鼠和狗的肿瘤细胞（Paciotti等，2004）。CytImmune Sciences 公司的科学家表征并改性胶体金，使其能与TNF达到最优结合，并且靶向于肿瘤。他们正在研发新型配方的TNF-α，TNF-α可以由身体自然产生，杀伤肿瘤，但是也会对健康器官造成损害。公司认为TNF-α结合胶体金是一种更安全有效的抗肿瘤药物，而且两种新药Aurimune-T和AuriTax也在开发中。Aurimune-T是一种将TNF-α和巯基聚乙二醇共价结合到粒径25 nm的胶体金表面的药物。静脉注射该药物后发现其能迅速聚集到肿瘤附近，而在其他健康器官没有或者很少有药物聚集。与普通TNF-α相比，这种新型药物提高了肿瘤中的药物积累浓度达10倍。这种新型药物能够让我们使用更小剂量的药物而达到更大的药物积累和药效。第2种药AuriTax是将紫杉醇、TNF-α和巯基聚乙二醇与和前述的胶体金颗粒相结合的纳米药物。与Aurimune-T相似，AuriTax也能提高紫杉醇和TNF-α在肿瘤中的浓度达10倍。这些数据支持对胶体金平台的进一步研究，并展示了TNF-α作为肿瘤靶向配体和治疗药物的潜能。

脂蛋白定向于肿瘤相关受体

基于脂蛋白的纳米平台是将天然脂蛋白与肿瘤靶向分子相结合，使其改变原来结合的受体，继而与肿瘤上的特异受体相结合（Zheng等，2005）。多个相同的或者不同的这种配体能够结合在一个纳米颗粒上，这样就能够利用肿瘤靶向分子将脂蛋白改造成为新型的多功能、生物相容的纳米平台，并将其运用到肿瘤的成像与治疗中去。这种方法是由美国Marillion制药公司开发的，还能被运用于治疗其他的病症和监测特定的组织。为了验证这一概念，他们通过将叶酸连接到apoB-100蛋白的赖氨酸残基上制造了一种靶向于叶酸受体的低密度脂蛋白。为了验证这种脂蛋白平台的表面载药能力和核心载药传递能力，采用能嵌入到磷脂单分子层的1，1-dioctadecyl-3，3，3'，3'-tetramethylindocarbocyanine 或者是亲脂的PDT试剂tetra-t-butyl-silicon phthalocyanine bisoleate标记纳米颗粒。通过共聚焦显微镜和流式细胞分析可以看到标记的低密度脂蛋白（LDL）在细胞中的定位，如叶酸受体高表达的KB细胞、FR不表达的CHO和HT-1080细胞、LDL受体高表达的HepG2细胞。这些研究表明，叶酸可连接到正常的LDL受体连接的赖氨酸侧链上，从而脂蛋白可以通过叶酸受体连接到癌细胞上。

纳米载体可提高癌症的靶向治疗

TGF-β因子在癌细胞发展的调节中起到非常重要的作用，它可以通过影响肿瘤的微环境条件来影响癌细胞。TGF-β抑制因子在最近的研究中被认为可以阻止特定癌细胞的生长和转移。然而，在TGF-β信号抑制通路上也有相反的影响，包括阻断TGF-β调节的肿瘤生长抑制效应而诱发癌症。一种TGF-β Ⅰ型受体（TβR-Ⅰ）的抑制性小分子已经应用于实验性顽固肿瘤的治疗，用量甚微，包括胰腺癌、胃癌，其特征是影响肿瘤微环境的血管分布和纤维化程度（Kano等，2007）。低剂量的TβR-Ⅰ抑制因子既不改变癌细胞的TGF-β信号通路，也不改变纤维化的数量。它特异地降低肿瘤新生血管区域在内皮面积不减少的条件下，特异性减少外膜周细胞的覆盖，并增加大分子包括抗癌纳米载体的积聚。通过比较发现，存在TβR-Ⅰ抑制因子时，抗癌纳米载体具有明显的抑制肿瘤生长的效果。联合应用TβR-Ⅰ抑制因子和纳米载体也许对顽固性实体瘤具有明显的临床意义。

纳米细胞的靶向输送药物功能

化疗药物和抗血管生成药物的同时输送对治疗肿瘤是非常有效的。但因为化疗药物是通过血液输送的，利用抗血管生成药物就会切断肿瘤的血液供应，这样也会降低抗癌药物的输送。更有效的研究策略可能是使用一种输送体系，使得药物在血管关闭之前就集中到肿瘤周围，并能够使两种药物达到阶段性释放的目的（sengupta等，2005）。抗血管生成因子释放后，可以使肿瘤周围血管系统崩溃，但这种载体能够把它的第2个有效负荷即化疗药物带入肿瘤，并在肿瘤中持续释放，从而达到杀死肿瘤细胞的目的。

为了证明这种假说，研究人员制造了一种80～120nm的纳米细胞，周围用脂质膜包围，中心由可降解的聚合物构成，类似一个气球，并在气球内部形成一个类似细胞的结构。外层膜放入抗血管生成药物，内层放入化疗药物多柔比星。

表面的化学修饰可以逃避生物体内免疫系统的攻击，而纳米细胞非常小，可以很容易地通过肿瘤血管，但无法通过正常的血管。一旦到达肿瘤，纳米细胞外层膜分解，释放抗血管生成药物，引起肿瘤周围的血管坏死，进而纳米细胞进入肿瘤，缓慢释放化疗药物。

在小鼠的两种肿瘤模型检测了药物效果，单独使用药物可以减缓肿瘤的生长，但加上药物输送颗粒，可产生了叠加效果。使用新型的输送体系，使生存期得到延长，药物同时释放时其生存期约30天，而在药物序贯释放时，其生存期却长于60天。药物载运体系一般都是在肿瘤部位集中，并不存在于其他身体组织。对内皮细胞和癌细胞均有杀伤作用。

虽然运用能够序贯释放药物的载运体系对肿瘤有很好的抑制作用，但这些结果却不能很快应用于临床。主要是由于抗血管生成药物也许会使得肿瘤向其他组织扩散，与考布他汀相反，许多抗血管生成药物需要延长与组织的作用时间以阻断血管系统的生长，所以短的接触时间可能会使这种方法不起作用。故而这种方法需要更深入探讨。合适的药物设计主要针对靶向癌细胞或其他的特定细胞类型，并且输送体系能够被稳定地修饰。另外，也可以针对血管生成的多方因素去考虑，可以使用不同的药物或者利用一种药物去干扰血管生成的几种信号通路以达到抗癌的目的。最终，我们要设计出一种高效的药物输送体系，利用它可以鉴别出癌症的早期标志物并达到早期、有效治疗癌症的目的。

利用纳米微滴进行位点特异性癌症治疗

美国ImaRx Therapeutics公司正在研制一种纳米微滴（nanodroplets），可以利用它进行癌症的特异性位点治疗。2003年，此项目由NASA和美国国家癌症研究所提供3年的资金支持。装载有抗癌药物的纳米微滴可以靶向寻找癌细胞并释放抗癌药物。在治疗中，使用超声疗法将会更有益于癌细胞的特异靶点治疗。ImaRx Therapeutics公司、亚利桑那大学和加州大学的研究人员合作，共同研究此项目。

这项研究的一个目的就是研制一种纳米颗粒作为载体，用于装载喜树碱类药物。因为此种药物难溶于水并且其内酯环不稳定，故而不利于药物传送。经过初步研究，选择了SN-38作为喜树碱的替代品用于更深入的研究。纳米微滴包裹了SN-38、磷脂和PEG用于体内和体外的研究（williams等，2003）。体外观察3小时后，SN-38在HAS中是稳定的，并且有很高的内酯聚合物浓度。裸鼠的体内研究证实，与伊立替康的山梨醇注射液相比，此种药物在血液中的半衰期更长。在小鼠异种移植肿瘤模型中，此种药物在血液中的半衰期更长，疗效更好。

利用高分子纳米颗粒作为靶向药物输送载体治疗前列腺癌

前列腺特异性局部输送基因疗法已经作为靶向杀伤前列腺癌细胞的方法，C32/DT-A是一种可降解的高分子纳米颗粒体系，可运载利用前列腺特异性启动子驱动的白喉毒素自杀基因（DT-A）（Peng等，2007）。这些纳米颗粒注射到具有正常前列腺和前列腺肿瘤的小鼠体内，正常前列腺组有近50%的前列腺减小，主要表现在细胞凋亡，而裸DT-A包裹DNA的效果不明显。单一注射C32/DT-A的颗粒使80%的肿瘤细胞呈现凋亡。利用多种纳米颗粒注射使更多的前列腺细胞发生凋亡，这正是我们所期望的。结果显示，高分子DT-A纳米颗粒的输送体系可以用于前列腺癌的早期治疗。

利用聚合组装多聚体作为抗癌药物的靶向输送体系

聚合组装多聚体（polymersomes）是一种壳中空的纳米颗粒，性质独特，可以同时输送紫杉醇和多柔比星（DOX）两种不同的药物到达肿瘤部位（Ahmed 等，2006）。聚合物的负载、运送和细胞质摄入的特性表明，能够利用嵌段共聚物的膜和在溶酶体内经pH诱导可释放内容物的亲水管腔。聚合组装多聚体在癌细胞内的酸性条件下分解，可使抗癌药物达到在癌细胞内靶向释放的目的。而细胞膜和脂质体是由磷脂构成的脂质双分子层，聚合组装多聚体由两层合成的聚合物组成。单个的聚合物是可降解的并且比单个磷脂分子大，但是具有相同的化学特征。较大的共聚物构成的壳可以使疏水性的紫杉醇嵌于壳内，而使水溶性的DOX位于共聚物的内层直到降解。聚合组装多聚体和混合药物能够自组装在一起。最近的研究表明，紫杉醇和DOX的鸡尾酒疗法比单独用药有更好的抑制肿瘤的效应，但是早期研究并没有装载混合药物到肿瘤的载运系统，聚合组装多聚体解决了这个问题。

另一种方法是自组装多重活性分子，例如将DNA、蛋白质和药物分子装载到多功能多聚物纳米颗粒的内部和外壳中，从而使其运送到人的乳腺癌细胞中（Bertin 等，2006）。利用开环的异位聚合的嵌段共聚物包裹小分子药物片段（>50% w/w）和甲苯磺酸硫乙烯基乙二醇片段组装成多聚物纳米颗粒，可以使其表面连接DNA序列或者肿瘤抗体。这样，带有抗体的纳米颗粒可以被过多表达此类抗原的乳腺癌细胞快速摄取。

量子点/量子棒和靶向药物输送

一个量子点（QDs）连接一个肿瘤特异性单克隆抗体（anti-HER2）可以探测活体小鼠内的肿瘤（Tada 等，2007）。研究人员利用具有高分辨率的共聚焦显微镜追踪带有抗体标记的量子点，以每秒拍照30幅照片的速度追踪量子点在血液中的运行路线。HER2单克隆抗体是存在于乳腺和其他肿瘤细胞上的一种蛋白质。小鼠的乳腺癌细胞能够高表达HER2，将带有此抗体标记的量子点注射到小鼠体内可以分析其在体内转运机制和分子特征。研究人员在小鼠体内发现了抗体标记的量子点从注射部位到达细胞过程中的6个重要输送步骤：存在于血液循环的血管中、自血管中渗出、进入胞外区、单克隆抗体HER2结合到细胞膜、进入核周区和存在于核周区。纳米颗粒在体内移行过程的图像分析可以为我们提供关于抗体纳米颗粒治疗肿瘤的有价值信息，从而能够提高治疗肿瘤的效率。

水溶性的CdSe/CdS/ZnS量子棒（QRs）利用双光子荧光成像可作为癌细胞成像的探针。研究人员首先发明了量子棒的制作方法，然后解决了其水溶性和提纯技术，并且在其表面连接目标分子（如转铁蛋白，它可以结合过表达转铁蛋白受体的肿瘤细胞）。QRs类似于QDs，在一定尺度下可以发出不同的荧光。因为QRs直径大于QDs，所以它更容易被激发。这项研究表明，QRs可以被过表达转铁蛋白的细胞摄取并在这些细胞内部积累，并且可以被低强度的近红外光激发，从而有助于维持细胞的完整性。如果未来的研究能够很好地利用QDs和QRs,那么我们就能够提高纳米颗粒运送药物到肿瘤的能力,这样可提高癌症的诊断和治疗。

纳米颗粒-适体生物共轭物用于靶向药物输送

核酸配体(适体)在组织和细胞特异性多聚物分子控释药物靶向治疗方面具有潜在的应用价值。麻省理工学院的科学家们已经合成了多聚乳酸-聚乙二醇(PLA-PEG)并在其末端连上羧基(PLA-PEG-COOH),将罗丹明标记的葡聚糖包入此纳米颗粒中(Farokhzad 等,2004)。这些纳米颗粒具有以下几种特征:

- 表面负电性可以减少与负电荷的核酸配体的相互作用
- 粒子表面的羧基基团可以用于以后的修饰和共轭连接
- 粒子表面的PEG可增强其循环半衰期,并且可以降低非特异性摄取

纳米颗粒-适体的生物共轭连接一个RNA分子,该分子可以特异性结合前列腺癌特异膜抗原(PSMA),PSMA是一种前列腺肿瘤的标志物,它在前列腺上皮细胞中高度表达。这种共轭连接的纳米颗粒能够有效地被前列腺上皮细胞摄入,但不表达PSMA蛋白的细胞不会摄入,说明此种纳米颗粒共轭体具有很强的靶向作用,这是纳米颗粒共轭体运载药物靶向作用的第一个报道。

许多研究者都将此种纳米颗粒-适体的生物共轭体作为各种治疗和诊断中所使用的抗体的替代物。最近加拿大麦克马斯特(McMaster)大学的研究人员发现了这种多功能分子的第三种用途——DNA-蛋白纳米引擎,它可根据程序性分子信号的指令程序性地释放具有治疗作用的分子(Nutiu & Li,2005)。研究人员将一种能够发出释放"货物"信息的信号分子连接到配体上,他们将这种信号分子叫做"输入信号"。然后他们根据Watson-Crick规则将一段互补的DNA序列连接到配体上,这段DNA序列可以连接一个药物分子或者是一个治疗基因,他们将这种复合体称作"输出信号"。两种连接相互影响,当配体接受了输入信号后,它会指示输入信号释放其货物,即DNA-药物分子复合物。比如,研究人员可以利用这种体系运送和释放酶。

利用纳米颗粒输送药物克服多药耐药性

众所周知,肿瘤细胞的多药耐药性(MDR)有各种分子机制,大多数集中在凋亡信号通路。葡萄糖基神经酰胺合酶(GCS)可以使有活性的凋亡因子神经酰胺变成无功能的葡萄糖基神经酰胺。此酶在许多多药耐药的肿瘤细胞中均有过量表达,并且会影响化疗期间的细胞活性。

一项研究试图通过紫杉醇与神经酰胺作用以恢复细胞凋亡通路,从而克服人卵巢癌细胞的抗药性,做法是使用修饰的多聚ε-己内酯(PEO-PCL)纳米颗粒携带治疗药物以提高运载效率(van Vlerken 等,2007),结果表明利用这种方法的确可以杀死耐药性癌细胞。并且,使用这种方法可以将耐药细胞转化为药物敏感细胞,使用耐药细胞半数致死剂量(IC50)的紫杉醇就可以将其杀死,表明耐药细胞的化疗药物敏感性提高了100倍。关于分子机制的研究证实了这种治疗方法的有效性要归因于细胞凋亡信号通路的修复。但利用PEO-PCL纳米颗粒输送体系也更大程度地提高了治疗的成功率,表明利用此

种方法克服肿瘤耐药性是有广泛前景的。

基于纳米技术的癌症治疗装置

纳米脂质体CPT-11加强运载

利用一种新奇的、高稳定性的纳米颗粒/包含CPT-11的脂质体作为增强输送效率的载药体系（convection enhanced delivery，CED）治疗脑部肿瘤，纳米脂质体CPT-11在大鼠脑中、组织中的停留时间明显延长，>20%的注射剂量在12天时仍然存在（Noble等，2006）。相反，单独的CPT-11很快在体内被清除，同样的运载剂量下，相比单独的CPT-11，纳米脂质体CPT-11使血药浓度-时间曲线下面积增加25倍，使组织中的药物半衰期延长22倍；在颅内U87胶质瘤移植瘤中使药物停留时间更长，而在血清中未探测到药物。更为重要的是，持续用药未发现纳米脂质体CPT-11对神经系统的毒性，而单独的CPT-11给药则会导致严重的中枢神经系统毒性。在颅内U87胶质瘤移植瘤模型中，与对照组脂质体比较，用CED注入纳米脂质体CPT-11明显提高了中位生存期。此项研究表明，纳米脂质体CPT-11的运载体系可延长药物在体内的停留时间并减少毒性，在脑瘤临床治疗中是一种有效的治疗手段。

纳米复合体

在密歇根大学的生物纳米研究中心，主要利用新奇的纳米复合体装置（nanocomposite devices，NCDs）作为癌症的诊断和治疗的工具。他们的目的是研制一种纳米复合体装置，通过正常组织和肿瘤组织的血管系统的区别，有选择性地将放射性同位素运送到肿瘤。这些NCDs大多在5~100nm之间，具有特殊的表面，能够使包被的放射性物质连接到上面并具有尺寸依赖效应和靶向效应。它们可以运载不同的同位素以个体或共聚物的形式到达靶点。到目前为止，具有中性和阳性表面的铋纳米颗粒和金纳米颗粒已经合成。通过中子束直接照射，可以使存在于纳米颗粒中的金原子被激活成Au-18。目前，一系列的具有靶向能力、各种尺寸和抗原特征的聚乙二胺（PAMAM）树枝状聚合物正在合成中。放射性纳米颗粒的运送、生物相容性和毒性在黑色素瘤C57BL6/J小鼠中正在被研究。树枝状聚合物可以在小鼠体内定位到主要的器官和肿瘤组织，可以保持7天的稳定特征并且无毒。金纳米颗粒的生物相容性试验正在进行。

化学-生物复合纳米颗粒可被导入细胞，用于入胞进程或者生化反应的研究，此种纳米复合物将会推进医学生物技术发展的进程。如可以提高微阵列技术和用于生物及医学的成像技术，为化学和材料科学提供新思路。

纳米硅（nanoengineered silicon）在近程放射治疗中的应用

BrachySil（^{32}P硅纳米颗粒）中存在同位素^{32}P，研究表明在将其注射入肝后有着高度的同位素存留，这样就可以减少水溶性放射性物质对健康肝组织的影响或者进入循环引起的系统毒性效应。与钛会永远滞留在体内不同，磷在体内时刻在衰减并且在需要的情况下可以重复治疗。其他针对于原发肝癌的疗法包括许多栓塞和微波辐射技术。BrachySil可以提供多功能并且安全的治疗技术，治疗程序无需手术并且病人第2天就可以出院。在治疗原发性肝癌的Ⅱa期临床试验中已证明这是一种安全、高效的方法。

2005年，自多个研究中心得到的数据证实BrachySil是一种治疗原发性肝癌的有效治疗手段。这种方法还可以应用于其他各种实体瘤。新加坡中央医院正在对前列腺癌的BrachySil近程放射治疗进行评估。

纳米颗粒与物理治疗结合消除肿瘤

利用碳纳米管进行激光诱导的癌症治疗

生物体可以透过700~1000 nm的近红外光，在此光谱范围内单壁碳纳米管（SWNTs）具有很强的光吸收。碳纳米管的这种内在特征可以在活细胞内被光刺激，从而可用做多功能纳米管生物载体。在红细胞内通过纳米管转运活细胞内的ODNs，寡聚体可以转运进入细胞核，红外激光可触发胞内体的裂解。体外碳纳米管的局部加温疗法是用持续的红外照射，那样会引起细胞死亡。带有叶酸的功能性碳纳米管可以有选择地杀死癌细胞，通过肿瘤细胞表面的叶酸受体识别纳米管从而被细胞摄入，然后通过红外光照射诱发癌细胞死亡，但不伤害没有肿瘤标志物的正常细胞。这样，纳米管上带有功能性化学基团并具有内在的光学特性，可以开发更多新颖的纳米材料用于药物输送和癌症治疗（Kam等，2005）。例如在淋巴瘤治疗中的应用，淋巴瘤细胞本身具有特异性的表面受体，可识别其特异性抗体。将抗体连在碳纳米管上，这样就起到了木马的作用。这种方法正在具有淋巴瘤的实验小鼠身上进行验证，研究者想知道近红外光照射到动物皮肤身上是否会毁坏淋巴瘤，但对正常细胞没有伤害。可以将碳纳米管直接注射到体内的疾病细胞处，其宗旨是利用这些纳米管运送DNA、RNA或蛋白质等治疗分子到细胞核，从而消除各种感染和疾病。

纳米颗粒和热消融

在动物体内通过一种叫做磁性热消融的技术来治疗乳腺癌。磁性纳米颗粒（MNPs）是一种很有前景的工具，可以通过磁性诱导的热量来消除乳腺中的小肿瘤。这种方法联合乳腺癌保守治疗具有自身的优势，可以通过调整能量沉积水平从而控制靶细胞的温度。抗HER2抗体可以产生抑瘤效应，并且能够携带药物到达过表达HER2基因的细胞（Hilger等，2005）。

抗HER2抗体可导致抗肿瘤反应，HER2高表达的肿瘤可用做靶向输送药物的靶标。包含磁性纳米颗粒的抗HER2免疫脂质体具备肿瘤靶向作用，颗粒连接上抗HER2抗体在高热疗法中已经被采用（Ito等，2004a）。将其在体外应用于SKBr3乳腺癌细胞中，60%的磁性纳米颗粒可进入到细胞中。细胞在磁性区被加热到42.5℃，从而导致很强的毒性效果。这些结果表明这种新颖的治疗工具可以用于治疗过表达HER2的癌细胞。

美国Triton BioSystems公司发明了一种新的杀死癌细胞的非侵入性方法，可以在局部升温但对正常组织没有任何伤害。他们将铁纳米颗粒和单克隆抗体连接到生物探针上。该公司的这一产品被称为靶向纳米治疗（TargetedNano-Therapeutics™，TNT）体系，TNT体系包含两个部分：

1. 可注射组分被称作为T探针，每一种T探针包含两个部分：① MAb 充当着向导的作用，指引探针（40nm长）识别肿瘤细胞；② 特殊材料制备的纳米颗

粒，这些纳米颗粒被激活时，含有许多致命的负载物
2. 磁场发生装置。它可以激活治疗区域的T探针

通过注射的方法，可使数万亿的T探针分散于血浆中。一旦T探针黏附到肿瘤细胞上，聚集的磁场就可以选择性地激活磁性纳米颗粒。磁场能量通过纳米颗粒转变为热能，使肿瘤细胞表面的温度迅速升高（可超过170℃），杀死肿瘤细胞并破坏其血液供应，同时可以忽略给周围健康组织带来的影响。Denardo等用乳腺癌细胞异种植入模型，用^{111}In-ChL6生物探针评估了TNT对体内肿瘤的靶向性、效率和放射性核加热剂量测定（Denardo等，2007）。实验小鼠在20分钟的治疗时间里，接受一系列交变磁场（alternating magnetic field，AMF）照射。可用公式对剂量进行计算，该公式包括：肿瘤内包含生物探针的浓度、颗粒在不同磁场振幅下的加热速率、交变磁场变化的时间间隔。MAB-靶向的生物探针（氧化铁纳米颗粒）对肿瘤具有很高的靶向效率，且颗粒不会产生毒性。通过经验观测到的肿瘤所含"In-生物探针"的浓度和体外交变磁场引发的纳米颗粒温度升高与肿瘤生长延迟的关系，来计算加热量。肿瘤热疗法有三个重要的问题需要解决：如何提高其靶向性、如何预计所需加热量、如何确定效率。结合纳米技术、聚焦AMF和定量分子成像技术，人们已经研制出一种安全的治疗技术，可用于乳腺癌和其他肿瘤的临床治疗。

纳米颗粒与肿瘤超声辐照相结合

纳米颗粒进入肿瘤之后，利用超声引发气穴现象，可对药物和基因进行有效和安全的转运。聚苯乙烯纳米颗粒（直径100nm和280nm）通过静脉注射到植入人结肠癌KM20的无胸腺裸鼠体内，通过超声辐照提高了化疗药物氟尿嘧啶的转运效率（Larina等，2005）。在优化的辐照条件下，这两种方法相互结合明显减小了肿瘤的体积并使肿瘤衰退。

纳米颗粒在癌症光动力治疗中的辅助作用

光动力治疗（PDT）就是利用光敏感药物（又称作光敏剂），治疗组织快速增长相关的疾病，包括形成不正常血管，如肿瘤和年龄相关性黄斑变性。该治疗方法较为传统的名称是光辐治疗。光辐治疗有两个步骤，首先，药物或者光敏剂必须可以进行静脉注射。一旦药物进入血流中，它就会黏附于血液循环系统中的低密度脂蛋白。所有快速增长的细胞都需要超出平均水平的脂蛋白供应，药物能够更快地富集于这种类型的细胞，在这些区域达到更高的浓度。当药物浓度达到所需要的要求，就可以用特定波长的光去激发这些药物。这样可以将组织内普通的氧转化成单线态氧，扰乱细胞的正常功能。如果不把药物和光的作用相互结合起来，它们各自单独应用都不能对肿瘤细胞产生杀伤作用。

有许多研究是采用脂质体、油滴和胶团封装药物，并取得一定的成果。然而，所有这些技术都会产生一些副作用：当控制释放和光敏作用结束后，这些药物就会通过循环系统流遍全身，并在眼睛和皮肤上富集，导致光损伤副作用。另一个缺陷就是，脂质体会被细胞的网状内皮系统吞噬和破坏。这些问题限制了的光动力疗法的应用，但是该技术与纳米技术相结合会具有很好的应用前景。

通过对树丛状纳米球进行表面修饰，使其功能化，可使其成为PDT的良好药物载体。运载氟尿嘧啶就是基于树丛状纳米球的进行PDT的方法之一。氟尿嘧啶是光敏剂

PIX的前体，能增加细胞内PIX的浓度。细胞主要是通过内吞和胞饮的方式来增加对树丛状纳米球摄入。Battah等发现PIX可与18氨基乙酰丙酸的树状化合物通过酯腱结合到芳核上，形成芳核树状化合物。通过对PAM212小鼠角质形成细胞和A431人类上皮癌细胞系的研究，发现树状化合物能够转运或者释放氟尿嘧啶，促进光敏剂PIX的代谢。树状化合物大分子的衍生物能够有效地将氟尿嘧啶转运到细胞内维持卟啉的合成。用近红外激光器的双光子激发，可对组织进行深度刺穿。多价态的树状化合物基底能是一些双光子激发收受基团转变为卟啉的中心（Dichtel 等，2004）。研究表明该系统在激发波长为780nm的条件下能够有效地产生单线态的氧。聚乳酸-羟基乙酸共聚物纳米颗粒已经被制备出来，它能够封装光敏剂meso-tetraphenylpholactol，这些纳米颗粒稳定且在全身给药时不产生光毒性（McCarthy et al 2005）。在细胞内部，如果光敏剂被释放出来，就会有很高的光毒性。用可见光激发后，可特异性杀死一些肿瘤细胞系。体内实验表明，它能彻底杀死小鼠体内的肿瘤。具有选择性光毒性的光敏剂应该在肿瘤治疗中得到广泛应用。纽约州立大学激光，光电和生物光学研究所与Roswell Park肿瘤研究所（PDT技术的发源地）合作研究了以前PDT的各种问题，动态陶瓷技术作为新发展的技术，能过弥补这些不足（Roy等，2003a）。他们选择2-devinyl-2-(1-hexyloxyethyl)-pyropheophorbide (HPPH)作为光敏剂，该光敏剂能够对食管癌的第一和第二个阶段进行诊断。药物被封装在陶瓷纳米颗粒内部，这些纳米颗粒的物理性质使之能够胜任此项工作。在常温下，用简单的方法即可将硅及其类似的材料制成35 nm左右的球形纳米颗粒。它们在能在不同的温度和pH条件下稳定存在，较小的尺寸使其能够进入细胞内部。这些纳米颗粒的形状、尺寸和孔结构都能被很好地控制，对其表面的功能化可提高它的靶向性。该技术之所以能取得成功是由于陶瓷纳米颗粒表面有许多0.5~1.0nm的小孔。这些孔太小，封装的药物不容易从孔中逃逸出来，但是已经足够氧气自由出入。因此，HPPH 不需要释放到血液中即可以杀死肿瘤。目前为止，该技术还处于体外实验阶段。封装有HPPH的纳米颗粒很容易被培养的UCI-107 HE HeLa 肿瘤细胞吸收。在650nm波长的激光照射下，HeLa肿瘤细胞大部分被杀死，存活的不到10%，初期的体内实验已经开始。陶瓷纳米颗粒可在肿瘤组织聚集，无需激活靶向性。与以前的纳米颗粒载药的方法相比，陶瓷纳米颗粒在光照治疗之后继续将药物封装在里面，不会产生副作用。此外，二氧化硅包覆的磁性颗粒在肿瘤治疗中具有靶向性的作用，摄入磁性纳米颗粒的肿瘤细胞在直流磁场中能够被杀死，该方法有望成为光动力疗法的补充。在光动力疗法中，装载有光敏剂HPPH和Fe_3O_4纳米颗粒的diacylphospholipid-poly (ethylene glycol) (PE-PEG) 纳米载体已被用于靶向治疗肿瘤（Cinteza 等，2006），该纳米载体在几周内都能保持很好的稳定性和活性。HPPH的包封率和活性不会受到磁性纳米颗粒的影响。纳米载体的磁响应性质使其能够在体内具有靶向性的作用。由于细胞吸收受磁泳控制，可增强成像效果和光毒性。这种多功能化的纳米载体在靶向光动力治疗中有巨大的应用前景。

纳米颗粒用于硼中子俘获治疗

硼中子俘获治疗（BNCT）可能成为定位杀死肿瘤细胞的有效方法，该技术是通过热中子照射癌细胞内的硼-10 (10B)，与中子发生核反应，利用由此产生的γ粒子和锂-7核杀死癌细胞，杀伤效果可以限制在单细胞范围内。为了使BNCT能够有效治疗肿瘤，必须选择性地将足够浓度的10B运输到肿瘤组织。各种抗体和表皮生长因子被用于识别受体介导的硼的运输，然而，体内研究表明给药后只有少量的硼聚集在肿瘤部位，大部分10B集中在肝内。

在正常细胞和肿瘤细胞中，许多酶的反应都需要维生素和叶酸，所以在人的肿瘤细胞膜表面，调节叶酸内吞作用的受体会高表达。与叶酸共轭的大分子如毒素、酶、抗体、基因和脂质体能够进入叶酸受体高表达的肿瘤细胞，这种方法被用于提高BNCT的效率。由于树丛状纳米球的结构和价态具有很好的可控性，因此被用作硼的载体，与抗体相结合。硼化PAMAM的树丛状纳米球已经被用于识别在脑肿瘤细胞过表达的表皮生长因子受体EGFR。

碳化硼被提出可用于T细胞介导的BNCT（Mortensen 等，2006）。已经用球磨的方法制备了碳化硼纳米颗粒。用光子相关光谱、X线光电子光谱、X线衍射、振动光谱、凝胶电泳和化学分析表征纳米颗粒的物理和化学性质，发现它们的表面化学和结构有很大变化。体外实验中，将B16黑色素瘤与100nm以下的纳米颗粒一起培养，在热中子辐照下会导致所有的细胞死亡，而单独的纳米颗粒并没有毒性。

RNA纳米技术在肿瘤基因治疗中的应用

RNA是一种极具应用前景的抗肿瘤药物，但问题是如何将各种治疗药物直接带入它们各自能够起作用的肿瘤细胞。25 nm的RNA纳米颗粒能长期、反复给药，且能克服小分子药物不能长时间保存的问题和大于100nm的纳米颗粒在运输方面存在的困难。美国普渡大学的科学家们用3个RNA片段组装成的纳米颗粒，外形如同小三角形。这些微小粒子的尺寸正好能够进入细胞，并能将其内部的RNA治疗药物带入细胞，它们能够阻止病毒的生长和肿瘤恶化。RNA分子可有多种形式，有一种称作pRNA的模仿phi29病毒的RNA也能和其他的RNA连接成长的杂交链，从而使其多功能化。将肿瘤细胞与pRNA二聚体共培养，其中一种pRNA的亚基接有受体结合单元，另一亚基接有基因沉默分子，能进入细胞，继而使抗凋亡基因或促凋亡基因沉默。Dicer（RNA特异的核酸内切酶）处理pRNA的复合体能得到具有双重功能的siRNA，动物实验表明，其在肿瘤细胞内可以阻断肿瘤基因活性。(Guo 等，2005)。

RNA纳米技术已经被用于将siRNA和与受体相连的RNA适体结合到phi29驱动的pRNA上（Khaled 等， 2005）。含有siRNA和其他治疗药物的RNA三聚体，通过左右两侧的相互作用将RNA环状结构结合在一起。在细胞培养和动物模型中，共孵育包含有与受体结合的适体或其他配体的不含蛋白质的纳米颗粒，导致三价的治疗性纳米颗粒进入细胞，进而导致癌症细胞和白血病模式细胞的凋亡。这种无抗原性的纳米颗粒一般在20~40nm，可用于治疗慢性疾病。

纳米颗粒用于同时装载多种抗癌药物

来自西北大学、麻省理工学院和麻省总医院的研究员（由NCI Platform Partnership award资助）设计出一种分子载体，可一次同时将几种药物运送到细胞内部。一旦药物被释放完，纳米载体就会被破坏，不会留下任何痕迹。下一步就是利用该技术诊断乳腺癌和子宫癌，这些癌症目前还无有效的治疗方法。

肿瘤的诊断和治疗相结合

生物相容性纳米颗粒靶向治疗肿瘤

纳米颗粒在肿瘤诊断和治疗方面有巨大的应用前景，因为纳米颗粒可以做到多功能化。其中一种功能就可以使纳米颗粒对体内某一部位具有靶向性。生物相容性纳米颗粒不仅能够对肿瘤具有靶向性，而且可以使其自身具有的靶向性增强（Simberg 等，2007）。这种体系是基于一种可以识别血浆蛋白并且可以黏附到血管壁和肿瘤基质上的多肽，从而选择性地识别肿瘤。氧化铁纳米颗粒和脂质体与靶向多肽偶合后，能够聚集在肿瘤组织的血管中，可以导致局部栓塞，从而为更多的纳米颗粒制造新的结合位点。该体系模拟血小板，可以在体内自由循环，但是只在病变部位聚集。可自主扩增的靶向性是纳米颗粒的新功能，这种扩增能力增强了肿瘤的成像效果并可以负载药物。

树丛状纳米球在靶向用药和肿瘤成像中的应用

如果不是因为毒性问题，树丛状纳米球负载金属纳米颗粒，既可以增强肿瘤成像效果，也可以作为热疗药物。为了去除树丛状纳米球/金属纳米颗粒的毒性，来自密歇根大学的科学家研究出一种新方法对负载金纳米颗粒的树丛状纳米球表面进行了修饰，这种化学处理大大减小了复合纳米颗粒的毒性，并且不影响其尺寸。该方法还能够在树丛状纳米球表面修饰靶向分子。大概有4~5个叶酸分子可以修饰到树丛状纳米球表面，叶酸能高效地与很多种肿瘤细胞表面的一种受体相结合，表面携带叶酸的靶向性纳米颗粒能够将药物或者成像物质运送到肿瘤细胞中。装载有金纳米颗粒的树丛状纳米球经叶酸修饰后，其结构在很大的pH范围内都不会发生变化，且在生物体内不会团聚。将这些纳米颗粒加到含有叶酸受体的肿瘤细胞中，金纳米颗粒在细胞里面聚集，微观研究表明纳米颗粒聚集在溶酶体内。这些实验能够在人类肿瘤的动物模型中重复。

金纳米棒在肿瘤的诊断和激光热疗中的应用

激光热疗是利用金属纳米颗粒电磁辐射的增强，这是因为金属纳米颗粒表面有很强的电场。纳米颗粒也更容易吸收激光，只需施加杀死健康细胞的激光强度的一半即可杀死恶性肿瘤细胞，因此可以选择性地杀死肿瘤细胞。这种独特的性质可以将其设计成光活性物质，同时用于肿瘤的分子成像和激光热疗。控制金纳米棒的长宽比，可使其能够对近红外光（650~900nm）有很强的吸收和散射作用。当形貌从球形转变为棒状，纳米颗粒响应的激光频率也相应地从可见光区降低到近红外光区域。因为近红外光比可见光更能够深入皮下组织，因此可以照射到可见光达不到的肿瘤细胞。

体外研究结果表明，金纳米棒可成为肿瘤光热治疗和分子成像的新型造影剂（Huang 等，2006）。接有抗表皮生长因子受体单克隆抗体的纳米棒与肿瘤细胞共培养，纳米棒能以高亲和力特异结合细胞膜表面过表达表皮生长因子受体的肿瘤细胞。用暗场显微镜可以观测到，金纳米棒对红外光有很强的散射作用，这样就可以将肿瘤细胞和健康组织区分开。研究表明，在800 nm光的持续照射下，杀死肿瘤细胞所需的激光能量是杀死正常细胞的一半，因此可同时进行肿瘤的诊断和选择性光热治疗。

磁性纳米颗粒在肿瘤治疗和成像技术中的应用

密歇根大学医学与生物学研究所的科学家们正在研制一种负载成像剂和治疗物质的靶向树丛状纳米球。接有DNA的树丛状纳米球载体能够运载药物、基因和成像剂，有望发展成为联合治疗手段（Choi & Baker，2005）。接有荧光成像物质和紫杉醇的树丛状纳米球可以同时识别肿瘤和杀死肿瘤。美国其他大学的一些研究小组也正在研究能够同时进行成像和治疗的多功能化的纳米颗粒。

具有强大功能的铁类物质将作为成像剂用于磁共振成像（MRI），进行乳腺癌筛查。这类物质是电磁性能有所提升的铁类化合物，可通过制备核壳结构的磁性纳米颗粒来实现。磁性纳米颗粒在MRI的磁场辐照下，将磁场能转化为热能。如果肿瘤细胞一旦被发现，医师就可以增加磁共振仪器中线圈的电流，进行定位加热，杀死肿瘤细胞而不破坏周围的健康细胞。这些纳米颗粒的生长机制、合成-性质的关系尚不明确，这是改进磁性材料应用于100-MHz磁场中的唯一困难。通过研究改进磁性材料的生长机制，可以制备出核壳结构的纳米颗粒，外层的壳可保护核内的金属铁在生物体内不被氧化。

pHLIP纳米技术在肿瘤诊断和靶向治疗中的应用

pH选择性地插入和折叠膜蛋白片段（pH low insertion peptide，pHLIP）对体内的酸性组织具有靶向性，包括酸聚集的肿瘤组织。pHLIP技术将来可用于描绘体内酸度增加的区域。这种多肽具有三种特性：能溶于水、能与细胞膜结合、能穿透细胞膜。正常生物体内的pH接近水的平衡值，所以它们对正常细胞的黏附性很差。在酸性组织里，平衡被打破，该多肽会插入到细胞膜内并在组织内聚集。这种蛋白就像纳米注射器，将标记物或治疗物注射到细胞内。用Cy5.5和近红外荧光染料（发射波长700～900nm）标记pHLIP，可用作肿瘤检测。在小鼠胸腺癌模型中，荧光染料标记的pHLIP检测酸性固体瘤具有很高的准确度，甚至在肿瘤早期就可以聚集（Andreev等，2007）。荧光信号稳定，肿瘤部位的荧光强度大约是正常组织的5倍。大部分的肿瘤，甚至很小的肿瘤，都是酸性的，这是肿瘤靶向治疗的基础。肿瘤组织的酸性是由它的增长方式导致的，即Warburg效应（此发现于1931年获得诺贝尔奖）。将抗癌药物接到pHLIP上可治疗肿瘤，该方法的优点是，肿瘤组织均一性地表现出缺氧和酸性增强的生物信号，在这些区域基因信号可以改变。

抗体修饰磁性纳米颗粒在肿瘤靶向治疗中的应用

Triton Biosystems公司的靶向纳米治疗（TNT）法就是一个例子，TNT类的生物探针包括两个部分，即磁性纳米材料和充当肿瘤向导作用的抗体。这些探针能够注射到有癌转移的病人体内，一旦探针黏附到肿瘤细胞上，在磁场作用下就会产生大量的热，可选择性地杀死肿瘤，而不会伤害正常组织。这种方法可以避免化疗和放射疗法的副作用。

纳米气泡在超声成像和靶向肿瘤治疗中的应用

质粒装载药物与肿瘤超声辐照相结合能产生更好的治疗效果，但是该技术需要早期的肿瘤成像。一种新的靶向传输药物的方法，仍然需要将药物从纳米气泡转入细胞（Rapoport 等，2007）。将生物相容性大分子稳定的perfluoropentane（PFP）纳米气泡与生物可降解嵌段共聚物的载药质粒混合，用动态光散射可检测其尺寸分布情况，气穴在超声下的稳定性是通过胶束与纳米气泡的体积比的变化来衡量。在体内和体外实验中，MDA-MB-231乳腺癌细胞在超声调节下吸收多柔比星的效果通过流式细胞计数来确定。相稳定性和纳米颗粒的尺寸由共聚高分子和氟碳化合物的体积比决定，在生理体温下，纳米液滴可转变为纳米气泡。多柔比星位于由嵌段共聚物形成的纳米气泡的壁上，当经过静脉注射进入小鼠体内后，携带药物的微团和纳米气泡从血管选择性地渗透到肿瘤间质中，在间质中纳米气泡相互结合形成微气泡。当用超声波处理时，微气泡将产生回声，对回声进行处理从而可能得到肿瘤的图像。超声波所携带的声能击碎气泡，使多柔比星释放出来，增强了体外培养的肿瘤细胞对多柔比星的胞内吸收与非超声降解的纳米气泡及微团携带的多柔比星的胞内吸收之间的统计学上的显著性差异，并使大鼠模型中的肿瘤萎缩。结论：多功能的纳米颗粒可以作为具有肿瘤靶向性的药物载体和长持久能力的超声造影剂，以及超声介导的药物输送的增强剂，因此纳米颗粒已经发展成为癌症的一种治疗方法，而且值得作进一步的研究。

纳米颗粒在化疗和放射疗法防护中的作用

化学疗法和放射疗法作为癌症的标准治疗方法，对机体都有严重的不良效应。辐射可以损害上皮细胞，并导致头发永久脱落。在其他效应中，数种全身化学疗法可以导致听力损伤并可能对包括心和肾在内的许多器官产生伤害。迄今为止，只有氨磷汀一种药物被美国FDA批准，用于在化学疗法和放射疗法的不良反应中作为正常组织的保护药物，因此需要寻找和改良新的药物。研究者利用斑马鱼胚胎对辐射引起细胞损伤的分子机制进行了研究，从而可以近距离、清晰地观测癌症治疗过程中对器官产生的损害。美国杰斐逊医学院的研究人员利用斑马鱼胚胎研究发现富勒烯（CD60 DF1）在放射治疗中可以保护正常组织免受辐射损害，富勒烯就像一个"氧槽"，可以结合辐射产生的危险的氧自由基，因此富勒烯可以作为潜在的新一类的辐射防护药物。在X线照射前甚至照射后立即给予富勒烯，都可以减少器官二分之一乃至三分之二的损伤，这与氨磷汀能达到的保护效果相同。富勒烯还具有器官特异性的保护功能，例如保护肾和部分神经系统。辐射经常损害细胞和器官的一个机制就是产生活性氧——氧自由基、过氧化物和羟基。有研究团队发现，与未处理的斑马鱼胚胎相比，暴露于电离辐射下的胚胎有低于50%的活性氧。Tego Biosciences公司可以把特定分子连接到富勒烯上，该分子可以定位于特定的组织和器官。研究者正利用大鼠模型来研究富勒烯能否保护整只动物免受辐射损害，以及在特异组织如肺等的保护效应。同时，他们正对富勒烯对于辐射引起的一些长期不良反应，如腿的纤维化等方面的保护能力进行研究。

纳米传感器在癌症外科手术中的作用

内布拉斯加-林肯大学的科学家们研究出一种高分辨率的接触式传感器,它利用一个自组装的纳米颗粒,就像人的手指一样发挥作用。该团队开发的自组装过程包括不复杂的光刻技术,因此物美价廉而且相对容易再生产。该传感器可以通过接触去感觉肌肤的纹理,这对外科医生而言是非常重要的,比如在探测和去除机体的癌变组织时,他们需要"触觉"以保证手术操作的精密性和准确性。这种新型传感器最重要的应用之一就是在癌症手术中的潜在应用,现在癌症手术所面临的困难就是在移除机体的癌细胞时手术刀应该在什么地方停止切割。在人造皮肤的发展中,纳米器具可以达到20μm以下的分辨率,这个尺度与单细胞的尺度接近,因此有望能够"看到"组织中单个的癌细胞。科学家的下一个目标就是研究出具有高分辨率的热成像仪和更高图像分辨率的超声探测仪,以便能够在早期就对恶性肿瘤作出诊断。

基于纳米技术的杀癌装置

现在有可能利用分子工具设计一种微型设备,该装置可以被送入人体,定位、识别癌细胞,最后摧毁它们。这种微型装置应该附设生物传感器以鉴别癌细胞,并携带有抗癌药物,当遇到癌细胞时可以释放药物以杀死癌细胞。微型计算机应与此装置组成一体,以便能够设计程序并整合诊断与治疗,同时能够提供利用外部装置监控体内仪器行为的可能性。现在尚无一种通用的抗癌药物,因此该装置的计算机程序应该适用于大部分的抗癌药物。这样的微型装置应该能够植入那些没有明显癌症症状的人体内作为预防手段,能在人体内自由循环并能够早期检测、治疗癌症。这种装置应该还能够通过远程控制进行再编程,并且在发现机体的损伤不是由癌症引起时能够改变策略。

(梁兴杰 译;赵宇亮 张幼怡 审)

第八章 纳米神经学

引 言

神经系统疾病是医学的一个重要部分。尽管神经科学已有长足的进步,特别是在20世纪90年代(脑的时代),但是我们对一些神经系统疾病的病理机制还缺乏认识,同样也缺乏诊断和治疗的能力。而纳米生物技术将会促进我们对神经系统的进一步认识,有助于研发治疗神经系统疾病的新药物和新的手术治疗手段(Jain,2006a)。

用于神经系统的纳米生物技术

监测脑活动的纳米线

成功记录脊髓毛细血管床的电活动表明,血管内腔可作为检测脑活力而又不损伤脑实质的手段。采用铂金纳米线和利用血管作为引导金属线的管道,研究人员已成功检测到邻近血管上的单个神经元的活动(Llinás 等,2005)。这种非侵入的、生物相容的和生物可降解的纳米探针有助于了解大脑神经元之间的相互作用。此项技术也许有一天能监测单个脑细胞,或许能为治疗神经系统疾病提供新方法。由于纳米线能传递和接收电脉冲,因此有可能成为帕金森病(Parkinson's disease,PD)的治疗手段。早已有证据表明,帕金森病患者的病变脑组织受到直接刺激后能显著改善病情,但是通过颅骨将金属线插入脑组织的方法可导致脑组织瘢痕化。利用纳米线通过血管刺激病变脑组织,患者不仅可以得到治疗效应,还没有损伤副作用。不过,精确地引导纳米线通过脑组织血管系统中成千上万的血管分支,到达指定的地方是一个挑战。解决办法之一是用新的传导聚合体纳米线代替铂金纳米线。聚合体不仅能传导电脉冲,还能通过改变形状来响应电场变化,这就使得研究人员能够操控脑循环中的纳米线。聚合体纳米线还有其他优势,它比报道过的实验研究中所用的铂金纳米线小20~30倍,是生物可降解的,因此适于短期的脑内埋植。

示踪中枢神经系统巨噬细胞的纳米颗粒和MRI

与其他免疫细胞相互作用后巨噬细胞被活化,活化的巨噬细胞是中枢神经系统(central nervous system,CNS)病变如多发性硬化症、缺血性脑卒中和肿瘤等疾病的炎症免疫反应的指标。脑MRI检测巨噬细胞精确确定了巨噬细胞在脑中参与炎症反应的空间和时间特征,有利于表征个体的神经学上的病变。20世纪90年代,用氧化铁纳米颗粒做示踪剂进行MRI示踪巨噬细胞的方法已用于多种中枢神经系统疾病的检测。临床上应用MRI技术检测脑巨噬细胞也证实了动物模型的实验研究。人们正在研究和发展这一技术，努力将其发展成为临床诊断大脑病变的体内生物标记，在实验模型上研究其在评价疾病进展和预测预后方面的应用，以及评价临床免疫调节治疗的效果（Petry 等，2007）。用钆螯合物进行MRI检测血脑屏障（blood–brain barrier，BBB）渗漏，用放射性示踪剂配体PK11195进行PET检测小胶质细胞激活和MRI检测巨噬细胞浸润的脑成像对比随访研究，提供了关于大脑疾病中炎症病理生理反应的精确信息。这种炎症反应的多特征检测有助于监测患者病情，确定治疗干预的精确时间，有助于发展和评价新的治疗策略。

细胞特异性超小超顺磁性三氧化二铁MRI造影剂

一项开放Ⅱ期临床试验研究了超小超顺磁性三氧化二铁（ultrasmall superparamagnetic iron oxide，USPIO）增强MRI在人缺血性损伤部位的巨噬细胞成像（Saleh 等，2004）。USPIO的信号完全不同于传统的钆增强MRI，所以不受血脑屏障破坏的影响。巨噬细胞作为脑卒中时的主要炎症细胞参与脑损伤，USPIO增强MRI可以为脑卒中和其他中枢神经系统疾病提供炎症细胞的在体标记。USPIO具有在血管内滞留而不外渗的良好特性，因此注射后在血管和邻近组织间形成最佳对比的时间可持续数分钟（Corot 等，2003）。SHU555C（Bayer Schering Pharma）是羧基右旋糖酐包被的铁羧葡胺，为另一种优化的USPIO。当用40μmol/kg（以Fe计）的最大剂量推注时，能提供磁共振血管造影术的首次通过和心脏灌注的信息（Reimer 等，2004）。

在一项关于慢性脊髓损伤的临床研究中，用磁性纳米颗粒标记自体骨髓$CD34^+$细胞经腰椎穿刺输入脊髓。一组患者输注了磁性纳米颗粒标记的自体骨髓$CD34^+$细胞，而另一组患者只输注磁性纳米颗粒而无干细胞作为对照。$CD34^+$细胞被包被了特异性抗CD34细胞膜表面抗原单克隆抗体的磁性纳米颗粒所标记。MRI显示，干细胞移植后在代表损伤部位的弱信号区可见到磁性纳米颗粒标记的$CD34^+$细胞，而在对照组患者体内并未检测到这样的信号（Callera & de Melo 等，2007）。此研究表明，磁性纳米颗粒标记的自体骨髓$CD34^+$细胞可经腰椎穿刺输入慢性脊髓损伤患者的脊髓中并可移行到损伤部位，这一过程可用MRI示踪。

基于纳米技术的中枢神经系统给药

神经系统给药是一项挑战，在一份报告中讨论了这个问题的基本要素和策略（Jain，2007d）。纳米尺度的分子马达能通过外周肌肉注射将药物输送给神经系统。纳米分子马达给药的优点是在天然环境中进行神经内药物输送，缺点是这种方法需要组装适用于细胞的分子马达，并且神经毒性可能是个问题。现在大部分策略是针对克服血脑屏障。

输送维生素E的纳米胶囊治疗中枢神经系统疾病

维生素E用于治疗神经障碍，特别是用于那些氧化应激起致病作用的疾病。在阿尔茨海默病（Alzheimer's disease，AD）患者中，氧化应激是神经元受损的早期病理过程，但是抗氧化剂维生素E能够提供的保护作用有限，其原因可能是由于维生素E自身的亲脂性而不能灭活细胞质中的活性氧簇（reactive oxygen species，ROS），包括那些先前细胞膜氧化损伤产生的ROS。将维生素E封装在聚二乙醇（polyethylene glycol，PEG）的纳米小球中，这种纳米小球能进入细胞溶质中，能有效改善维生素E抗Aβ诱导的ROS的效率（Shea等，2005）。这些发现提示，纳米球药物输送法可能是AD抗氧化治疗的有效辅助方法。

纳米颗粒技术用于药物的跨血脑屏障输送

对于大多数药物而言，血脑屏障意味着不可逾越的屏障。这些药物包括抗生素、抗肿瘤药和多种具有中枢神经系统活性的药物，特别是神经肽。克服这个屏障的方法之一是应用纳米颗粒输送药物。用纳米颗粒为载体成功进行脑组织给药的药物有六肽dalargin（Tyr-Ala-Gly-Phe-Leu-Arg）、二肽kytorphin（L-Tyr-L-Arg）、洛哌丁胺、筒箭毒碱、*N*-甲基-*D*-天冬氨酸（*N*-methyl-*D*-aspartate，NMDA）受体拮抗剂MRZ2/576和多柔比星（阿霉素）。

纳米颗粒介导的药物穿越血脑屏障的机制目前并未得到完全阐释，最可能的机制是脑毛细血管内皮细胞的内吞作用。纳米颗粒能否将药物输送到大脑取决于颗粒包被的聚山梨酯，尤其是聚山梨酯80（Aliautdin等，2003）。包被的这些物质使得血浆中的载脂蛋白E被吸附到纳米颗粒表面，这些颗粒就好像是模拟的低密度脂蛋白（low density lipoprotein，LDL）颗粒，能与LDL受体相互作用进而被内皮细胞摄取，随后药物在内皮细胞中被纳米颗粒释放出来，弥散到脑组织中或者颗粒被细胞跨膜转运。其他过程如紧密连接调节或P-糖蛋白（P-gp）抑制也可能发生。除此之外，这些机制可能同时发生或相互协同使药物能够输送到脑组织中。

止痛药阿片肽dalargin的体内研究表明，空的PBCA纳米颗粒和聚山梨酯80不能将起止痛作用的足量dalargin输送到脑部。只有dalargin事先被吸附到PBCA纳米颗粒上才能在动物身上产生止痛效果。在有效给药所需的PBCA纳米颗粒和聚山梨酯80的浓度范围内，只有极少数的在体和体外实验表明这些纳米颗粒输送药物进脑的主要机制是对血脑屏障的毒性作用（Kreuter等，2003）。事实上，dalargin预吸附于纳米颗粒发生在前，产生止痛作用发生在后，提示药物进入中枢神经系统有特殊的机制，而不是简单的破坏血脑屏障后导致的药物弥散。

就目前的策略而言，利用纳米颗粒（NPs）穿过血脑屏障输送药物到脑具有显著优势。NP载体技术的主要优点是弥补了血脑屏障限制治疗药物分子透过的缺陷。而且这个系统能在脑部缓慢释放药物，降低其外周毒性。影响药物输送的因素有多聚体的类型、表面活性剂的种类、NP的大小和药物分子的性质（Lockman等，2002）。目前，评估NPs脑部给药的研究涉及麻醉剂和化疗药物。NP技术在运输治疗药物分子穿过血脑屏障方面看来大有前途。

应用NanoDel™技术穿越血脑屏障

NanoDel™技术（NanoDel Technologies GmbH）是将药物组装于纳米颗粒上，随后包被表面活性剂。纳米颗粒的平均直径约200～300nm。一些动物实验证明了纳米颗粒的功效。多种组装在纳米颗粒上的药物能穿过血脑屏障被运送到脑中发挥药理学效应。纳米颗粒的功效在止痛药dalargin及其他药物的研究中得到了证实。正常情况下dalargin不能通过血脑屏障，只有直接注射在脑中才能产生止痛作用。然而，将其组装在纳米颗粒中后，通过全身给药（如静脉注射）就能达到显著的止痛效果

纳米医学技术改良药物的血脑屏障穿透性

纳米医学制药是用纳米模板工程技术制作纳米颗粒来改良药物的血脑屏障通透性，利用血脑屏障运载体实现药物的靶向输送。这将使得药物在脑组织中持续匀速释放，可降低给药剂量、减少给药频率和减轻不良反应。纳米医学正在发展紫杉醇纳米药物（一种获批准的化疗药）用于治疗原发性和继发性脑肿瘤。由于大脑的P-糖蛋白外排泵的作用，标准治疗剂量的游离紫杉醇通常无法到达大脑。紫杉醇纳米颗粒有效克服了血脑屏障，使用更低、更安全的药物剂量仍能保持其药效。

用于中枢神经系统的纳米技术装置和植入材料

如上文所述，纳米颗粒介导的药物输送入脑将减少侵入性输送装置的使用，但是仍需要植入物引导药物输送到大脑和脑室。由于纳米材料具有防止星形胶质细胞增殖引起瘢痕形成的特点，纳米材料将大大改进用于脑室给药的脑室导管结构。利用纳米微流装置，纳米探针可将药物导入细胞。

植入性芯片作为假体视网膜和给药系统用于治疗老年性失明和帕金森病等疾患。它是美国加利福尼亚州斯坦福大学医学院的研究人员发明的，利用神经递质刺激细胞，在芯片上传递化学信号而非电信号（Peterman等，2004）。这个研究团队构建的计算机芯片有4个很小的开口，利用电渗透原理排出化学药物小滴。电渗透是指带电粒子在电场作用下的液体中运动。由于芯片能引起液滴的进与出，研究人员能实时取样，也就能描绘出在特定生物过程中活组织发生化学反应的实时变化。这个"人造突触芯片"的原型是神经突触。尽管此芯片是为黄斑营养不良的视网膜给药设计的，但也能作为中枢神经系统其他部分的药物输送系统。它能够精确地将很小量的药物输送到所需要的地方，比如将多巴胺输送到帕金森病患者的大脑。

中枢神经系统干细胞治疗的示踪纳米颗粒和MRI

应用超顺磁性氧化铁纳米颗粒（superparamagnetic iron oxide nanoparticles，SPION）进行细胞的MRI可在活体器官中可视化和示踪细胞。MRI研究已采用中枢神经系统损伤和脑卒中的大鼠实验动物模型，示踪移植到光化学损伤的大脑皮质部位和对侧的干细胞，或经静脉注射的干细胞（Sykova & Jendelova，2007）。胚胎干细胞（embryonic stem cells，ESCs）和骨髓间充质细胞（marrow stroma cells，MSCs）用氧化铁纳米颗粒标记（Endorem®），人CD34$^+$细胞用磁性微珠标记（Miltenyi）。在移植后的第一周，移植的MSCs或ESCs迁移到大脑皮质和脊髓的损伤部位，在损伤部位即MRI的弱信号区可以见到，并可持续30多天。在脊髓损伤的大鼠中，植入MSCs后或注射粒细胞集落刺激因子（granulocyte colony stimulating factor，G-CSF）后功能明显恢复。损伤部位的形态学检测结果显示，接受细胞治疗的动物脑白质容积增加，普鲁士蓝染色可见大量铁阳性细胞，脑损伤区域比对照组动物小很多。为了得到更好的细胞标记效果，发展了一种新的多聚阳离子偶联SPION（polycation-bound SPION，PC-SPION）。与超顺磁性氧化铁纳米颗粒Endorem相比，PC-SPION具有更易被MSCs摄取，而不降低细胞活力的特性。这些研究表明，用氧化铁纳米颗粒标记成体细胞和ESCs，移植后用MRI检测是评价细胞向损伤部位迁移的有效手段。

纳米技术在神经保护方面的应用

用于中枢神经系统再生和神经保护的纳米生物技术将得益于纳米技术的基础研究以及细胞生物学、神经生理学和神经病理学的发展（Silva，2005），其最终目标是发展可提供直接或间接有益于神经保护和/或有利于神经轴突生长的环境和刺激信号的新技术。美国加利福尼亚大学的Silva细胞神经工程研究组（San Diego，CA）的工作是应用纳米技术研究神经的病理学过程，目的是帮助神经学家更好地了解有关脑损伤、脊髓损伤、视网膜退化病变和AD等疾病的神经生理机制和相应的治疗方法。这个实验室的研究领域之一是神经保护。量子点（Quantum dot，QD）技术被用于采集在神经胶质细胞增殖过程中，中枢神经系统微环境如何在损伤或退化后变得不利于神经再生的相关信息。神经胶质细胞作为神经元的管家细胞，有自己的信号沟通机制，此机制能在细胞损伤后被启动。量子点被用于制备捕捉数据的装置，易于为神经科学家所应用，已经建立了用量子点示踪神经胶质细胞的新实验方案。另一项研究正在观察负载了生物活性分子的量子点如何刺激神经轴突的生长，这种量子点直接提供了刺激轴突生长的介质。

基于富勒烯的神经保护抗氧化剂

C60分子的水溶性衍生物是一类独特的、具有潜在抗氧化特性的纳米颗粒复合物。有关其中一类复合物——丙二酸C60衍生物（羧基富勒烯）的研究表明，它们不仅能消除超氧负离子和H_2O_2，而且还是脂质过氧化的有效抑制剂。羧基富勒烯显示了强力的神经保护作用，能够抵抗来自皮层细胞培养的兴奋毒性、细胞凋亡和代谢损伤，还能挽救MPP（+）和6-羟基多巴胺导致的中脑多巴胺神经元退化。尽管获得的这些复合物的体内实验数据有限，在家族性肌萎缩性侧索硬化小鼠动物模型中用C3羧基富勒烯异构体全身给药，已表明可延迟运动神经元的退化和死亡。正在进行的其他中枢神经系统疾病动物模型研究提示，这些新的抗氧化剂有可能成为其他退变性神经疾病（包括PD）的神经保护因子。

二氧化铈纳米颗粒作为神经保护抗氧化剂

来自anthanide系列的二氧化铈纳米颗粒具有高效氧化还原特性，若干研究报道了二氧化铈纳米颗粒能减轻氧化应激反应。二氧化铈纳米颗粒还能保护神经元免受紫外线（ultraviolet，UV）、H_2O_2和兴奋型中毒引起的自由基损伤，因而其作用机制的假说之一就是对自由基的清除（Rzigalinski等，2006）。与维生素E、褪黑激素和N-乙酰半胱氨酸等自由基清除剂的单次剂量相比，在一次5分钟和10分钟UV损伤后，二氧化铈纳米颗粒具有更强大的神经保护作用。损伤后给予单剂量二氧化铈纳米颗粒可持续提供3小时的神经保护效应。二氧化铈纳米颗粒能有效减少γ-辐射引起的细胞死亡。另一项研究中，纳米颗粒能直接减少自由基产生（Schubert等，2006）。二氧化铈纳米颗粒在尺寸6~12nm时没有毒性，yytria氧化纳米颗粒甚至比二氧化铈的抗氧化作用更强。二氧化铈纳米颗粒大于30nm或铈的硝酸盐和硫酸盐都没有明显的抗氧化作用。

某些研究也提示二氧化铈纳米颗粒是有效的抗炎药。小胶质细胞是脑的免疫细胞，在神经元受损时可被激活并释放NO和IL-1β。给予培养的受损脑组织用二氧化铈纳米颗粒预处理，可降低受损组织对小胶质细胞的激活能力。此外，用二氧化铈纳米颗粒处理过的活化小胶质细胞，可减少促进神经元死亡的可溶性因子，其中包括NO和IL-1β。给予未受损的神经元二氧化铈纳米颗粒，也能减轻活化的小胶质细胞引起的神经元损害。因此，二氧化铈纳米颗粒能减轻免疫细胞的免疫反应和非免疫细胞的炎症损伤。

应用于神经再生的纳米技术

治疗神经系统疾病的主要挑战是神经的修复和再生，特别是创伤引起的中枢神经系统损伤。在纳米尺度，不论是人工构造还是自然形成，神经的基本结构几乎相同。纳米电子工程可以改善细胞与细胞间的联络，能在相距1米之远的神经和肌肉间架起联络的桥梁。这为修复受损脊髓和卒中患者的康复创造了可能。蒙特利尔神经研究所和McGill高等材料研究所（加拿大）的研究已表明，乳胶纳米球能牵引神经（或神经突）在其表面延伸，这些神经突起将与纳米球形成突触前的接触。这些临时的桥梁能克服机体阻止神经再生的抑制作用，促进神经轴突生长。在神经生长过程中，神经基质是光敏感的并且本身能发光，通过神经性质的变化，可以精确检测到神经细胞的生长。

纳米管-神经元电界面

置于透明塑料上的碳纳米管薄膜可以作为细胞生长的界面，这些纳米管薄膜也有可能成为活组织和假体装置或生物医学器械之间的电界面。美国德克萨斯大学医学部的科学家们已经证明，通过透明的传导层刺激细胞，二者之间存在某种电交流（Liopo等，2006）。科学家们在实验中使用了两种不同类型的细胞：试管实验中广泛应用的成神经瘤细胞和大鼠原代培养的神经元细胞。将两种细胞放在透明塑料上的10层单壁碳纳米管（single-walled carbon nanotubes，SWNTs）上，这样利于研究者用显微镜在单个细胞旁安置微电极和记录细胞对透过SWNTs发射的电脉冲的反应。除了电刺激实验，科学家们还研究了不同种类的SWNTs如何影响成神经瘤细胞的生长和发育。将在功能化SWNTs

（即在碳纳米管的表面附载上促进细胞生长或决定纳米管电特性的分子）制成的基底上培养的细胞，与在没有经过修饰的天然碳纳米管上以及传统的塑料培养板上培养的细胞进行比较。天然碳纳米管比经过功能化的两种碳纳米管更有利于神经元贴壁接触和生长。下一步的研究是找到一种方法使纳米管功能化，以使神经元能更好地附着和相互沟通，使这些碳纳米管表面的生物相容性更好。如果纳米管足够敏感，能记录到细胞内的电活动，那么它们就能成为在细胞间感应和传递刺激的基础装置，这种装置可以用于假肢的控制。

纳米颗粒薄膜神经界面的光化学激活

纳米材料具有独特的光学和电学特性，现在被应用于多种生物材料、生物传感器和细胞界面。利用纳米颗粒的某些特性，如与活细胞的相容性，以及将光转变成微电流使神经产生反应的特性，构建所需的全新生物材料。一项研究构建了一种可以吸收光的生物纳米装置，这个纳米装置是HgTe的量子限制半导体纳米颗粒叠层组装的薄膜，纳米装置通过光化学和电荷传递刺激邻近的神经细胞（Pappas等，2007）。此研究开创了利用纳米颗粒的特性研发多种光介导的神经信号转导装置的先河，包括基于纳米颗粒的人工视网膜的研发。

硅能把光转换成电，太阳能电池和摄像机的图像传感器就利用了硅的这个特性。尽管以前曾利用硅将光信号传送给了神经细胞，但是纳米工程材料则更高效且应用更广泛。如果用纳米颗粒薄膜做人造视网膜，纳米颗粒薄膜应该具有感受色彩和其他刺激并将其转换成电信号的性质。然而，要制造可移植给人的人工视网膜还是一个长期的工程。但是，通过很小而通用的光激活纳米薄膜与神经细胞相连，可以应用于一些不太复杂的功能，例如用于连接假肢和生产医学成像、诊断和治疗的新设备。这项技术的主要优点是不需要电线连接而是通过光远距离激活，能在人的神经系统和假体之间形成无创、灵活、紧凑和可靠的连接。这类装置使纳米医学具有新的应用前景，而这些应用是传统医学所不可能实现的。

纳米神经外科学

纳米神经外科学是神经学的扩展，包括外科手术、纳米诊断和神经疾病治疗的新技术。纳米生物技术的发展促进了神经系统疾病外科手术治疗方法的研发，这个新领域被称为纳米神经外科学。下文以在脑肿瘤、神经再生和中枢神经系统移植物等方面的应用为例予以说明。

飞秒激光神经外科

了解神经是如何再生的，对于研发治疗神经系统疾病的新方法是很重要的。但是由于缺少切断神经轴突（轴突切断）的精密技术，到目前为止研究仅限于小鼠和斑马鱼。超短激光脉冲（Femtosecond laser，飞秒激光）手术已用于秀丽隐杆线虫（*Caenorhabditis elegans*）的神经切割，这些神经轴突在术后发生了功能性再生（Yanik等，2004）。超短激光就像一把微小的"纳米剪刀",能切断神经轴突这样纳米尺度的组织。

波长很短的激光脉冲使激光里的光子聚集在一个区域,向一个微小的特定区域传递大量能量而不损伤周围组织。神经一旦被切断,神经组织就蒸发了并且没有任何其他组织受到伤害。由于蠕虫向后运动的神经轴突被切断,因此手术后蠕虫不能向后运动。但是24小时之内,大部分被切断的神经轴突能够再生,蠕虫恢复了向后的运动。这就证明了激光的切割不仅没有损伤周围组织并且神经元能够长出并到达肌肉的新轴突。应用这项精确的外科技术能使神经再生进行在体研究。

纳米纤维通过神经祖细胞辅助中枢神经系统再生

美国西北大学的研究人员研发了一种在组织培养中生长神经细胞的新纳米技术。在体外,神经祖细胞被装在由两性肽(peptide amphiphile)分子自组装的三维纳米纤维网状结构中(Silva等,2004)。神经祖细胞混悬在两性肽分子的水溶液中始动纳米纤维支架的自组装,细胞就生存在围绕它们生长的纳米纤维中。这些纳米纤维被设计成能给细胞提供促轴突生长的层粘连蛋白表位。与层粘连蛋白或可溶性肽相比,人工纳米纤维支架可使神经祖细胞快速分化成神经元,而不引起星形胶质细胞的新生。

由于这些新型材料的特殊化学结构,使它们与中枢神经系统细胞相互作用时可阻止星形胶质细胞增殖,防止瘢痕形成。外伤性脊髓损伤时常发生星形胶质细胞增殖,进而导致瘫痪。

由Spire公司研发的硅神经电极是用纳米硅制作的,被称为多孔硅。多孔硅作为支架可减少电极植入引起的神经胶质瘢痕化和促进脑记录部位的神经生长,进而产生一个新的神经元界面。这种特性对于治疗PD和癫痫等神经系统疾病的电极植入过程是非常有益的。

纳米纤维脑植入子

神经外科使用脑探针和植入子治疗癫痫、运动失调和疼痛。许多植入子仍在研究中,至今尚未发现可用于植入子的理想惰性材料。目前常用的记录脑电信号和刺激脑组织的探针是硅做成的。机体通常把这些物质视为外来异物,神经瘢痕组织会将探针包裹起来,妨碍了探针与脑组织的很好接触。

美国普渡大学的科学家进行了一项与神经植入子应用相关的体外实验,研究了碳纳米纤维等材料的细胞相容性(Mc Kenzie等,2004)。被检测材料有4种不同类型的碳纤维,两种是纳米尺度直径(纳米相,≤100 nm),两种是传统直径(>100 nm)。对这两类材料中的高表面能纤维和低表面能纤维都进行了测试。将星形胶质细胞(神经胶质瘢痕组织形成细胞)接种在被测材料中,进行黏附、增殖和长期功能研究(如所有胞内蛋白和碱性磷酸酶活性)。结果显示,星形胶质细胞优先在具有最大直径和最低表面能的碳纤维上黏附和增殖。纳米尺度的碳纤维阻止了星形胶质细胞的黏附和增殖,使神经胶质瘢痕组织的形成减少。能与神经元有效相互作用,同时又能抑制星形胶质细胞,使神经胶质瘢痕组织形成减少对于提高神经植入子的效率是非常必要的。由于纳米管具备了这种特性和优势,其取代传统硅作为植入材料的前景非常看好。

辅助神经外科的纳米颗粒

美国俄勒冈健康与科学大学的研究者表示,氧化铁纳米颗粒不仅在MRI下能使脑肿瘤显像,还能使其他手段尚未检测到的脑损伤显像(Neuwelt等,2004)。Ferumoxtran-10(Combides®,Advanced Magnetics Inc),葡聚糖涂层的氧化铁纳米颗粒能够增强颅内肿瘤的MRI成像并持续超过24小时,还可用铁染色进行组织成像。每个氧化铁纳米颗粒的大小如同小病毒,比细菌小得多,但又远大于原子和标准钆分子。它是一种被糖或称之为葡聚糖包裹的氧化铁结晶,葡聚糖使纳米颗粒具有更长的血浆半衰期并能缓慢透过血脑屏障。血脑屏障具有阻止外来物质包括治疗药物进入的能力,是机体的自然防御系统。

2004年,美国神经放射学学会杂志上发表了Neuwelt及其同事进行的一项对照研究。研究发现在脑肿瘤手术中ferumoxtran-10可以作为"稳定成像标记",并能在脑组织中停留很长时间,足以完成术后MR检查和其他术后操作。这一研究结果将有助于进行影像引导下的脑外科手术和提高残留肿瘤以及多发性硬化症、卒中等神经系统疾病的诊断水平。这是第一个进入临床研究的特异性生物纳米颗粒。ferumoxtran-10能在脑损伤部位停留数天,因此可在术前24小时给药;它还能使非癌性损伤显像。钆是一种作为MR造影剂使用了20年的金属元素,且只能在手术开始之前给药。与钆相比,ferumoxtran-10确有一些优势,但是它也只是对钆的补充而不可能替代钆。ferumoxtran-10能提供一些钆造影剂所得不到的信息,所以同时应用这两种造影剂,能够得到更多有益于诊断和治疗的信息。除此之外,ferumoxtran-10能通过铁染色在活检或手术得到的组织中被检测到,医生可用显微镜在脑组织标本中检测到这些示踪的颗粒。与其他MRI造影剂不同,使用ferumoxtran-10可将手术取出的组织与MRI扫描的影像进行对比。另外,用ferumoxtran-10的稀释液进行输注是比较安全的。

修复中枢神经系统的纳米支架

中枢神经系统损伤后要实现轴突再生,必须克服以下几点障碍:①瘢痕组织形成;②损伤后死亡细胞吞噬而形成的神经组织腔隙;③成年哺乳动物中枢神经系统中抑制轴突生长的因素;④成人神经元不能启动轴突延伸。

用哺乳动物视觉系统作为模型,设计了一种多肽自组装纳米纤维支架,它不仅能为轴突创造一个穿越急性损伤部位而再生的环境,还能把脑组织结合起来。切断仓鼠视神经束的实验显示,再生的轴突能以足够的密度与靶组织再连接,促进视觉功能恢复,其视觉恢复的证据是视觉诱发的方向性行为(Ellis-Behnke等,2006)。多肽纳米纤维支架不仅代表了一种前所未有的用于组织修复和再生的纳米生物医学技术,还提高了中枢神经系统和其他组织或器官外伤的疗效。这种多肽纳米纤维支架相对于目前应用的生物材料多聚体有以下优势:①能形成一个与体内的细胞外基质相似的纳米纤维网络结构,为细胞生长、迁移和分化提供了"体内"环境;②能被分解成天然的L-型氨基酸并被周围组织所降解;③属于人造材料,无来源于动物的化学性和生物性污染,如胶原等;④具有免疫惰性,因此避免了神经组织的免疫排斥问题。

修复脊髓损伤的纳米颗粒

脊髓损伤能导致严重的神经失功能,最严重的是截瘫或四肢瘫痪。目前,在美国有超过25万人,在全世界有数百万人由于慢性脊髓损伤导致终生残疾。美国每年大约有12 000例新发急性脊髓损伤病例。超过90%的急性脊髓损伤患者能生存下来并成为慢性脊髓损伤人群的一部分,在受伤后平均瘫痪40年。

局部的脊髓损伤常在12小时内因继发病变而使损伤范围扩大,并伴随大量神经元、小胶质细胞和大胶质细胞的死亡。急诊处理是指采用支持疗法稳定患者的一般症状,有些病例需要外科手术对损伤局部进行减压和脊柱骨折固定。一些神经保护措施正在研究之中。神经再生的干细胞治疗也在研究之中,纳米颗粒被用于示踪干细胞。目前还没有能显著恢复脊髓功能的有效措施。

美国西北大学医学院生物纳米技术研究所的科学家们进行了一项给脊髓断裂的小鼠注射纳米材料的研究,而经过数周治疗之后小鼠便能重新走路。所用的纳米材料是可为神经纤维再生提供支架的自组装纳米纤维。在纳米纤维的网络中,祖细胞分化成神经元而不分化成形成瘢痕和妨碍再生的星形胶质细胞。这项研究为纳米技术的应用提供了新思路,同时也为那些由于其他原因导致严重神经元损伤的患者提供了希望。

治疗脑肿瘤的纳米生物技术

这里我们将集中在多形恶性胶质细胞瘤(glioblastoma multiforme,GBM)上,它是一种脑原发性恶性肿瘤。GBM的治疗是最富挑战性的问题之一,外科手术仍停留在切除大体肿瘤的基本治疗和以周围浸润组织为靶向的辅助治疗。GBM的治疗很难,而纳米生物技术的发展为GBM的治疗带来了曙光(Jain,2007)。

纳米颗粒通过血脑屏障输送治疗脑肿瘤的药物

纳米颗粒可能对播散性和强侵润性脑肿瘤的治疗大有益处。静脉注射装载多柔比星(doxorubicin,DOX)的聚山梨酯80包被的纳米颗粒可以使颅内种植恶性胶质瘤的大鼠治愈率达到40%(Kreuter,2001)。一项更深入的研究评估了多柔比星纳米颗粒在健康大鼠体内的急性毒性作用,并确定了这种颅内移植101/8恶性胶质瘤大鼠的治疗剂量范围(Gelperina等,2002)。比较单纯多柔比星和装载于纳米颗粒中的多柔比星,结果表明聚山梨酯80的存在与否与毒性改变无关。毒性实验的结果在荷瘤大鼠和健康大鼠中相似,这些结果表明DOX结合纳米颗粒的心脏毒性作用低于单纯的DOX。

美国西雅图华盛顿大学的科学家们正在使用超顺磁性颗粒结合物来定位和靶向识别脑肿瘤,这比目前应用的方法可以更早和更精确地定位脑肿瘤(Zhang等,2004)。通过使用一种新的循环系统,成功获取了氧化铁超顺磁性纳米颗粒。科学家们已经成功研究出一种用生物功能聚合体和靶向试剂固定纳米颗粒的简单渗析方法,这种方法避免了使用常规离心方法造成的纳米颗粒团聚。为了增强纳米颗粒的特异性靶向能力,研究人员又引进了一种新的化学方法。这种方法选择叶酸作为靶向试剂联合PEG来改善纳米颗粒的生物相容性。AFM鉴定显示,通过这种方法产生的纳米颗粒分布十分均匀,并且颗粒的尺寸大小变化范围也很小。生物学研究表明,用PEG-FA包被纳米颗粒能显著增强靶细胞对纳米颗粒的摄取。研究者计划在纳米颗粒上附加多种类型的小分子,例如肿瘤受体靶向识别分子甚至化学治疗药物等。

脑肿瘤血管是正在进行的血管生成和新生血管形成,因此MRI能检测到超顺磁性氧化铁纳米颗粒标记的骨髓干细胞经全身给药进入脑肿瘤血管(Anderson等,2005)。这项技术可以用来直接检查体内新生血管,还可以用于基因治疗,即将这些细胞作为基因输送载体,MRI可以对它们进行无创监测。

多柔比星是一种抗癌药物,可以偶联到聚山梨酯包被的纳米颗粒上,从而具有穿过完整的血脑屏障的能力,并在脑部达到治疗浓度。已经证实纳米载体技术能把多柔比星运输到脑部肿瘤。研究人员把将多柔比星与聚山梨酯80包被的纳米颗粒进行组装的剂型注射入移植脑肿瘤的大鼠模型中(Steiniger等,2004),结果显示,使用多柔比星联合聚山梨酯包被的纳米颗粒治疗的大鼠与其他试验组的大鼠相比生存率明显提高,其中超过20%的动物有长期的症状缓解。初步组织学检查证实,这组小鼠肿瘤体积小,细胞增殖和凋亡也少。所有使用含聚山梨酯成分的药物进行治疗的实验动物对肿瘤的炎症反应也都十分轻微,并且没有任何神经中毒迹象。此外,多柔比星包载在纳米颗粒中后,其全身毒性也有减轻。这项研究表明,采用纳米颗粒包载多柔比星的治疗方法在人类神经胶母细胞瘤的治疗方面有良好的应用前景。

利用纳米颗粒经静脉输送基因至脑肿瘤

细胞毒性基因可能会对脑肿瘤有一定的治疗作用,例如促细胞凋亡基因,Apo-2配体/肿瘤坏死因子相关凋亡诱导配体(Apo2 ligand/tumor necrosis factor-related apoptosis-inducing ligand,Apo2L/TRAIL)。理想的神经胶质瘤的基因治疗是经静脉给予载体,这样可以解决病毒载体不能穿过血脑屏障的问题。研究表明,新合成的阳离子化白蛋白结合纳米颗粒(CBSA-NP)经静脉注射后可以聚集在小鼠脑细胞里。将质粒pORF-hTRAIL(pDNA)组装在CBSA-NP中形成的CBSA-NP-hTRAIL可以作为一种非病毒载体,用于神经胶质瘤的基因治疗(Lu等,2006)。给患有颅内C6神经胶质瘤的BALB/c小鼠静脉注射CBSA-NP-hTRAIL30分钟后,CBSA-NP-hTRAIL与糖蛋白共同定位于脑内和肿瘤微血管内,并通过吸收介导的胞转作用聚集到肿瘤细胞里。静脉注射CBSA-NP-hTRAIL24小时和48小时后,分别在正常脑部和肿瘤里检测到hTRAIL的mRNA和蛋白质。此外,反复静脉注射CBSA-NP-hTRAIL会在体内诱导细胞凋亡并显著延迟肿瘤生长。总之,此项研究表明,CBSA-NP-hTRAIL有望用于恶性胶质瘤的非创伤性基因治疗。

PEBBLEs用于脑肿瘤治疗

PEBBLEs(见第三章)被设计为可以在其表面携带多种类型的分子,每种分子均有其独特的功能。这种多功能性是纳米颗粒治疗癌症的主要优势,固定在表面上的靶向分子可以指引PEBBLE到达肿瘤。另一种因子可以用来帮助MRI的靶分子成像。并且附加于PEBBLE的第三种因子可以将毁坏剂量的药物或毒素传递给癌细胞。所有这三种功能都可以被整合在一个微小的聚合物球体中,从而作为一种对抗癌症的有力武器。

PEBBLEs可以包载MRI的造影剂钆,纳米颗粒被注射入血液后,它们会随血液流动。但是,因为它们可以横穿血脑屏障并且有靶向性,所以PEBBLEs在脑肿瘤中聚集,只需数小时就能形成清晰的MRI图像。每个PEBBLE均携带一个光催化剂。当微米大小的光导纤维探针插入颅内时，光催化剂受到光源刺激会把氧气转化成单线态，从而有效破坏附近的细胞。在光线接通之前PEBBLEs是无活性且无害的。在与MRI成像联合使用时，不但可以通过成像跟踪治疗的有效性，而且还可以杀死癌细胞。

应用纳米颗粒的靶向治疗比传统化学治疗有更多的优势。在化学治疗中，药物渗透全身的细胞来破坏它们的DNA，同时阻碍细胞的快速生长，但药物对癌细胞的毒性仅略大于对正常细胞的破坏。相比之下，PEBBLEs对癌细胞有高度的靶向性，并且对周围正常组织几乎没有损伤。PEBBLEs和其他纳米颗粒药物还能避免在传统化疗中发生的另一个严重问题——多药耐药性的发生。这种耐药性发生在癌细胞突变时，会在化疗药物破坏癌细胞之前先将药物泵出胞外。但是PEBBLEs作用于胞外，并且它们所运输的有毒的有效负荷氧作用足够迅速，不会留给癌细胞生存和产生耐药性的机会。在大鼠脑癌——9L神经胶质肉瘤的模型中，基于PEBBLE的治疗显著增加了生存时间，从无治疗可存活5天到治疗后生存2个月并且MRI成像显示肿瘤消失（Kopelman 等，2005）。研究者希望最终能证明在人体内利用这个方法治疗脑癌是有效且安全的。

用于脑肿瘤的富勒烯

美国弗吉尼亚联邦大学的科学家们正在进行一个科研项目，他们利用富勒烯（巴基球）改善MRI定位脑肿瘤的能力并且传递有效负荷的辐射来消灭肿瘤。大鼠动物实验表明，包载了MRI造影剂钆的富勒烯可以将MRI检测的敏感性提高至少40倍。在这种精密度条件下，那些已经扩散出肿瘤边缘的癌细胞将变得可见。手术后残留的零散细胞一般被认为是肿瘤复发的原因，找到并消除这些细胞可以提高患者的生存率。科学家们制造了一个用被称为铽的荧光金属原子改良的富勒烯模型，它可以更加精确地指导术者消除肿瘤。此外加入另一种金属镥，便可向癌细胞传递致死剂量的辐射，其中包括那些在手术中漏掉的癌细胞。这项研究距离人体试验还有数年，但是前景可观。

（刘雪会　陈　超　译；张幼怡　审）

第九章 纳米心脏病学

引 言

纳米心脏病学是将纳米生物技术应用于心血管疾病的科学。新近快速发展的纳米技术和纳米科学为心血管疾病、呼吸疾病和血液疾病的诊断和治疗提供了许多新的机会。为了评价这些新兴科学技术所带来的挑战和机遇，美国国家心、肺、血液研究所召集成立了一个纳米技术工作组。工作组成员讨论了纳米技术的各个方面，及其在心、肺、血液系统疾病和睡眠呼吸暂停（sleepapnea）方面的应用。总体而言，该工作组的工作重心是将纳米技术转化应用于解决临床问题（Buxton 等，2003）。工作组建议成立多个交叉学科研究中心，这些研究中心可以将纳米技术和纳米科学应用于医学基础研究和临床医学领域。研究中心还能传播技术、共享纳米材料和资源，以及培训新的研究人员。在这些研究中心之外的个体研究者所从事的关于纳米技术应用于医学基础研究和解决临床问题的研究，应当受到鼓励。

基于纳米技术的诊断和治疗

全氟碳纳米颗粒在心血管疾病中的应用

全氟碳（Perfluorocarbon，PFC）纳米颗粒（详细介绍见第三章）为联合分子成像和局部用药在心血管疾病领域中的应用创造了机遇。配体，如单克隆抗体和多肽，与PFC表面交联后便能有效地靶向结合血管表达的生物标记。由于PFC纳米颗粒自身的大小决定了它们只能被束缚在血液循环中，这就使得PEC纳米颗粒结合到血管外的非靶向组织表达的相似抗原表位的几率降到最低。此外，由于它们的循环半衰期长至约5小时，因此不需补充PEG或脂质多聚表面活性剂就能使受体饱和。定向PFC纳米颗粒的实用性已经在各种动物模型的应用中得到证实，包括诊断破裂斑块、动脉粥样硬化斑块（atherosclerotic plaque）的定量和抗血管生成的治疗以及血管成形术（angioplasty）后的定位和抗再狭窄治疗（antire stenotic therapy）（Lanza 等，2006）。

睡眠呼吸暂停综合征的心脏监测

由于睡眠呼吸暂停会引起心律失常、高血压、心脏病和卒中等疾病，因此在这些严重的后遗症发生之前，对有睡眠呼吸暂停的患者进行诊断和治疗是十分重要的。对于疑有睡眠呼吸暂停的患者，在体传感器可以不间断地监测血氧浓度和心脏功能，能在睡眠时检测到异常。此外，当患者发生睡眠呼吸暂停时，纳米颗粒标记的心脏特异性抗体可以使医生看到心脏的运动状态，以便判断呼吸暂停对心脏功能的短期和长期影响。

动脉粥样硬化斑块的检测和治疗

动脉粥样硬化进展的主要特征是血管外膜的滋养血管过度增生，这一病理过程使新生血管延伸到增厚的粥样斑块内膜层与来自初级动脉的其他新生血管相连。据报道，已有研究人员利用整合素靶向的顺磁造影剂PFC纳米颗粒和脂质体，成功实现了局部新生血管的磁共振单分子成像，靶向PFC纳米颗粒结合分子成像还可以实现局部给药。

纳米技术对动脉粥样硬化不稳定性斑块的诊断和治疗产生直接影响。纤维蛋白特异性PFC纳米颗粒可对易感患者的不稳定性斑块进行定性和定量检测，这将成为未来预防心脏病发作或卒中的重要环节。研究人员正在研究利用斑块成分的靶向探针为高危病人进行无创性检测的技术。可对这一技术进行扩展应用，例如：靶向纳米颗粒、多功能大分子，以及基于纳米技术的纳米器件都能向特定部位输送药物，这样便可以被动（仅通过到达局部）或主动（通过超声、近红外或磁场提供能量）地实现定点药物释放。靶向纳米颗粒或纳米器件还能通过清除氧化的低密度脂蛋白等物质来稳定脆性斑块。由于纳米颗粒能够附着在不稳定的斑块上，因此可以预警斑块破裂，使得医生及时进行急诊干预治疗。

基于纳米技术的心血管疾病治疗

用于动脉粥样硬化斑块的纳米脂质阻滞剂

细胞摄取和储存脂蛋白是动脉粥样硬化的核心过程，可以设计并合成纳米颗粒来阻止这一过程。将这些纳米胶束设计成具有不同水平的化学阴离子，这种特性正是诱导低密度脂蛋白（low-density lipoproteins，LDLs）产生差异顽磁性（differential retentivity）的主要机制。美国罗斯格大学（Rutgers University）的科学家们已经发表了关于纳米胶束中脂蛋白相互作用的研究报告，这些纳米胶束由基于烷基氯黏酸疏水主链（lauryl chloride-mucic acid hydrophobic backbone）和聚（乙二醇）壳的两亲性全蝎样大分子（amphiphilic scorpion-like Macromolecules）自组装而成。他们用被称为纳米脂质阻滞剂的纳米工程分子（nanolipoblockers，NLBs）来攻击因LDLs升高导致的粥样硬化斑块（Chnari等，2006）。NLBs与旨在降低全身LDL水平的他汀类药物不同，NLBs会与氧化的LDLs竞争吸引巨噬细胞的注意。NLBs与巨噬细胞上的受体结合后，可以使氧化LDLs在巨噬细胞的蓄积减少75%。

基于纳米技术的心血管药物输送

靶向输送心血管药物的脂质体纳米器件

利用高亲和性配体-受体的相互作用，可以设计并制造出由脂质体纳米器件组成的具有位点特异性的心血管药物靶向输送系统。例如，在动脉粥样硬化血栓形成的情况下，动脉血栓形成、血小板的激活/黏附/聚集均与血管血栓事件密切相关。因此，大部分抗血栓治疗的研究重心在于研发可以阻碍血小板激活通路或可以阻滞配体与血小板凝集素结合的药物。尽管这些治疗方案具有合理的临床有效性，但并不存在只选择性定向于病理性血栓而不影响正常的止血平衡的单一药物和输送系统这样的灵丹妙药。联合应用抗凝集素、抗凝血和抗炎药也许对治疗多因素的病理性血栓是必要的。为了实现这一目的，美国凯斯西储大学生物医学工程系研发出了一个可以携带选择性结合血栓位点复合体的纳米颗粒。由于RGD基序和表达于活化血小板上的凝集素GPⅡb-Ⅲa之间的高亲性相互作用，RGD基序会特异性定向结合于活化的血小板。而脂质体纳米颗粒的表面经由这样的RGD基序改造后，便有可能成为具有血栓靶向能力的载体。通过体内和体外实验，已经证明这些脂质体具有与天然配体纤维蛋白素原竞争结合活化血小板的能力。结果表明，用脂质体作为血小板靶向的装置来输送心血管治疗药物是可行的。利用对心血管受体有特异性亲和力的合成肽/拟肽配体的数据库，研究人员便有可能控制脂质体的表面改性，进而控制脂质体纳米装置的靶向特异性和亲和力。

包载抗再狭窄药物的生物可降解纳米颗粒

将抗增殖药物包裹在生物可降解纳米颗粒中实现了局部给药，这有望成为一种防止再狭窄的实验治疗方法。研究人员将一种新的PDGFR β-特异性酪氨酸磷酸化抑制剂AGL-2043（Calbiochem）封装在聚丙交酯（聚乳酸，polylactide）纳米颗粒中，并将其直接输送到球囊拉伤的大鼠颈动脉和放置支架的猪冠状动脉的血管内壁（Banai等，2005）。用纳米材料封装的酪氨酸磷酸化抑制剂的抗增殖效果较表面吸附药物的效果有明显提升。在猪的模型中，与相似程度血管壁损伤的对照组相比，壁内输送AGL-2043所引起冠状动脉支架内新生内膜减少。这项研究结果表明，局部给予封装在生物可降解纳米颗粒中的酪氨酸磷酸化抑制剂AGL-2043可用于抗再狭窄治疗，而且不需要考虑支架的种类或损伤的类型。

纳米材料包被的药物洗脱支架

MIV医疗公司已经研发出了一项独特的包被技术，这项技术成功地将羟磷灰石（hydroxyapatite，HAp）应用于医疗设备和药物输送系统。研制的主要产物是HAp包被的有纳米薄膜涂层的冠状动脉支架。2006年11月，荷兰伊拉斯谟大学医学中心心胸内科独立地在猪体内进行了一项为期4周的研究。研究成果表明，三种无药物涂层的MIV聚合物至少和Cypher（Johnson & Johnson公司产品）一样有效，甚至更有效。研究结论是，MIV的HAp包被无论有无药物，都具有良好的应用前景。临床前试验开始于2007年5月31日，在巴西的圣保罗帕萨尼斯心脏研究所进行了第一例Hap包被支架的植入。

应用ElectroNanoSpray™（Nanocopoeia Inc）配方技术可以制造出精密、超纯的纳米颗粒。颗粒大小可设计为2～200nm。此项技术能在一个单步骤的制作过程中为纳米颗粒涂上涂层，产生装有药物的核。采用湿磨和超临界流体技术所能产生纳米颗粒的均一性和纯度受其技术本身特性所限，只能产生出尺寸大小具有特定分布规律和变化范围的微粒。ElectroNanoSpray™技术提供了一种将传统方法处理不了的材料涂布在医疗装置表面的新方法。此过程能产生单相和多相涂层，并且只需微调便可应用在小而复杂的表面上。科学家们正在将ElectroNanospray™技术应用于纳米颗粒药物洗脱涂层冠状动脉支架。

Debiotech SA与洛桑理工学院（瑞士洛桑）的粉剂技术实验室合作，正在研发一种用于药物洗脱支架（DES）和其他移植物的新型陶瓷材料涂层。与聚合物相比，陶瓷具有相当多的独特特性。聚合物会随时间而溶解，而其残留物会引发炎症反应，然而陶瓷与活组织接触时很稳定并且没有化学活性。有了这样的涂层，支架在植入的第一周可以局部释放药物，此后，具有长期稳定性。纳米结构的陶瓷可以为生物材料提供其他材料所无法提供的新性质。这个项目的最大挑战是如何使纳米尺寸的陶瓷粉末具有独特的表面结构。这种结构要求在最大和最小孔隙尺寸相差有2000倍的情况下，仍然具有可控孔隙率。纳米颗粒表面有序排列方面的基础研究表明，大规模加工小于10nm的颗粒是这一领域的难题和关键。

可增强药物洗脱支架相容性的纳米孔

德国德累斯顿罗森道夫（Forschungszentrum Dresden-Rossendorf）的科学家们研究了一种新方法，可以在不锈钢表面产生大量的纳米孔。使用大剂量的惰性气体离子从各个面轰击支架的表面，可以在其表面之下形成一个纳米孔的支架。在此过程中，通过调节离子能量、流量和温度便可以精确地使材料达到理想的孔隙率。这种纳米孔结构能够增强移植物在人体内的生物相容性。由于纳米孔扩大了金属的表面，使得更大量的高效药物可以存放于金属表面，药物的释放可以持续更长时间。此方法目前被波士顿科学公司（Boston Scientific Corporation）作为一种平台技术应用于下一代药物洗脱支架的研发工作中。这项合作研究的目的是进一步发展此技术以实现商业化。

载有低分子肝素的多聚纳米颗粒

低分子肝素（Low molecular weight heparin，LMWH）纳米颗粒已成为一种有潜力的口服肝素载体。利用超声探头，水/油/水（water-in-oil-in-water）乳剂与聚合物的乳化和溶解蒸发便可以形成纳米颗粒（Hoffart等，2002）。载有LMWH的纳米颗粒直径范围在240～490nm之间，并且其直径取决于聚合物有机溶液的比浓黏度。用丙烯酸树脂聚合物作为聚合物基质成分时，封装率可以达到最高。在各种配方的磷酸盐缓冲液中低分子肝素的释放率为10%～25%，当在溶出液中加入酯酶时，低分子肝素的释放量可增加2～3倍。采用底物变色法检测肝素的抗Ⅹa因子活性，以此来表示释放出的肝素在体外的生物活性。结果发现用纳米颗粒包被肝素，其生物活性可以得到保护，这就使得纳米颗粒成为口服肝素制剂的一种良好载体。

治疗心肌缺血的注射用多肽纳米纤维

通过血小板衍生生长因子-BB（PDGF-BB）信号通路，内皮细胞可以保护心肌细胞不受损伤。PDGF-BB以时间和剂量依赖的方式诱导心肌细胞Akt磷酸化，并且通过PI3K/

Akt信号通路防止细胞凋亡。研究人员在一项大鼠的实验中使用了在体外与PDGF-BB结合的可注射的自组装肽纳米纤维。结果显示，在注射部位PDGF-BB不断地释放到心肌，并且持续时间达14天（Hsieh等，2006）。这项大鼠的单盲随机试验表明，注射结合了PDGF-BB的纳米纤维，而非单独注射纳米纤维或PDGF-BB，能在心肌梗死后减少心肌细胞死亡并保持收缩功能。另一项独立的单盲随机研究表明，由纳米纤维输送的PDGF-BB在缺血/再灌注后降低了梗死面积。PDGF-BB联合纳米纤维在体内可以诱导心肌细胞PDGFR-β和Akt的磷酸化。这些结果都证明PDGF-BB信号通路和体外研究结果可以被转为一种有效的方法，在体内保护梗死后的心肌。此外，这项研究还表明，可注射的纳米纤维可以将蛋白质精确和持续地输送给心肌，具有很好的临床应用前景。

针对不稳定斑块的纳米技术

近期研究表明，斑块有两种存在方式：稳定和不稳定。后者很可能是心脏骤停的原因。血液流经动脉会产生剪切力并且导致不稳定斑块破裂，这种现象就经常会引起血管闭塞和心肌梗死。60%～80%的心脏猝死可归因于不稳定斑块的破裂。

目前对不稳定斑块的问题还没有令人满意的解决办法，但是它将是美国NIH的国家心、肺、血液研究所主持的"优势纳米技术项目"的相关目标之一。心脏病被该研究所定为"优势纳米技术项目"的研究重点，这与NIH通过技术革新和交叉学科研究加速医学研究方面进步的策略是一致的，此项目的研究团队由25位来自伯纳姆研究所（Burnham Institute）、美国加州大学圣巴巴拉分校和斯克里普斯研究所（Scripps Research Institute）的科学家组成，项目计划花费1300万美元来设计可以检测、监护、治疗和消灭不稳定斑块的纳米技术。这些研究所的科学家们将研究重点放在设计分子水平的纳米装置，致力于解决不稳定斑块问题。希望通过这项工作可以找出一些对患有这类心脏病的患者有用的诊断和治疗对策。项目组将通过三种新的方式来解决不稳定斑块的难题：

1. 研制可以为不稳定斑块输送药物和纳米颗粒的运输装置
2. 设计一系列的自组装多聚物，将它们作为分子纳米支架，对不稳定斑块进行物理稳定
3. 研制由人类蛋白和人造纳米器件组成的纳米机器，用来感应不稳定斑块并作出响应

纳米纤维输送IGF-1提高心肌梗死细胞的治疗效应

给心肌注射细胞是心脏修复的策略之一，但是由于移植细胞的存活和分化效果不佳，阻碍了这种方法的临床应用。为了克服这一方法的缺点并达到改善损伤后心功能的目的，研究人员设计了一种自组装的多肽纳米纤维，应用"生物素三明治"的方法（Davis等，2006）实现了给心肌长时间输送胰岛素样生长因子（insulin-like growth factor，IGF-1）——一种心肌细胞生长分化因子的目的。生物素化的IGF-1与抗生蛋白链菌素（streptavidin）链接后，再结合到生物素化的自组装多肽上。这种"生物素三明

治"的方法能使IGF-1绑定但又不妨碍多肽自组装成纳米纤维。结合到肽纳米纤维上的IGF-1可以激活Akt，减少caspase-3的活化，增加心肌细胞肌钙蛋白Ⅰ（troponin Ⅰ）的表达。使用生物素化纳米纤维输送IGF-1的细胞治疗方法对大鼠实验性心肌梗死后的心脏收缩功能有了明显的改善。用于心梗的细胞治疗目前已进入临床试验，而这种纳米生物技术很有可能改善细胞治疗的疗效。

组织工程与心血管再生

纳米技术可以促进血管、心肌和瓣膜的修复和替换，也能用于刺激再生，如缺血性心脏病的血管新生。细胞的功能与其形状密切相关，因此组织工程对细胞形状的控制能力对于保证最终产物具有适当的细胞功能非常重要。血管和器官的组织修复和替代均需要结构精确的纳米支架和微米支架来引导，纳米纤维网使人造血管具有良好的机械特性，而没有普通的人工血管（尤其是小直径人工血管）普遍存在的问题。细胞因子、生长因子和血管生成因子可包裹在生物可降解微粒或纳米颗粒中，并组装在组织支架和基质中以增强组织的再生能力。能模拟细胞基质的支架应该可以刺激新的心脏组织生长并引导血管新生。

纳米结构可促进血管形成并支持心脏病发作后的心血管功能。美国西北大学医学生物纳米技术研究所的研究显示，给心脏病发作的小鼠心脏注射纳米颗粒有助于恢复这些动物的心血管功能。这个发现很重要，也许有一天能帮助患有心脏病的病人快速恢复心血管功能。自组装的纳米颗粒——由天然产生的多糖和多肽两亲化合物分子组成——可将化学信号放大并传递给那些能诱导新血管形成的细胞，这也许就是它们能够恢复心血管功能的机制。注射一个月后，治疗组的小鼠心脏几乎能和健康小鼠一样地收缩和泵血。反之，未治疗组的小鼠心脏收缩力低于正常鼠的50%。

心血管外科中的纳米生物技术

经皮冠状动脉血管成形术后再狭窄

经皮冠状动脉介入术后的再狭窄一直是临床心脏病学的一个严重问题。近年来，纳米颗粒技术已经能长时间地选择性输送NK911（一种抗增殖药物）到达球囊损伤的动脉（Uwatoku等，2003）。NK911是一种包载了多柔比星的PEG嵌段共聚物核壳纳米颗粒，它在渗透性增加的血管受损处聚集。在大鼠颈动脉球囊损伤的模型中，静脉注射NK911显著抑制了新生内膜的形成，其机制是NK911可抑制血管平滑肌细胞的增殖，但并非促进细胞凋亡或抑制炎症反应。NK911有很好的耐受性并且不会带来任何有害的全身反应。这些结果表明，通过作用于渗透性增加的血管损伤处，纳米颗粒可以作为一种预防球囊损伤后再狭窄的安全可靠的方法。

美国普渡大学的生物医学工程师们的研究显示，如果用于修复动脉的血管支架的表面有模拟活体组织中微小特征的"纳米突起（nanobumps）"，则可以更好的发挥作用。用钛和其他金属制造的支架，使动脉能在血管堵塞的斑块沉积物消除后长出新的组织。但是，一个重要的问题是身体常把金属装置当成外来侵入者，从而会阻碍内皮细胞贴附到支架上并且促进血管内瘢痕组织的形成,瘢痕组织在血管内可干扰血流。如果支架不能牢固贴附,它将会变松并且部分部件会折断进入血流。因此需要寻找能使内皮细胞更好地贴附到支架上而不造成有害瘢痕组织形成的新材料。研究者们检测了宽约100nm的含表面凸起的钛片。常用于制造传统支架的金属所含突起比其大10倍或者根本不含有表面突起。纳米尺度的凸起可以模拟蛋白质和天然组织的表面特征,这会促使细胞黏附得更好。理想状态是内皮细胞很快贴附到支架上,并形成只有一层细胞的包被。研究者们发现,与普通钛相比,有将近3倍的细胞黏附到有纳米突起的钛片上。下一步的研究计划是用具有纳米特征的管状金属替代钛片,这与真实支架的实际形状更为接近。

目前可用的支架存在支架结构内成像的问题,而这里恰恰是能够产生再狭窄的位置。Biophan技术公司有两种可以解决支架可视度的方法:一个是薄膜纳米磁性颗粒涂渍溶液,另一个是抗辐射(antiantenna)溶液。通常支架成像只能通过更复杂的侵入性操作实现,而这些溶液可以采用非侵入方式对支架进行MRI成像。这些方法将成为全世界快速发展的支架和血管移植物市场的重要部分。

NO实验室(NOLabs)正在研发一氧化氮(nitric oxide,NO)洗脱纳米纤维。这种纤维也许可以用于制作具有抗血栓形成作用的支架。一氧化氮也有扩血管作用,这对缺血性心脏病的治疗有益。

基于纳米技术的个体化心脏病学

纳米靶向输送系统可以对心血管疾病进行病理诊断和靶向治疗,所以纳米技术已经很明显地影响了心血管疾病诊治的未来发展(Wickline等,2006)。纳米颗粒在成像和靶向输送治疗心血管病药物方面的双重应用,为个体化治疗提供了很大的希望,基于成像和应用靶点选择性药物的治疗方法应该能够证实药物到达了预计的靶位置并发挥了分子效应。实验研究已经表明,用紫杉醇处理培养的平滑肌细胞不会影响细胞的生长特征。然而,如果用装载了紫杉醇的纳米颗粒处理细胞,就会引起平滑肌细胞增殖的明显减少,表明在此情况下选择性的靶向是有效药物输送所必需的。包含多柔比星的纳米颗粒表现出了相似的特性。静脉输送可以靶向结合血管壁斑块中滋养血管的$\alpha vb3$-整联蛋白抗原表位和装载了夫马洁林(一种血管生成抑制剂)的纳米颗粒,会显著抑制高胆固醇饲养兔子的血管斑块中的血管生成。包载在乳剂中的高亲脂性药物,如紫杉醇,独特的药物输送机制是纳米颗粒载体与靶细胞膜之间的紧密结合,被称为"接触促进型药物输送"。与脂质体药物输送系统(通常需要细胞内吞作用)不同,这种纳米载体的药物输送机制是乳化的纳米颗粒与靶细胞膜之间的脂质交换或脂质混合——取决于两种脂质表面接触的程度和频率。使用临床安全的超声能量可以增强纳米颗粒和靶细胞膜之间的融合或密切接触,从而大大提高脂质交换和药物输送的效率。

靶向药物输送和MRI分子成像的联合应用,使得基于成像结果表征一系列分子的表达成为可能,对治疗药物在靶位点疗效的监测和确定也使得个体化治疗能够实现。

监测凝血障碍

可以监测身体血栓形成或出血事件发生的纳米技术将使患者大大受益。多功能纳米器件可以检测出凝血事件，向体外实时传送生物学信号，并在关键时刻输送抗凝血或促凝血因子。

有研究表明，使用一种基于金纳米颗粒的简单分析便可以对蛋白酶进行可视化检测（Guarise 等，2006）。该方法的检测原理是利用胶体金在细胞质中的高摩尔吸光度的特点，当用二硫醇类试剂处理后胶体金溶液的颜色发生改变。与天然肽相比，被酶裂解的肽段不能诱导金纳米颗粒聚集；因此，溶液的颜色不会改变。此方法被用于检测两种蛋白酶：凝血酶（与血液凝固和血栓形成有关）和致死因子（炭疽杆菌产生的毒素中的酶性成分）。这种基于纳米颗粒的检测只在检测浓度较低的纳摩尔范围内比较敏感。

（陈　超　刘雪会　译；张幼怡　审）

第十章 纳米矫形术

减少矫形植入体不良反应

在矫形植入治疗中,生物材料(通常是钛和/或钛合金)经常被软的纤维组织而不是硬的骨组织包裹。尽管碳纳米纤维(carbon nanofibers,CNs)/碳纳米管拥有对神经和矫形组织有利的电特性和机械特性,但研究人员以前从未考虑过将它们用于矫形材料。美国普渡大学的研究者们发明了一种用碳纳米纤维增强的聚碳酸酯尿烷混合物,并探讨了将碳纳米纤维作为矫形假肢装置的可能性(Webster 等,2004)。对其机械特征的研究表明,这种混合物具有适于用做矫形材料的性质。由于聚碳酸酯尿烷混合物中包含有数量不断增长的碳纳米纤维,这些材料既增强了成骨细胞(骨成形细胞)的成骨功能,又可以抑制包裹骨植入物的纤维组织(成纤维细胞)形成。所以,这项研究给碳纳米纤维与骨细胞间存在有益的相互作用提供了第一个证据,而这种作用对成功设计矫形植入体是十分重要的。

Spire 公司生产了超点阵包被纳米材料,它是由异种材料交替叠层组成的纳米结构,它的硬度和抗磨损能力远远优于其构成材料本身。人们希望能够使用这种尖端表面技术来控制发生于关节不可避免的支承面磨损问题,从而增加脊柱植入物的使用寿命。这项技术可以广泛应用于各种矫形装置,但由于矫形手术的高风险性和移植体必须具有相对长的使用寿命,脊椎盘片替代物是这个研究项目的重点研究方向。

增加骨细胞在矫形植入体表面的活性

增加骨细胞在矫形植入体材料表面的活性是十分重要的。因为这样,骨细胞便能促进这些材料和周围骨骼的一体化,或者在使用生物可降解材料的情况下能使自然产生的骨完全替代植入体。成骨细胞是生成骨骼的细胞,也是研究新型矫形植入体的研究者所感兴趣的细胞。如果这些细胞功能正常,它们会产生骨基质并沉积到已存在的骨和植入体内的假体材料上。人们普遍认为,性能良好的植入体材料应该能增强成骨细胞的功能,从而引起更多的骨沉积,进而增加材料和紧临骨骼之间界面的韧性。一项研究已经证明,模拟了骨骼中纳米级晶体形状羟基磷灰石(hydroxyapatite,HA)的碳铝配方能够大幅度增强成骨细胞的功能(Price 等,2003)。

纳米骨植入体

研究人员已经设计出了类似骨基本结构的纳米分子支架(Hartgerink 等,2001)。它是利用pH诱导的自组装多肽-两亲性化合物构建一个与细胞外基质相近的纳米结构纤维支架。这种多肽-两亲性化合物的设计可以使纳米纤维进行可逆的交联，从而增强或减低它们结构的完整性。交联后，纤维能直接矿化羟基磷灰石，形成混合材料，在这种材料中羟基磷灰石的晶体轴 c 与纤维的长轴平行对齐排列。这种排列方式与骨中骨胶原纤维和羟基磷灰石晶体的排列一样。约8nm大小的纳米纤维可以变成可被注入破损骨骼的凝胶态，这对骨折修补的结晶化过程十分有利。这个发现与纳米水平的重建骨结构有关，并且它的影响不仅仅局限于骨修复领域。它不仅能促成加速骨折愈合的硬化凝胶的发展，还可以帮助患者避免传统手术或用于士兵骨折的战地急诊修复。

由纳米羟基磷灰石和胶原组装成的矿化纤维显示出了一些天然骨的主要构成和分层微观结构特征（Liao等，2004）。三维多孔支架材料可以模拟松质骨的微观结构，细胞培养和动物模型实验都表明这种合成材料具有生物活性。研究人员将成骨细胞从新生乳大鼠颅骨中分离出来，一周内，全部支架材料的孔隙内均有成骨细胞黏附、散布和增殖。在它们被植入兔桡骨骨缺损模型中3个月后，发现它们已被新生骨组织部分取代。

在中国，这种支架或"纳米骨"已成功植入患者体内，用于骨折修复或肿瘤切除后的骨质缺损，并且也被用于脊柱的融合。一般是将纳米骨材料植入骨骼需要愈合的地方。纳米骨的关键材料是钙和磷，当其尺寸减小到厚30nm、宽60nm时，钙磷（calcium phosphorus）的性质便会发生变化。尺寸大的钙磷不会降解，但纳米级的钙磷则可以降解。最少6个月后，纳米级的材料便会发生降解，而天然骨会填充到空置的空间内。这项技术比目前使用的陶瓷或金属材料要好，因为那些材料会长期保留在患者体内，进而可能引起感染、疼痛，或使已修复的骨骼变得更脆而易骨折。

人们已经发现，这项技术对于1~2cm长的小骨骼修复十分有效，因此应用于骨肿瘤切除后的修复十分有利。研究人员目前正将这一技术应用在长达4cm的更大的骨骼上。纳米骨商品化产品已经被中国监管机构批准在中国医院应用。纳米骨植入的费用起初很高，但随着时间的推移，移植费用很有可能降低，因此对其他技术具有价格竞争优势。

人造纳米材料的骨植入体

Argonide公司已经设计出了与天然骨中羟基磷灰石有类似粒径、形状和性质的合成材料。骨中的羟基磷灰石具有纤维状外形，直径小于100nm。研究人员对NanoCeram®纤维进行了一项研究，检测了羟基磷灰石的细胞相容性和成骨细胞的黏附与增殖。研究结果显示，培养1、3、5天后，在纳米纤维氧化铝上生长的成骨细胞的数量明显多于在纳米或微米大小的氧化铝球状骨针、金属钛或羟基磷灰石压紧物上生长的成骨细胞的数量。培养1、3、5天后，在纳米纤维氧化铝上的成骨细胞数量分别是在钛上生长的2、3、4倍。

尽管纳米羟基磷灰石在医学领域有广泛的应用，但是颗粒松动和再吸收缓慢限制了它在特定领域中的应用，尤其是在牙周病和牙槽嵴增高术中的应用。然而，羟基磷灰石与壳聚糖（chitosan，CS）复合物的再吸收率要远远高于羟基磷灰石，这种特性可能会对人类保健系统，例如有生物再吸收性的骨替代物的研究产生巨大影响（Murugan & Ramakrishna，2004）。利用一种创新性的简单原位杂交方法可以制成一种微黄透明的CS/HA纳米化合物，这种化合物在骨折内固定术方面有良好的应用前景（Hu等，2004）。100/5比例（wt/wt）的CS/HA的弯曲强度和模量比纯CS稍高。

碳纳米管骨生长支架

可以做人造骨支架的材料多种多样，例如聚合物或肽纤维。它们的缺点是韧性低，并且可能在体内引起排异反应。研究人员已经将化学方法合成的功能化单壁碳纳米管（single-walled carbon nanotubes，SWNTs）做成人工骨生长支架（Zhao 等，2005）。单壁碳纳米管的韧性大、弹性好和重量轻使得它们可以作为支撑再生骨的支架。骨组织是胶原纤维和晶体羟基磷灰石的天然混合物，其中晶体羟基磷灰石是以钙磷为基础的矿物质。单壁碳纳米管可以模拟胶原作为支架来诱导羟基磷灰石晶体的生长。对碳纳米管进行化学处理，可以在吸引钙离子和促进结晶化过程的同时，通过增强其水溶性从而有助于提高生物相容性。单壁纳米管能够改善人造骨的弹性和韧性，形成新型骨移植物，用于骨质疏松和骨折的治疗。

骨细胞能够在碳纳米管（carbon nanotubes，CNTs）支架上生长和增殖。由于碳纳米管是不可降解的，因此它们可以起到无活性基质的作用。细胞能在碳纳米管上增殖和沉积新的活性物质，最终成为有功能的骨（Zanello 等，2006）。带有中性电荷的碳纳米管维持着骨细胞的高度生长和盘状晶体的形成。培养在多壁碳纳米管上的成骨细胞在形态上有显著的变化，这与细胞膜功能的改变相关。碳纳米管在治疗与肿瘤切除、创伤、异常骨发育和牙植入体有关的人类骨质缺损方面具有良好的应用前景。目前仍然需要更多的研究来确定身体是如何与碳纳米管相互作用的，尤其是机体对碳纳米管的免疫反应。

线性排列的纳米管可改进人工关节性能

美国普渡大学的研究人员表示，模拟真实骨中胶原纤维和天然晶体的排列方式将微碳管（直径60nm）和微碳丝沿同一方向排列后，可以作为植入体的原材料。用这种材料制成的人工关节的性能有较大改善。一系列的实验已经证明，与制造人工关节的常规材料相比，培养的细胞能更好地与表面突起更小的材料黏附。更小的表面特征还能促进更多新的骨组织生长，这对于人工关节植入后的良好黏附至为重要。纳米管和纳米纤维以相同的方向排列，这种定向排列方式近似于骨中胶原和羟基磷灰石的天然晶体的排列方式。与表面特征为微米尺寸的常规钛材料相比，贴附在表面突起为100nm宽的纳米碳管上的成骨细胞的数量多1/3。纳米级的表面突起模拟了蛋白质和天然组织的表面特征，促使细胞黏附得更紧密并促进新成骨细胞的生长。这一发现还表明，使用这类纳米级的材料可能造成的机体排异反应会比较轻。排异反应最终会削弱植入体与天然组织的黏附而产生疼痛，进而必须进行置换手术。将纳米管线性排列来进一步模拟天然骨，还能增强材料的韧性。

有两种方法可以排列纳米管结构。第一种方法是在聚合物里混合纳米管并将电流输入到混合物中。因为所有的纳米管都有相同性质的负载电荷，因此它们在电刺激下会沿同一方向进行排列。一旦聚合物凝固，所有纳米管便都被固定在了排列位置（或称协调位置）。第二种方法是将纳米管灌入由很小通道组成的网格中。因为这些小通道十分狭窄，因此所有的纳米管都只能纵向排列，这也就使得所有纳米管都处于协调位置。然后可以取走网格，剩下的便是已排列好的纳米管。然后便可以将已处于协调排列状态的纳米管加入到骨细胞的混悬液中，以备后用。两种排列纳米管方法的比较将是下一步研究

引 言

工作的重点。用网格技术可以在表面创造大量的协调排列纳米管，有助于加强骨细胞黏附和协调排列，而使用电流则能更好地刺激新的骨组织生长。

膝关节软骨障碍

半月板是膝关节的减震器。它是一个可以防止摩擦和缓冲约1/3的关节软骨表面所承受冲击性负荷的软骨间隔物。膝关节软骨损伤是一种常见的运动损伤，尤其是足球和曲棍球。不像其他机体组织，半月板不能自我修复，因为它仅有很小一部分有血供。软骨撕裂的常规治疗手段是通过外科手术取出碎片，并尽可能多地修复软骨的撕裂部分。使用关节内镜可以进一步完善这一方法。尽管此种方法在缓解疼痛和恢复关节功能方面的疗效不错，但是如果软骨缺损则会产生远期后遗症，并且也会导致关节的退行性改变。

研究人员已经开发了一些新的方法来促进软骨缺损的再生。清创术、灌洗、微创、软骨下骨钻和磨削关节成形术或许可以起到缓解症状的作用，但是它们无法对透明关节软骨进行修复。通过这些方法形成的再生组织由纤维软骨构成，但是并不具备透明关节软骨的生物机械或生物化学方面的性质。可以使用纳米技术和细胞疗法来改进撕裂膝关节软骨置换的效果。

软骨替代体组织工程中纳米技术的作用

澳大利亚昆士兰大学生物工程和纳米技术研究所正在进行一项关于纳米技术的研究，内容是利用纳米技术生产有活性结构和功能的支架，这些支架可以促进间充质干细胞（mesenchymal stem cells，MSCs）的生长，并且通过一个特殊设计的生物感受器使这些细胞分化成半月板组织。下一步，研究人员将研究使这些载满间充质干细胞的结构结合到体内的方法。或者，将尝试创造一个与半月板尽可能相似的人工环境，这种环境能够从半月板的空腔内聚集细胞并使其分化为构成健康半月板的各种类型细胞。研究人员还需要彻底了解两方面的问题：间充质干细胞是如何与支架相互作用的；如何优化支架周围细胞的生长环境，这种环境不仅能促进细胞的生长，还能以适当的速率降解支架以保证残留下的全部是半月板组织。

纳米技术优化关节镜检查术

关节内镜检查，尤其是对膝关节的检查，是一种较为成熟的诊断和治疗方法。而纳米技术可以对此方法做进一步的优化。第一步，利用原子力显微镜（AFM）对软骨组织进行研究。原子力显微镜是构成扫描力关节镜（scanning force arthroscope）的基础。

关于结构与力学性质关系的研究，研究人员在体外以微米和纳米尺度——远小于以往研究所用的测量尺度，对软骨的硬度进行了测量。此外，还研究出了一种新方法，用压痕型AFM测量软骨组织的力学弹性模量（Stolz 等，2004）。在猪股骨髁状突的软骨表面上，分别用球形锯齿状探头（半径约2.5μm）和尖锥状探头（半径约20 nm）探测微米级和纳米级的反应。从AFM对软骨成像的结果来看，微米级球形探头除检测到一些软骨细胞之外没有分辨出清晰的结构特征，而纳米级锥形探头则可以分辨出单个的胶原纤维和它们67nm的轴向间距。纳米级的软骨压缩硬度和用微米级或更大级别测量的整体结构硬度不同，这一方面是由精细的纳米级结构造成的，另一方面酶诱导的结构变化也会不同程度地影响这种尺度依赖性硬度。胶原纤维融合可以被视为疾病状态的证据。

扫描力关节镜

瑞士Muller结构生物学研究所（巴塞尔，瑞士）制造的扫描力关节镜设备原型使用单一导管便具有诊断和治疗双重功能，而相比之下，常规关节镜必须用到两个导管：一个用来显像，另一个用于器械操作。此外，这种设备还具备可作为灌洗系统的可膨胀球囊。这种原型满足了理想关节镜的必备条件：

- 用户界面友好，易于操作使用
- 可以提供常规方法无法获取的信息
- 价格可望降低到人们可以负担的程度

迄今为止，这个设备只在膝关节模型中进行了实验，但是在10年之内有望进入市场。

（刘雪会　刘　超　译；张幼怡　审）

第十一章 纳米微生物学

引 言

微生物学是研究细菌、病毒等微生物及其相关疾病的一门科学。纳米技术应用于微生物学就形成了纳米微生物学（Nanomicrobiology），纳米微生物学也包括第三章介绍的一些关于疾病诊断的内容。本章将介绍微生物的致病作用及纳米生物技术在诊治微生物感染疾病中的应用。

纳米生物技术和病毒学

纳米颗粒与病毒相互作用的研究

用激光共聚焦显微镜扫描固定标本或者活体细胞的表面，在单次扫描中，就能同时记录到纳米级的高分辨率图像和细胞表面荧光信号。这种技术已用于记录荧光标记的单个病毒样颗粒与细胞表面的相互作用，并且也证实病毒颗粒是通过胞饮小囊内吞进入细胞的（Gorelik 等，2002）。它为阐明单个病毒以及其他纳米颗粒（如基因治疗载体）和靶细胞的相互作用提供了一个很好的手段。

银纳米颗粒和HIV-1病毒的相互作用呈尺寸依赖性，1～10nm的颗粒可以黏附在病毒上（Elechiguerra 等，2005）。黏附的纳米颗粒的空间排列，即纳米颗粒之间的中心距离是非常有规律的。病毒膜糖蛋白上的含硫基团可能是纳米颗粒结合的位点，银纳米颗粒可优先选择性地与HIV-1病毒的gp120糖蛋白结合。已经通过离体实验证实，银纳米颗粒就是通过这种相互作用抑制了病毒与宿主细胞的结合。

病毒感染性疾病的病理机制研究

第三章已介绍纳米生物技术诊断病毒感染。纳米生物技术的研究可能对理解病毒感染性疾病的病理机制和改进治疗策略都具有重要的意义。如嗜神经组织的单纯疱疹病毒（HSV），通过感染黏膜上皮细胞进入神经末梢，再从轴突迁移到后根神经节神经细胞，并将病毒基因整合到神经细胞核中。这些进入神经细胞核的病毒基因组可能感染后代，也可能成为几乎没有基因表达的潜伏感染。病理性刺激能够激活沉默的病毒基因，形成外周神经系统的多发性感染和周围黏膜感染。为了完成感染的病理过程，病毒必须逃避宿主的多重免疫监视，包括病毒进入细胞、在细胞质中的运输、复制、宿主固有的适应性免疫识别和病毒从感染细胞中的释放等一系列过程。

对病毒纳米颗粒的研究为我们提供了细胞质运输调控的线索。病毒进入细胞后，利用微管和细胞骨架的肌动蛋白作为分子马达,将它的基因组向核膜运输,病毒基因组在核内复制完成后,分子马达又将它们向细胞外周运输。研究细胞质运输的规律有助于病毒载体的设计,而病毒载体也将用于生物科学的研究、人类的基因治疗和新抗病毒靶分子的鉴定(Dohner & Sodeik,2005)。

用纳米过滤技术清除血液制品中的病毒

输血的并发症之一是传播病毒感染性疾病。纳米过滤是指使用纳米技术,通过过滤系统将病毒清除。纳米过滤是安全生产血浆来源的凝血因子和其他来源于人体血液的生物药品的重要步骤。血浆制品的纳米过滤作为减少病毒数量和提高安全性的手段,早在20世纪90年代就已经开展。它已成为传统手段如利用溶剂洗涤剂和热处理等灭活HIV、乙肝病毒、丙肝病毒的一种重要补充。介绍纳米过滤的主要原因是我们一方面需要清除无包膜型病毒,提高产品的安全性,另一方面也需要一种能够清除可能进入人体血浆的新型感染生物体的防护设备。纳米过滤很快被人们接受,它的技术操作非常简单,通过一种孔径非常小(15~40 nm)的膜过滤蛋白溶液,依据尺寸排阻的原理,把病毒阻挡在膜的一侧。根据最近世界范围内大量的应用经验,纳米过滤技术是一种可信赖的强有力减少病毒的技术,可以在所有血浆制品生产过程中应用。目前许多许可的血浆制品都是经过纳米滤过的。这种技术顺应性好,能有效清除4~6个指数量级的病毒,并且不使血浆蛋白变性。如果要保证蛋白活性在90%~95%,和其他去除病毒的方法相比,纳米过滤技术可能是唯一对有包膜型和无包膜型病毒均有效的方法,新的数据也表明纳米滤过能够清除朊病毒(prions),为这项技术的发展开辟一个新的亮点。

纳米细菌与人类疾病

纳米细菌是一种具有矿化的外壳,能够通过滤菌膜,生长缓慢且具有传染性的革兰阴性菌(Wilk & Martirosian,2004)。研究人员分别在人和牛的血液及尿液中检测到这种细菌,纳米细菌样颗粒也同样在关节炎患者的关节滑液中发现。将它们放在适当条件下进行培养,其体积和数量可逐渐增加(Tsurumoto等,2006)。

通过对16S核糖体DNA序列进行比较,纳米细菌归类于α2亚群布鲁菌(包括布氏杆菌属和巴尔通体属)。纳米细菌是目前已知的能够自我复制的最小微生物,其直径为50~500 nm,仅为以前所知最小细菌的千分之一。最近,在空气中鉴定出了纳米细菌的蛋白质,这些蛋白质可能在云的形成中起到重要的作用。纳米细菌的互相连接,或是纳米细菌和其他微生物互相连接加速了云雾小滴的形成,增加了它们降落到地球上的机会(Sommer & Wickramasinghe,2005)。

已有研究表明,人类与病理性钙化相关的疾病可能都与纳米细菌有关。最让人惊奇是纳米细菌能在中性pH或者生理浓度磷酸盐和钙的条件下形成碳磷灰石(carbonate apatite)结晶。纳米细菌细胞外矿化形成一个坚硬的保护外壳,使得它们能够在恶劣的环境下存活。芬兰的Olavi Kajander研究小组认为,由纳米细菌产生的磷灰石可能在肾结石形成中起到重要作用。纳米细菌提供一个磷酸钙沉积的核心,而其他成分再围绕磷酸钙逐渐积累。生物矿化相关疾病的成因似乎都与纳米细菌有关。纳米细菌还与地质标本的钙化、人类肾结石、卵巢癌中的砂粒体有关。很多研究已经在集中关注这些颗粒在泌尿系统疾病发生中的作用，包括多囊肾、肾钙化和慢性前列腺炎。近来临床研究着眼于难治性Ⅲ型前列腺炎，并且在一些病人身上取得了很好的治疗效果（Wood & Shoskes，2006）。

纳米细菌与肾结石的形成

当年龄70岁时，大约有12%的男性和5%的女性患过肾结石。但是肾结石的确切形成原因目前仍旧不清楚。肾结石可致残，而且50%的患者可在5年内复发。肾结石的形成被认为是一种多因素的疾病，防御机制和危险因素的不平衡可促进结石形成。有一种理论认为纳米细菌在肾中逐渐蓄积，开始聚集在一起形成核心，经过数月到数年的积累逐渐长大，最终形成结石。当然还有其他因素，如物理因素和化学因素。

矿化外壳的纳米细菌能够黏附、侵入和破坏泌尿系统集合管上皮细胞和皮质乳头，形成大部分肾结石所需要的磷酸钙核心。NASA的科学家运用多种技术进行研究，发现纳米细菌在太空中比在相同条件下的地球上繁殖得更快（Ciftcioglu等，2005）。纳米细菌在微重力的环境中繁殖快，且纳米细菌启动了肾结石的形成。这就解释了为什么宇航员在太空执行任务时更容易患肾结石。这个发现可能对今后到月球或其他更远的星球进行探索研究极为关键和重要。为了进一步证实这个假设，可能有必要在飞行前后，检测飞行机组人员的纳米细菌抗原和抗体水平。这一理论也为针对肾结石中纳米细菌的诊断和治疗开启了一扇新的大门。

在肾切除术时发现的肾结石中，可以分离出纳米颗粒，这种纳米颗粒在标准的细胞培养基中可以繁殖（Kumar等，2006）。大部分肾结石中的纳米颗粒都能够繁殖。分离出来的纳米颗粒对选择性代谢抑制剂和抗生素敏感，含有保守的细菌蛋白和DNA。这些结果表明，肾结石的成因可能不单纯是理化因素，而是有特异蛋白和细胞反应等重要因素参与。对这些机制的理解将为新治疗靶点提供线索。利用具有高空间分辨率和高能量分辨率、在25 nm空间范围内能够很好地吸收边缘结构的X线，就能检测出培养的钙化细菌的生物化学特征，包括蛋白质、多糖、核酸、羟磷灰石（Benzerara等，2006）。这些初步的研究表明，从人体样本中分离出的纳米颗粒与钙化蛋白具有相同的光谱学特性。

纳米细菌与心血管疾病

美国梅奥医学中心（Mayo Clinic）的科学家针对心血管病患者的血管标本，分析了血管组织是否有纳米尺度物质的存在（Miller等，2004）。对免疫染色阳性区域的分析表明，这些血管中有30～100 nm的具有钙和磷的光谱特征（高能色散谱）的颗粒。从钙化的动脉瘤培养出的纳米颗粒，可以被DNA特异性染料和掺入放射标记的尿嘧啶识别，但是在非钙化的动脉瘤中则没有发现这种纳米颗粒。这种颗粒脱钙后可以通过电镜观察到细胞壁，因而，这些纳米颗粒和上面描述的从地质样品和人类肾结石分离出来的纳米细菌一样，可以被观察和培养。进一步研究发现，在实验动物模型的动脉斑块附近也发现了纳米颗粒。这项研究表明，纳米颗粒可能是动脉粥样硬化和钙化发生发展中的一个重要因素，而我们以前从未意识到这点。

用于检测传染性病原体的纳米生物技术

快速、敏感地检测病原微生物对诊断疾病和防御生物恐怖事件极为重要。传统的诊断方法，缺点是敏感性差而且耗时长。在上述章节中已介绍了几种纳米生物技术的检测方法，如检测病毒的磁铁流纳米颗粒（ferrofluid magnetic nanoparticles）、陶瓷纳米球（ceramic nanospheres）和纳米线传感器。利用生物标记纳米颗粒可以对病原体进行原位定量的生物学检测，能够在20分钟内检测出单个细菌（Zhao 等，2004）。纳米颗粒既可为生物学测定提供极强的荧光信号，也易与可生物识别的分子如抗体进行偶联。这种抗体偶联的纳米颗粒通过抗原-抗体反应，能够特异识别各种细菌，如大肠杆菌O15：H7。用384孔的微量培养板，就可以对多个细菌样本进行高通量检测。这种方法对疾病标志物和感染性微生物的超灵敏高通量检测具有很高的潜在应用前景。

用寡聚核苷酸修饰的多色量子点作为纳米探针，可以对单分子进行杂交检测（Ho 等，2005）。针对存在的各种靶序列，通过独立杂交反应构建自组装纳米探针，能够清楚地辨别出序列的特异光谱。这种同时对多重相关序列进行检测的方法，可用于炭疽病原菌的基因分析。

用于检测细菌的噬菌体触发离子串联传感器

德克萨斯州A&M大学的研究人员发明了一种快速检测和鉴别细菌的新技术（Dobozi-King等，2005）。这种技术称为噬菌体触发的离子串联传感器（SEPTIC, sensing of phage-triggered ion cascade），它的工作原理是运用一个纳米阱装置，加上两个类似于天线的电极来检测电磁场变化。当一个噬菌体感染一个特异的细菌，就可以检测到这种细菌。这种技术的成功率是100%，可以快速而准确地检测和鉴别大肠杆菌的菌株。这项技术成功的关键是，一种特异的噬菌体仅可以感染一种特异的细菌。当一个噬菌体感染一个细菌时，噬菌体把它的DNA注入细菌胞体内并且重新"编程（reprograms）"，产生大量的噬菌体染色质的拷贝。在这个感染过程中，大约有一亿个离子从宿主细胞中溢出，这种离子的溢出导致细菌周围电场的波动，而这种纳米阱能探测到这种波动。德克萨斯州A&M大学拥有此项技术的临时专利。

在临床医疗、兽医、农业以及微生物武器的检测和控制等领域，快速而灵敏地鉴别细菌都是极为重要的。在目前防御生物恐怖事件的斗争中也同样非常重要，每个医生或者士兵最终都可能配备一个像手机一样的无线SEPTIC生物实验室。研究者的最终目标是研发一种含有数百种纳米阱和集成放大器的生物芯片。每个纳米阱都装有不同的噬菌体。如果存在相对应的细菌，那么这个相关的纳米阱将发出信号，识别出这种细菌。这将可能成为一个钢笔大小的生物实验室，并且能够在5分钟之内鉴别数百种细菌。

利用表面增强拉曼散射效应检测病毒

尽管现在表面增强拉曼散射效应（surface-enhanced Roman scattering, SERS）已经为很多人所认识，但是先前尝试用光谱学来诊断病毒是失败的，因为它产生的固有信号非常弱。基于SERS的光谱分析方法，纳米银棒可以极大地增强SERS信号。这种技术已经被用来快速探测极微量的病毒,且有着很高的灵敏度和特异性(Shanmukh 等,2006)。利用这种技术,我们可以发射一束近红外激光到病毒的DNA或RNA表面,通过探测光散射的不同频率来鉴别其成分,而这种频率的改变是像指纹一样独一无二的。这种新的表面增强拉曼散射效应测定方法,可以通过探测到不同的光谱变化来识别病毒、病毒种类和生物媒介中的基因缺失病毒。它能提供快速(60秒或更短)的诊断,在无需操作病毒的情况下,通过检测和识别病毒产生的可重复的光谱就可以实现。是一种相当经济而又可重复的技术。

单个病毒颗粒的检测

纳米尺度的硅悬臂梁阵列结构是微共振的传感器,可用来测量单个病毒颗粒的质量(Gupta 等,2004)。悬臂梁长4～5μm,宽1～2μm,厚20～30nm。牛痘病毒是最先利用悬臂梁来研究的病毒颗粒,它是痘病毒家族的一员,是天花疫苗的主要成分。由于检测环境有温度和噪音的影响,悬臂梁的共振频率可以用激光多普勒震动仪在有周围干扰的情况下进行测量。病毒颗粒黏附于悬臂梁表面形成可以测定的共振频率,根据共振频率的变化测量病毒颗粒质量。这种装置可以检测平均质量为9.5 fg的单个牛痘病毒颗粒,它是检测空气中病毒颗粒的生物传感器的重要元件。该技术已被优化,见"纳米悬臂梁生物传感器"部分所述。

快速、高选择性、灵敏的病毒检测技术对有效防御病毒感染具有关键作用,如通过用药和检疫等手段。目前已有的病毒分析方法有噬菌斑测定、免疫测定、透射电子显微镜和PCR技术测定病毒核酸序列。但是这些方法都不能在单个病毒水平做到快速诊断,通常需要病毒含量相对较高的样本。因为这些物质是有传染性的,常常给操作带来不便。

哈佛大学(剑桥城,马萨诸塞州)的科学家运用纳米线场效应晶体管,对单个病毒颗粒进行实时测量,具有高选择性(Patolsky 等,2004)。用抗A型流感病毒抗体修饰的纳米线阵列制成的检测系统进行测量,显示与A型流感病毒结合或未结合时,出现非连续的电导变化特征,而副黏病毒或者腺病毒则无此改变。科学家通过用荧光标记的流感病毒,同时进行电学和光学的测量,证实了在纳米线装置的表面结合或者不结合单个病毒,有其相应的电导变化。pH依赖性研究进一步显示,这个探测系统的机制是场效应。纳米线能够快速测定等电点和不同受体与病毒结合的动力学。纳米线的大型阵列结构可以同时筛选100个甚至更多的病毒。应用流感病毒或者腺病毒的特异性抗体来修饰纳米线的研究显示,这种技术能够同时检测多种病毒。纳米线装置大规模的集成,提示有在单个病毒水平同时检测多种病毒的可能性。

荧光量子点探针检测呼吸道病毒感染

全球每年呼吸道合胞病毒(RSV)导致100万人死亡。RSV感染后可以使婴幼儿出现呼吸道低通气,RSV也是一种老年人和免疫缺陷病人的重要病原体。尽管在100个感染RSV的病人中仅有1个人可能有生命危险,但是感染率非常高,当儿童长到5岁时,几乎都已经感染过RSV。在美国每年大约有120 000名儿童因感染RSV住院,而老年人每年因感染RSV死亡17 000~18 000人。因而快速而灵敏的诊断是对控制感染和开发抗病毒药物十分必要的。目前RSV检测手段的灵敏程度和检测时间都不够满意。一次检测往往需要2~6天，这种时间上的限制阻碍了对患者采取及时有效的治疗。利用抗体偶联纳米颗粒，可以快速而灵敏地检测RSV和估计表面蛋白质表达的相对水平（Agrawal 等，2005）。目前，主要的发展方向是开发能被单个光源同时激发的双色量子点或者荧光能量转移纳米珠。

一个量子点系统在数小时就可以探测到RSV的存在。同时它也更加灵敏，能够在RSV引起感染前就探测到病毒（Bentzen等，2005）。当RSV感染肺细胞时，它外壳的一部分会留在细胞表面，包括F蛋白和G蛋白。抗体标记的量子点，就像钥匙一样，可以特异性识别RSV的包膜。当量子点与病毒颗粒或者感染的细胞接触后，它们将黏附在病毒颗粒或者感染的细胞的表面，量子点与病毒蛋白的共定位可以采用激光共聚焦显微镜技术进行检测。早期检测系统的益处在于：

1. 增加抗病毒药物运用的准确性。尽管这些药物已被用来治疗一些呼吸道病毒感染，但是它们仅仅在感染的早期有效，而靠目前的病毒检测手段，给患者服用这些药物时通常都太晚了。
2. 减少抗生素滥用。目前医生常常对呼吸道疾病使用抗生素。然而，抗生素治疗只对细菌引起的感染有效，而对病毒引起的感染没有效。早期的病毒检测方法可以减少医生不适当地开出抗生素处方的频率。进而减少不必要的抗生素使用所带来的不良反应和抗生素耐药的发生。
3. 有助于医院工作人员隔离RSV患者。呼吸道合胞病毒具有高传染性，因此早发现有助于医务人员将RSV感染患者和其他疾病的患者隔离，尤其是那些对感染抵抗力差的患者，如刚刚接受了骨髓移植的患者。

目前，有3种鉴定呼吸道病毒（如RSV）的方法。金标准是在培养基上孵育感染的标本5天，然后用荧光染色来检测病毒是否存在。这种方法的主要问题是当病毒在培养基中生长的时候，也正是患者机体内病毒不断繁殖的时候。由于这个缺点所限，现在很多医院都采用实时PCR技术。实时PCR技术非常灵敏，但也需要36~48小时。同时还需要一位分子生物学的技术专家在专门的实验室来管理这个检测。第三种方法是利用抗原检测技术，它仅仅需要30分钟，但是灵敏度差，一般不能在早期发现病毒。相比之下，新的量子点方法仅仅需要1~2小时，且甚至比实时定量PCR更为敏感。它能在RSV加入培养基后一个小时之内检测到这种病毒。另外相比依赖荧光蛋白的检测系统，这项技术还有一个优点，量子点的荧光可维持数小时而荧光蛋白的荧光仅在数分钟后内就淬灭。

据估计，仅仅再需要过上2~3年就可以开发使用这种量子点检测技术。所有的部件都是可用的，任何人都可以将其中的一个检测系统组装到一起。这个系统应该相对比较便宜，最贵的部件就是量子点。一小瓶含有足够进行200次检测的材料大约需要300美元。这种技术可能成为最早在医疗上运用的纳米技术。下一步将发展一种量子点鸡尾酒（多功能），可以同时检测5种以上的呼吸道病毒：A型流感病毒、B型流感病毒、副流感病毒、偏肺病毒和呼吸道合胞病毒。多色量子点的运用可能使这项技术变成现实。与不同分子连接的不同颜色的量子点，可以结合到不同的RSV表面。量子点可以制作成十几种不同的颜色，针对另外4种呼吸道病毒的抗体已经鉴定，它们可以作为量子点与病毒间的连接分子。这种检测方法可以诊断90%的RSV感染。这种检测的建立能够激励我们发展和改进呼吸道病毒感染治疗的药物。对于病毒感染，如果没有好的诊断手段，医生就不愿意常规给患者使用抗这种病毒的药物，制药公司也就没有动力去研发针对这种病毒的有效治疗药物。

纳米技术相关的杀菌剂

杀菌的纳米粉末

有些纳米粉末具有抗菌的性质，它们是由简单而无毒的金属氧化物（如氧化镁和氧化钙）构成的纳米晶体。这些纳米晶体能够携带活性卤素，如$MgO·Cl_2$、$MgO·Br_2$等等。当这些超细的粉末与大肠杆菌、蜡样芽胞杆菌、枯草芽胞杆菌等接触以后，大约有90%的细菌在数分钟内被杀灭，那些杆菌的芽胞在几小时后也可被杀死。黄曲霉毒素在干燥条件下与纳米粉接触后，MS2噬菌体（作为人类肠道病毒的指示物）在水中与纳米粉接触后都可以在数分钟被清除。

氧化镁纳米粉剂可以用于洗刷炭疽芽胞污染的房间。不像那些不易处理和具有腐蚀性的可以损坏电器的抗菌气体和泡沫制剂，这种纳米粉末喷洒到房间里，很容易擦洗清扫或者用吸尘器清除。喷洒了纳米粉末的区域可以吸附带相反电荷的芽胞，然后纳米颗粒能将其切开并产生化学反应，破坏芽胞坚实的外壳。科学家将芽胞吹到一间不锈钢的房屋里，然后喷洒一些纳米粉末，检测清除芽胞的有效性。在这项技术的基础上，纳米材料公司（NanoScale Materials Inc）计划将这种名为FAST ACT的可以分解毒性化学物的干粉投入市场，这种粉末含有活性的纳米颗粒，它能够吸收并降解至少24种运输中常见的化学毒物，包括一些酸。不像泡沫制剂，这些粉末不需要湿化，而且在液体和蒸汽中也同样有效。

检测和杀灭细菌的纳米管

匹兹堡大学的研究人员利用烃和铵的复合物合成了一种简单的分子，这种简单的分子可以用来生产具有独特的抗微生物性能的纳米管（Lee等，2004）。四价的铵复合物有分解细胞膜而导致细胞死亡的功能，而按合适的配方制造的丁二炔烃能够改变颜色。这种合成的分子具有我们想要的生物传感器和杀虫剂的双重性能。

这种分子不仅可以生产出完美均一的组装纳米管，还可以组装出所谓的"纳米地毯"，发挥杀菌和生物传感的作用。纳米管能够把自己组织为宽阔的、竖立的群体，如果放大100万倍，它们看上去就像地毯的纤维那样。这种纳米管有相同的直径（89 nm）和相同的管壁厚度（27 nm），纳米地毯约1μm高，这和自由形态的纳米管差不多高。在缺乏模板的情况下对纳米管进行编织是非常困难的，而能自组装的纳米管的发明表明其向生产有生物活性的纳米材料迈出了重要的一步。这种纳米管可以在室温条件下数小时之内合成，因此合成的费用也将大大减少。纳米管一般为中性色，当暴露在紫外线下，它将变成一个恒定的深蓝色。在变色过程中纳米管的化学结构也发生改变，从非聚合态变成聚合态，从而变得更加结实。当这些聚合后的纳米管和不同的物质接触后，能够从蓝色变成其他颜色。例如纳米管与酸或去垢剂接触后，会变成红色或黄色。

纳米管通过改变颜色能很灵敏地区分不同物质，这一特性可用于杀菌。大肠杆菌中的一些菌株是经食物传播的致病原，当它与纳米管接触，纳米管变为红色和粉红色。研究人员还在电子显微镜下发现，纳米管像一根针，可以刺破细胞膜杀死细菌。聚合纳米管（可改变颜色）和非聚合纳米管都是有效的抗微生物材料，能在1小时内完全杀灭大肠杆菌。这个发现意味着，我们能够研发一种同时检测和消灭微生物的武器。由美国国防部资助的一项研究是希望研发一种涂料，在生物或化学武器攻击时涂料能发生颜色变化，同时杀死细菌和降解毒物。

加利福尼亚州斯克利普斯（Scripps）研究所的一个研究小组，利用自组装环肽纳米管研发了一系列的抗菌材料，能够吸附细菌、穿透细胞壁杀死细菌。这种纳米管可以清除小鼠的抗生素耐药细菌的感染（Fernandez-Lopez等，2001）。另一个很有前景的研究是研发预防生殖道感染导致宫颈癌的人乳头状瘤病毒的疫苗，这种疫苗含有像病毒一样自组装的纳米颗粒。Medimmune公司（盖瑟斯堡，马里兰州）和GlaxoSmithKline公司（Uxbridge，英国）现在正在开发这种纳米颗粒。

防御炭疽袭击的碳纳米管

虽然研究者对用分子材料吸附炭疽芽胞产生了极大的兴趣，但是获得的成功有限。这些分子材料主要是蛋白质，最近更多使用的是多肽。尽管我们都知道在芽胞表面有糖分子，但是由于缺乏特异的合成糖类的技术平台，我们很难利用糖与糖的相互作用来吸附炭疽芽胞。美国克莱姆森大学的科学家报道了他们成功使用单壁碳纳米管作为一种独特的支架，支架上的多价单糖的二价阳离子对芽胞聚合具有明显促进作用，因而可以有效结合炭疽芽胞（Wang等，2006）。把这项技术运用到对抗炭疽等生物恐怖袭击还有很长的一段路要走。为了有效防治炭疽感染，我们需要将纳米管制成易吸入肺的粉末。吸入后，纳米颗粒可将炭疽芽胞吸附，使其不易侵袭肺细胞而发生感染。类似的技术，用糖包被碳纳米管来终止大肠杆菌的扩散，已在2004年试验成功。

抗微生物的纳米乳

抗微生物纳米乳（NanoBio公司生产）是一种由水相和油相形成的直径200～400 nm的均一微滴。这些微滴在表面活性剂作用下形成稳定体系，并具有抗微生物活性。浓缩的纳米乳nanoemulsions呈白色乳状，有一定的气味和黏度。它们能够制备成凝胶、乳剂和液体。大多数情况下，纳米乳是以水为主要成分的液体，防腐成分在纳米乳中仅有0.01%甚至更少。实验室的研究结果表明，这种防腐剂至少在2年内有效且无毒。纳米乳能够有效破坏微生物且对人体无毒无害（Hamouda等，2001）。纳米乳的杀菌作用机制是纳米颗粒与微生物的细胞膜融合，然后表面活性剂破坏细胞膜，最终将其杀灭。这些微生物可以是病毒（如艾滋病病毒、疱疹病毒）、细菌（如大肠杆菌、沙门菌）、芽胞（如炭疽芽胞）和真菌（如白念珠菌、纯黄丝衣霉菌）。临床试验表明，纳米乳对治疗1型单纯疱疹病毒引起的唇疱疹和趾甲真菌非常有效。纳米乳也可以制成专门杀灭一或两类微生物的药剂。由于纳米乳低毒的特点，可以用于口腔、阴道、皮肤、防腐剂、消毒剂、兽医用品和农业作物等的抗微生物。

由于纳米乳无毒和无腐蚀性，可以用于对工作人员、仪器设备、地面、建筑物和水的消毒。美国国防部国防威胁降低局已经证实，纳米乳是一种有效的化学消毒剂。美国军队测试了纳米乳和其他9种生物消毒剂杀灭炭疽杆菌的有效性，结果证实纳米乳是4种有效的消毒剂中的一种。

预防感染的银纳米颗粒涂料

在德国萨尔布吕肯的新材料研究所，有一个研究组致力于纳米技术的开发应用。他们研发了一种可以杀灭真菌和细菌的银纳米颗粒涂料。研究人员将这种富含银纳米颗粒的涂料（每平方厘米含有十多亿个肉眼不可见的颗粒）喷洒在物体表面，会有少量银离子释出。表面的银离子不仅具有驱虫剂的作用，对表面聚集的真菌和细菌也有杀灭作用。这些涂料可以运用到任何微生物聚集且有害人类健康的表面，如医院、公共建筑、工厂和家庭中物体的表面，还有人们经常接触的几乎所有表面，如金属、玻璃、塑料。即使是卫生条件要求较高的地方，人们也不再需要不断地用液体消毒剂进行清洁。如果在助听器上使用这种纳米涂料，放入耳道是安全的，人们也不必为耳道感染而担心。

德国纽伦堡Bio-Gate公司生产的纳米银BG，是50~100 nm大小的多孔银颗粒，具有在物体表面分布均匀和抗感染的特性。这种纳米银已经用于预防伤口感染。施乐辉公司（Smith & Nephew）生产的Acticoat绷带上有纳米晶体银，它对伤口的病原菌具有很强的杀伤作用。

AcryMed公司的银纳米颗粒技术产品SilvaGard是将2~20 nm的银颗粒制成稳定溶液，其抗微生物作用可持续一年以上。用气相沉积方法在物体表面涂纳米银，仅能覆盖表浅层，而AcryMed公司的技术能使纳米银涂料很好地处理物体表面，完整覆盖，而非仅涂布表浅的一层。

纳米抗病毒制剂

抗病毒的纳米涂层

美国北卡罗莱纳大学纺织学院和埃默里大学医学院的研究人员研制了一种能持续使用的纳米涂层。研究表明这种纳米涂层可以杀死99.9%的流感病毒和99.99%的牛痘病毒，而这些病毒是造成皮疹、发热、头疼以及身体疼痛的元凶。这项技术使得人们只要暴露在可见光下，就可免受大多数病毒和细菌的感染。这项技术已经转让给了LaamScience公司。

2006年12月，香港地铁运营商港铁公司（Mass Transit Railway，MTR）宣布，公司将用一种新型高效消毒剂纳米银-二氧化钛涂料（Nano Silver-Titanium Dioxide Coating，NSTDC，一种无毒消毒剂）喷涂在顾客经常接触的物体表面，以提高地铁车站和车箱的卫生水平。利用纳米技术，能将这种纳米银二氧化钛涂料的覆盖范围和效用发挥到最大。日本发明的这项纳米银二氧化钛涂层技术能非常有效地杀灭许多细菌、病毒和霉菌，包括H1N1流感病毒A，被广泛应用于医院、办公室和家庭的消毒。纳米银-二氧化钛涂层材料的主要成分二氧化钛已经通过美国食品药品管理局及香港公共健康及市政服务条例的批准，允许应用到食品中。

抗病毒制剂富勒烯

科学家合成了一系列带有两个氨基的双吡咯烷结构的分子，研究证明这类分子具有抗HIV-1和HIV-2的作用（Marchesan等，2005）。其中的两个反式异构体具有抗病毒作用，业已证实C60（布基球）碳笼上取代基的相对位置非常重要。但是，尚未发现这类化合物对除HIV之外的DNA病毒和RNA病毒具有任何抑制活性。

阳离子、阴离子和氨基酸型富勒烯衍生物具有抑制HIV逆转录酶和HCV病毒的活性（Mashino等，2005）。在所有衍生物中，阴离子型富勒烯的活性最高。所有被试验过的富勒烯衍生物都比非核苷类似物型HIV逆转录酶抑制剂的活性高。富勒烯中的长烷基链的作用不明显，反而能降低抑制病毒的能力。抗HIV感染的两个重要的靶点是HIV蛋白酶和HIV逆转录酶。分子模拟实验表明，碳60核心可进入HIV蛋白酶的疏水性结合位点，但是通过抑制HIV蛋白酶降低HIV活性的机制还没有得到实验证实。

纳米杀病毒剂

NanoViricides公司正在研发的纳米杀病毒剂是一种能破坏病毒的纳米药物。单个纳米杀病毒剂分子是一条聚合单链，上面共价结合了针对特定病毒靶点的配体。药物的抗病毒谱是由共价结合的配体特性及其他重要功能结构决定的。纳米杀病毒剂可寻找特定的病毒，将病毒吸附后吞并或包裹，抑制病毒的感染性，从而破坏或杀灭病毒。有些纳米杀病毒剂还可以破坏病毒基因，从而彻底消灭病毒。不同于其他纳米胶技术，这种纳米胶没有结合金属离子，而且还可以渗透到病毒内部与多个位点结合，从而有效破坏病毒。一些药物活性成分可选择性加入到纳米颗粒的中心部位。

纳米杀病毒剂的作用机制

病毒感染细胞时需要与细胞的多个位点结合。比如，HIV病毒只与T细胞上的CD4相结合，是不足以导致发病的，HIV病毒需要至少与T细胞上的两个或三个不同部位结合，当然结合的位点越多致病性越强。同样，为了有效对抗病毒，纳米杀病毒剂也应该多结合病毒上的位点。理想状态下，应该结合所有的位点来阻止病毒感染细胞和病毒繁殖。但目前使用的抗病毒药作用机制单一，只能阻断单一受体。因此常常需要联合用药来增加所抑制受体的数目，而且这种方法还不是很有效。

与其他方法相比，纳米杀病毒剂（Nanoviricide™）纳米微团能识别并与病毒上的一种以上位点结合。目前来说，利用NanoViricide™系统设计出的药物，可以与病毒上的3种不同位点结合，获得更好的杀毒效果。NanoViricides公司称此为"多位点靶向性"。

纳米杀病毒剂的作用并不仅仅是阻断病毒上的所有结合位点，纳米杀病毒剂的基本成分是经特殊设计的聚合物胶束（微团），本身就能分解HIV病毒颗粒。纳米杀病毒剂将病毒包裹后，使病毒结构疏松，活性降低，有些病毒颗粒甚至会被分解，这将产生更进一步的疗效。NanoViricide公司试图将纳米杀病毒剂纳米微团与特殊的"分子凿"结合以提高降解病毒的能力。当纳米微团包裹病毒时，分子凿就开始发挥作用。分子凿通过病毒外壳中的特定薄弱点插入壳中，使外壳蛋白结构变得疏松，病毒颗粒就很容易被分解了。纳米杀病毒剂的这种作用机制可通过图11.1来表述。其作用原理及其在体内的作用过程是多样和相当复杂的，此处只能对其已发现的功效做一简单描述。纳米杀病毒剂的作用对象有流感病毒、艾滋病病毒、丙肝病毒、狂犬病病毒及其他病毒。

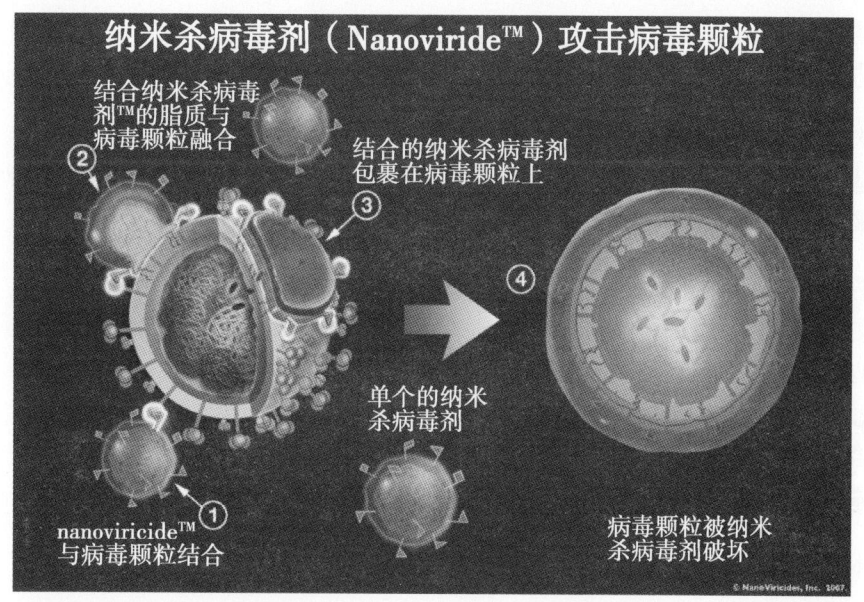

此独特的新型纳米技术的设计原理图并不是用来解释在体内的详细机制。单独的一个纳米杀病毒剂纳米颗粒能完全包裹一个病毒。纳米杀病毒剂是多链自组装形成的。为便于理解，也绘出了单一链组成的微团。该图例与实际不成比例。

图11.1 纳米杀病毒剂攻击病毒颗粒的过程。(A)该纳米微团的黏附特点是通过多个位点吸附在病毒上并开始吞并病毒；(B)有弹性的微团包裹并吞并病毒颗粒，分解、破坏病毒，并与病毒的脂质包膜发生融合。(经NanoViricide公司许可复制)

纳米杀病毒剂的优点

同当前使用的针对病毒感染疾病但并不十分有效的治疗方法相比，纳米杀病毒剂具有以下优点：

- 针对病毒的特异靶向性，对宿主无代谢副作用
- 生物学效应比常用化学药物高几个数量级。它本身可限制病毒突变体的产生
- 纳米杀病毒剂具有减少突变体产生的关键设计
- 因其独特的设计和能在体内被生物降解的特性，使用纳米杀病毒剂是安全的
- 这一新技术可加快开发新药以对抗不断出现的新病毒，这对于对抗自然界和人为的生物恐怖，保证全球的生物安全是很重要的。只要动物来源的抗体充

足，在某种能造成生命威胁的新病毒引起感染发生3～6周内，就有可能开发出一种新药物来对抗疾病
- 在药物的结构中引入不同病毒的靶向配体，可使一种纳米杀病毒剂同时对抗多种病毒。根据病毒的类型、亚型或种属，准确选择靶向配体可调整纳米杀病毒剂的特异性和病毒谱
- 纳米杀病毒剂的安全性已被证实，它只特异性地针对病毒，而对宿主没有影响
- 纳米杀病毒剂可以有多种剂型、释放曲线和给药途径
- 药物开发、生产和配送的成本低

纳米杀毒剂的候选药物目前正在进行临床前研究，下一步将进行临床试验。目前注射用剂是最有效的，其他给药途径的剂型，如鼻用喷雾剂和气管内气雾剂也在研发中。

纳米杀病毒剂比疫苗治疗的优点如下：

- 纳米杀病毒剂可用于疫苗无效的疾病，甚至免疫系统损害的疾病仍有效，如艾滋病
- 纳米杀病毒剂可在缺乏有效疫苗的情况下发挥作用
- 对单一感染暴发群体能提供短期有效保护
- 治疗可在感染后就开始
- 控制病毒流行，不再需要进行全球性预防接种

纳米杀病毒剂比免疫球蛋白治疗的优点如下：

- 由于室温下化学性质非常稳定，纳米杀病毒剂可用来治疗多种疾病
- 纳米杀病毒剂的制备需要与抗体片段相结合，但不要求是人源的抗体。事实上，任何来源的抗体都可用于制备纳米杀病毒剂，这就大大降低了研发的成本和时间

应用免疫球蛋白治疗时，要求患者的免疫系统（补体系统）功能是正常的，但很多疾病的晚期，免疫系统常常会发生功能异常。而纳米杀病毒剂治疗病毒感染完全不依赖于患者的免疫系统。

纳米疫苗

尽管大量的药物佐剂已批准应用于兽医业，但只有明矾作为佐剂能应用于人。但是，明矾引起强烈的抗体反应同时，使细胞免疫反应减弱，在注射部位也常出现炎症反应。科学家在大型动物绵羊体内研究了一种新型纳米珠佐剂的免疫特性（Scheerlinck等，2006）。与明矾相比，共价结合在纳米珠上的抗原可引起强烈的细胞免疫反应，而体液免疫反应则温和得多。在绵羊的纳米珠接种部位没有出现不良反应。纳米珠佐剂在兽医领域的应用有助于病毒病原体免疫活性的诱导，这时细胞免疫是必须的。这些研究也显示了纳米珠药物佐剂对人体细胞内的病原体可能也有作用。大多数的佐剂只能刺激抗体对抗一种相应的疾病，纳米珠技术使机体免疫系统的作用进一步强化，并可诱导

T cell的生成，以清除病毒、对抗癌症。纳米珠的大小约为40nm，与许多病毒的大小相似，这使其能很好地被机体的免疫系统接受和利用，诱导产生大量的T淋巴细胞。

病毒性疾病中的血液纳米过滤

纳米过滤是用有纳米孔的过滤器来过滤微粒。澳大利亚昆士兰理工大学的科学家们研发了一种特殊设计的陶瓷膜作为纳米过滤的纳米网，能清除水、空气和血液中的病毒。目前存在的问题是滤过膜在制造过程中常因出现针孔和裂隙而报废。

昆士兰理工大学科学家的贡献是对滤膜材料的根本改进，因为这种改进对材料的分离性能至关重要。网孔结构对于滤膜的效率最重要，已经用纳米量级的陶瓷纤维制作而成。与普通的陶瓷滤膜相比，这种结构的改进使通过滤膜的流速至少提高了10倍。并且仍保持96%以上的过滤效率。

这项技术可用来过滤经空气传播的病毒如严重急性呼吸综合征（SARS）病毒和禽流感病毒等，还可能通过滤过血液中的HIV病毒来治疗艾滋病。

对抗生物武器的纳米制剂

Bio-DECON™（由Sierra Pacific Research Company公司研发）与水发生无毒的电化学反应时可产生纳米硅酸盐晶体。硅酸盐晶体的产生是通过化学方法，但其破坏芽孢、细菌和病毒细胞壁的过程却属于力学过程。药物很难穿透某些革兰阴性细菌的细胞壁，但Bio-DECON可以穿透革兰阳性菌和阴性菌的细胞膜。

几年前，巴特尔纪念研究所将Bio-DECON作为抗炭疽杆菌细胞和抗芽孢的药物进行研究。结果显示，在实验室内使用4%浓度的Bio-DECON（正常使用的浓度是25%）能快速抑制炭疽杆菌集落的形成，2分钟内使95%的炭疽杆菌失去活力，持续使用60分钟后可使细菌杀灭率达99%以上。Bio-DECON™在至少几天内仍能保持对微生物的杀伤力。

纳米材料可用作抗炭疽杆菌的药物。莱斯大学的化学家们的研究是将使炭疽芽胞处于休眠状态的抗体和治疗炭疽的药物与球形的碳富勒烯分子组合在一起，成为新的抗炭疽药物。当吸入的炭疽芽胞萌发时药物开始起作用，在炭疽杆菌释放出致死量毒素之前将其杀灭。这对刚接触过炭疽杆菌或接触后24小时内用药的个体来说，都有很好的疗效。目前他们正在针对治疗炭疽感染的抗生素如万古霉素进行初步的与纳米材料组合的研究。

在炭疽感染的治疗中，阻止毒素与细胞表面的炭疽毒素受体CMG2和ATR/TEM8的相互作用是很关键的。美国斯克利普斯研究所的科学家研发了一种新型的纳米技术，即构建多价受体陷阱，在体内和体外有效对抗致命性炭疽毒素。

（李　燕　付勇南　译；张幼怡　审）

第十二章 纳米眼科学

引 言

纳米技术在眼科疾病中有多方面的应用,包括药物的输送、病理机制的研究、视神经的再生及抑制退行性病变中新生血管的形成等。

纳米载体在眼科药物中的应用

传统的滴眼液以其使用方便等优点成为约90%眼科用药的首选剂型。但眼药水中95%的药物都会随眼泪的流出而排出,这是眼睛抵抗有害物质的清除保护机制。此外,致密的角膜上皮细胞也妨碍了药物分子的穿透。

纳米载体如纳米颗粒、脂质体、树丛状纳米球等被用来改进眼科药物的输送(Vandervoort & Ludwig 2007)。以纳米材料为载体的滴眼液,能够延长药物在眼表的滞留时间,并可避免眼睛自清系统的干扰。结合可调控的给药方式,纳米载体药物可开发成为能在作用部位长时间维持治疗浓度的眼科药物剂型,从而也可减少用药的剂量和次数。在眼内给药时,纳米给药系统同样可以控释给药并减少注射次数。另一个优点是药物对作用位点的靶向性可以减少用药剂量及副作用。

纳米颗粒为载体的眼科药物

纳米技术用于眼科药物剂型研发已有十余年历史,但研究仍停留在改进药物输送体系和提高用药安全性上。临床上,在处理例如白内障摘除手术损伤引起的瞳孔缩小时,常使用非甾体抗炎药。为了提高布洛芬(IBU)在眼内的生物利用度,研究人员应用惰性聚合物丙烯酸树脂——Eudragit RS100制备了载有布洛芬的纳米混悬液(Pignatello等,2002)。布洛芬纳米混悬液的平均粒径约为100 nm,带正电荷,适合于眼部用药。体外溶解实验表明其具有控释特性。兔眼外伤的在体实验也显示,与作为对照的水溶液相比,虽然纳米颗粒系统给药在结膜囊达到的药物浓度较低,却能更有效地抑制手术创伤所致的瞳孔缩小。虽然给药后,在房水中可检测到较高浓度的药物,但对眼部组织并未产生毒性作用。

壳聚糖纳米颗粒在眼科药物中的应用

壳聚糖(chitosan,CS)纳米颗粒在眼科用药方面已有研究,包括它们在体内与角膜和结膜的相互作用,在体外对眼结膜培养细胞的细胞毒性(de Campos等,2004;de Salamanca等,2006)。利用荧光分光光度计和共聚焦显微镜可以观察荧光壳聚糖

（fluorescent CS CS-fl）纳米颗粒与兔角膜和结膜的相互作用。荧光壳聚糖纳米颗粒与溶菌酶共孵育后，不影响纳米颗粒的稳定性和黏蛋白的分散黏滞性。体内实验表明，与对照组荧光壳聚糖溶液相比，纳米颗粒在眼表的存留时间延长，可以稳定持续24小时以上。共聚焦显微镜观察到纳米颗粒可以渗入到角膜上皮细胞内，与壳聚糖纳米颗粒共孵育后，细胞24小时的存活率更高，存活细胞的活力几乎是100%。这些研究都表明壳聚糖纳米颗粒是非常有前途的眼科药物载体。

壳聚糖可以经共价键连接胆固醇进行修饰（Yuan等，2006），修饰后的壳聚糖能自我聚合成大小约200nm的纳米颗粒。纳米颗粒加载环孢素的加载率可达到6.2%，体外研究表明这些药物可在48小时内缓慢释放出来。应用单光子发射计算机断层显像及闪烁计数仪测定证实，112分钟后仍有71%的药物滞留在眼球表面。

聚乳酸纳米颗粒在眼科药物中的应用

将泊洛沙姆188作为稳定剂，纳米颗粒通过溶剂置换技术使聚乳酸纳米颗粒与氟比洛芬聚合，使其成为预防眼科手术炎症反应的药物（Vega等，2006）。这种氟比洛芬聚乳酸纳米颗粒的直径约为230nm，制剂对眼组织无毒。兔体内实验也证实其无毒、无刺激。用钠同位素标记来示踪纳米载体滴眼液与商业滴眼液（Ocuflur^{TM}）在炎症发生后的抗炎作用，结果发现商业滴眼液在约90分钟后对较轻的炎症有抗炎作用。相比之下，纳米载体滴眼液则在整个试验观察的150分钟内显示了逐渐增强的明显的抗炎作用。

纳米颗粒隐形眼镜在眼科药物中的应用

新加坡生物工程和纳米技术研究所的科学家发明了一种简单的方法，将治疗眼病的药物加载到隐形眼镜的聚合材料中，制成可释放药物的隐形眼镜。用纳米颗粒将药物加载到隐形眼镜中的方法，比在制造隐形眼镜过程中用常规方法将药物混入眼镜片的方法要好。纳米材料的隐形眼镜片中形成了纳米管道，当与眼液接触时，纳米管道会开放并释放药物。这些微细管道形成的纳米多孔，允许眼泪、气体等自由出入隐形眼镜，使其与人眼有更好的相容性。通过调整纳米管道的大小，还可以控制药物在数小时乃至数天内的缓慢释放。将隐形眼镜浸泡在含有药物的溶液中的方法，则不能控制药物释放过程，药物有效浓度仅能持续几个小时。应用这种新型隐形眼镜的给药方法可以减少药物的浪费及全身吸收的不良反应，将会应用到越来越多的患者身上。

美国佛罗里达大学的科学家研究开发了一种颗粒加载型软性隐形眼镜作为眼部给药的新载体。治疗眼病的药物封装在纳米颗粒里，然后再与制作隐形眼镜的材料混合，制成隐形眼镜。隐形眼镜中的药物可以输送至患者眼部，能减少药物的浪费和副作用，并在5～10天内控制药物持续释放。

眼内给药的纳米颗粒

眼内给药的纳米颗粒主要用于控制药物释放，对抗酶对药物的降解以及靶向性输送药物。聚乳酸（polylactide，PLA）纳米颗粒在眼内组织的动力学和对包载药物的释放能力已完成动物实验研究（Bourges等，2003）。聚乳酸纳米颗粒注入玻璃体内后，能够穿透视网膜并择优定位于视网膜色素上皮（retinal pigmented epithelial，RPE）细胞。纳米颗粒中包载的罗丹明染料可使视网膜神经网膜和视网膜色素上皮细胞着色。该给药系为色素上皮细胞、视网膜等提供了特异靶向给药的途径。而且，随访4个月仍可在神经网膜层和色素上皮层观察到聚乳酸纳米颗粒，说明这是一种稳定、持续的给药方式。

给雄性SD大鼠进行结膜下注射，发现直径200nm或更大的聚乳酸纳米颗粒几乎全部能在注射部位滞留至少2个月（Amrite & Kompella，2005）。20nm的纳米颗粒则扩散较快，7天后只有注射药量的8%还滞留在注射部位。有学者研究了聚乳酸聚乙醇酸纳米颗粒包载色素上皮衍生因子（pigment epithelium derived factor，PEDF）在视网膜缺血损伤中的神经保护作用（Li 等，2006），发现在玻璃体内注射未被纳米颗粒包载的裸肽，48小时后能减少约44%的视网膜神经节细胞（retinal ganglion cells，RGCs）的死亡。而注射纳米颗粒包载的多肽所产生的相同的保护作用至少能持续7天。作者把这种持续作用归因于聚乳酸聚乙醇酸纳米颗粒对色素上皮衍生因子缓慢释放的控制以及保护多肽不被降解与清除的作用。

除载药纳米颗粒的大小之外，与PEG形成接枝聚合物是另一种控制纳米颗粒释放药物的方法。聚乙二醇化聚十六烷基氰基丙烯酸酯是一种疏水性的聚合物，与亲水性的PEG链相结合制备出包载他莫昔芬的纳米颗粒（De Kozak 等，2004）。纳米颗粒在大鼠眼内注射能明显抑制实验性自身免疫性葡萄膜视网膜炎的发生，未被纳米颗粒包载的药物则对疾病的发生无作用。

用于眼睛的非病毒载体转基因的DNA纳米颗粒

基于对免疫豁免性及很多致病基因的研究，眼睛被认为是适于做基因治疗的。研究者将包覆DNA的纳米颗粒（Copernicus）当做非病毒载体的眼部基因给药系统。临床试验业已证实包覆DNA的纳米颗粒是安全、有效的。理论上它对质粒的大小没有限制，不会引起免疫反应，可高浓度集中在作用部位。一项研究发现，通过改变注射部位，包覆DNA的纳米颗粒可定位在眼睛的不同组织上（Farjo 等，2006）。眼内几乎所有类型的细胞都能被DNA纳米颗粒转染，并呈剂量依赖性地高表达基因产物。纳米颗粒几乎能转染所有的光感受器细胞，并同视网膜中表达水平最高的视蛋白基因的表达水平相似。目前还没有DNA纳米颗粒有损伤视网膜功能的报道，这种治疗方法在临床上应该是可行的，它提供了一种高效、安全的方法在视网膜和其他眼组织中输送和表达核酸。这些研究将对视网膜色素变性、糖尿病视网膜病变、黄斑变性等眼部疾病的基因治疗产生重要影响。

基于纳米技术的眼病治疗学

树丛状纳米颗粒在眼科中的应用

伦敦帝国理工学院的科学家们正在研究阴离子树丛状纳米颗粒在眼科中的应用。选择该类化合物作为研究对象的主要原因是希望利用这类化合物克服普通介质只能定位于单个分子或者单个受体的局限性。树丛状纳米球能帮助生成一些多价结构的药物，使更大型的分子能够同时结合若干种配基，从而获得更好的生物效应。对树丛状纳米球在眼科给药的研究表明，它能够防止眼科手术后的瘢痕形成，抑制眼后房炎症反应及新生血管形成。

抑制新生血管形成的纳米技术

许多治疗眼病的策略都包括如何阻止新生血管的形成。下面有些例子可以说明纳米技术能很好地改进这些治疗方案。

在临床上，光动力疗法（photodynamic therapy，PDT）已用来治疗渗出型老年性黄斑变性（age-related macular degeneration，AMD）。通过应用超分子纳米医学装置，如以聚合物纳米胶为载体的新型树突状光敏剂（dendritic photosensitizer，DP）能改进该疗法（Ideta 等，2005）。树突状光敏剂特征性的树突状结构能够阻止核心增敏剂的聚集，从而产生更有效的光化学反应。由于它能高选择性地积聚在脉络膜新生血管化（choroidal neovascularization，CNV）部位，这种疗法能以最小的光毒性非常有效地阻止新生血管的形成。

采用人可溶性基底膜基质（matrigel）和胎盘血管生成实验方法，发现葡糖-6-磷酸修饰的树丛状纳米球能够抑制FGF-2介导的内皮细胞增殖和血管发生（Shaunak 等，2004）。在青光眼滤过术后瘢痕组织形成的兔模型中，葡糖胺修饰的树丛状纳米球和葡糖-6-磷酸修饰的树丛状纳米球一起应用可将手术的长期成功率从30%提高到80%。工程化合成的树丛状纳米球可设计成具有免疫调节和抗血管生成的作用，同时可以防止瘢痕组织的生成。

在一项长期研究中，使用亲脂性氨基酸树丛状纳米球向兔眼中输送抗血管内皮生长因子（vascular endothelial growth factor，VEGF）的寡聚核苷酸ODN-1，以防止激光引起的脉络膜新生血管化（Marano 等，2005）。同时，树丛状纳米球包载寡核苷酸后的摄取、分布和对视网膜的影响也在研究中。对激光光凝术后的眼睛用荧光血管造影法分析发现，在疾病的初始4~6个月内，包载寡核苷酸的树丛状纳米球能阻止95%的脉络膜新生血管化。而仅给眼睛注射寡核苷酸则对疾病的进展没有明显影响。玻璃体腔内注射寡核苷酸可被视网膜大面积吸收并通过视网膜细胞层表面渗透到视网膜色素上皮内。眼科检查表明，寡核苷酸树丛状纳米球在体内具有很好的免疫耐受性，通过免疫组化技术也未观察到炎症相关抗原的增加。因此，在血管生成性眼病中，树丛状纳米球可为输送治疗用寡核苷酸提供可行的方法。

纳米生物技术在视神经再生中的应用

在麻省理工学院，科学家们使用一种可以进行自组装的多肽纳米骨架（self-assembling peptide nanofiber scaffolds，SAPNS）进行纳米神经织补，实现对哺乳动物大脑深部损伤组织的修复。研究人员将仓鼠的视神经横切后，向损伤区域注射含有SAPNS的溶液，自组装产生的支架结构帮助神经轴突再生，并且使损伤区域周围的脑组织重新连接，最终实验动物重新获得了视觉。虽然该项技术在人体中应用为时尚早，但它在动物实验中显示的效果展示了良好的应用前景。

视网膜退行性病变基因治疗的DNA纳米颗粒

2007年6月，在美国基因治疗协会会议上，俄克拉荷马大学健康科学中心的科学家们发表的研究成果表明，DNA纳米颗粒在视网膜色素变性的小鼠模型中能通过将正常的基因拷贝输送到视网膜感光细胞而矫正视力缺陷。DNA纳米颗粒同样也可在因神经节细胞和视神经损伤导致的更为复杂的眼病如糖尿病视网膜病变、黄斑变性等的治疗中起到积极有效的作用。

纳米生物技术用于青光眼治疗

青光眼是眼睛内部液体异常高压的疾病，如果不进行治疗，会导致视神经损伤和视力丧失。人碳酸酐酶（human carbonic anhydrase，hCAⅡ）与青光眼发病相关，它是一种能催化二氧化碳生成碳酸氢盐的可逆水合作用的金属酶。产生眼内高压的部分原因是眼睛内部二氧化碳的积聚。药物治疗的目的是抑制产生二氧化碳的hCAⅡ。碳酸酐酶抑制剂包括乙酰唑胺、醋甲唑胺、乙氧苯唑胺，以及双氯非那胺等至今仍广泛用于治疗青光眼。它们的作用机制包括抑制碳酸酐酶同工酶在睫状体光凝术中的产生，相应地减少碳酸氢盐和房水的分泌和眼压的升高。

不过，现有的青光眼治疗药物中，只有1%～3%可以穿透到眼睛中。初步研究显示，纳米颗粒有高穿透率，而且几乎不会使患者感到不适。纳米颗粒尺寸极小，同目前大多数滴眼液所使用的复杂复合物相比，对眼睛的摩擦刺激性更小。研究者将一种特殊的氧化铈纳米颗粒与可阻断hCAⅡ酶活性的化合物羧基苯磺酰胺组装在一起（Patil 等，2007），羧基苯磺酰胺是一种人碳酸酐酶（hCAⅡ）抑制剂，利用作为中介的体表氯环氧丙烷，使其依附在氧化铈纳米颗粒上。除了结合酶抑制剂外，同时还可将荧光基团（羧基荧光素）固定在纳米颗粒上，用来示踪纳米颗粒在体内和体外的路径。用X线光电子能谱观察合成反应的每一步，以确保纳米颗粒的组装成功。用共聚焦荧光显微镜检测以确保羧基荧光素结合在纳米颗粒上。研究显示，羧基苯磺酰胺功能化的氧化铈纳米颗粒保留了其抑制hCAⅡ的功能。

树丛状纳米球及其他各种纳米科技产物被密歇根大学的科学家们应用到眼遗传学和基因组学的研究中。除了研究纳米技术在青光眼的发病及治疗中的应用外，还研究纳米技术在药物输送中的作用。科学家们对以下三类仪器很感兴趣：①能够在临床或者重点照护检验（point-of-care，POC）条件下进行实时基因分型的仪器；②能够在原位条件下分析基因表达水平，从而评价人为干预过程所发挥的效应的仪器；③能够避免在基因治疗中使用病毒载体，针对特殊的细胞类型输送基因的仪器。

青光眼治疗面临的问题之一是如何将药物顺利导入细胞内，而不是堆积在细胞表面或者间质中。小梁网（Trabecular meshwork，TM）细胞具有吞噬性，通过诱导能够摄取多种不同的载体颗粒。具体来说，是将黑寡妇毒蛛素（latrotoxin）的类似物连接到树丛状纳米球的表面，使它能够与小梁网细胞表面的毒蛛素受体识别并结合。在小梁网细胞内，一种相对特异的蛋白酶PCSK1的存在使蛋白质可以通过经过遗传工程改造而附着到载体颗粒的表面；只有当药物随载体颗粒进入到细胞内部，才有可能被其中的蛋白酶水解，从而切断药物与载体之间相连的肽段，使药物从纳米球表面释放而发挥作用。

（李　燕　刘　飞　译；张幼怡　审）

第十三章 再生医学和组织工程

纳米生物技术在组织工程学方面的应用

组织工程学是一门交叉学科，是应用工程学和生命科学的基本原理，研究和开发能够用于重建、维持或改善组织功能的生物替代材料。组织工程是一个介于传统医疗设备和常规药品之间的新兴治疗手段。由于它是一个复杂的多学科前沿交叉领域，因此在发展中会遇到很多困难，需要医师、细胞生物学家、材料学家、化学工程师和化学家的共同努力才能克服。一些生命科学方面的研究表明，除了纳米颗粒在诊断和治疗方面的应用外，纳米技术也可以用于组织工程学（Emerich & Thanos，2003）。纳米生物技术在再生医学，例如包括神经系统退变性疾病在内的中枢神经系统损伤、糖尿病、软组织损伤和骨折的研究方面有潜在的应用价值。

在过去的十年间，研究人员已经对由基底变化引发的细胞运动和代谢的反应有了比较系统的研究。对基底尺寸、结构、空间结构、整合素结合位点和其他因素都已经有了较为全面的了解。为了研究细胞行为规律，研究人员应用各种技术来制造不同材料的微结构表面，观察微结构表面对细胞行为的影响。将胎牛血清白蛋白和层粘连蛋白分别以条纹状包被在基底上，观察到施万（Schwann）细胞会优先聚集于层粘连蛋白区域。将骨原细胞培养在三维纳米羟基磷灰石/胶原基质上，会出现羟基磷灰石晶体在胶原基质中均匀分布的现象，从而更有利于骨骼的生长。

微流控装置可以用于研究排列细胞的方法、细胞与组织的拓扑结构控制和生物反应器。到目前为止，虽然微流控装置还没有广泛应用于组织工程学，但是在以下两个方面有着良好的应用前景：第一，微流控装置可以促进复合组织的生长。由于微流控装置能够提供稳定的血流，因此可以解决一个组织工程学的重要难题，即如何给大的组织结构持续提供氧气和营养以及去除代谢废物。第二，这很可能是微流控装置的一个更加重要的功能，即微流控装置与微纳米技术结合，用于研发研究基本生物学现象的体外生理系统。

三维纳米纤维支架

理想的组织工程支架应该是化学组成和生理结构都近似于天然的细胞外基质。聚合纳米纤维基质具有这样的特性，它是纳米尺度的无纺织纤维的细胞外基质蛋白，因此是一种很好的细胞外基质模拟材料（Ma等，2005）。组织工程支架是典型的固态多孔的均质材料，具有促进再生的条件，如含有生长因子或细胞外基质蛋白，但还没有明确的促进组织再生的证据。

美国佐治亚理工学院的科学家已经研发了新型三维纳米纤维的组织再生支架，这项发明模仿了胶原和其他纤维结构,以方向敏感性的方式引导细胞迁移和组织发育和/或再生。这种技术的主要优点在于能够提供细胞或组织再生的方向。这种策略不仅能够用于引导内源性或植入性细胞或组织迁移至受损的外周神经组织或中枢神经系统以实现功能恢复,而且能用于组织工程。

发展应用于组织工程和再生医学的有效生物支架材料的关键是,能为特异的细胞群提供适于生长的位置和发挥功能的环境。天然的细胞外基质具有有序的纳米结构,可以调控严格受发育控制的细胞行为,包括细胞的方向性运动。哈佛医学院的科学家介绍了一种纳米结构的纤维凝胶的构建方法,用磁场力使包被凝血酶的磁性微球以规定的二维阵列排列。这种胶通过降解可溶性纤维蛋白原底物引导纤维蛋白原的自组装(Alsberg等,2006)。延时激光共聚焦显微镜观察证实,纤维蛋白的原纤维聚集在凝血酶包被的磁性微球的附近并呈放射状排列,形成了这种凝胶。当控制磁场使微球以六角形方式排列时,纤维蛋白的纳米原纤维的聚集倾向于沿着微球间的轴线以测量学的最小间距方式排列。这些生物相容性的支架支持人微血管内皮细胞的黏附和铺展,表明内源性的肌动蛋白应力纤维与支架的纤维蛋白纳米原纤维在细胞周围协同排列。在磁场力的引导下,生物学意义上的微加工系统是独特的,大的支架结构可以由小的初始材料形成,这种微加工系统将来有可能在体内组织工程得到应用。

除了制造用于细胞聚集的三维微加工支架,纳米技术还可用于控制结构的性状特征如形状和孔隙,形成微组织的模板或改善生物反应器(Khademhosseini等,2006)。纳米尺度控制细胞的环境还可以用来研究在空间和时间上细胞与细胞之间、细胞与细胞外基质之间和细胞与可溶性因子之间的相互作用。

用于纳米生物微加工的静电纺丝技术

射流技术越来越多地被作为潜在的高通量和高清晰度操纵生物材料的方法。既往研究表明,为了制作生物相容性材料的生物支架,静电技术已用于放置活细胞组成的有生物活性的纤维和支架成分(Townsend-Nicholson & Jayasinghe,2006)。同轴针装置实现了这一目的,经针内孔流出浓缩的有活力的生物组分,医用级的高黏度和低电导的聚合物(二甲基硅醚)介质经针外孔流出。在经静电纺丝技术处理过的基质上培养细胞,没有证据表明在纳米生物材料构建过程中细胞受到任何损伤。这就说明同轴静电纺丝技术应用于加工生物和生物医学所需的有活细胞成分纳米线的生物活性支架是可行的。这项技术在组织工程和再生医学的应用上具有明显的优势。或许在未来这种有活力的纳米线可直接用于伤口缝合。

组织工程和药物输送联合应用的纳米材料

多种有机或无机纳米材料已用于研发组织再生支架和药物输送载体。这些纳米结构为移植物提供了良好的生物集合体,并且应用到很多领域,如整形外科、心血管药物和眼科。另外,纳米材料能够以定位和可控的方式输送药物,克服药物的生物半衰期短、缺乏长期稳定性和组织特异性,以及多种治疗药物潜在的药物毒性等缺点。

弹性蛋白样多肽(Elastin-like polypeptides,ELPs)是人工多肽,源自人原弹性蛋白的Val-Pro-Gly-Xaa-Gly（VPGXG）五肽重复序列。弹性蛋白样多肽有环境触发的自组装纳米结构的特性，这是这类多肽的又一有趣性质，这也将使其具有广泛的应用前景（Chilkoti等，2006）。可遗传编码的ELPs是单分散的、刺激敏感的和生物相容的，这些性质使得它们具有将药物输送和组织工程结合为一体的特质。

理想的组织工程策略是，生物可降解支架既是三维结构又是生长因子的运载工具，以促进细胞活性和组织新生。有一种新的方法可制造出能控制生长因子运输的组织工程支架，其大孔相连和纳米纤维的结构使支架具有良好的力学性能，含有生长因子的微球组装在支架上（Wei等，2006）。微球均匀分布于整个纳米纤维支架，而微球的掺入并不影响支架的宏观、微观以及纳米结构。以聚乳酸-乙醇酸（PLGA50）微球为指示标志对血小板衍生生长因子-BB（platelet-derived growth factor-BB，PDGF-BB）从微球和支架中释放的动力学进行了研究。结果显示，掺入微球的支架初始的爆发释放显著减少。支架内的不同微球使得药物的释放可以持续数天到数月。体外实验证实，释放的血小板生长因子能够刺激人牙龈成纤维细胞的DNA合成，说明这些血小板生长因子仍具有生物活性。有效控制因子释放的三维纳米纤维支架的诞生为更复杂的组织再生提供了希望。

器官移植及功能辅助的纳米生物技术

纳米生物技术对发展人工组织和人工器官非常重要。利用脂质体和纳米管对细胞的胞吐作用已经研究比较清楚了（Cans等，2003）。为了研究和复制神经细胞的信号传递，这个研究小组用电子注射控制的脂质体-纳米管网络系统有效地模拟了生理性神经信号传递。一个小的囊泡装入与纳米管连接的脂质体内，三者共同组装成了神经递质囊泡和伸长的融合孔，形成脂质体-纳米管网络。通过对这个系统的进一步控制可以研究神经信号传递过程的不同阶段。

有些装置用来修复、取代或协助功能受损的器官，如肾脏。这些技术包括从组织修复到取代或协助功能受损的器官。下面简要介绍一些应用实例。

器官移植无需用药的外泌体

外泌体（exosome）是树突状细胞分泌的纳米囊泡，他们可能是免疫耐受的关键。如果实现了免疫耐受，患者长期接受移植器官可无需用药（Morelli等，2004）。外泌体大小约65～100 nm，但每个都含有大量主要组织相容性复合体分子（MHC）——细胞用于确定自我和异己的基因产物。血流中有数以百万计的外泌体，它们的功能至今还是一个谜，研究人员推测外泌体在免疫调节和免疫反应中发挥重要作用。

某些树突状细胞具有很强的诱导免疫耐受性，人们正在研究解决免疫耐受问题的途径，如给受体输注修饰后的供体树突状细胞。这个策略的设想是修饰后的供体细胞可以使受体细胞相信来自同一供体的移植器官不是异物。供体的树突状细胞分泌的富含MHC囊泡能被受体的树突状细胞摄取，这对细胞表面的抗原识别是很重要的过程。因此，外泌体能像魔弹一样有效地输送供体抗原。脾的树突状细胞既能为T细胞呈递抗原，又能摄取外泌体。但是，尽管这些外泌体富含供体的MHC分子，树突状细胞却不呈递给T细胞而是让外泌体内陷。一旦外泌体内陷，外泌体就会被导入受体树突状细胞内较大的囊泡内，这种特殊的囊泡叫做富含MHC-Ⅱ的内涵体，其中的供体MHC分子被加工成受体树突状细胞自己的MHC分子。杂合的MHC-Ⅱ分子含有了供体MHC的肽段，表达在受体细胞表面。作为MHC家族的一员，MHC-Ⅱ是$CD4^+$-T细胞的标志物。这种细胞在间接免疫识别的慢性排斥过程中被活化。

这一发现意义重大，因为目前临床上使用的免疫抑制治疗都不能有效抑制T细胞的间接活化途径。$CD4^+$-T细胞参与间接活化过程，如果它们能识别供体和受体细胞共有的标记物，比如内陷的供体外泌体，或许能抑制间接活化途径。

供体的外泌体内陷过程不影响树突状细胞的成熟。只有未成熟的树突状细胞才能够有效地摄取抗原和参与诱导移植物免疫耐受。相反，一旦树突状细胞成熟，树突状细胞就能够触发T细胞的活化进而导致移植物的免疫排斥反应。此外，还需要更多的实验研究来明确供体来源的外泌体是否能增加同一供体移植器官不被排斥的可能性。只有少数欧洲的研究组正在进行外泌体的研究。

纳米生物技术与器官辅助装置

器官辅助装置（Organ-assisting devices，OAD）是纳米生物技术应用的一个新兴领域，是指植入物和其他各种辅助或替代受损器官的装置。用磁反应纳米颗粒恢复耳鼓膜功能是实例之一。更多的例子将在其他章节中介绍。

超顺磁性氧化铁纳米颗粒（superparamagnetic iron oxide nanoparticles，SNP）组成的磁铁矿（Fe_3O_4）是最先用于向内耳输送治疗药物的载体和辅助中耳听力的生物相容性移植物（Kopke等，2006）。磁性SNP合成后，包于硅或聚D，L-乳酸-乙醇酸胶囊中，或由市场上购买包被了油酸或葡聚糖的SNP。

永久磁场产生的磁力足以使SNP经圆窗膜穿过组织（体外培养细胞，大鼠和豚鼠体内，人颞骨）或嵌入到中耳的上皮细胞。在组织细胞培养模型上，以细胞培养动力学和毛细胞的存活为指标，利用光镜和电镜对SNP的生物相容性进行了观察，并且也未检测到细胞毒性。正弦磁场作用于中耳移植了SNP的豚鼠，可取代中耳相当于90dB SPL。

应用于肾衰竭的人肾单位纳米过滤器

全球大约100万终末期肾病患者需要透析治疗或肾移植。到2010年，这一数字预计增加一倍以上，这对于全世界的医疗保健系统都是相当大的压力。尽管已经使用了近40年各种形式的肾替代治疗，死亡率和发病率仍然很高，患者生活质量很差。

人肾单位过滤器（human nephron filter，HNF）期望最终发展成可持续工作、便携或植入式人工肾（Nissenson等，2005）。HNF首先应用于肾替代疗法以减少终末期肾病患者对肾透析和肾移植的需求。该装置采用纳米技术的独特膜系统。理想的肾取代装置应能模仿正常肾的功能，持续工作并且可根据患者的不同需要自动调整工作状态。HNF不需要透析液，每天工作12小时，每周工作7天，其透析速率是常规每周3次血液透析的两倍。HNF通过取消透析液和使用新型的滤膜系统，是对患者肾替代治疗的一个突破。强大的溶质清除能力和可穿戴式的设计应能大幅度提高患者的治疗效果和生活质量。目前正计划启动该项目的动物研究。

肾血液透析膜

美国伦斯勒理工学院的科研人员发明了一种新的肝素和纤维素组成的生物复合膜，它具有使用室温的离子液体使多糖溶解度增加而形成的纳米孔（Murugesan 等，2006a）。使用这种方法，有可能制造各种形式的生物材料，如胶片或膜、纳米纤维、纳米球，或任何形状的模板。这种生物复合膜表面形貌的研究显示，肝素在整个纤维素基质上均匀分布。活化部分凝血活酶时间和血栓弹性描记实验表明，这种生物复合膜对人类血浆和全血的抗凝血性能优于现有的其他肝素化生物材料。这些复合材料做成的膜能够允许尿素通过的同时保留白蛋白，意味着这是一个潜力巨大的血液相容性肾透析生物材料，有可能在肾透析时减少肝素的全身给药。

EVM科技公司正在开发的一种新的陶瓷过滤器，可进一步提高肾透析效率，减少30分钟到1小时的透析治疗时间。肾小球滤过率在正常人是100%，但对于透析病人最好也只有15%，这个值在过去的30年里几乎没有变化。但是，新的过滤器可以在透析过程中使毒素清除量增加一倍，使肾小球滤过率（GFR）或毒素清除率增加一倍。陶瓷过滤器的秘密就在于它的小孔，小孔纵横排列规则，其直径仅为纳米级。与标准透析过滤器的大孔相比，这些纳米孔与血液中纳米尺度的毒素更匹配。

（陈　超　刘　超　译；张幼怡　审）

第十四章 纳米技术在各领域中的应用

纳米皮肤病学

治疗皮肤疾病的纳米产品

改善皮肤局部靶向治疗的纳米颗粒

长期应用糖皮质激素局部治疗会抑制皮肤成纤维细胞增殖而导致皮肤萎缩。因此，研究人员一直在寻找一种新的药物载体，使药物能够定位于皮肤表皮，以减少皮肤萎缩的风险。研究人员将泼尼卡酯（PC，0.25%）掺入到各种成分的固体脂质纳米颗粒中，用传统0.25%PC乳膏和软膏作为实验对照，通过培养的人皮肤或重建表皮，研究药物掺入纳米载体后，局部皮肤的耐受性、药物的渗透性及药物代谢（Santos Maia等，2002）。传统的泼尼卡酯乳膏和油膏的药物利用率大约是2%，而使用纳米载体后，药物利用率大大提高，可达到6.65%。此外，将泼尼卡酯掺入纳米颗粒后，泼尼卡酯则靶向性集中作用于表皮层，持续作用时间长达6小时。将载有泼尼卡酯的纳米颗粒稀释制成乳膏并没有使这种靶向作用减弱，但是将不含药物的纳米颗粒混入泼尼卡酯乳膏中，这种靶向作用消失了。可见，靶向效应是泼尼卡酯与纳米颗粒组装在一起产生的，而不是脂质或泼尼卡酯简单地吸附在无药物的纳米颗粒上。脂质纳米颗粒诱导药物的表皮靶向性，可以增加皮肤疾病局部治疗的获益/风险比。

用于炎症性皮肤疾病的外用纳米乳膏

炎症性皮肤病包括特异性皮炎、银屑病，均是皮肤科的常见疾病，目前还没有理想的治疗措施。尽管在临床上有多种局部和全身的治疗方法，包括甾族化合物（类固醇）和免疫调节剂，但是疗效都不持久，还有各种副作用。人们正在努力研发更安全的替代治疗方法。

已经证实银纳米晶有很好的抗微生物性能，成功地应用于伤口的愈合。由Nucryst制药公司领导的研究小组发现局部应用银纳米晶乳膏（0.5%或1%），对豚鼠接触性过敏性皮炎具有显著的治疗效果。抑制炎症的作用与药物浓度呈明确的量效关系，低浓度时无效。其疗效与免疫抑制剂他克莫司软膏相当。研究表明，银纳米晶乳膏在治疗炎性皮肤病方面具有很大的潜力。

纳米颗粒防晒剂

氧化锌是一种最广谱的防晒剂。氧化锌与另一种常用的防晒剂二氧化钛不同，它可以同时防护UVB（中波紫外线）和更有害的UVA（长波紫外线）。然而，虽然氧化锌好似天然紫外线滤波器，但由于本身的颜色是白色而缺乏市场。如今，利用纳米颗粒技术制造了一种无色透明的防晒剂，克服了氧化锌在颜色上的缺点。ZinScree就是基于这项技术生产的一种产品（Advanced Powder Technologies公司，Perth，Western Australia）。自从2003年在澳大利亚上市后，获得了良好的市场效益。

NanoGard® 氧化锌（Nanophase Technologies 公司产品）是在美国现行药品生产质量管理规范（cGMP）指导下生产的，也是美国食品药品管理局（FDA）批准用于个人生活防护用品的活性成分，能有效吸收紫外线。此外，还有固体脂质纳米颗粒作为物理防晒剂和分子防晒剂的活性载体，与传统的乳膏相比，化学分子防晒剂用量减少50%仍具有同样的紫外线防护作用（Wissing & Muller, 2003）。

OPTISOL™（Oxonica有限公司产品）是一种高效紫外线吸收剂，已用于护肤产品和其他材料中。OPTISOL的技术特点是能够吸收UVA紫外光辐射而不产生自由基。此外，在防护UVB和UVA同时，OPTISOL还具有吸收由其他防晒剂成分产生的自由基的作用，同时也能提高产品的稳定性。OPTISOL是将超细二氧化钛包埋在含少量锰（<1%）的晶体中，导致晶体内部的电子重新配置，使得吸收的紫外线能量消失，也就减少了自由基的产生（Wakefield 等, 2004）。而且，锰在晶体表面能够催化防晒剂其他组分产生的自由基，使其变成无害的化学物质。这种清除氧自由基的作用对皮肤和防晒剂均有益。自由基可以使皮肤老化、致癌变和皮肤组织结构受损。目前，全球几个知名的防晒剂制造商正在评估OPTISOL。

用于保护早产儿皮肤的立方体液晶纳米颗粒

宝洁（Procter & Gamble）公司正在探索用立方体液晶纳米颗粒（cubosomes）保护早产儿的皮肤。由于立方体液晶纳米颗粒的特殊结构，即具有油水交织的双连续结构，但又从不交叉在一起，使其能保持皮肤的"呼吸"，而不像凡士林是在皮肤表面形成一个屏障层。立方晶纳米颗粒能够保护皮肤免受外界因素的损害，同时又让皮肤呼吸和与外界环境的水分进行交换。宝洁公司正在和辛辛那提大学儿童医院皮肤科学研究所的专家合作，致力于研发一种"人工胎儿皮脂"——基于立方体液晶纳米颗粒的人工合成涂剂，保护早产儿尚未发育好的皮肤外层。目前，宝洁公司正在研发高效的大规模生产立方体液晶纳米颗粒的新方法。最初，只有一种生产立方体液晶纳米颗粒的方法，是通过很高能量的超声波，把大块的立方体切割成立方体液晶纳米颗粒。宝洁公司想把这项技术应用于生产护肤产品，随着对小儿皮肤病的关注，又决定将此技术应用于小儿皮肤科。在2002年，他们将研究骨干、专利和研究记录都移交给了美国辛辛那提大学。在不到2年的时间里，这个大学的医学研究人员为他们的新产品立方体液晶纳米颗粒"人工胎儿皮脂"申请了新专利。这项发明融合了人工和天然结构，可以很好地保护早产儿未发育好的皮肤。

纳米肺病学

纳米生物技术在治疗肺部疾病方面具有很大的应用前景，目前最主要的应用是给肺输送治疗药物。另外，基于纳米颗粒的诊断和成像也将成为一种有效的评估肺部疾病的手段。

给肺输送药物的纳米颗粒

普遍接受的观点是给肺输送药物的载体粒子大小必须是 1～3μm，这样大小的载体才能有效到达肺的深部。大颗粒有太多的能量并且损伤上呼吸道管壁，而小的颗粒又没有足够的能量，仅漂浮和黏附于上呼吸道管壁。然而，随着粒子进一步减小到纳米尺度，到达肺深部的量才明显增多。

在体外，用原代气道上皮细胞和细胞系16HBE14o，研究了合成的纳米颗粒，包括猪明胶，人血白蛋白和聚氰基丙烯酸烷基酯，是否适宜进行肺部给药或用于基因导入载体（Brzoska 等，2004）。共聚焦激光扫描显微镜和流式细胞术实验显示，纳米颗粒能够进入支气管上皮细胞，而毒副作用很小或者完全没有；通过检测IL-8的分泌，气道局部也没有检测到炎症反应。因此纳米颗粒不仅具有低毒和无炎症反应的特点，而且能够有效地被人支气管上皮细胞摄取。由蛋白质构成的纳米颗粒可能是一种适于治疗肺部疾病的输送药物和基因的载体。

纳米颗粒药物喷雾吸入剂

加地夫大学威尔士药学院（Cardiff，UK）的科学家正在致力于研究一种新的纳米颗粒药物，以改善喷雾吸入剂的疗效。最终目标是让胰岛素等药物可以通过喷雾吸入的途径给药。通过吸入途径给药通常是混悬液或者溶液。但是，这两种方法都有一些问题，混悬液在喷雾剂容器中容易沉淀，只有少量的药物才能够到达肺部靶向治疗区域；而溶液的问题在于，药物溶解后，易因药物性质不稳定而使药效下降。加地夫研究组的方法是将药物制备成纳米颗粒，确保药物到达肺部的剂量正确，而且仍然保持药物稳定性和缓慢释放药物的可能性，使肺部给药具有更长的疗效。这就使得更多的药物可以通过吸入途径给药，而不是口服药片或者注射给药。这个研究组同时也在研发一项提高胰岛素吸收的技术。最初的研究显示，吸入途径给予胰岛素与普通给药方式相比，吸收增加了3～4倍。加地夫大学的肺研究小组的目标是将这两种新方法联合起来，使得药物的吸收时间延长，吸收量达到最大。哮喘和糖尿病患者会从这项研究中获益。

用于肺部基因导入的DNA纳米颗粒

美国Copernicus Therapeutics 公司的科学家报道了聚乙二醇取代30个赖氨酸残基的化学物与单个DNA分子组成的纳米颗粒，经肺内给药能十分有效地转染到肺上皮细胞中（Fink 等，2006）。由赖氨酸聚合物组成的含有不同反离子的纳米颗粒，与DNA混合时会产生几种特殊的几何形状：三氟醋酸或醋酸盐反离子产生椭圆体或者杆状。胞浆内显微注射显示，纳米颗粒椭圆体拥有最小的直径，比核膜孔的直径（约为25nm）更小，因此这种纳米颗粒能够有效转染不分裂的细胞。5.8kbp的质粒压缩成球形时，直径正好是25 nm。杆状粒子8～11nm的直径比核膜孔直径更小。在小鼠中，经气道输送压缩成杆状的表达质粒后，可使肺细胞转染达到50%。给人经鼻腔给药后，且观察到校正后的囊性纤维化跨膜传导调节因子（CFTR）氯离子通道。为了进一步探索DNA纳米颗粒的大小和形状对肺部给药的影响，科学家们比较了5.3 kbp 和 20.2 kbp的萤光素酶质粒压缩成椭圆形和杆状时荧光素酶报告基因的活性，发现不同形状的DNA具有相同的报告基因活性。这项研究显示，微注射基因的大小不影响体内转染效率。这项技术可以用于囊性纤维化的基因治疗。

抗氧化应激的纳米医学

自由基包括活性氧族（ROS）和活性氮族（RNS），他们参与多种人类疾病的发生和发展。抗氧化剂有维生素C、维生素E、21-氨基类固醇以及其他氧自由基清除剂，但是在临床上疗效有限。部分原因是我们还没有能够设计出定点的、活性可控的抗氧化药物。应用纳米材料使抗氧化药物在控制和清除氧自由基方面得到了大大改善，这可能为药物治疗氧化应激相关疾病奠定了良好基础。

纳米抗氧化剂

纳米技术在材料科学领域中减少氧自由基损害已经取得了巨大的成功。将这些技术应用到生物系统中，就产生了新的纳米颗粒抗氧化剂。有3种在细胞水平上研究最多的纳米颗粒氧化还原剂，分别是稀土元素氧化物纳米颗粒（特别是铈）、富勒烯和碳纳米管。

抗氧化纳米颗粒治疗氧化应激引起的疾病

应用纳米颗粒作为一种自由基清除剂治疗氧化应激引起的疾病是很有前景的。然而，为明确这些药物的疗效，进一步的动物实验和临床研究是很有必要的。纳米颗粒富勒烯显示了生物抗氧化作用和神经保护作用，但还需要深入研究。一些研究表明，生物体内需要一个最佳水平的自由基存在，如果抗氧化纳米颗粒清除自由基超过了这个限度，可能干扰氧自由基在细胞中发挥好的作用，从而产生不良后果，因此确定抗氧化纳米药物的安全、恰当的剂量是十分重要的。

纳米老年医学

二十世纪人类预期寿命几乎翻了一翻。变老不是疾病，但是一些疾病和老化密切相关。许多老年疾病用现在的医疗技术是不能治愈的，但推动了老年医学的发展。老年医学是医学中诊治老年疾病的一个分支，而纳米技术应用于老年医学，就形成了纳米老年医学。目前老年医学已经成为研究的热点，许多医药公司正在为解决老年相关的疾病研发一些新的产品。在衰老过程中，线粒体和端粒扮演着重要角色。

端粒是一种蛋白质，它的功能就是在染色体末端加上一个类似于帽子的结构，确保在细胞分裂时DNA成功的复制。然而，细胞每分裂一次，端粒就变短一次，最终端粒耗竭。一般说来，细胞随着衰老的进程，逐渐失去了形成和维持组织功能的能力。由于老化而细胞功能丧失在衰老相关疾病中具有重要的作用，如黄斑变性、动脉硬化、动脉粥样硬化、骨质疏松症、皮肤萎缩、早老症，等等。

Telomolecular公司合成的 DNA纳米环含有多个端粒重复序列,可以用来延长端粒,使得组织更加年轻。这种合成的DNA纳米环可以作为DNA或者RNA分子上聚合酶合成或者延长端粒的模板。通过延长正常细胞的DNA端粒,使正常细胞寿命延长;通过破坏癌细胞的端粒,使癌细胞凋亡和死亡。人们正在研究用DNA纳米环治疗黄斑变性、皮肤老化、肝退化和癌症。端粒编码的纳米环较端粒更容易生产和储存。它比质粒小,用DNA合成仪可以合成大量任意序列的DNA纳米环。由于构建的纳米环仅仅含有端粒DNA序列,所以它只催化天然端粒序列。此外,纳米环还可以设计成在端粒或者端粒的引物上加一段非天然DNA序列,用来延长天然或人工合成的染色体上的端粒。Telomolecular公司生产的PLGA 纳米颗粒含有 vTRT(一种端粒逆转录酶)或者纳米环,能用于治疗衰老相关的疾病。Telomolecular公司相信利用DNA纳米环和oTRT技术,加上他们擅长的大分子输送技术,纳米环将在制药业取得突破性的发展,目前他们公司正致力于研发治疗衰老相关疾病的组织再生工程。

纳米免疫学

过敏和免疫紊乱均可导致疾病。尽管临床上使用各种方法来控制过敏反应,但是目前仍旧没有一种可以治愈的方法或者措施。现在,纳米生物技术正在用于治疗变态反应和免疫紊乱疾病,这个新的医学领域被称为纳米免疫学。免疫系统能够起到保护机体的作用,但是同时也可以引起机体损伤。因此需要有一定的方法来治疗或者控制免疫反应产生的有害作用。

肥大细胞胞浆中充满了富含组胺的颗粒,在变态反应中起着重要的作用。除血液以外,肥大细胞几乎存在于人体所有的组织中。当机体受到外界刺激时,肥大细胞被激活,大量炎性物质如组胺、肝素和多种细胞因子,快速释放到组织和血液中,促发了变态反应。富勒烯(布基球)能抑制肥大细胞释放组胺这一关键步骤,从而抑制变态/免疫反应。使用C60富勒烯预先孵育,能够显著抑制IgE介导人类肥大细胞和外周血嗜碱粒细胞的炎症因子释放(Ryan等,2007)。随后科学家利用蛋白质芯片技术,证实富勒烯能够抑制参与炎症因子释放和氧化应激激活的介质释放。随后的研究进一步证实,预孵育富勒烯后,Ag刺激细胞发生的Syk酪氨酸磷酸化被显著抑制。此外,预孵育富勒烯能显著抑制IgE 诱导的胞浆活性氧族(ROS)水平升高。通过对肥大细胞依赖的变态反应动物模型的研究发现,富勒烯能够阻断体内组胺的释放和降低体温。这些发现说明了富勒烯的新生物学功能,提示富勒烯可能是治疗肥大细胞引起的疾病包括哮喘、炎症性关节炎、心脏病和多发性硬化的新途径。

用于伤口愈合的纳米技术

几种基于纳米技术的产品已经用于伤口的治疗。聚氨酯膜,一种通过电纺丝(electrospinning)技术(聚合物在静电场的作用下,喷射出射流,射流在运动过程中,溶剂挥发,溶质沉积到收集器上面。形成了纳米纤维)生产的产品。聚氨酯膜尤其适合用作伤口敷料,因为它具有以下特点:可以吸收伤口处的液体,防止其在敷料下堆积,也不会使伤口脱水(Khil 等,2003);使伤口水分蒸发得到控制;膜的孔径很小,对氧气的通透性强，而对外来微生物的入侵有很好的抵抗作用。伤口的组织学检查显示，如果用电纺丝纳米纤维膜作伤口敷料，上皮的形成速度加快，真皮层的结构更加完好。因此，这种膜在伤口敷料中有很大的应用价值。

在2005年，科学家Uhru因为对伤口敷料发展作出的贡献，获得了美国军队SIBIR基金的奖励。他发明了用水凝胶纳米颗粒聚合技术制备的伤口敷料，可以涂在烧伤处，并加速伤口的愈合。这种敷料能吸收伤口分泌的液体，因而可以减少更换敷料的次数，而且它还具有抗菌活性和运输营养物质的功能，并且不需要特别的存储条件。

治疗糖尿病的纳米技术

监测血糖的纳米感受器

研发体内血糖感受器的主要目的是监测1型糖尿病患者低血糖的发生。构建微米或者纳米尺度的荧光血糖感受器是可行的。随着纳米颗粒在皮肤领域的发展，有可能监测细胞间质液体的葡萄糖变化。利用一种纳米制造技术——静电自组装，正在研究两种不同类型的感受器：①利用含有荧光酶的薄膜包被固体纳米颗粒；②含有荧光指示剂（和酶）或者葡萄糖结合蛋白的空心纳米胶囊。纳米工程包被的纳米胶和纳米胶囊利用聚合物、荧光指示剂和葡萄糖结合蛋白的组合，通过对光、机械和催化信号的精细控制来实现敏感的反应功能。这种基于纳米技术的葡萄糖感受器要在体内应用，所面临的挑战是了解材料的毒性和感受器失效方式，克服影响感受器工作的体内污垢沉积、蛋白质失活和材料降解的方法。非植入性的葡萄糖感受器很容易被患者接受，也没有植入体排斥的问题。近红外光谱检测技术已得到大量研究，但要为临床服务，检测的精确性尚需进一步提高。

纳米管光学生物感受器可以让糖尿病患者从每天针刺法检测血糖中解放出来。用葡萄糖氧化酶（一种可以降解葡萄糖的酶）包被碳纳米管，然后将乏电子的氰化铁喷到纳米管表面。当用红外线激发时，氰化铁能从纳米管表面捕获电子，纳米管的发光能力也减弱了。当葡萄糖存在时，葡萄糖与葡萄糖氧化酶反应，产生过氧化氢，过氧化氢进而与氰化铁发生反应，使得能捕获电子的氰化铁减少。所以，血糖浓度越高，纳米管红外线荧光也越强。

已有用微悬梁技术检测葡萄糖浓度的报道。微悬梁是检测生物微机械力的技术，将葡萄糖氧化酶（GOx）固化到微悬梁表面，制成酶功能化微悬梁（Pei等，2004）。当溶液中的葡萄糖与固化在微悬梁表面的葡萄糖氧化酶发生反应时，微悬梁表面张力出现改变，因而微悬梁会产生一个扭曲力。

阿肯色大学的研究者们已经成功制造出能检测葡萄糖浓度的微悬梁，并对其效果进行了检测。与其他方法相比，这种新的生物感受器具有更高的灵敏度，而且能够实时检测（Xie等，2007）。这种感受器由多层碳纳米管构成，它被直径为1～5nm的铂金纳米颗粒包被，研究者同时测试了有或者没有这种纳米颗粒包被的碳纳米管感受器的灵敏度，发现铂金纳米颗粒包被的碳纳米管具有更高的灵敏度。一种经典的铂金涂层纳米管的葡萄糖感受器的灵敏度为每平方厘米50μA/mmol。微安培（μA）指电流水平，毫摩尔（mmol）是葡萄糖分子浓度单位。研究者的目标是再增加52.7μA/mmol的灵敏度。这个生物感受器的反应时间为15～30秒，它能够提供对葡萄糖的实时检测。感受器灵敏度的提高主要归于铂金用于多层纳米管的多种相关因素，最为重要的是铂金纳米颗粒在碳纳米管上构建了一个大的吸收电子的表面，增大的表面积可以使得碳纳米管作为葡萄糖氧化酶的储存器，有助于微悬梁表面均一和大量地固化葡萄糖氧化酶。另外，铂金纳米颗粒增加了电子转移能力，使得葡萄糖氧化酶和碳纳米管之间的物理和化学结合更加容易。

基于纳米技术的糖尿病治疗药物输送方法

糖尿病患者每天需要注射胰岛素和检测血糖浓度，但是对治疗的依从性是众多糖尿病患者所面临的问题，已经严重影响了糖尿病的治疗效果。研发葡萄糖纳米感受器，利用无创技术检测血糖可以在很大程度上提高患者的治疗依从性。

为临床研发新的胰岛素和肠降血糖素的给药方法是非常必要的。纳米技术能改进给药方法，研发的口服载药纳米颗粒能够根据患者血中葡萄糖浓度反馈调节药物的释放，依照患者的生理需求随时调整给药量，从而维持体内血糖的稳定。

全反式维甲酸（atRA）是类维生素A的一种，碳酸钙（$CaCO_3$）包被的全反式维甲酸纳米颗粒（nanoegg-atRA）已经研发成为一种新的输送物药体系。在链脲霉素（streptozotocin）诱导的糖尿病大鼠模型中，这种纳米颗粒以葡萄糖依赖的方式刺激胰岛分泌胰岛素，不仅促进PDX-1（胰十二指肠同源盒基因-1）的表达，而且此纳米颗粒出现于胰腺郎格罕岛的β细胞中（Yamaguchi & Igarashi, 2006）。这些实验结果提示，纳米蛋-全反式维甲酸（nanoegg-atRA）可以促进体内β细胞的再生，为寻找糖尿病治疗的新途径提供了重要线索。

基于纳米技术的胰岛素给药仪器

糖尿病胰岛素治疗的最佳模式是能够模拟生理胰岛素分泌水平。在健康的人体中，胰岛素的分泌水平与葡萄糖浓度密切相关。带有胰岛素单体或者二聚体的纳米装置，通过感受体内葡萄糖浓度的增加，引起释放单体胰岛素的通路开放，胰岛素从纳米储存器中释放出来，(Koch等，2006)。理想状态下，随着血糖浓度回到正常水平，胰岛素二聚体不再产生单体，这个通路关闭，停止释放胰岛素。随着纳米储存器的发展，对葡萄糖敏感的储存器在技术上将成为可能。这种仪器可以作为胰岛素治疗的一种新给药方法。

纳米技术在疼痛治疗上的应用

纳米技术有可能为很多疾病（其中包括癌症）在诊断、治疗和对症处理等方面尚未解决的问题提供解决方法。纳米生物技术将促进癌症的疼痛治疗。纳米技术更直接的应用是改进止痛药物的输送载体。口腔黏膜给药系统，Buccal Patch®已经用于癌症止痛药雷米芬太尼的给药（Sprintz等，2005）。这种纳米装置的纳米槽允许药物以连续可控的速度从纳米装置内部弥散到靶组织中，使得患者用药剂量过大的风险降到最低。如第四章所述，经静脉注射布洛芬脂质纳米胶囊较口服止痛剂具有很大的治疗优势。

纳米牙科学

纳米牙科学指将纳米材料、生物技术（包括组织工程）和纳米机器人应用于口腔医学。纳米技术在牙科的应用使得维持复杂的口腔健康成为可能。最早的纳米机器人可能在2015年制造成功，它将能够精确控制口腔止痛、自体细胞再生牙齿置换术，以及快速纳米尺度精确修复牙齿。

黏合材料

纳米黏合万能胶（Nano-Bond Universal Bonding System，美国Pentron Clinical Technologies公司产品）是基于Hybrid Plastics公司的多面低聚倍半硅氧烷（Polyhedral Oligomeric Silsesquioxanes，POSS®）技术生产的，可以提高填入牙齿龋坏表面的树脂牢固程度，在牙齿和填充材料之间产生很强的黏合力。这种独特配方的牙科填充材料和黏合剂组合在一起可以很好地黏合牙本质和受损的珐琅质。这个组合材料还含有一个双重活化剂，可以促进填充材料与牙齿的黏合。牙齿填充治疗时，牙体小管持续堵塞可产生黏合后牙齿的超敏反应，纳米黏合万能胶很好地解决了这一问题。

Adper™ Single Bond Plus Adhesive（3M ESPE）黏接剂是一种高强度的牙科黏合剂。纳米填料技术改进了黏合剂的黏合力，纳米填充材料具有更高的牙本质黏合强度，是各种类型牙齿修复、牙根表面脱敏和牙烤瓷贴面修复治疗的一种理想的黏合剂。Adper中的纳米填充颗粒始终处于稳定的分散状态，不会聚集，也不会沉淀，所以使用前也不需摇晃。

龋齿治疗

传统的龋齿治疗方法是机械方法除去受感染的牙体组织，然后用树脂或者合金材料填充因除去感染组织而形成的牙洞。为了有足够的空间填充树脂或者合金材料，对于小的龋洞常需要把更多的正常组织去除，所以这种治疗方法对于早期的小龋洞并不适用。日本FAP牙科研究所的科学家们创造出一种人工合成的釉质涂剂，通过涂剂中纳米晶的生长可以快速、无痕修复早期龋齿，对天然牙釉质的损伤最小（Yamagishi 等，2005）。

合成或者自组装的纳米结构的表面活性剂，如反微团和微乳液，是纳米技术中最广泛应用的方法之一。人造纳米结构能够自我组装，形成有序排列。这些纳米技术已经用于模拟天然生物矿化过程，制作出人体最坚硬的组织——牙釉质。牙釉质位于牙齿的最外层，由牙釉柱和釉柱间质组成。牙釉柱由排列有序、非常完整的矿物质晶体近似平行排列构成。羟磷灰石纳米柱表面有单层人工合成和修饰的单层表面活性剂，形成了特殊的表面特性，使得纳米柱在水/气界面自我组装形成（牙）釉柱样的结构（Chen 等，2005b）。人工合成的羟磷灰石纳米柱的大小是可以人为控制的，因而可以构建成与天然牙釉质大小相同的人工合成牙釉质。应用TEM和AFM（透射电子显微镜和原子力显微镜——译者注）可以检测纳米柱的组装，其Ca/P的比例在1.6 和 1.7之间。这项技术可于近期应用于构成牙釉质样的复合物，在大约4年内也可用于制作修复磨损牙的牙冠。合成牙釉质的应用将不仅局限于填充牙洞，同样这项技术也可以在骨修复中应用。

总之，纳米生物技术在牙科的应用能给牙科疾病的诊断和治疗带来新的帮助，可以在早期尚未形成牙洞的时候探测到龋齿斑，利用纳米材料修复龋齿斑，改良的纳米材料可以修复牙釉质，而纳米机器人可持久地维持口腔健康。

治疗牙本质过敏症的纳米球

牙本质过敏症是指由牙本质暴露而引起的疼痛反应，全世界有数百万人遭受这种痛苦。牙本质含有一个充满液体的细小管腔，这个管腔向牙齿中的神经末梢放射。热的、冷的和一些化学物质的刺激可以导致液体从管腔流出或者流入管腔，刺激神经末梢而引起尖锐的疼痛。在2005年9月2日的EMAG–NANO会议上，英国利兹大学物理研究所的科学家展示了由羟磷灰石（一种陶瓷材料）组成的纳米球，能够长期解决或者治疗牙齿的超敏反应。商业用途的硅纳米球直径大约为40nm，能够填充牙齿的小孔。牙本质中的小管腔被纳米球全部或者部分堵上，里面的液体流动就会减少，疼痛也减少或者终止，牙齿就不再过敏。该研究的下一步工作是人工合成由羟磷灰石和氟组成的纳米球，用这种人工合成的纳米球来填充小孔，同时又促进小孔的钙化。它将成为牙医修复牙齿的强有力手段。

用于牙科充填的纳米材料

目前最常用的牙齿充填材料是复合树脂材料。用这种充填材料修复的牙齿看起来自然，可以解决牙齿美观问题。牙医将液体离子交换树脂与着色剂、加固材料等的粉末混合在一起，将糊状的混合物填入牙齿的空洞中，再用灯光充分照射充填部位，使得复合树脂聚合、变硬。但是，牙齿复合充填材料还有一些问题没有解决，比如填充材料不能持续地释放钙离子和磷酸根离子，这些离子不仅使得牙体晶体结构更加结实，而且能够缓冲口腔细菌产生的酸性产物，因此对牙齿充填保持长期有效是必须的。然而，目前应用的具有离子释放功能的化合物强度不够，而且更为关键的是这种化合物使得整个充填材料变得更脆弱。

美国牙科协会Paffenbarger研究中心的科学家们提出，纳米技术能生产出用于牙齿修复的纳米材料，这种纳米材料比现在常用的充填材料强度更高，而且能更有效防止牙齿再次龋坏。新的喷雾干燥技术可产生几种化合物颗粒，一种是无水磷酸二钙（DCPA），直径约为50nm，仅是传统的DCPA粉末（1μm）的1/20。这些纳米颗粒有更大的表面积与体积比，因而能够更有效地释放离子。由于只需更少的纳米材料就能产生与传统材料相似的效果，所以可以节省出更多的空间来容纳有加固纤维的树脂，使得填充物更加结实。为了利用这项技术，Paffenbarger研究中心的科学家已经开发了一种纳米硅纤维组成的新的复合树脂，其强度是目前市场上的复合树脂的两倍。

纳米生物技术与营养学

纳米生物技术将会在许多方面促进人们对营养学的研究。纳米装置可以用作细胞内实时光学感受器（Ross等，2004）。纳米技术可帮助获得必需和非必需食物成分（营养）

及其代谢产物的精确空间信息和低水平信号,促进人们对营养素/代谢产物以及生物分子间相互作用的理解。纳米生物技术将会对食品生产和改善食品营养方面产生深远的影响。纳米技术能够带来的益处见表14.1。

表14.1　纳米生物技术在食品和营养科学中的应用

食品制造业	保存期指示剂
利用纳米颗粒和纳米晶提高必需营养素的生物利用度	**食品质量控制和检测**
对天然营养素进行自下而上的纳米尺度自组装	食品污染和微生物的纳米检测
利用纳米颗粒增加食品的稳定性	食品质量控制的纳米感受器
产品研发与创新	**营　养**
基于纳米科学的天然食物新产品的研发	开发基于个体代谢需要的个体化营养配方
控制食品生物利用度	开发适合于个体化口味的食品
利用味觉和嗅觉纳米感受器,生产消费者喜爱的产品	开发新的保健食品
研究味觉细胞的分子生理学和基因组学	开发新的营养护肤品
利用生物标记物测试食品的作用	
食品销售	
有产权产品的唯一纳米条形码	

来源:Jain PharmaBiotech.

纳米生物技术与食品工业

食品工业的一个主要挑战是如何将现有的技术应用到食品生产中,从而生产出健康可口的食品。致力于此的主要食品集团雀巢公司(Nestle SA)相信,营养、消费者和食品科学中新的技术将成为将来产品革新的关键驱动力。

番茄红素就是一个典型的例子。番茄和其他一些水果和蔬菜中因含有番茄红素(类胡萝卜素)而外观呈现红色。人们现在已经认识到食用番茄红素可以促进健康,而且让人们尤其感兴趣的是它有抗前列腺癌的作用。然而食用未经过加工的新鲜番茄红素,很难被消化道吸收。而在加工食品中,如番茄酱以及用油加热过的番茄汁,番茄红素的吸收效率大大增加。雀巢公司研制了一种人体可吸收利用的食品级番茄红素配方,是用乳清蛋白捕获番茄红素,称之为"乳脂番茄红素"。但是,乳脂番茄红素中的番茄红素的生物利用度并不比番茄酱中的高。当番茄红素在水溶液中结晶形成纳米晶体时,这种纳米微团为番茄红素在培养液中保持分散和稳定提供了物美价廉和无毒的载体,输送番茄红素进入细胞。雀巢公司正在深入研究以提高番茄红素的生物利用度。

BioDelivery Sciences International公司已经将纳米技术应用于食品加工业,他们将添加在食品和饮料中的易氧化、易降解的营养素(β-胡萝卜素、抗氧化剂,等等)螺旋化。纯天然的纳米蜗壳过程使必需营养素如抗氧化营养素螺旋化,形成了一个保护性的"壳",便于食品高温、高压的瓶装或罐装保存。

纳米技术在个体化营养中的作用

营养在人类健康和疾病中都起着重要的作用。随着分子生物学的发展，人们关注的焦点从流行病学和生物化学转移到研究营养素在分子水平如何发挥作用。随着基因组学的发展，人们已经意识到基因在人类营养中的重要作用。与膳食相关疾病（如心血管疾病）的死亡因素中，遗传易感性是一个重要的因素。

通过高通量基因芯片分析技术，我们可以同时检测全部与营养相关的转录子表达谱。随着蛋白组学和代谢组学技术的发展，我们可以在蛋白水平和代谢水平分析与营养相关的蛋白质组学和代谢组学。随着纳米技术的引入，将会进一步促进个体化营养的发展。

纳米生物技术在公共卫生中的应用

今后会越来越重视预防医学和公共卫生。高科技医学仅使少数人受益，而且主要集中在发达国家，而改善公共卫生将会对全球大多数人的医疗保健产生深远的影响。发展中国家公共卫生面临的一个主要问题是符合卫生标准的饮用水供应不足，而纳米滤膜能够解决大多数国家的饮用水问题。这种滤膜的孔径很小，仅能让小分子通过（如水和离子），而大的颗粒（如细菌）则不能通过。目前，有不同材料制作的水滤膜，但纳米材料制成的滤膜效率更高、更便宜。

纳米生物技术在生物防御中的作用

应用纳米生物技术生产了几种能检测生物战争和生物恐怖中使用的生物武器的仪器。纳米生物技术能够制造出具有大的团粒表面积-体积比的纳米尺度的材料。纳米技术也为治疗药品中毒提供了可能性。一些实验研究结果证实了这种可能性。

纳米混悬剂治疗生物武器导致的疾病

Baxter医疗保健公司已成功研制了三种不同药理作用的治疗生物武器所致疾病的纳米混悬剂。首先，改变现有抗生素的药代动力学，不但可以增加药效，还能减少药物副作用。抗真菌药伊曲康唑的纳米混悬剂就是实例。其次，机体大脑和淋巴系统常常是病毒的避难所，机体则表现为病毒抗药性。而纳米混悬剂中的纳米颗粒可以进入巨噬细胞，巨噬细胞能定向迁移到这些器官，使得这些原本药物进不去的区域有了抗病毒药物蓄积，达到清除病毒的目的。最后，为抵抗生化武器，另一个全新的策略是研发树突状细胞疫苗。

纳米颗粒用于解毒

目前对许多有害的、甚至威胁生命的毒物都没有有效的解毒剂。药物清除与药物输送是截然不同的，以胶囊形式输送药物是为了延长药物在体内的作用时间，反之药物清除则需要立竿见影的效果。有效的解毒剂必须把体内的毒物清除至毒性阈值以下，同时又具有很好的生物相容性。

实验研究表明，从生理盐水的水相中萃取出直径118.4 nm的布比卡因纳米颗粒制成乳胶液，比直径432nm的粗乳液颗粒对豚鼠的心脏毒性轻很多（Morey 等，2004）。另外，纳米颗粒具有从人体血液的水相中摄取布比卡因的作用，这一点还需要在动物中毒模型中进一步研究。

美国佛罗里达大学的研究人员成功应用充油纳米胶囊摄取大鼠心肌细胞中的抗抑郁药阿米替林。试图自杀的人过量服用阿米替林，会造成严重的心脏损害并发症。该研究使用纳米胶囊，每个纳米胶囊大约150～600nm，含有被丁酸乙酯油滴包裹的高分子二氧化硅壳（Underhill 等，2002）。

清除血液中毒素

中毒治疗最为重要的一步是清除血液循环中的毒素。而遭受生化武器或生物恐怖袭击后，清除血液中的生物和放射性毒素物质更加必不可少。美国阿尔贡（Argonne）国家实验室与芝加哥大学正在合作开发一种基于磁性纳米颗粒的技术，用于清除血中生物、放射性物质和某些化学毒素。他们的目标是发明一个便携式的系统，其中磁性纳米颗粒表面附着有能和毒素结合的抗体或化学物质。当这种纳米颗粒注射到患者体内，毒素就能够与纳米颗粒紧密结合。当血液通过磁力分离器管道时，毒素和磁性纳米颗粒一起被清除，而净化后的血液则重新回到体内。这种装置是一个封闭的管道系统，血液不会暴露于外界环境中，因此是十分安全的。不论是什么毒素，如果能在毒素进入组织前将其清除，器官就不会受到损害，患者也可幸存。若有毒物质作用过快，这种方法也可能来不及起效，如神经毒气，从中毒到致死只有几分钟。但是，部分化学物质、大多数生物和放射性的物质往往需要几小时甚至几天，才会导致死亡，有一个较长的治疗时间窗，磁性纳米颗粒便有足够的时间发挥治疗作用。开发这项技术所需条件如下：

- 磁性纳米颗粒的磁芯8～12 nm，纳米颗粒必须大小适中，这样才能在人体血液中流动。若太小，会从肾中被排出；若太大，会在毛细血管中卡住。
- 磁性纳米颗粒必须具有很好的生物相容性，能被人体接受而不产生排异反应。
- 磁性纳米颗粒必须可生物降解，治疗后颗粒不会长期在体内残留。

很多公司已经开始研究磁性纳米微粒在医疗中的应用。他们使用FDA批准的抗体、试剂以及现成的药物成分能规避常规的监管程序。这项研究不仅可用于军事和民间防御，还可用于临床治疗，如药物过量。然而，这项技术的实际应用可能还需要几年。

血液代用品

人造红细胞

人造红细胞，也称为"呼吸细胞"，直径约1μm，能随血流流动（Freitas，1998），是由180亿个原子组成的球形纳米机器人。这种人造细胞含有化学、温度、压力感受器和纳米计算机，使得这个装置具有人造红细胞的功能，即能够模拟红细胞运输氧气和二氧化碳，模仿天然红细胞血红蛋白的功能，单位体积运输氧气的量将是天然红细胞的

236倍。特殊的装备使人造红细胞具有许多复杂的反应和功能。它被设计成具有可从血液中吸收葡萄糖供能的系统，实现了智能化操作和几乎无限期的运行，而天然红细胞却只有4个月的自然寿命。

（付勇南　刘　超　译；张幼怡　审）

第十五章 纳米医学的伦理、安全和管理问题

引 言

纳米医学并不是一个专有的医学词汇，而是泛指（包括）纳米生物技术的应用。和所有新技术的产生一样，同样也会带来伦理、安全和监管方面的问题。目前，FDA（美国食品药品监督管理局）还没有现行的针对纳米生物技术产品的规范。现阶段纳米材料产品数量还很少，然而随着基于纳米生物技术的产品不断研发出来，FDA很可能开始关注这个问题，将有望出台对该产业的规范。像其他生物制药产品一样，医药用品的开发和药物运载的方法都将由FDA进行监管。同时，有必要为纳米技术的普及制定标准。

纳米药物的伦理、法律和社会内涵

过去，纳米技术的影响主要集中在工程、通信、电子和消费产品等方面。在生产漏气较少的网球或者能延长啤酒保质期的多聚物啤酒瓶这样的应用方面，安全性问题可能并不明显。然而今天，要将纳米生物技术用于人类药物，我们就需要知道结果是好是坏，而这正是我们尚未弄清的问题。现阶段，与公众的交流沟通是非常重要的。这既包括向公众普及知识，也包括要考虑他们的意见。卫生保健领域应用纳米生物技术的法律方面的问题在一篇独立的文章中予以讨论（Jain & Jain, 2006）。

南卡罗来纳大学纳米中心一个由20名教师和10名学生组成的研究小组获得了280万美元的联邦教育拨款（资助），专门用于研究纳米技术可能引发的伦理、法律和社会问题。小组成员包括来自医药、法律、新闻、工程、化学和生物等各个背景的研究人员，并有计划加入宗教和精神生活方面的专家。这项计划的一部分任务就在于设想纳米技术可能带来的后果并研究其影响。

纳米伦理学

对于所有新技术来说，伦理学考量都是很重要的问题，纳米生物技术也不例外。尽管纳米技术还没有引起任何新的伦理学问题，但是当我们发展纳米生物技术并将其应用于医药领域时，还是非常有必要将这个问题纳入到考虑范围内。最近已经有文章综述了纳米技术应用于医药领域而引起的伦理、社会和法律问题（Resnik & Tinkle, 2007）。

在纳米技术引发的伦理学争论（纳米伦理学）中，出现了聚焦于极端情况的倾向，要么过分关注好的方面，要么过分关注负面的影响，使得对于这一问题的伦理学评价结果出现了根本上的分歧。而许多这样的极端观点又都是基于对纳米技术过度简化并且已经过时的看法，甚至仍然认为纳米技术仅仅是一种由自我复制的组装器件或者纳

米机器主导的技术。发展更为稳定可靠的评价手段非常必要（Gordijn，2005）。纳米伦理学目前存在许多缺陷：①在对理性的风险管理这种审慎的理解方面，伦理学本身存在着局限性；②伦理学被简化成成本-效益分析；③混淆了技术方法（technique）与科学技术（technology）和人类本性（human nature）与人类境况（human condition）的区别（Dupuy，2007）。只有阐明这些问题，我们才可能着手于纳米生物技术的哲学与形而上学问题的研究。

2006年9月26日，位于加州大学圣塔芭芭拉分校的纳米伦理学组织（Nanoethics Group，http：//www.nanoethics.org/）宣称其核心成员已经获得了美国国家科学基金会合计约25万美元的两项拨款，用于人类优化（human enhancement）和纳米技术的伦理学相关问题的研究。拨款将资助达特茅斯学院（Dartmouth College）和西密歇根大学（Western Michigan University）此后3年的合作研究。纳米技术在人类优化过程中的作用还不清楚。这种优化可以是指用激素、整容手术或其他手段来改进人们的外貌或者行为（精神或者身体方面的）。研究小组担心新技术的加速发展可能会导致一些科幻片中的情节发生，比如拥有先进可控的身体部件或者大脑内植入电脑芯片等，从而将引起伦理学问题。

2007年1月17日，欧洲伦理组织（European Group of Ethics，EGE）发布了一份报告草稿，指出纳米药物应在新的诊断和治疗中具有发展潜力。（http：//ec.europa.eu/european group ethics/activities/index_en.htm）。研究组织建议建立验证纳米医药产品和设备安全性的方法，并呼吁相关职能部门采取适当的方法对纳米药物的风险及安全性进行评价。EGE建议欧盟建立讨论纳米药物与伦理问题的网站，以方便群众了解相关信息以及向专家提出自己的疑问。学术界和普通大众之间应当对即将到来的纳米药物的发展有可能引发的问题进行讨论。报告还特别强调了进行更多关于纳米药物伦理学、法律和社会影响（ELSI）进行研究的重要性。他们建议在纳米技术研究的预算中，可预留达3%的经费用于ELSI的研究。他们同时呼吁欧洲共同体建立专门的欧洲纳米技术伦理学网络，该网络可以将不同领域的专家汇聚到一起，促进更深层次地理解由纳米技术和纳米药物引起的伦理学问题，推动这些领域的教育，以及确保将伦理问题纳入到纳米药物及纳米技术研究的实践中。研究组织还建议欧洲共同体资助一些发展中国家关于纳米药物的社会影响的研究。在法律方面，EGE认为现阶段并不需要马上建立专门针对纳米药物的结构体系，而是建议监控现有管理系统，以确保将所有纳米医药产品纳入其中。

纳米生物技术的安全考虑

由于颗粒尺寸过大，通常的无机材料都不能进入到生物体内，而纳米材料的优势就在于其小尺寸的特性，可以使我们将其应用于体内。这就为构建药物输送系统或者肿瘤的治疗提供了巨大的优势。现阶段的研究致力于寻找简便的方法控制颗粒毒性的程度，这种控制指的是使颗粒的毒性只在特定的的条件下表现出来，比如应用于肿瘤的治疗。这也会引发我们思考这样的问题：这么强效的制剂应用于人体，会不会导致意想不到的效果？当然，将纳米颗粒应用于体外诊断则不会产生这样的问题。

此前已经有毒理学家就颗粒对人体健康的影响进行过研究。对体内植入物磨损产生的大颗粒以及各个尺寸的气溶胶颗粒的作用效果已有所研究，而低于20nm的小尺寸工程纳米颗粒对健康的影响却几乎没有任何研究。这方面考虑的重点将是那些尺寸<50nm，可以进入细胞内的颗粒。它们进入到体内后的命运会如何，还留有许多问题有待我们去解决。由于材料种类的多样性以及纳米颗粒尺寸分布范围的广泛性，其体内效果也不尽相同。可以想象某个尺寸的纳米材料会被证明具有毒性。现阶段，关于纳米颗粒的安全性还没有明确的结论，例如，我们还不能说纳米颗粒绝对安全或有危险，还需要进行进一步的研究。

纳米颗粒的毒性

纳米颗粒的生物效应取决于其尺寸、化学组成、表面结构、可溶性、形状以及聚集状态。这些参数会影响细胞内吞、蛋白结合、从进入位点到靶位点的迁移，以及引起组织损伤的可能性。纳米颗粒的作用有赖于其暴露途径，包括胃肠道、皮肤、肺，以及以诊断和治疗为目的的系统性给药。纳米颗粒与细胞、体液、蛋白质等的相互作用会影响到其生物学效应和体内分布的能力。纳米颗粒与蛋白质结合可以形成复合物，移动性增强，可以进入通常不能到达的组织部位。纳米颗粒表面蛋白质的加速变性或降解可能会引起包括干扰酶功能在内的结构和功能上的改变。纳米颗粒在体内也会遇到很多屏障，可以将其清除、分解或者溶解。

纳米颗粒的毒性检测

小鼠精原干细胞系已经被用作评价体外雄性生殖细胞系纳米毒性的模型（Braydich-Stolle 等，2005）。通过光学显微镜、细胞增殖，以及标准的毒性检测等方法来对不同类型的纳米颗粒的细胞毒性进行了评价。检测结果证实：与相对应的可溶性盐相比，所有类型的被测纳米颗粒均表现出显著的浓度依赖的毒性。银纳米颗粒毒性最强，三氧化钼（MoO_3）毒性最低。上述研究结果表明，这种细胞系为纳米颗粒对雄性生殖系的体外毒性评价提供了很有价值的模型。

已经有实验检测了硅、硅/氧化铁和金纳米颗粒对大肠杆菌生长和活性的影响（Williams 等，2006）。TEM和动态光散射（DLS）分别被用于表征纳米颗粒的形态和尺寸（粒径）分布。TEM也被用于验证复合氧化铁纳米颗粒与大肠杆菌之间的相互作用。DLS的结果说明，无机纳米颗粒在培养基中会团聚成小的聚集体。生长研究检测了不同浓度的纳米颗粒对细胞增殖的影响，结果显示：在大肠杆菌培养基中加入纳米颗粒，并没有表现出显著的毒性。尽管体外研究具有其局限性，但也可以揭示纳米颗粒在某些特定条件下的相对安全性。

量子点安全问题

由硒化镉（CdSe）和硫化锌合成的量子点（QDs）被用作荧光标记物，以增强稳定性，这些量子点可能会将潜在毒性物质镉离子和锌离子释放到细胞内。尽管有很多报道大块的CdSe具有细胞毒性，而CdSe QDs的细胞相容性较好，至少对于一些永生化的细胞系来说是这样。加州大学圣地亚哥分校的学者用原代肝细胞作为肝模型，发现以CdSe为核心的量子点在某些条件下会表现出急性毒性（Derfus 等，2004），尽管在此前的体外研究中，由于使用的细胞系对重金属或短时间的QDs标记暴露不敏感，没有表现出这种显著的毒性。作者发现QDs的毒性可以通过改变合成参数、紫外暴露和表面包被等因素进行调控。这些数据进一步说明细胞毒性与CdSe晶格破坏、自由Cd^{2+}离子的释放相关。通过进行适当的表面修饰，以CdSe为核心的量子点可以变得无毒，并可以应用于追踪细胞迁移和进行体外识别。上述结果为体外和体内应用的设计标准提供了信息，尤其是在体内随着时间推移发生这种晶格破坏的条件下。QDs表面覆盖ZnO，可以有效地阻止暴露于空气时Cd^{2+}的形成，但是在紫外辐射暴露的条件下则没有这种保护作用。寻找更好的表面包被材料的尝试一直在进行中。

为了解决这个问题，美国能源部劳伦斯伯克利国家实验室（US Department of Energy's Lawrence Berkeley National Laboratory）的科学家在QDs外包裹上聚乙二醇（PEG）构成的保护层，PEG是一种制药工业中广泛用于药物配方中的稳定的非活性化合物。这一包裹层的作用是防止量子点进入细胞后释放内包的重金属离子。可以使用一种装载18 400种人类已知基因探针的基因芯片对量子点的安全性进行检测，这种方法也可以广泛应用于各种纳米尺度颗粒的毒性检测。该基因芯片专门设计用来帮助研究者将人类基因组暴露于量子点中，确定量子点导致基因异常表达的程度。

通过高通量的基因表达检测，可以确定经特殊表面包被的荧光量子点纳米探针仅会影响人类基因组的0.2%，打消了人们对于这些潜在的毒性信号分子的存在会扰乱细胞功能的顾虑（Zhang等，2006b）。即使给予很大剂量的量子点，达到超过人体常规应用剂量1 000倍以上的水平，也仅会影响很少数的基因。此外，受影响的基因也与重金属暴露无关，细胞受到镉或锌暴露后，表现为同样的情形。由于外包了保护层，量子点对细胞的影响降到最低，转运蛋白基因是唯一一类受到影响的基因，据推测这可能是由于量子点需要转运进入并滞留在细胞内的缘故。

金纳米颗粒的毒性

高浓度金纳米颗粒的使用会产生毒性。对核心2nm的金纳米颗粒的研究发现：阳离子颗粒具有中度毒性，而阴离子颗粒相对无毒（Goodman等，2004）。在利用脂质囊泡的染料释放研究中，观察到由初始静电结合调控的浓度依赖的融胞现象，这为阳离子颗粒的毒性提示了一种可能的机制。

碳纳米管的体内安全性

和纳米颗粒不同，碳纳米管（CNTs）在生命科学中的应用还是近些年才开始的。体外肺肿瘤细胞的检测试验清楚地表明：多壁纳米碳管、碳纳米纤维、碳纳米颗粒都具有毒性，且这种毒性是尺寸依赖性的（Magrez等，2006）。此外，当颗粒表面经过酸处理，进行功能化修饰后，其细胞毒性增强。

水溶性单壁纳米碳管（SWCNTs）经螯合分子——二乙烯三胺五乙酸（DTPA）功能化修饰并进行铟（^{111}In）标记后已用于成像（Singh等，2006b）。静脉注射这些功能化的多壁纳米碳管（f-SWCNTs）并经放射性γ闪烁示踪确定这些f-SWCNTs不会滞留在网状内皮系统的器官（肝和脾）中，并可以迅速通过体循环经肾排泄途径清除出去。f-SWCNTs的快速血液清除和较短的半衰期（3h）都显示了很好的临床应用前景。此外，对f-SWCNTs和功能化多壁CNT的尿代谢研究以及随后的电镜分析尿液样本发现，两种碳管均是以完整的碳管形式排出体外的。下一步的研究将着手延长CNTs的血液循环时间，以保证其在排出体外之前有足够的时间到达靶组织。研究者们也会考虑开发制药方面的应用，将功能化CNTs用于药物输送。

一项研究发现，除了C60富勒烯以外，包括SWCNTs在内的碳纳米颗粒都会引起血小板聚集，并会加速大鼠颈动脉血栓的形成（Radomski等，2005）。所有研究的颗粒都会导致血小板GPⅡb/Ⅲa的上调。相反的，不同颗粒对血小板α颗粒的释放，以及对依赖于血栓素、ADP、基质金属蛋白酶、蛋白激酶C等的血小板聚集途径的活性影响则有所差异。此外，颗粒诱导的聚集可以被前列环素或S-亚硝基谷胱甘肽而不是阿司匹林所抑制。由此可知，一些碳纳米颗粒具有激活血小板和加速血栓栓塞的能力。这些研究发现对于碳纳米颗粒的药理学应用十分重要，也支持了C60富勒烯安全的结论。

人工制造的SWCNT通常都含有大量的铁杂质，有可能会催化氧化应激。由于在不同颗粒引起和促进的炎症及氧化应激过程中，巨噬细胞是最初的反应物，所以，进行了SWCNT（含0.23%的铁，w/w）与巨噬细胞的相互作用研究（Kagan等，2006）。与纯化后的SWCNT相比，未经纯化的SWCNT能够更有效地将黄嘌呤氧化酶/黄嘌呤产生的超氧自由基转变为羟基自由基。铁含量丰富的SWCNT会引起细胞内低分子量巯基化合物（谷胱甘肽，GSH）的显著减少以及巨噬细胞内脂质过氧化物的积累。过氧化氢酶可以部分保护巨噬细胞，对抗由SWCNT引起的氧化应激标志物的上升（脂质过氧化的增强和GSH的减少）。由此，SWCNT中铁的存在可能对于决定巨噬细胞是否依赖于氧化还原反应产生应激是非常重要的。

纳米颗粒在人体内的归宿

经吸入后，超细和细颗粒可以穿透肺部的各个组织分区并最终到达毛细血管以及循环细胞或组分，例如红细胞。这些颗粒随后通过循环系统转运并积累到肝、脾、肾、心和脑等其他器官当中。

小颗粒可以明显延长循环时间，且在一些实例中可以穿透血脑屏障（BBB）定位到脑中；也可以从毛细血管中渗透出，到达细胞间液中。所以这些小颗粒可以在体内定位到一般无机矿物质无法到达的位置。对基于纳米颗粒的药物靶向输送癌症治疗来说，这样的效果可能还不足以担忧，应用纳米颗粒疗法的最终决定有赖于对其风险-获益比的评价。

纳米颗粒的肺部效应

现代人每天都从汽车尾气甚至是做饭的油烟中吸入大量的纳米颗粒。工业上应用的纳米颗粒数量在不断增长，据推测，在由颗粒物的空气污染带来的毒性和负面健康效应中，这些纳米颗粒扮演了很重要的角色。纳米颗粒的小尺寸、大比表面积和产生活性氧的能力对其引起肺损伤起了很重要的作用。在某些个体中，它们可以通过刺激人体免疫系统对炎症的强烈应答而引起哮喘。在一项研究中，研究人员给大鼠滴注超细和细颗粒的炭黑和二氧化钛（Renwick等，2004）。相比于等量暴露的细颗粒来说，超细颗粒可以引起更严重的中性粒细胞募集反应、上皮的损伤以及细胞毒性。细颗粒和超细颗粒都会显著降低肺泡巨噬细胞的吞噬能力，但只有超细颗粒处理才能够明显增强肺泡巨噬胞向趋化因子C5a的趋向性运动的敏感性。归纳起来，这两种完全不同材料的超细颗粒物相比于其细颗粒来说，都能够引发更大程度的炎症反应和表皮损伤。总的来说，炭黑超细颗粒物的毒性比二氧化钛超细颗粒物大，说明不同材料的超细颗粒物的潜在毒性存在着差异。上皮损伤和毒性与超细颗粒物暴露后的炎症反应的发展有关。对C5a趋化浓度敏感性的增强可以使得经超细颗粒物暴露后的巨噬细胞更有可能滞留在肺部，引起颗粒物在肺部的积累。

杜邦公司的研究者测试碳纳米管后得到的经验则有所不同（Warheit 等，2004）。当研究人员将碳纳米管注射到大鼠的肺部的时候，实验动物出乎意料地开始呼吸急促，并有15%的实验动物很快死亡。然而令人惊讶的是：所有存活的大鼠在24小时内看起来都完全恢复了正常。最初看起来像是灾难的实验结果却指出了一个可能的安全性问题：纳米管具有快速团聚的趋势，会导致一些高剂量暴露的大鼠窒息，同时也会使更多的纳米管进入到肺的深部区域，而在这些区域纳米管不能通过咳嗽等方式排出，且有可能引起长期的损伤。目前，研究人员把CNTs以及其他纳米材料的团聚看做是引起损伤的新的研究方向。杜邦公司研究人员的一些其他研究结果如下：

- 与对照相比，石英颗粒的暴露能显著增大肺部炎症、细胞毒性和肺实质细胞增生指数。
- 碳纳米管暴露会引起一过性炎症反应和细胞损伤。并引发一系列非剂量依赖性的多发性肉芽肿，在暴露一个月后显示出不均匀分布和非连续性进行的特征，是典型的外源组织异物反应。

在进一步的研究中，杜邦公司的研究人员发现不同的α石英颗粒的暴露会引发不同程度的肺部炎症和细胞毒性，并且这种效果也不总是与颗粒尺寸相关。他们的研究结果表明：相较于颗粒尺寸或表面积，α石英颗粒的表面反应活性与其肺部毒性的相关性更好（Warheit 等，2007）。

研究发现尺寸在10μm的纳米微粒（PM10）可以迁移进入血液循环，并有可能对脉管系统直接产生影响，成为心血管疾病的潜在致病因子。2006年开展了一项对健康志愿者的研究，以确定吸入锝-99m（^{99m}Tc）标记的碳纳米颗粒（锝气体，Technegas）可以用于评价体循环功能（Mills 等，2006）。锝气体颗粒直径4～20 nm，并能聚集为粒径中位数约100 nm的团聚物。吸入后在血液中立刻检测了放射性，并且在60分钟内血液中的放射性随时间而增加。薄层色谱法鉴别全血成分，发现溶剂前沿物质对应的是分泌到尿液中的非结合^{99m}Tc-过锝酸盐，在原点没有证据表明有与颗粒结合的^{99m}Tc。γ照相机显像证实了锝在肺中的大量滞留，而在肝和脾中则检测不到积累的放射性。这样，吸入6小时后大部分^{99m}Tc标记的碳纳米颗粒仍然滞留在肺部。与此前发表的研究结果相反，薄层色谱的实验结果并不支持吸入的锝气体碳纳米颗粒可以直接经肺部进入体循环的假设。

这些不同结果间的生理相关性应当通过吸入毒性研究来最终确定。然而到目前为止还没有建立起合理的纳米颗粒吸入效应（毒性）的检测方法；设计和进行这样的检测动辄需要花费上百万美元。也有一些研究纳米颗粒潜在的肺部毒性的计划已经开始进行。其中一项是由美国国家环境健康科学研究所（US National Institute of Environmental Health Sciences）领导的一个总计三百万美元的多年研究项目，这一项目将检测纳米材料的吸入暴露带来的潜在毒性和致癌效果。

纳米颗粒的血液相容性

为了达到使纳米颗粒大部分能够通过血液循环到达肿瘤的目的，对于发展基于纳米颗粒的诊断和治疗制剂来说，纳米颗粒对血细胞的作用就引起了特别的关注。纳米颗粒的血液相容性取决于所用的材料。

碳纳米颗粒诱导的血小板聚集

为了确定血小板-纳米颗粒相互作用的潜力，对人工制造以及燃烧衍生的碳纳米颗粒进行体外血小板聚集检测和大鼠体内血栓检测（Radomski 等，2005）。多壁和单壁纳米碳管、C60富勒烯以及混合碳纳米颗粒与标准城市大气颗粒物（平均粒径1.4μm）相对照。除了C60富勒烯以外的碳纳米颗粒均会引起血小板聚集和大鼠颈动脉血栓的形成。上述所有颗粒都会导致血小板GPⅡb/Ⅲa的上调。颗粒物诱导的聚集可以被前列环素或S-亚硝基谷胱甘肽而不是阿司匹林抑制。结论是：一些碳的纳米颗粒和微米颗粒具有激活血小板和加重血栓的能力。这些研究结果对碳纳米颗粒的药理学应用以及城市颗粒物的病理学研究具有重要意义。

脂质体纳米颗粒与血液和血细胞的相容性

PEG化和未PEG化的十六醇/聚山梨酸酯纳米颗粒（E78 NPs）已经被作为肿瘤和脑部特异性靶向药物载体进行检测。由于这些纳米颗粒制剂被设计用于系统给药，这些脂质纳米颗粒与血液和血细胞的相容性就要特别考虑到溶血活性、血小板功能以及血凝作用（Koziara 等，2005）。在浓度到达1 mg/ml时，E78纳米颗粒不会引起体外红细胞的裂解。此外，在测试条件下，E78和聚乙二醇（PEG）包被的E78纳米颗粒（PEG-E78 NPs）都不会激活血小板。事实上，这两种纳米颗粒都能够很快抑制激动剂诱导的血小板活化和聚集，且这种抑制是剂量依赖性的。总结来说，经PEG包被和未PEG化的E78纳米颗粒在临床使用剂量内均具有与血液相容的潜力。通过计算纳米颗粒与血小板的对应比例，认为可能影响体内血小板功能的E78纳米颗粒浓度大约是1 mg/ml。

纳米颗粒从母体到胎儿的传播

英国利物浦大学的毒性病理学研究小组将金纳米颗粒注射到怀孕大鼠体内研究其体内归宿（在体情况），以确定其是否可以通过胎盘从母体传播给胎儿。2004年1月报道的这项研究显示，在胎儿体内发现了未知的颗粒物，但是后续的研究结果一直没有报道。这项研究发现纳米颗粒可能通过胎盘传给胎儿的结果提示我们，纳米颗粒可能具有新的特殊的危害性，应当引起关注。莱斯大学生物和环境纳米技术中心的研究人员认为，现在就确定纳米颗粒可以传播给胎儿还为时过早。他们坚持认为应当先确定纳米颗粒是否可以在体内积累，然后再去研究它们的长期效应。所以说纳米颗粒是否经胎盘传播的问题目前仍然没有答案。

纳米颗粒的细胞毒性

细胞毒性是指对于单个细胞的毒性作用。在细胞毒性研究中，相同的培养细胞将暴露于不同形式和浓度的毒物中。为了比较不同化合物的毒性，研究者需要确定在48小时内导致培养细胞半数（50%）死亡的给药浓度，通常待测化合物需经百万倍或十亿倍稀释。

颗粒物如何与体内组织相互作用可能是由其表面化学决定的。应用AFM研究发现，完整的脂质双分子层经聚氨基胺树丛状纳米球水溶液作用，中心形成了直径15～40 nm的孔洞（Mecke 等，2004）。相反，端部羧基化核壳Tecto树丛状纳米球团簇则不能使脂质膜结构产生孔洞，但是却表现出对双分子层存在的缺陷具有很强的亲和能力。工人在生产纳米碳管的过程中，通过职业暴露，可能会在皮肤上引起非生物应用的多壁纳米碳管的积累和对表皮角质细胞的刺激反应（Monteiro-Riviere 等，2005）。

纳米颗粒在脑部的积累

我们已经讨论过纳米颗粒跨越血脑屏障进入大脑的问题（详见第六章）。纳米颗粒的尺寸如此之小，吸入的纳米颗粒就存在着可以跨越细胞膜进入到肺部，进而进入体循环，最后定位到脑中的潜在风险。对大鼠的研究表明：积累在鼻部的纳米颗粒可以迁移到脑部，而肺部的纳米颗粒也可以进入血液循环。当从脂溶液移到空气中时，纳米颗粒的形状也会发生改变，这就使得想要对纳米颗粒对活体的潜在影响得出一个一般性结论更加困难。

纳米颗粒进入大脑可能会引起神经退行性变化。有报道指出，组织学研究结果表明，犬类和人类的大脑暴露于高水平的环境颗粒物条件下会引发神经退行性变化，这种变化可能是通过氧化应激通路起作用的。因此，由营养、年龄、遗传等因素引起的氧化应激将增加神经退行性疾病的易感性（Peters 等，2006）。如果纳米颗粒滞留在脑中将会对大脑产生什么样的影响还有待进一步实验来确定。

富勒烯（巴基球）是亲脂性的，体外定位于细胞膜等脂类富集的区域，并且具有氧化-还原活性。一些研究已经发现其他纳米尺寸的颗粒以及可溶性金属都可以选择性地通过嗅球进入到哺乳动物和鱼类的脑部。一项对大嘴黑鲈的初步研究结果表明：水溶性富勒烯暴露组的脑损伤程度高出非暴露组17倍（Oberdorster，2004）。经0.5 ppm纳米C60暴露48小时后，在大嘴黑鲈的脑部发现了明显的脂质过氧化损伤。富勒烯也具有体外毒性，在20 ppb的浓度下引起人类培养细胞半数死亡（Sayes 等，2004）。在加入了抗氧化剂L-抗坏血酸后，纳米C60引起的氧化损伤以及其导致的毒性可以被完全排除（Sayes 等，2005）。

降低纳米颗粒毒性的措施

莱斯大学生物和环境纳米技术中心的研究人员已经找到方法可以显著降低富勒烯对培养的肝和皮肤细胞的毒性。他们通过在富勒烯表面外接其他分子的方法来起到降低毒性的作用。通过这样简单的化学修饰就可以显著降低一些在燃料电池或制造工厂的产品处理过程中可能引起的暴露危险。当然，去除表面修饰的分子，增强其毒性在化疗方面也会有潜在的应用。

水溶性单壁纳米碳管（SWCNTs）本身毒性较低，经过最简单的化学修饰可以变得几乎无毒。通过连接亚硫酸、亚硫酸钠和羧酸等化学亚基，SWNTs可以变为水溶性的。未经修饰的SWNTs的细胞毒性剂量高达200 ppb，而未经修饰的富勒烯的细胞毒性剂量仅为20 ppb（Sayes等，2006）。这项研究是对评价和降低纳米技术的潜在风险这一开创性研究的延续。在医药领域的应用方面，我们也很欣喜地看到纳米管本身细胞毒性很低，而且还可以通过简单的化学修饰进一步降低毒性。

尽管新一代基于金纳米颗粒（AuNP）的纳米医药产品具有巨大的前景，但是构建无毒的金纳米颗粒或者制备可以应用于CT扫描诊断成像或者各种物理疗法的易于静脉给药并且位置特异性好的金纳米颗粒，仍然十分困难，成品很少。阿拉伯胶（GA）长期以来一直被用作酸奶酪和汉堡等食品的保鲜剂（稳定剂）。它具有特殊的结构性质，包括由阿拉伯酸衍生而来的混有钾、钙、镁盐的复杂而高度分枝的聚糖结构。GA可以被用来吸收和同化金属，并对金纳米颗粒进行外包裹使其稳定、无毒。在一篇研究中详细描述了在无毒的光化学阿拉伯胶基体内部制备和稳定金纳米颗粒（GA-AuNPs）的方法，该研究也提供了GA-AuNPs的体外分析和在猪身上进行的体内药代动力学实验细节，得到了这种新一代的GA-AuNPs载体在动物体内的器官特异性分布信息（Kattumuri等，2007）。对GA-AuNPs载体进行了X线CT对比检测，以确定其在分子成像方面的应用潜力。研究结果证实，可以使用GA作为无毒的光化学赋形剂，制备易于给药且生物相容性好的AuNPs纳米药物，用于疾病的诊断和治疗。

关于纳米颗粒安全性评价的小结

关于纳米材料的实际风险并没有一致的意见。由于缺乏数据、纳米材料的复杂性、检测困难以及尚未发展起来的危害评估系统，对风险的评估面临挑战。在这一问题上，已经发表的能够提供科学指导的材料仍然非常少，截至2006年7月仅有不到400篇关于人工制造纳米材料的健康风险的论文发表。在风险评估进一步完善起来之前，应当考虑一些减少风险的预防措施，比如控制暴露。建议纳米材料的生产厂家将整个产品流通周期中所有产品的应用范围和可能的暴露列出清单，然后根据可能的暴露方式和已知的毒理学知识逐一进行鉴定。而暴露的风险则应通过后续的测试和产品重新设计步骤来降低。

纳米颗粒的环境效应研究

美国、欧洲和日本都已针对纳米材料安全性评估的研究策略制订了各自的计划。这些计划中一个重要的组成部分就是发展可靠的纳米材料的风险和安全性评估方法，以确保应用于人体和环境时的安全性。每项计划中都包含在合理暴露的条件下对纳米材料的风险进行评价（Thomas等，2006a）的内容。美国威斯康辛大学麦迪逊分校的"纳米技术与社会责任项目（Nanotechnology in Society Project）"，提出为了发展合适的纳米材料风险评估方法，以及对公众做出及时和适当的预警而必须加以关注的一些重要问题，包括关键数据缺失、纳米技术的不确定性和未知性（Powell & Kanarek，2006）。

UCLA NanoSafty Laboratories公司的工作

加州大学洛杉矶分校（UCLA）开发了一种新的测试方法，可以帮助生产厂家监控和测试工程纳米材料的安全性和健康风险（Nel 等，2006）。UCLA正在与校内的加州纳米系统研究所合作建立NanoSafty Laboratories公司，并为生产厂家提供工程纳米材料的安全性与风险性评估。UCLA的检测模型是根据对包括纳米颗粒在内的职业暴露和空气污染颗粒物毒性检测方法发展而来的。在空气污染颗粒物检测方面的强大学科基础可以帮助我们理解功能纳米材料的健康效应以及确保纳米产品生产的安全性。纳米颗粒对人体产生的影响取决于其尺寸、化学组成、表面结构、可溶性、形状，以及单个纳米颗粒是如何团聚到一起的。纳米颗粒可能会影响细胞的行为方式以及包括胃肠道、皮肤和肺在内的可能的暴露途径。三个关键的毒性筛选策略包括：①纳米材料的物理化学性质表征；②组织细胞检测；③动物检测。

通过对这些颗粒的研究，促成了一个成熟的毒理学学科，并为用于工程纳米材料的可预测的检测手段提供了框架。所谓可预测的手段是指能够区分有毒材料的一系列简单而高质量的检测手段，从而可以加速区分哪些材料安全而哪些材料有可能引发毒性问题的进程。这种方法与国家毒理学项目（National Taxicology Program）评价化学试剂毒性的方法类似。UCLA的模型是根据纳米颗粒产生毒性氧自由基的能力来进行毒性预测的，氧自由基的产生可以引起包括炎症和其他毒性效应在内的组织损伤。对于空气污染颗粒物来说，这样的损伤可以导致哮喘或者粥样动脉硬化。应用这一模型，UCLA实验室发展了一系列在非生物环境、培养组织以及动物模型中评价纳米颗粒毒性的方法。大气污染颗粒物的研究对本文有着很大的贡献，而其资助来自于美国国家环境健康科学研究院和美国环境保护局。

生物和环境纳米技术中心

莱斯大学生物和环境纳米技术中心（CBEN）一直积极地向大众、立法者以及工业界宣传纳米技术可能会给环境带来的潜在、意想不到的影响。CBEN的研究目标是理解在生物活体和生态系统等有水环境中，纳米材料是如何发挥功能的。从2000年建立以来的第1个5年里，CBEN在纳米医药、纳米生物技术、纳米毒理学以及环境修复中纳米技术的应用等方面做了大量基础研究。2006年9月14日，美国国家科学基金会给CBEN追加了5年总计120万美元的资助，以确该保项目可以顺利进行到2011年。

CBEN更多详细资料可以浏览其官方网页（http://cben.rice.edu/）。以纳米颗粒与生物和环境系统的相互作用为课题的研究计划包括：

- 生物纳米复合物的活性，研究纳米颗粒与某些生物分子最基本的相互作用
- 单壁纳米碳管（SWNT）在生物医药方面的应用，研究SWNTs对细胞的作用
- 主题计划，研究纳米颗粒与细胞、组织以及整个器官的作用，对成功发展纳米技术来说非常重要
- 纳米尺度的流体力，纳米尺度的流体力学对于理解纳米颗粒如何进入环境的问题十分重要，这一课题正在研究之中
- 工程纳米材料对污染物的吸附作用，研究纳米颗粒对其他环境污染物转运的

影响
- 纳米细胞相互作用，研究纳米颗粒的细胞毒性
- 环境暴露途径，研究纳米颗粒通过地下水系统的传播

2006年10月19日，国际纳米技术理事会（ICON）——一个由CBEN管理的集合学术界、产业界、政府和普通大众等各个层面的社会组织——发表了一篇综述，全面总结了在研发工作场所处理纳米材料的"最佳实践"，现阶段所做出的努力。这项工作是加州大学圣塔芭芭拉分校的研究学者进行的一项两阶段计划中的一个部分，该计划的目的在于划分工业中如何管理纳米材料带来的潜在的职业安全风险。项目报告可以浏览ICON的官方网站：http://icon.rice.edu/。

第一阶段的报告，"现阶段关于纳米技术工作场所环境健康和安全问题的知识和经验"综述、分析了为研发"最佳实践"所作出的努力。报告指出：在划分工作场所实践活动所取得的成果中，并没有系统性地包含各类环境和设备不同的工作场所实践活动中有关环境、健康和安全的经验数据。不仅如此，一些现有的文献也不是完全公开的。

在本计划的第二阶段，研究者访问了一系列美国公司和国际公司，并获得了这些纳米技术产业中工作场所实践活动的国际情况。ICON计划于2006年11月发布这部分研究结果的报告。

在确定纳米颗粒安全性问题上纳米技术公司所做的努力

关于纳米颗粒的安全性，除了学术和有政府资助的研究外，一些纳米技术公司也在这方面做了很多工作。2007年3月7日，金纳米颗粒属制造商和先进材料合金的需求商QuantumSphere公司，与美国职业安全与卫生研究所（NIOSH）合作，志愿承担了工作场所纳米材料的潜在暴露这一课题的部分研究工作，完成了基准评估和设备评审。作为项目计划的一部分，NIOSH纳米技术领域小组应邀到QuantumSphere公司位于加州圣塔安那市（Santa Ana，CA）的制造工厂进行参观，并对那里潜在的工作场所泄露以及材料/化学药品的处理技术进行了基本评估。为了更好地了解纳米技术的一般应用以及可能带来的职业安全和健康问题，NIOSH这一项正在进行中的研究项目需要走访很多纳米材料处理工厂，此次的参观正是应QuantumSphere公司的要求进行的。NIOSH推荐了一种仅需要进行简单工程控制的改进方法，即通过添加便携排气系统来增强"在线清洗"过程的效率。与像QuantumSphere公司这样的制造商合作的目的，在于获得更多数据，以便更好地了解纳米材料的性质以及寻找对其进行安全使用和有效处理的最佳经验。完善环境健康和安全有两个不同的方向：一方面要在自觉采用美国职业安全与健康管理局（OSHA）颁布的过程安全方法学（Process Safty Methodology）的操作方法的基础上，减少由操作引起的材料损失；另一方面要通过应用合适的工程控制、管理控制以及在操作过程中使用合适的个人防护工具，持续监控和消除潜在的工人职业暴露的可能性。NIOSH的研究数据是这两个不同方向的方法共同的研究基础。

公众对于纳米安全性的理解

通过过去和现在公众对于生物技术的态度，我们可以知道新技术的应用将会引起怎样广泛的环境方面的担忧。我们甚至可以预见，像今天出现的反生物技术组织一样，将来也会有反对纳米技术的组织出现。除了担忧纳米材料对人体尚不明确的长期作用以外，人们更加担忧工业生产过程中释放的纳米颗粒可能会引起的环境问题。其中一个已经被提出的问题就是：纳米材料积累在水或土壤中的可能性，以及如果发生了这样的情况会带来的危害。其中一些问题已经在研究之中。到目前为止，尽管缺乏必要或足够的知识，公众对于纳米技术的前景还是持乐观态度的，而一些组织则发布新闻报道或煽动性言论，称纳米技术工业用不了多久就将不能再逃避这些问题。纳米技术公司要做的不是继续保持沉默，而是需要有效的沟通策略来发布他们的安全性研究结果，向合作伙伴以及公众解释纳米技术可能带来的好处。对于涉及纳米技术的研究机构和公司的公共关系部门来说，他们的一项主要任务就是向公众宣传纳米技术的安全性。

例如，因为预期人类基因组的研究将会引发公众对伦理、法律以及文化方面的担忧，所以政府预留了3%~5%的研究资金专门用于对上述问题的研究、与大众的交流以及鼓励开放性和透明性。现在，我们可以效仿这种积极发展新技术的方法，进行纳米技术的研究。

一项最大规模和广泛的关于公众对待纳米技术的看法的调查报告指出，如果能带来很大好处，即使可能存在健康和安全风险，美国的消费者也希望使用这样的纳米技术产品（Currall 等，2006）。由来自莱斯大学生物与环境纳米技术中心、伦敦大学学院和伦敦商学院的学者进行的这项研究同时也发现，美国的消费者认为：同诸如除草剂、化学消毒剂、手枪和食品防腐剂等日常生活中常见的危险因素相比，纳米技术的风险还要更低。该结果是基于一项超过5 500份问卷调查结果的研究。一项调查还对消费者会使用以下4种特定纳米技术产品的哪一种进行了票选：药品、润肤液、汽车轮胎以及冰箱气体冷却液。这是第一次大规模的用实验方法检测公众对于特定纳米产品的态度，同时设置不易辨别风险大小的特定产品的情境，实验结果对于公众只会关注风险的推测提出了挑战。事实上，可能带来的好处越大，人们对于风险的接受程度也会越高。

消费者暴露于纳米材料的风险评估

尽管含有纳米材料的产品可能会给消费者带来很多好处，但是关于消费者暴露于产品中的纳米材料以及可能会引起的危害则几乎没有任何的信息。这样的产品包括：化妆品、遮光剂、纺织品以及运动用品等。在潜在的健康风险中，一个重要的问题就是对于消费者的暴露。如果在设计和使用的过程当中，能够保证人体接触不到产品中的有毒物质，那么有毒物质的存在就不会给消费者带来健康危害。对于消费品的应用来说，如果纳米材料以最少释放的方式结合在产品中，那么其导致暴露的可能性也就会最小。如果在可以预见的合理使用方式或者错误的使用方式中，纳米材料大量释放，那么就有可能通过皮肤接触、摄取或吸入的方式引起暴露。

有毒物质控制法（Toxic Substances Control Act）赋予美国环境保护局（EPA）管理化学物质的生产、使用、商业流通以及处理的权力。这项法案还赋予环保局监管新研制出来的以及现有的化合物的特权，现在环保局正在进行详细的审查以确定在何种程度上可以将工程纳米材料也纳入到监管的范围内（Thomas等，2006b）。FDA监管的原材料比较少，但是对于产品的监管是很严格的。化妆品进入市场前并不需要获得FDA的批准，但是如果FDA认为化妆品中包括纳米颗粒在内的任何一种成分会引发安全问题，那么他们会有很多种方法来禁止该产品的上市和销售。遮光剂在欧洲被认作是化妆品，而在美国则被列入到药品行列中。现在，FDA与莱斯大学的国家毒理学项目以及国家标准和技术研究所（National Institute for Standards and Technology）合作，参与到已上市的遮光剂的研究中来。这项研究将会帮助鉴别含有二氧化钛和氧化锌纳米颗粒的遮光剂以及确定这些纳米颗粒的尺寸范围。

美国消费品安全委员会（CSCP）的职责是，通过减少其监管之下的超过15 000种消费品存在的导致严重伤害及死亡的危险来维护消费者的安全。基于纳米技术的产品，其中包括一些具有特殊化学、物理、生物、光学以及电学性质的材料，进入到商业流通领域，需要进行评价以确定其是否会引起潜在的健康风险从而给消费者带来安全方面的负面影响。纳米材料的潜在健康风险可以根据CPSC现行的条例、监管规章以及实施细则来进行评估。

FDA对纳米生物技术产品的监管

美国食品和药品管理局（FDA）监管包含食品、化妆品、药品、医疗器械、动物相关产品在内的一系列产品，其中一些可能会应用纳米技术或者包含纳米材料。尽管FDA没有对纳米技术进行明确定义，但是却参与了国家纳米技术计划（NNI）关于纳米技术的定义。根据此项定义，与FDA相关的纳米技术包括那些同时适合NNI的定义，又与FDA监管的产品相关的研究以及技术发展。

第1代的纳米药物（脂质体制剂）在十多年前批准使用，当时还没有人真正意识到要提出考虑纳米材料安全性的问题，对于其临床安全性评价以及抗肿瘤的安全性来说，经证实是相对成功的。然而，根据新的研究报道来看，预计在不久的将来即将生产出性质截然不同的纳米材料，如磷脂和可生物降解/可生物消化的多聚物等组成的纳米材料。对纳米碳管、量子点和其他非生物降解而且可能具有毒性的材料应当给予更多不一样的关注，关注它们在不同应用领域中表现的潜在毒性。在使用相同的标准和新的条件下，已有的纳米药物，不管是否应用于原有治疗目的（还是新的治疗目的），当需要利用不同的给药途径（比如肺部给药）时，都不能忽略对其不同的潜在毒性影响进行全面的评估，特别是在促炎症反应方面的应用尤为如此（Gaspar，2007）。

对新技术的临床应用来说，获得FDA的批准必不可少，在审批基于纳米技术的产品时，可能会遇到大量的监管方面问题。以前已经批准的颗粒尺寸在纳米尺度的产品将不再被认为是纳米技术的产品，在FDA重新审核时需要接受同其他产品一样的测试。但一些如多功能树丛状纳米球这样的正在开发中的新型药物平台，则可能需要对其采取多方面的审查和评估手段。大家都期待一些应用纳米技术的新产品能够成为多功能的组合产品（比如药物-器件，药物-生物制品，或纳米器件-生物制品）并能够通过相关的审查程序。为了确保对各种类型的纳米技术产品进行协调的监管，FDA已经成立了一个纳米技术相关小组，囊括了FDA专员办公室（Office of the Commissioner）下属所有的中心和办公室。中心设立了多学科工作组，以分享信息和帮助协调审查各种产品类型。该小组的职责是明确和定义多种审查原则带来的科学和管理方面的挑战，并指出发展的方向。然而，将有适当的检测部门对纳米技术的应用进行审查，并将结果呈报给FDA。纳米技术工作小组已经开始讨论需要中心资源来获取基本的安全数据，如纳米颗粒和其他大分子的分布、药代动力学、疗效和毒副作用等（Buxton等，2003）。关于FDA以及其对纳米技术产品的规章的信息，可以浏览FDA的官方网站（http：//www.fda.gov/nanotechnology/regulation.html）。FDA考虑的主要问题如下：

- 表征纳米颗粒性质的标准工具是什么？
- 如何确定纳米材料在不同环境中的短期和长期稳定性？
- 在包括溶剂残留、杂质、赋形剂（excipients）等的因素中，哪些是纳米材料关键的物理和化学特性？这些性质如何影响产品的质量和性能？
- 在纳米技术产品的规模化和生产过程中有哪些关键步骤？
- 纳米颗粒在体内组织的保留时间、从体内的清除，以及其对细胞和组织功能的影响如何？
- 现行的检测血液和组织内药物水平的方法用于纳米颗粒的检测是否合适？
- 释放到环境中的纳米颗粒的性质、数量和范围的检测方法有哪些？将会对其他物种产生何种影响？

我们可以预期，将来纳米技术以及相关的应用将会产生巨大的影响，FDA现在已经批准了很多纳米技术产品的应用，如造影剂以及遮光剂中的纳米颗粒成分。现在市场上也有一些化妆品声称含有纳米颗粒。然而化妆品与药品和医疗设备不同，没有经过进入市场前的审批。最终，为了改善产品性能，将会有一些重新添加已经批准使用的纳米颗粒的产品投放市场。

尽管纳米技术产品将接受与非纳米技术产品相同的检测，但是在商品化之前，投资者仍然要面临一些特殊的挑战。具体地说，我们需要了解对产品性能至关重要的理化参数。此外，还需要研发合适的检测方法以及控制产品或生产过程的详细规范。

最后，由于现在掌握的有关纳米技术产品的数据都是来自大学或者小实验室生产的实验批量的产品结果，当将其扩大规模投入大量生产的时候将会遇到什么样的问题，我们还知之甚少。在产品的研发阶段，使用实验批量的产品替代商品化大规模生产的产品进行过渡性的研发测试，可能会对一些新的纳米技术制剂的研发提出挑战。不过，这样的挑战并不是不可以克服的。

FDA纳米技术特别工作组

2006年8月9日，FDA宣布成立自己内部的纳米技术特别工作组（task force）。新成立的工作组的职责是确立监管措施，以鼓励对FDA监管下的纳米材料产品进行创新、安全、高效的连续性开发。工作小组将确立和推荐方法来讨论任何知识或者存在的政策空白，以便更好地使该部门对FDA监管下的纳米材料产品可能会带来的不利影响进行评估。FDA将会持续、不断地对具体产品的纳米技术相关问题进行探讨。具体说来，工作组将：

举办国际会议来帮助FDA更深入地了解与FDA监管产品相关的纳米材料开发的问题，其中包括一些新出现的科学问题，例如有可能会带来正面或者负面健康效应的纳米材料与生物相互作用问题。此次国际会议计划于2006年10月10日举办，目的在于：

- 更好地执行FDA的职责，评估现阶段纳米技术材料相关的科学知识
- 评估该部门监管措施的有效性，以及在FDA监管的产品中使用纳米技术材料时，应对某一具体挑战的权威性
- 创造机会来鼓励应用纳米材料开发安全和高效的药物、生物制品、纳米器件，以及安全的食品、饲料和化妆品方面的创新
- 不断加强FDA与各方面之间的合作关系，包括美国国立卫生研究院（NIH），环境保护局（EPA），美国农业部（USDA）等参与了国家纳米技术计划的其他联邦政府部门，以及其他的政府监管体系、国际组织、医护专业人员、工业界、消费者和搜集FDA监管产品中已经用到或者可能会用到的纳米材料信息的风险承担者
- 就FDA监管产品中纳米材料的使用相关问题，考虑与公众交流的合适方法
- 在此次国际会议后的9个月内，向代理专员提交初步调查的结果和建议

在2006年10月10日的会议上，与会者一致认同纳米技术在一系列产品中都有很好的应用前景，包括新的治疗性药物以及可以将药物输送至难于到达的靶位点的新的药物输送系统等。也有与会者抱怨，许多使用了纳米材料的化妆品和药品已经流入市场，而相关部门却没有对其使用和安全进行跟踪监管。FDA对纳米技术产品的处理方式与其他产品相同。含有纳米材料的药物，在产品投放市场之前，企业必须提供证据证明其安全性和有效性。但是对于化妆品、食品和食品添加剂来说，不管是否加入了纳米颗粒，在销售之前都不属于FDA监管的范畴。许多专家呼吁FDA要进行更严密的监管，他们指出：感觉上由于FDA肩负了过多的职责，以至于已经没有能力对新技术进行有效的监管了。新的使用了纳米技术的药物和医疗设备似乎给已经不堪重负的监管部门又增加了更重的负担。FDA内部的纳米技术特别工作组按规定应于9个月内向专员提交报告。

FDA与纳米技术相关部门/组织的合作

伴随着纳米技术的到来，对许多产品的监管将不再只是由某一个中心负责，例如，对"药物"运输"装置"的监管；在这些情况下，就由复合产品办公室（office of combination products）肩负起监管领导的职责。为了促进对纳米技术产品的监管，FDA成立了一个由各个中心的代表组成的纳米技术相关小组（NanoTechnology Interest Group，NTIG）。NTIG每季度举行会议，以确保各中心之间进行有效的沟通。大部分中心也都有自己的工作组，在不同成员之间建立网络。也有很多纳米技术产品由其他政府部门负责监管。以下是由FDA及其他部门监管产品的范围。

为大众提供创新、有益的新疗法的唯一可行的办法，就是与这些产品的开发者保持开放的对话。同样，FDA也已经与NIST和NCI建立了合作关系。但是，这并不是说通过后门关系建立产品审批的"快车道"，而是要通过正规的途径建立一条高效而直接的直行通道。

通过（FDA、学术界以及工业界）在产品研发和评估早期阶段的合作，可以确立合适的检测方法学，从而确保一开始就进行正确的检测。为了确保对最终商品化形式的产品进行最有效和可预测的检测，这些早期的探讨也至关重要。如果我们在早期就能够提出正确的质疑，那么研发过程就可以继续向前推进。此外，如果一些检测方法可以标准化，那么许多监管方面的障碍也就可以被克服了。

在FDA内部，科学和健康协调办公室（OC/OSHC）负责协调FDA内部所有组织实体的主要专家之间关于纳米技术的经常性讨论。除了FDA内部的各个中心以外，像药品和医疗器械部等也会组织相似的经常性讨论小组。举行这些会议的目的在于分享审批产品的经验，确保每个中心都能了解由FDA开发的产品指导原则，以及向工作人员和政策制定者普及纳米技术知识，明确和研究安全性问题。

作为国家科学技术理事会（NSTC）技术委员会下属纳米科学与工程技术（NSET）小组委员会的成员之一，FDA也通过类似的方式与其他美国政府部门进行知识和政策方面的协商（协调）。同时，FDA与NIOSH（美国职业安全与健康研究所）共同负责NSET关于纳米材料的环境与健康影响（NHEI）工作小组，制订新的检测方法/操作规程以评价产品的安全性。最后，FDA是NIEHS和国家毒理学计划（NTP）支持下的材料毒理学评估（项目）的直接出资人。

2005年，国家标准与技术研究院，FDA以及美国国家癌症研究所合作共同建立了纳米技术表征实验室（Nanotechnology Characterization Laboratory），进行纳米材料的临床前有效性和毒性测试。

欧盟对纳米技术的监管

欧盟（EU）目前看起来似乎将会对纳米技术采取比较谨慎的监管措施。和美国及其他地区一样，欧盟目前也还没有现行的关于纳米技术的监管框架出台。有些人担心欧盟新的化学品政策——化学品注册、评估、许可和限制，可能会被用来作为监管纳米技术的参考资料，这可能意味着一种合理的转变，即由制造商而不是政府当局来承担证明产品安全性的责任。而至少在欧盟水平（而不是在各个成员国内），产品责任法可能发挥不了实质上的作用，因为欧盟各国在这一领域的具体实践结果并不一致。综述当前和今后欧盟对纳米技术的监管规定的文章已经发表，文中也对欧盟和美国的监管框架进行了比较（Geert van Calster，2006）。

近年来，以纳米技术为基础的医药产品的发展，正在影响着欧洲药品局（EMEA）的观念和行动，我们从他们批准的用于人体的纳米医药产品的进展就可以看出这种趋势和变化。纳米技术是一项具有广泛适用性的新兴科研领域，并有望为疾病的诊断和治疗提供积极的范例。在欧盟和美国，含有纳米颗粒的医药产品已经根据现有的监管框架进行审批。

尽管纳米尺度不一定就意味着新颖的性质，但是应用纳米技术还是有望产生出创新性的产品。这样的产品可能会跨越医药产品和医疗设备之间的界限，而对现行的分类和评估标准提出挑战。纳米医药产品的质量、安全性、有效性和风险管理的评估需要调动足够的专业知识，而制订或修订指导原则则需要根据积累起来的经验进行重新审定。EMEA已经建立了创新工作组，以确保在EMEA范围内对包括纳米技术在内的新兴疗法和技术进行科学和监管方面的协调,以及为申请人提供探讨关于监管方面、科学方面以及由发展带来的其他问题的早期对话平台。

英国政府关于纳米颗粒安全性的政策

2006年10月,英国政府发布了一份进展报告,详述了政府在工程纳米颗粒可能会给人类健康和环境带来的风险这一研究问题上所取得进展的方向和细节。报告全文可浏览网页:http://www.defra.gov.uk/environment/nanotech/research/reports/index.htm。补充有最新知识和研究目标的全面进度报告计划于2007年年底发布。报告显示:政府部门已经着手开展一些工作,以确保对如何评价和检测纳米颗粒这样的最基本问题的知晓。进一步的研究成果将有助于在纳米技术产品的开发阶段以及整个生命周期中,制定进行合理控制的决策。中期报告将紧随2005年11月英国政府发布的第一份研究报告"评估工程纳米材料带来的潜在风险"之后发布。2005年的报告中,承诺政府将制订研究计划,探讨在关于健康和环境风险的知识中存在的认知空白,并确定了19个研究目标。

最新的报告旨在为监管者提供资料,并同时为研究经费的申请者以及研究资助机构的管理者提供信息。这一领域由5个工作组同时监管,并向纳米技术研究协调小组进行汇报,探讨以下主题/领域:

- 计量,表征,标准、参照物质
- 暴露——暴露源,途径,方法
- 人体健康危害和风险评估
- 环境危害和风险评估
- 纳米技术的社会和经济层面

英国皇家学会的安全建议

英国皇家学会发布了一份报告:"纳米科学与技术:机遇和不确定性"(http://www.nanotec.org.uk/report/summary.pdf),其中包含了部分纳米技术安全性问题的内容。这项研究是同类研究中的首创,并有望得到英国以及其他国家相关组织的响应。报告中的一些评论和建议如下:

- 大部分纳米技术并不会给健康带来新的风险,几乎所有对人造纳米颗粒和纳米管的潜在毒性的担忧,都来自材料中自由的而不是固定或者结合在材料内部的纳米颗粒或纳米管
- 新合成的纳米颗粒引入到人体内的剂量较小,不足以像空气污染物中的纳米颗粒那样对人体产生健康影响
- 在了解更多有关纳米颗粒和纳米管对环境影响的信息之前,尽可能避免人造纳米颗粒和纳米管向环境的释放
- 所有纳米颗粒或纳米管形式的化合物都需要作为新物质,按照现行的新物质通报(Notification of New Substances, NONS)以及"化学品注册、评估、许

可和限制（REACH）"中的相关规定进行检测
- 总的来说，通过上述合理的监管和研究，没有必要像有些人主张的那样，延迟人造纳米材料的实验室研发或商品化生产

欧洲纳米化妆品安全委员会

欧洲委员会已经要求消费品科学委员会（Scientific Committee on Consumer Products，SCCP）准备"纳米材料在化妆品商品中的安全性"的意见，意见的初稿可以在线浏览（http：//ec.europa.eu/health/ph risk/committees/04 sccp/docs/sccp o 099.pdf）。纳米级运输系统的研究结果不太一致。以下列出了一些需要考虑的可能的性质：

- 纳米材料的组成成分（如油脂或表面活性剂）可以起到渗透增强剂的作用，单个地渗透到皮肤角质层中（颗粒在皮肤表面分解后），并改变角质层细胞间的脂质层
- 纳米材料可以作为持续释放真皮活性物质的仓库
- 纳米材料可以作为调节系统吸收的限速膜屏障，从而调控跨真皮的运输系统

TiO_2在防晒化妆品中被用作无机紫外过滤器，并且不会穿透健康皮肤的角质层。皮肤暴露时，也不会对人体健康造成局部或者系统性的危害（Born 等，2006；Gamer 等，2006）。还没有化妆品中关于其他纳米颗粒的信息。目前应用静态成像技术研究纳米颗粒对皮肤的渗透，然而这一技术不能检测到达真皮、真皮血管床以及随后到达血流的小部分纳米颗粒。然而，如果纳米颗粒给药剂量很大，例如防晒霜中的TiO_2，可能会有少量纳米颗粒的吸收。纳米颗粒具有特殊的性质，我们不仅需要考虑器官吸收摄入的剂量，还要考虑到由于纳米颗粒的体内动力学分布导致的次级靶器官的累积剂量。此外，与大颗粒物质相比，纳米颗粒可能会通过内吞或者非内吞的途径影响更多类型的细胞。

尽管化妆品本来是应用于健康皮肤的，但是我们知道也有可能会被用到保护屏障作用受损的不健康的皮肤上。目前还没有关于纳米材料能够渗透通过过敏或者晒伤皮肤的信息发布。化妆品中的纳米材料通过呼吸吸入也是需要考虑的问题。

2007年6月19日SCCP通过了一份纳米材料风险评估的初步报告。该报告综述了现阶段评估化妆品中纳米材料风险的方法的适用性，推荐了一些常规的评价方法，并明确了数据和方法学中存在的缺陷，以符合进一步研发的需要。

（陈春英　译；赵宇亮　审）

第十六章 全球的纳米医学发展和商业化

引 言

纳米技术起源于美国，但研究和开发纳米生物技术在医疗卫生领域的应用，正在世界范围内推行。除了美国以外，欧洲、以色列、澳大利亚、日本、韩国、印度和中国等国家也取得了重要的进展。

纳米医学市场

纳米医学市场涵盖所有临床应用，包括目前的以及潜在的。在2003年，只有少数采用纳米技术的产品，其市场总数接近5亿美元。到了2006年，随着越来越多的检验指标的开发，市场扩大到8亿美元。到2010年，基于将被应用于纳米医学的新技术，这一市场将增长到30亿美元。到2015年时，昂贵的纳米机器人被广泛应用于日常的生物医药，这个市场的规模将达到170亿美元。然而，当纳米医药这一概念正越来越多地被应用于所有纳米技术的医疗卫生应用中，市场因吸纳了诊断和药品市场，将变得更大。2006年纳米生物技术在医疗卫生方面的市场总额为90亿美元，预计在2010年将增长到200亿美元，到2015年将达到700亿美元。更详细地市场分析见Jain（2007e）的报道。

纳米生物技术对当前医药市场的影响

随着纳米生物技术在医疗卫生影响的深化，医药市场会在模式和价值方面发生变化。乳腺癌是一个很好的例子，可说明这一点。如果纳米生物技术创新在诊断、药物输送和治疗等方面在乳腺癌的治疗上有应用，可预期如下的结果：

- 早期诊断将意味着更多的患者将接受治疗
- 在纳米诊断和纳米筛选的市场将扩大，同时一些旧技术，如乳房X线照相术将受到打击
- 利用纳米技术的MRI造影将是取代乳房X线照相术和乳房活检的方法之一
- 使用纳米技术对现有化疗药物进行新的剂型配方，将导致在临床上用较少的药物来达到相同的疗效
- 新的治疗方法，如纳米颗粒诱导肿瘤消融的方法将取代外科手术

所有这些将意味着乳腺癌患者有更多的生存机会和更高的生活质量。这一点是难以用货币价值来估算的。

欧盟的纳米生物技术现状

2004年欧盟委员会通过了一个内部通讯,"建立欧洲纳米技术发展战略"(COM 2004)。它的目的是将关于纳米科学和纳米技术的讨论提高至研究水平,提出了一个综合的和有效的欧洲纳米科技发展战略,提出以下问题:

- 增加投资和协调研发,加强对纳米技术的产业化,同时保持科学研究的优势和竞争力
- 考虑工业和研究机构的需要,开发有世界级竞争力的研发基础设施
- 促进跨学科的教育和培训,培养有更强创新理念的科研人员
- 确保有利于技术转让和创新的条件,确保欧洲的研发优势能够转化为创造财富的产品和工艺
- 在研发过程处于早期阶段就考虑社会的关注和质疑
- 对以纳米技术为基础的产品的研发周期的每一个步骤进行综合风险评估,解决和调整现有的评价方法,并在必要时发展新的方法,解决任何潜在的相关产品对公共健康、安全、环境和消费者的风险问题
- 通过适当的国际层面的合作和新举措配合上述计划的实施

欧盟委员会相信,只有通过积极主动的策略才能使欧盟在纳米技术的新发展机会中获得自动权。纳米技术被认为是在未来20~30年内发生的第三次工业革命。目前欧盟已有13亿欧元(约合15亿美元)的预算资助以下研究项目:

- 帮助欧洲在未来获得开发和利用高科技产品、服务和生产的关键实力
- 发展能应用到运输、能源、电子和生物医药中的潜在有几十亿欧元市场份额产业的智能材料
- 研发灵活、集成、高效的系统

纳米科技界需要在下面3个主要领域集中研发:

1. **纳米技术和纳米科学**
    - 长期的跨学科研究:理解科学现象、改进生产进程和研发研究工具
    - 超分子和大分子结构
    - 纳米生物技术
    - 新材料和部件的纳米工程技术
    - 用于操纵和控制的设备和仪器
    - 在卫生、化工、能源和环境的应用领域

2. **基于新知识的多功能材料**
    - 增进对基本知识的认识
    - 支持用于生产和转化的多功能材料和生物材料科技
    - 支持工程技术

3. 生产工艺和方法

- 以虚拟的先进生产技术、决策辅助交互系统、高精度的工程设计、新型机器人技术为基础的灵活和智能的生产工艺和系统
- 以可持续的废物管理、风险控制、节约原料和减少污染为目的的系统性研究（包括生物过程）
- 通过提高综合效率和减少对环境有害废气的排放，为优化产业体系、产品和服务等企业生命周期的理念

Nano2Life

Nano2Life是欧盟委员会在其第六框架计划下支持的第一个网络平台。它的目标是整合现有纳米生物技术方面的经验和专门知识，以保持其作为国际合作伙伴的竞争优势，并在纳米生物技术成果转化方面占据领导地位。Nano2Life是使分散的、已启动和正在运行的23个活跃的、高度专业化的纳米生物技术项目和具有竞争实力的地区和实验中心，加入到Nano2Life中来。同时21个高科技公司也加入了这个研发网络。

Nano2Life旨在建立一个虚体的欧洲纳米生物研究所，重点是了解在纳米尺度上生物分子和非生物分子之间的相互关系，以及在复杂和综合的新型传感器技术方面纳米技术的应用，包括医疗保健、制药、环境、防御和食品安全等。

加入这个合作网络的合作伙伴们一致同意这个联合项目，并以以下几个方式进行合作：

- 联合研究项目
- 教育和培训
- 资源共享
- 交流和传播

Nano2Life将根据国际协议和社会道德标准以及欧洲产业的需要等，确保发展纳米生物技术的设备、材料和服务。该网络于2004年开始运作，目前已有来自12个国家的170多个研究人员。

欧洲的纳米医学技术平台

此平台是一个由产业界领导的联盟。它汇集了欧洲在纳米技术领域的主要利益相关者（欧盟委员会2006年）。在2005年提交了在技术和结构上多方领域的共识，并确定了最重要的发展目标：战略研究议程（SRA）。SRA以解决欧盟成员国、候选国和欧盟框架计划参加地区，以及欧盟委员会本身的共识问题。其主要目是通过提供该领域的需求和挑战、现有的技术、未来纳米技术的机遇等信息，为决策者和研究资助机构提出了良好的决策基础。SRA也考虑教育和培训、伦理要求、效益/风险评估、公众的接受、审批流程和知识产权等问题，从而为监管机构提供参考。在SRA中，拟确定的优先研究方向是以疾病为导向的，基于如死亡率、病情的痛苦水平、社会负担、疾病的流行和影响等参数，以及纳米技术对诊断和治疗该疾病的可能影响来决定。采用的科学和技术手段

是跨学科的，并探索多学科交叉和技术融合的益处。多学科交叉和技术的融合孕育着在诊断、定向给药系统和再生医学等诸多领域的重大突破。通过SRA的有效实施，将向发展有益于病人的低花费医疗保健迈出重要的一步。

澳大利亚纳米生物技术的发展

澳大利亚政府支持先进的纳米技术，通过联合各省和地区政府以及私营企业实体，每年高达1亿澳元（约合770万美元）投入到纳米技术研究和产业化中。澳大利亚有充满活力和生机勃勃的纳米技术产业，在本书中列举的公司中有10个位于澳大利亚。相当多的跨国公司和外国政府机构投资对发展和商业化澳大利亚在纳米技术方面的突破性成果进行投资，这体现在加工制造业、原材料和环境等方面。澳大利亚在纳米技术方面有专长代替，吸引并留住了一批国际知名的优秀研究人员，这也有赖于澳大利亚国内良好的科学教育。

澳大利亚被公认为在发展医疗诊断和治疗系统，以及研制新的纳米材料方面有较强的实力。位于维多利亚州的Nanotechnology Victoria有限公司是纳米技术研究成果转化的重要机构。一些科研团队已经研发了重要的、能够应用到下一代成像技术方面的技术，例如墨尔本大学的纳米颗粒的封装系统，莫纳什大学的多功能聚合物和合成荧光纳米颗粒（量子点）。Nanotechnology Victoria公司已经认识到这些技术的重要性，正在准备推出一项活体成像的重大计划。这一计划针对活体成像领域的一些主要进展，并最终有可能开发出面向全球市场的产品。

在这些新兴技术中，一个特别的重点领域是心血管疾病早期诊断。心血管疾病影响到大约400万澳大利亚人；到2015年这一数字预计将增加1倍。使用生物功能化的纳米载体造影剂预计将使早期检测血管病变成为可能，对心血管疾病高风险人群使用有效的预防措施，可能降低急性心血管病事件（如卒中和心力衰竭）的发生率，这将大大减低医疗费用。

发展中国家的纳米医学

中国、印度和其他发展中国家，如泰国、菲律宾、智利、阿根廷和墨西哥等都在为纳米生物技术在医疗卫生上的应用进行不懈的努力。在这一领域的应用研究需要与发展中国家所面临的严重医疗问题相结合。为了扩大这一理念，仿照NIH/比尔与梅林达·盖茨基金会的"全球健康大挑战（Grand Challenges in Global Health）"计划，一个被称为"利用纳米技术应对全球挑战（Addressing Global Challenges Using Nanotechnology）"的倡议被提出，用以加速利用纳米技术解决关键的、可持续发展进程中的挑战（Salamanca-Buentello，2005）。这一倡议的目标是发展纳米生物技术，利用其对人类有益的一面为50亿发展中国家的人民带来可持续的医疗福利。在这些国家，医疗卫生的一个重要问题是缺乏现代的诊断实验室。发展中国家无法获得最好的医疗诊断技术，因为这些技术是为具有冷藏化学品、不断供应校准试剂、稳定的电力、训练有素的人员、快速运输样品等功能的实验室研发的。微流控和纳米级的液体流控系统使复杂功能小型化和一体化成为可能，这些技术可以使先进的诊断工具走出发达国家的实验室（Yager，2006）。这些系统不仅要很便宜，而且还要可靠，适合发展中国家的医疗需求和社会环境。

大型制药公司和纳米医学

虽然美国国立卫生研究院肯定纳米医学作为五大优先领域之一，大量的用于生命科学的纳米技术风险投资来自小公司的建立。但目前为止，没有任何一个大型的制药公司拨出足够的经费用于纳米生物技术的研究。目前，制药公司的主要兴趣还在能够促进药物发现和目标验证的技术上。虽然纳米生物技术在药物的研发中起重要作用，它的现实应用主要是在药物输送方面。纳米生物技术受到制药行业重视的原因如下：

- 纳米生物技术可开发已有药物的新剂型
- 通过突破药物输送的局限，纳米生物技术药物可以挽救一些因为有效剂量小而缺乏有效性，未能通过临床试验的药物
- 纳米诊断技术，如量子点用于癌症诊断，使诊断和治疗一体化成为可能
- 纳米生物技术有利于发展个体化用药
- 在这方面已经得到了几个制药公司支持的

发展纳米医学的推动力

表16.1列举了发展纳米医学的主要推动力：

表16.1　发展纳米医学的主要推动力

推动力	例子
分子诊断是一个快速增长的领域	早期疾病诊断
	床旁诊断
	非PCR检测方法
药物输送越来越重要	提高药物治疗效果，例如，通过纳米生物技术促进药物跨越血脑屏障
纳米生物技术促进了解疾病机制	与药物基因组学一样，是个体化用药的重要组成部分
微创手术和纠正疾病病理改变的医学发展趋势	纳米生物技术有助于发展纳米器件
再生医学	用于组织重建和植入体的改进材料

数据来源：Jain PharmaBiotech.

化学工业和政府的协作

为了成功地应用纳米技术，化学工业界、政府和学术界应该共同努力，利用化学品制造商的特长。化学工业界的参与至关重要，因为该行业具有广泛的制造小规模产品的经验。化学工业界可以帮助解决关于生产的问题。与此同时，化学工业界必须密切注意由于纳米颗粒扩散而导致的健康和环境方面潜在的问题。这个行业应该关注生物工程的农业食品所受到公众质疑，它构成了危及整个行业的大问题。工业界、政府和学术界应及早介入到塑造公众对纳米技术的看法中，这将涉及资助关于纳米颗粒对健康、安全和环境等的潜在影响的研究。政府资助是资助相关研究的主要的方式。

医疗保健方面使用纳米技术的公司

有超过230家公司从事与纳米生物技术有关的医疗卫生的应用，这些公司总结在一个特别报告中（Jain，2007e）。表16.2显示了部分将纳米技术用于医疗保健和治疗的公司。

表16.2 在医疗保健和治疗方面应用利用纳米技术的公司

公司	技术	应用
Ablynx（哥本哈根，比利时）	与人体抗体高度同源的纳米体	肿瘤、炎症、中枢神经系统和心血管疾病
Advance Nanotech Inc（纽约，美国）	铁氧纳米颗粒紫外吸收体，透明的磁性包被，催化剂和医学成像	诊断和治疗一系列疾病
Advanced Magnetics Inc（马萨诸塞，美国）	用于诊断和制药方面的超顺磁性氧化铁纳米颗粒	用于治疗慢性肾病贫血的Ferumoxytol正在进行Ⅲ期临床实验诊断和治疗癌症
Alnis BioSciences Inc（北卡罗来纳，美国）	MagNaGel™：多聚物、生物活性分子和靶向分子构成的纳米尺度的水凝胶	
Asklepios BioPharmaceutical（北卡罗来纳，美国）	Biological Nano Particle（BNP）AAV来源的合成载体	肌营养不良、充血性心力衰竭、B型血友病、骨髓移植
Copernicus Therapeutics（克利夫兰，俄亥俄州，美国）	非免疫性和非病毒性DNA纳米颗粒基因转移技术	囊性纤维化和视网膜变性的基因治疗
Durham Scientific Crystals（塞奇菲尔德，英国）	半导体纳米晶体	医学X线成像
Focal Point Microsystems（亚特兰大，美国）	双光子3D光刻建造任何3D纳米结构	组织工程
Hemoteq（维尔斯伦，德国）	阻止血栓形成的涂层；一种仿生材料的超薄涂层	通过在心血管系统植入涂层装置，阻止血栓形成
ImaRx Therapeutics Inc（亚利桑那，美国）	NanoSurgery™和NanoInjection™：通过超声介导的纳米颗粒位点特异性输送药物和基因	中风（卒中）
MagForce Nanotechnologies（柏林，德国）	铁氧纳米颗粒和用于热消融的磁场	癌症
Molecular Insight Pharmaceuticals Inc（马萨诸塞，美国）	Ultratrace™：用于纳克级活性材料的放射性标记技术	安全和靶向的放射治疗
Nanobac Life Sciences Inc（佛罗里达，美国）	人类疾病中纳米钙化颗粒或的"纳米细菌"的致病作用	用于纳米钙化颗粒参与病理过程的泌尿系统和心血管系统疾病的治疗

续表

公司	技术	应用
Nanotrope Inc(华盛顿DC,美国)	生长于3维自组装的生物降解纳米纤维支架的干细胞	神经修复
Nano Interface Technology(弗吉尼亚,美国)	羟磷灰石纳米颗粒用于人体植入体包被	降低移植失败率
NanoMech(阿肯色,美国)	激光静电包被	提高烤瓷牙的种植成活率
Nanopeutics(捷克)	基于纳米纤维的Nanospider^{TM}技术	外伤治疗
NanoScale Materials Inc(堪萨斯,美国)	纳米活性材料	中和化学武器
Nanospectra Biosciences(德克萨斯,美国)	纳米壳(AuroShell^{TM}):光控纳米颗粒和外源激光	传输光到肿瘤中的纳米壳,实现热疗
NanoViricides Inc(康涅狄格,美国)	TheraCour技术:基于纳米技术的抗病毒治疗	HIV和HCV的治疗
PlasmaChem GmbH(美因茨,德国)	BioDiamond支架:可生物降解和纳米层DLC包被	减少血栓再发的动脉支架
pSivida Com Ltd.(珀斯,澳大利亚)	BioSilicon^{TM}:纳米结构的硅植入体	用于组织工程的各种植入物
QinetiQ Nanomaterials Ltd.(汉普什尔郡,英国)	抗病毒纳米颗粒	最早用于靶向抗H5N1病毒等潜在广谱的抗病毒材料
Signalomics GmbH(施泰因富特,德国)	通过荧光纳米晶体研究肿瘤细胞信号传导	个性化癌症治疗(诊断+治疗)
Spire Corporation(马萨诸塞,美国)	纳米结构的硅表面,用于中性生长骨架,同时减少电极植入造成的神经胶质损害	电极植入用于神经疾病,例如治疗帕金森疾病和减轻中枢疼痛
Starpharma Holding(墨尔本,澳大利亚)	树枝状分子用于多位点与生物分子相互作用	癌症、艾滋病、呼吸系统疾病
TDA Research Inc(科罗拉多,美国)	富勒烯:显像剂、放射性药物、纳米包裹物	放射学:诊断和治疗
Velbionanotech(班加罗尔,印度)	短的DNA片段作为药物,通过组装在纳米芯片中输送至人体	神经系统、心脏和泌尿系统疾病
Xintek Inc(北卡罗来纳,美国)	用于X线的碳纳米管	影像学诊断,如CT扫描

来源:Jain PharmaBiotech

(聂广军 译;赵宇亮 张幼怡 审)

第十七章 纳米医学中的研究与教育

引 言

卫生保健专业人员的教育

大多数职业医生在流行出版物中很少能够了解到纳米技术。在常见的医师杂志中,关于纳米生物技术的信息也鲜少涉及。职业医生几乎不能理解革命性的基因药物,缺乏对基因药物的初步认识和了解。在这种情况下,对职业医生进行纳米医学潜力的教育和普及非常重要。医药趋势经过几年发展会发生很大变化,医学教育应早在医药产品进入市场之前几年进行。医药公司可以积极参与关于纳米医学的基础、潜在科学信息的传播和分发。虽然,对制药公司组织职业医生教育讨论会有诸多限制,但是,对组织无高附加值的医药产品销售阶段的新技术讨论应比较容易。

尽管学术界和产业界有许多从事纳米生物技术的专业人员,但是在医学课程设置中没有纳米生物技术或纳米医学的课程。在医学教育课程中引入纳米医学的基础课非常重要,将有助于新一代职业医生在其医药从业生涯的开端更好地了解新的技术和产品。

公众教育

根据来自于宾州州立大学、佛蒙特大学和怀卡托大学(新西兰)国际研究团队2007年2月的资金资助情况,商业界对纳米技术持谨慎的乐观态度,而政府和类似的官方组织则发现纳米技术很重要。许多纳米生物技术的反对者预言,纳米生物技术将对生命或生活造成颠覆性的、无法控制的破坏。然而,公众对纳米技术的认识模糊。公众把纳米技术看做是有益的,但只关注商业和产业如何在该领域的发展。然而,大多数人并不确切了解纳米技术的含义及其在发展过程中的潜在问题。

其他生物技术的经验已经表明,提供适当的公众信息对其开发阶段获得广泛的支持是非常关键的。误解能够阻碍新技术的发展,并且带来不必要的敌对意识。在纳米生物技术作为"未来希望"的早期广泛传播阶段,应该组织公众直接参与的活动,比如具有重大意义的社会伦理问题,或重要应用和选择的可接受性等。类似这样科学性的或其他公众参与活动的质量对纳米生物技术的成功极其重要。纳米技术的研究应该考虑公众对其具有的态度和关注。纳米颗粒潜在危险性的信息和生物技术环境作用的研究结果应该对公众公开。科学家应该对非专业出版物中涉及的纳米技术安全性的表述作出响应。

研究中心的纳米生物技术研究

在第十一章中,描述了商业性的纳米生物技术研究的概况。非商业性的研究机构对纳米生物技术的研究情况见表17.1。

表17.1 纳米生物技术的非商业性研究机构/实验室

中心/项目	所属研究机构	研究领域
生物设计研究所的应用纳米生物科学中心	美国亚利桑那州州立大学	改善分子诊断的纳米处理技术
澳大利亚纳米技术和生物工程研究所	澳大利亚昆士兰大学	细胞和组织工程
		系统生物技术
		生物分子纳米技术
生物医药工程中心	台湾工业技术研究院	体内纳米元件,仿生感觉器官,纳米生物标记/诊断
生物分子工程研究组	美国密苏里大学	用于制作单分子生物传感器的工程膜蛋白通道
纳米科学和生物安全性实验室	美国劳伦斯·利弗莫尔国家实验室	单个小分子有害物质纳米科学检测
Birck 纳米技术中心	美国普渡大学	检测微生物的纳米梳子生物传感器和用于传输纳米颗粒进入细胞的细菌
美国Burnham医学研究所	美国加州大学圣塔芭芭拉分校	纳米颗粒靶向肿瘤,束缚血管以破坏肿瘤
加利福尼亚纳米系统研究所	加州大学洛杉矶分校,产业界和加利福尼亚州	疾病的分子水平诊断和治疗
生物/分子科学和工程中心	美国海军研究实验室	荧光共振能量转移技术(FRET)研究量子点-蛋白质生物纳米组装
功能纳米材料中心	美国布鲁克海文国家实验室	在单分子水平研究纳米材料与生物体系的相互作用
分子成像研究中心	马萨诸塞州总医院	纳米颗粒的体内感应和分子成像
纳米技术中心	美国维克森林大学	通过纳米工程技术控制细胞功能,如:在人单核细胞中插入复杂的纳米结构
纳米技术中心	美国华盛顿大学	癌症治疗和诊断的生物纳米技术
纳米技术中心	美国国家宇航局Ames研究中心	用于生物传感的碳纳米管和纳米线
光子和光电材料中心	美国普林斯顿大学	纳米技术与生物体系的界面相
康奈尔纳米科学与技术设备中心	美国康奈尔大学	生物传感器、药物传输体系、微阵列

续表

中心/项目	所属研究机构	研究领域
纳米科学技术中心	爱尔兰贝尔法斯特皇后大学	纳米结构材料为模板的组织工程
纳米科学与纳米技术中心	佐治亚理工学院	纳米器件和纳米传感器的生物技术
Clinatec（一种基于纳米技术的特殊临床治疗）	法国Grenoble大学/微米纳米科技中心	神经退行性疾病的纳米神经外科
FIRST（前沿研究，空间和时间）	瑞士联邦理工学院	基于AFM的纳米刻蚀
希斯研究机构	加州理工学院	纳米生物：在1cm^{2}硅片上组合成微型细胞纳米阵列
IMTEK-微系统技术研究所	德国弗莱堡大学	生物传感器中的纳米颗粒
法国国家健康与医学研究院（INSERM）	法国，巴黎	纳米检测、药物输送
纳米科学与工程研究所	美国匹兹堡大学	分子诊断的纳米管，检测和杀死细菌的纳米地毯
纳米技术研究所	美国西北大学	纳米颗粒与生物传感器
		检测蛋白质的纳米条形码
		神经再生的纳米纤维
微技术研究所	瑞士纳莎泰尔大学	纳米技术的生物应用
微、纳技术研究所	丹麦科技大学	扫描隧道显微镜原位研究纳米结构
物理化学研究所	希腊国家科学研究中心	基于聚合物的纳米海绵、纳米管、药物输送
微纳技术实验室	瑞士保罗谢勒研究所	纳米孔膜，生物传感器，人造鼻子
光子纳米结构实验室	法国国家科学研究中心（CNRS）	DNA测序中的分离方法
		蛋白质分析
		细胞阵列微流体系芯片检测
Lerner研究所	美国克里夫兰医学中心	纳米组织工程
		纳米诊断
		外科手术纳米传感器
伦敦纳米技术中心	英国伦敦大学学院	用于开发低成本诊断、药物传输系统和个体化用药的纳米技术
麦克迪尔米德纳米生物技术研究所	新西兰坎特伯雷大学	AFM成像的生物芯片开发
		用QDs与多聚物黏结的生物传感器
密歇根纳米技术研究所	美国密歇根大学	纳米乳液抗菌剂
		用于癌症药物传输的树状大分子
		磁性纳米颗粒磁共振造影剂
		基于聚合物的枝状纳米传感器

续表

中心/项目	所属研究机构	研究领域
微纳生物系统实验室	美国波士顿大学	应用纳米技术的组织工程和细胞/药物胶囊
纳米技术研究所	英国阿尔斯特大学	体内纳米生物传感器
瑞士国家纳米科学研究中心	瑞士巴塞尔大学，生物研究中心	通过开发新的工具使纳米技术从实验室走向临床
纳米生物工程实验室	新加坡国立大学	纳米羟磷灰石/壳聚糖用做可吸收的骨黏结剂
纳米生物分子工程研究组	美国加州大学伯克利分校	癌症诊断的BioCOM芯片
		基于DNA的无机材料纳米结构的自组装或复制
		电泳分离微芯片
纳米-机械技术实验室	美国麻省理工学院	对患有疟疾和镰状细胞贫血等传染性疾病以及肝癌和胰腺癌的人细胞变化的研究
纳米医学中心	美国北卡罗来纳大学	监测活细胞中纳米体系的动力学信号、复合物的时空活性
		纳米系统工程的开发，能够传感系统网络失调的信号，反转系统失调的有害方面
纳米医学研发中心	美国埃默瑞大学/乔治亚医学院	通过蛋白质复合体进行DNA损伤修复
纳米机器人实验室	美国卡内基梅隆大学（匹兹堡）	在小肠内用纳米成像胶囊进行观察
纳米生物技术计划	美国俄亥俄大学	治疗/诊断：癌症和糖尿病
纳米研究团队	美国加州大学戴维斯分校	以人工细胞膜研究单个蛋白质与细胞膜的相互作用
纳米科学中心	丹麦哥本哈根大学	碳化硼纳米颗粒用于硼中子俘获治疗法治疗癌症
纳米系统生物学	美国加州理工学院	以纳米线生物传感器进行癌症标志物的早期诊断
纳米系统实验室	美国华盛顿大学	以基于薄膜技术的纳米探针进行快捷、方便的DNA测序
加拿大纳米技术国家研究院	加拿大阿尔伯塔大学	X线散射光测定纳米生物分子的尺寸
纳米技术和生物制药工程研究组	英国伦敦大学	为发展纳米医学建立纳米材料工程与制药科学之间的桥梁
普渡纳米医学研发中心	美国普渡大学	NIH资助中心研究phi29纳米马达在疾病治疗和诊断中的潜在应用

续表

中心/项目	所属研究机构	研究领域
Richard E. Smalley纳米科学技术研究所	美国莱斯大学	碳纳米技术 改善生物活性分子传输 纳米感觉系统 生物芯片
Roukes研究组	美国加州理工学院	神经生理学的纳米技术 分子生物传感的纳米器件
Sandia国家实验室	美国能源部	纳米器件：生物传感器检测生物试剂
Siteman癌症纳米技术研究中心	美国华盛顿大学医学院	以纳米颗粒标志物结合磁共振成像进行分子成像
瑞士纳米科学研究所	瑞士巴塞尔大学	快速、灵敏地检测疾病和治疗相关的基因 纳米颗粒的毒性
USC纳米中心	美国南卡罗来纳大学，哥伦比亚	纳米医学以及纳米技术的社会、伦理道德含义
Winship癌症研究所	美国埃默瑞大学	癌症纳米技术：纳米颗粒的分子与细胞成像
耶鲁纳米科学与量子工程研究所	耶鲁大学	智能纳米颗粒：一种新的纳米材料，模拟细菌、病毒等生物载体的性质，用于疫苗传输

（常雪灵 译；赵宇亮 审）

第十八章 纳米医学的未来与展望

纳米医学的前景

分子和细胞水平的损伤是引起疾病及组织功能失调的主要因素，但是现在的治疗手段还是从整体出发而且带有创伤性，即使是非常精细的手术刀也会给机体带来撕裂与损伤。对于细胞水平失调引起的疾病，针对细胞水平的致病因素进行治疗比在机体上进行大规模的切除显得有意义得多。

纳米技术能够构建计算机控制的分子工具，它们比人体细胞要小得多，而且由准确度和精密性很高的药物分子组成。这样的治疗工具将可以对细胞和分子进行精确的可控的操作。它们能够清除循环系统的阻塞物，杀死肿瘤细胞或者执行细胞内细胞器的生物功能。未来的外科手术将移植人造的线粒体而不是人造心脏。

纳米技术同样也可以用来检测组织的细微情况。比细胞小得多的生物传感器让我们可以了解细胞的功能状态。通过对细胞、细胞器以及分子活性的非常详尽的"快速成像"，我们可以分析和观察分子水平上的组织变化。如此详细的诊断可以为治疗提供适当的指导。

我们期待在不久的将来，能够更深入地了解如何通过包被或者化学修饰纳米颗粒来降低它们的生物毒性，使它们能够被运用于疾病的诊断和药物的转运。生物医学方面的应用可能是最早的，第一个临床试验将是癌症的治疗。

美国联邦基金支持纳米生物技术

从2004年10月开始，开发微纳技术相关产品的企业可以得到高技术项目联邦基金（ATP）给予的2000多万美元。在2004年，美国参议院拨款委员会在此基础上又增加了2400美元，目的是在2005年达到2.03亿美元的总数。国家标准技术研究院宣布ATP最近的一轮拨款在2004年9月底，将提供8010万美元，以满足该产业相当于5690万美元的需要。获得基金的纳米生物技术公司的情况如下：

- Dow化学公司与Veeco仪器公司合作将获得650万美元，用于开发纳米器械测量的AFM平台
- Nanospectra Biosciences公司将获得200万美元，致力于研究利用金纳米壳检测以及杀伤肿瘤细胞的完整方案
- Quantum Dot公司将获得200万美元，研究用量子点替代重金属镉来进行医学成像诊断以及治疗

NIH支持纳米医学研究

在科学界大环境的影响下，NIH在2004年开始进行纳米药物研究，旨在帮助完善研究项目，为人类生命健康开发出新的治疗工具。

关于这项研究开展的情况可以在以下网站得到更详细的信息http://nihroadmap.nih.gov/nanomedicinelaunch/.

这项工作的开展将持续10年，作为一个大项目，它将寻找一系列的分子并且了解相关的分子通路和网络连接。纳米医学是NIH生物医学研究的长期计划中的9个项目之一，这是一项立足于健康和临床应用的生物项目，在NIH的整体使命中起承上启下的作用。

不同于其他项目，NIH没有预定研究的明确范围，而是要求实现计划目标。从这个目标出发，为了找到最好的途径来继续进行纳米医学研究，存在着竞争。许多最开始的研究将在3个或4个纳米医学发展中心进行，NIH将邀请研究中心机构提出申请，要求申请者列举他们对被考察内容的看法。

从这些概要中，NIH2005年批准的20个项目作为发展计划，然后从它们中进行选择。这些中心将由不同研究领域的科学家团队组成，例如生物学家、数学家、生化学家和工程师等。NIH在2005年为这些中心留出600万美元，在2006年，除了资助已经建立的中心，资助的经费还可以成立更多的中心。以下列举了一些可能研究的领域：

- 细胞内的分子事件探针，这些事件在生物学时间尺度上可以达到毫秒、微秒甚至纳秒
- 在活细胞中设计系统工程
- 确保一些纳米装置在人体中的生物适应性，开发这些装置来最终降低健康护理支出

NIH纳米药物中心的核蛋白器研究

2006年10月，由NIH拨款，乔治亚技术研究所，埃默里大学和乔治亚医学院合作，成立研究核蛋白器的纳米医学中心。新成立的研究中心最初将主要研究机体修复DNA损伤的机制，这个问题是很多疾病的核心因素。在细胞复制的时候，如果DNA发生错误而得不到及时的修复，将引起疾病。DNA的损伤也可以由电离辐射所致，这种电离辐射可以来自环境、宇宙射线、氡气，甚至我们身体中的钾元素和碳元素。弄清楚蛋白质复合物怎么修复DNA损伤，是了解细胞核中蛋白组件结构-功能相关性的关键。这些蛋白组件被称为核蛋白体，它们参与对DNA及RNA的合成、修饰以及损伤修复。这些研究成果将来可能运用于纠正遗传缺陷、治愈疾病或延缓衰老。通过了解机体中组件怎么运作，研究工作者们将从中获得基本的原理，使得人工合成的组件能够运作起来，应用于治疗疾病，例如遗传缺陷疾病等。

这个中心将在5年内从NIH得到600万至1000万美元的资助，另外从乔治亚研究联盟获得大约300万美元，该联盟是由乔治亚大学、企业以及政府合作组成的，旨在建立国家技术产业。

NCI纳米技术联盟与癌症治疗

纳米技术最重要的应用之一是治疗癌症。2004年9月13日，美国国家癌症研究所（NCI）拨款1.44亿美元，计划在5年内应用纳米尺度的技术来研究癌症的治疗。这项计划将使科学家、临床医生和公众及私人团体联系在一起，使病人从癌症相关的纳米技术研究中获益。

为了进行这项工作，研究中心组编了NCI联盟，把科学家、临床医生和相关机构组成团队，致力于把癌症相关的纳米技术应用于临床实践中。该联盟将在现有的公共建筑和实验室基础上建立纳米研究中心，为先期临床试验作准备，帮助推进调整计划并且把纳米材料和装置引入临床领域。关于NCI联盟对于纳米技术应用于癌症方面的更多详细信息可以连接以下网站：http://nano.cancer.gov。

在癌症纳米技术计划中，该联盟作为第一步实施计划，在超过两个周期的完成情况评估中具有里程碑的意义。在首个3年内，计划加速推进近期临床应用的项目。3年以后，将把重点放在解决影响临床诊断和治疗的技术及生物学难题。

NCI发起的癌症纳米技术的研究

2005年10月3日，NCI（NIH的一个分部）用第1年总共2630万美元来帮助建立了7个癌症纳米技术中心。第8个中心在2006年3月1日宣布成立。这些中心是：

1. 位于北卡罗来纳大学的Carolina癌症纳米中心：该中心将致力于研制智能化的或者靶向性的纳米颗粒和其他一些纳米装置，进行癌症治疗与成像。
2. 加州大学的癌症治疗、研究及监测纳米中心：该中心将针对肿瘤标靶及治疗方法建立智能化、多功能、多位一体的平台。
3. 埃默里-乔治亚理工个性化及前兆肿瘤纳米技术中心：该中心致力于促进研发与生物分子结合的纳米颗粒，以进行肿瘤的分子成像、分子扫描和个性化治疗。
4. 麻省理工-哈佛癌症纳米技术中心：该中心主要建立治疗、诊断、侵入性成像和分子传感等多种平台。
5. 西北大学的肿瘤诊断和治疗纳米材料中心：该中心将设计纳米材料和纳米装置来改善癌症的预防、检测、诊断和治疗。
6. 加利福尼亚技术研究所的纳米系统生物学癌症中心：该中心主要研发怎样通过快速定量检测血清和组织学的分子标记来进行肿瘤早期诊断。
7. 华盛顿大学的Siteman癌症纳米技术中心：该中心将全面研究纳米颗粒在体内成像和药物输送，重点是转化医学。
8. 斯坦福大学医学院：主要研究体内疾病成像以及通过对血液和组织样本的分析判断病人机体的变化。

2005年10月17日，NCI资助了12项癌症纳米技术中心平台合作计划，5年内总共资助3500万美元，第1年是700万美元。获得资助的团队将与NCI规划的癌症中心紧密联系，在6个重要的领域开发新的基于纳米技术的材料，这6个领域涵盖了从预防到检测、诊断、治疗和检测效果等关键步骤。除了合作关系平台，NCI联盟在癌症纳米技术上还有另外3个项目，包括癌症纳米技术中心、多学科研究教育和团队发展基金和纳米技术评析实验室。因此，从项目启动1年后，该联盟就提出把纳米技术应用于生物医学上的目标，这个目标是全世界最大的计划之一。下面简要描述这12个项目的研究内容：

对于多种药物有抗性的肿瘤的纳米治疗策略 这项合作计划，包括西北大学、罗杰·威廉姆斯医学中心、麻省总医院和麻省理工学院的研究人员，将开发研究多功能、靶向性的纳米尺度装置，以直接向肿瘤细胞输送治疗药物和肿瘤抵抗调节器，来克服多药抗药性的问题。这个团队已经初步研制出可生物降解的、具有肿瘤靶向性的药物纳米载体，现在正在向临床应用方面努力。这项课题在肿瘤学方面最初的焦点是乳腺癌和卵巢癌。西北大学的专长在纳米颗粒设计、药物化学、肿瘤生物学和临床肿瘤学方面。

DNA连接的树丛状纳米球颗粒系统用于肿瘤诊断和治疗 Michigan大学的合作者们将展开针对肿瘤定位、成像和治疗的多组分树丛状纳米球颗粒的研究。这个团队将首先把各种树丛状纳米球成分装配为一个多功能纳米器件，然后进行临床前期试验，最后广泛利用NCI的纳米技术评估实验室来得到临床前的安全性和药代动力学数据，把这些纳米颗粒向临床推广。该项目最初的焦点是上皮肿瘤。该团队的专长在树丛状纳米球发展、免疫学、肿瘤生物学和临床肿瘤学方面。

浸润性肿瘤成像和治疗的金属富勒烯纳米平台 弗吉尼亚州立邦联大学的合作者致力于发展基于金属的富勒烯应用于脑肿瘤的同步成像与治疗。该项目最初主要研究脑肿瘤。这个团队的专长在实验和临床成像、化学、神经外科、肿瘤学和肿瘤定向方面。

对血管中的信号利用靶向性纳米探针进行肿瘤早期检测 这个团队的成员来自加州大学、旧金山大学、和Burnham研究所的多个癌症中心，他们将研究高度特异性的分子成像探针，使肿瘤在早期能够被无创的检测方式发现。来自于新的癌症纳米技术中心和癌症纳米技术平台合作计划的工作，将使这些靶向性的探针作为检测特性改进（例如高信号输出）的新纳米技术成像平台。这个团队的专长在血管发生、癌症的小鼠模型、血管断面扫描及临床和实验分子成像方面。

卵巢癌的光裂解 ErbB3靶向的适体共轭纳米颗粒 麻省总医院的研究者们致力于开发多功能的纳米颗粒，能够把光激活的抗肿瘤复合物特异性地向卵巢癌细胞给药。一旦和靶细胞结合，内镜发射的微小激光激活纳米颗粒，使肿瘤细胞发光，进一步确保健康的组织在治疗过程中不受伤害。这支团队的强项在光动力学治疗、光纤维程序、纳米颗粒设计与合成等方面。

杂交纳米颗粒应用于前列腺癌成像和治疗 密苏里-哥伦比亚大学的合作者们利用他们的专长设计、制造金纳米颗粒，用以发现与早期前列腺癌相关的分子水平的异常。把金纳米颗粒与肿瘤特异性的多肽整合，研究者们希望开发出既能诊断又可以治疗小的前列腺肿瘤的物质。这个团队的强项在于化学、放射学、兽医学、病理学、物理学，以及纳米颗粒的生物适应性研究。

针对光学成像的近红外荧光纳米颗粒 德克萨斯大学、M. D. Anderson癌症中心和Eastman Kodak公司的研究者们的目标是研发新颖的纳米颗粒，用于针对早期肿瘤的分子光学成像。Kodak公司研发的荧光纳米颗粒可以发出近红外荧光，深入到组织中，这种纳米颗粒将可以检测肿瘤相关的抗原在组织中是否存在。纳米颗粒也可以用来反映酶的活性，在一些肿瘤细胞表面特异性存在的酶的激活可以使这些纳米颗粒发光。研究者们着重研究并阐明这些颗粒的生物学特性，从而使其靶向到多种多样的肿瘤细胞中。在肿瘤学上首先着重研究脑癌、乳腺癌和皮肤癌。这支团队的强项在于纳米颗粒的组成、成像技术、神经外科和分子生物学。

检测肿瘤生物标志物的综合体系　麻省理工学院的工作者们将研发微流装置，这些装置中的纳米通道可以从生物样本中浓缩得到稀有的蛋白质。这些装置将和另外的基于芯片的装置整合，用来检测和定量肿瘤早期的一些蛋白质标识。这些低成本的装置将被广泛应用，肿瘤学上的焦点首先是前列腺癌。该团队的强项在于纳米制作、临床肿瘤学和细胞生物学。

用于肿瘤的光动力学治疗和成像的新颖的癌症纳米技术平台　Roswell Park癌症研究所、布法罗大学和密歇根大学的科学家们将主要研究一种纳米颗粒平台，进行癌症的检测和成像，以选择性地输送光激活的抗癌化合物，进行导向性的光动力学治疗（PDT）。在这个系统的研究中，这个团队有丰富的经验，他们期望在乳腺癌、肺癌、前列腺癌和大肠癌等模型中，利用PDT来充分发挥这种纳米颗粒的肿瘤成像以及杀死癌细胞的作用。这个团队的强项在于纳米颗粒设计、人类肿瘤的动物模型、光动力学治疗、成像和临床肿瘤学方面。

多功能纳米颗粒应用于胰腺癌的诊断和治疗　纽约州立大学和约翰霍·普金斯医学院的研究者们在研究多功能的陶瓷聚合杂交纳米颗粒，用于胰腺癌的成像及治疗中的给药。这个团队在研发新型的生物适应性的纳米材料方面有丰富的经验，包括针对特别类型的肿瘤细胞的无毒的量子点。基于该研究工作前期的成果，实验人员希望近期进行这些成果的临床前和临床研究。这个团队的强项是材料设计和临床肿瘤学。

针对实体肿瘤的纳米技术平台　Sidney Kimmel癌症中心的研究者们在纳米颗粒研发和血管生物学方面积累了丰富的经验，他们将制造出针对血管特异内衬细胞的纳米装置来改善其随血流转运到肿瘤细胞的情况。小型的探针可以注射到血管中，随着血流分布到全身，不仅可以反映每个器官组织的状态，还可以真实地发现及治疗肿瘤。这项技术已经应用在多种类型的原发或者转移（或者扩散）的实体肿瘤的成像和治疗上，包括乳腺癌、前列腺癌、肾癌、大肠癌和肺癌。这个团队成员包括化学家、分子影像学家、肿瘤生物学家和分子生物学家。

针对小儿脑癌成像及治疗的纳米技术平台　来自华盛顿大学、Fred Hutchinson癌症研究中心、儿童医院及地区医学中心、Philips医疗体系的研究者们将开发针对儿童最常发的脑瘤——髓母细胞瘤的成像试剂和多功能的纳米尺度的药物输送工具。他们将重点累积前期研究成果并把这项技术转化到临床应用中。该团队的专长在小儿脑肿瘤、肿瘤分子生物学、磁共振成像和材料科学方面。

微型器械和分子医学全球计划

2005年10月，来自全世界的10所研究型大学的领导在麻省理工学院聚会，共同发起一个国际性的协作计划，将纳米技术工具用于全球健康和医学研究。这些成员包括新加坡国立大学和法国巴斯德研究所。这项协作称为GEM4，或者微型器械和分子医学全球计划，目的在于利用全球的资源来研究工程学和生命科学的交集。这项计划宣告了一种新的国际性的研究模式，使得相距遥远的研究者们可以通过个人联系、网络和电信会议获得专业的意见。GEM4将利用原子力显微镜、激光光镊、纳米尺度的中厚板矫直机等，在感染性疾病例如疟疾和镰状细胞贫血，癌症如肝癌、胰腺癌以及心血管疾病中，研究人类细胞的病理变化。其中的一个目标是发现疾病发展，观察细胞形态改变及在机体中的移动以及与血管黏附的能力。

纳米生物技术在个性化用药中的作用

正如本书很多章节中提到的，纳米生物技术将在个性化用药的发展中起到重要的作用。个性化用药简单来说就针对每个病人提出最合适的治疗方案。一般来说个性化用药是基于遗传药理学、药物基因组学、药物蛋白质组学的理论，此外病人的个体差异也在考虑之内。关于个性化用药的详细说明在别处给出（Jain，2007b）。

除了分子诊断的特色外，个性化用药的一个重要基础是，纳米生物技术也有助于生物标志物的发现，这在个性化用药的发展中是至关重要的。此项应用的一个很好的例子是纳米生物技术在癌症的个性化用药上。

纳米生物技术用于癌症的个性化干预

同时也要考虑到，在同一种组织学来源的肿瘤病人体内，癌症也存在着变异。癌症的个性化治疗立足于更好地在分子水平上了解这些疾病，而纳米技术将在这个领域中发挥重要的作用（Jain，2005e）。与纳米生物技术相关的癌症个性化治疗的各种组成见图18.1。

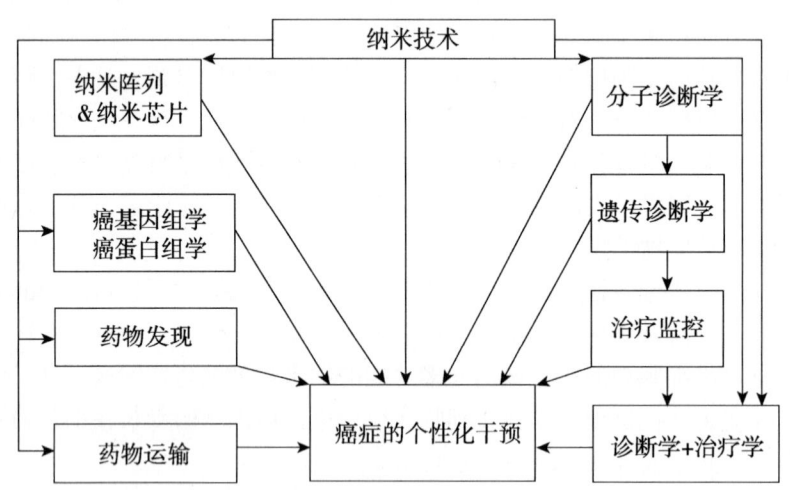

图18.1　纳米生物技术在癌症的个性化干预中的作用
（来源：Jain PharmaBiotech.）

（高学云　译；赵宇亮　审）

参考文献

Ackerson CJ, Sykes MT, Kornberg RD. Defined DNA/nanoparticle conjugates. PNAS 2005;102:13383–5.

Agrawal A, Tripp RA, Anderson LJ, Nie S. Real-time detection of virus particles and viral protein expression with two-color nanoparticle probes. J Virol 2005;79:8625–8.

Agre P, Kozono D. Aquaporin water channels: molecular mechanisms for human diseases. FEBS Lett 2003;555:72–8.

Ahmed F, Pakunlu RI, Srinivas G, et al. Shrinkage of a rapidly growing tumor by drug-loaded polymersomes: pH-triggered release through copolymer degradation. Mol Pharm 2006;3:340–50.

Ainbinder D, Touitou E. Testosterone ethosomes for enhanced transdermal delivery. Drug Deliv 2005;12:297–303.

Akin D, Sturgis J, Ragheb K, et al. Bacteria-mediated delivery of nanoparticles and cargo into cells. Nat Nanotechnol 2007;2:441–44.

Alberti P, Mergny JL. DNA duplex–quadruplex exchange as the basis for a nanomolecular machine. PNAS 2003;100:1569–73.

Ali SS, Hardt JI, Quick KL, et al. A biologically effective fullerene (C60) derivative with superoxide dismutase mimetic properties. Free Radic Biol Med 2004;37:1191–202.

Aliautdin RN, Kreuter J, Kharkevich DA. Drug delivery to the brain with nanoparticles. Eksp Klin Farmakol 2003;66(2):65–8.

Al-Jamal WT, Kostarelos K. Liposome–nanoparticle hybrids for multimodal diagnostic and therapeutic applications. Nanomedicine 2007:2:85–98.

Alsberg E, Feinstein E, Joy MP, et al. Magnetically-guided self-assembly of fibrin matrices with ordered nano-scale structure for tissue engineering. Tissue Eng 2006;12:3247–56.

Altman D, Sweeney HL, Spudich JA. The mechanism of myosin VI translocation and its load-induced anchoring. Cell 2004;116:737–49.

Amrite AC, Kompella UB. Size-dependent disposition of nanoparticles and microparticles following subconjunctival administration. J Pharm Pharmacol 2005;57:1555–63.

Anderson EA, Isaacman S, Peabody DS, et al. Viral nanoparticles donning a paramagnetic coat: conjugation of MRI contrast agents to the MS2 capsid. Nano Lett 2006;6:1160–4.

Anderson SA, Glod J, Arbab AS, et al. Noninvasive MR imaging of magnetically labeled stem cells to directly identify neovasculature in a glioma model. Blood 2005;105:420–5.

Andreev OA, Dupuy AD, Segala M, et al. Mechanism and uses of a membrane peptide that targets tumors and other acidic tissues in vivo. PNAS 2007;104:7893–8.

Andresen TL, Jensen SS, Jorgensen K. Advanced strategies in liposomal cancer therapy: problems and prospects of active and tumor specific drug release. Prog Lipid Res 2005;44:68–97.

Ashcroft JM, Tsyboulski DA, Hartman KB, et al. Fullerene (C60) immunoconjugates: interaction of water-soluble C60 derivatives with the murine anti-gp240 melanoma antibody. Chem Commun 2006;28:3004–6.

Aslan K, Lakowicz JR, Geddes CD. Plasmon light scattering in biology and medicine: new sensing approaches, visions and perspectives. Curr Opin Chem Biol 2005;9:538–44.

Atanasijevic T, Shusteff M, Fam P, Jasanoff A. Calcium-sensitive MRI contrast agents based on superparamagnetic iron oxide nanoparticles and calmodulin. PNAS 2006;103:14707–12.

Azzazy HM, Mansour MM, Kazmierczak SC. Nanodiagnostics: a new frontier for clinical laboratory medicine. Clin Chem 2006;52:1238–46.

Ballou B, Ernst LA, Andreko S, et al. Sentinel lymph node imaging using quantum dots in mouse tumor models. Bioconjug Chem 2007;18:389–96.

Banai S, Chorny M, Gertz SD, et al. Locally delivered nanoencapsulated tyrphostin (AGL-2043) reduces neointima formation in balloon-injured rat carotid and stented porcine coronary arteries. Biomaterials 2005;26:451–61.

Bao YP, Huber M, Wei TF, et al. SNP identification in unamplified human genomic DNA with gold nanoparticle probes. Nucleic Acids Res 2005;33:e15.

Baral TN, Magez S, Stijlemans B, et al. Experimental therapy of African trypanosomiasis with a nanobody-conjugated human trypanolytic factor. Nat Med 2006;12:580–4.

Barauskas J, Johnsson M, Joabsson F, Tiberg F. Cubic phase nanoparticles (cubosome): principles for controlling size, structure, and stability. Langmuir 2005;21:2569–77.

Barone PW, Baik S, Heller DA, Strano MS. Near-infrared optical sensors based on single-walled carbon nanotubes. Nat Mater 2005;4:86–92.

Battah S, Balaratnam S, Casas A, et al. Macromolecular delivery of 5-aminolaevulinic acid for photodynamic therapy using dendrimer conjugates. Mol Cancer Ther 2007;6:876–85.

Batten TF, Hopkins CR. Use of protein A-coated colloidal gold particles for immunoelectronmicroscopic localization of ACTH on ultrathin sections. Histochemistry 1979;60:317–20.

Bayley H, Jayasinghe L. Functional engineered channels and pores. Mol Membr Biol 2004;21:209–20.

Beckstein O, Sansom MS. Liquid–vapor oscillations of water in hydrophobic nanopores. PNAS 2003;100:7063–8.

Bentzen EL, House F, Utley TJ, et al. Progression of respiratory syncytial virus infection monitored by fluorescent quantum dot probes. Nano Lett 2005;5:591–5.

Benzerara K, Miller VM, Barell G, et al. Search for microbial signatures within human and microbial calcifications using soft X-ray spectromicroscopy. J Invest Med 2006;54:367–79.

Bertin PA, Gibbs JM, Shen CK, et al. Multifunctional polymeric nanoparticles from diverse bioactive agents. J Am Chem Soc 2006;128:4168–9.

Betzig E, Patterson GH, Sougrat R, et al. Imaging intracellular fluorescent proteins at nanometer resolution. Science 2006;313:1642–5.

Bharali DJ, Klejbor I, Stachowiak EK, et al. Organically modified silica nanoparticles: a nonviral vector for in vivo gene delivery and expression in the brain. PNAS 2005;102:11539–44.

Bietsch A, Zhang J, Hegner M, et al. Rapid functionalization of cantilever array sensors by inkjet printing. Nanotechnology 2004;15:873–80.

Bisht S, Feldmann G, Soni S, et al. Polymeric nanoparticle-encapsulated curcumin (nanocurcumin): a novel strategy for human cancer therapy. J Nanobiotechnol 2007;5:3, doi: 10.1186/1477-3155-5-3.

Blanchard SC, Gonzalez RL, Kim HD, et al. tRNA selection and kinetic proofreading in translation. Nat Struct Mol Biol 2004a;11:1008–14.

Blanchard SC, Kim HD, Gonzalez RL Jr, et al. tRNA dynamics on the ribosome during translation. PNAS 2004b;101:12893–8.

Boddapati SV, Tongcharoensirikul P, Hanson RN, et al. Mitochondriotropic liposomes. J Liposome Res 2005;15:49–58.

Borm PJ, Robbins D, Haubold S, et al. The potential risks of nanomaterials: a review carried out for ECETOC. Part Fibre Toxicol 2006;3:11.

Bourges JL, Gautier SE, Delie F, et al. Ocular drug delivery targeting the retina and retinal pigment epithelium using polylactide nanoparticles. Invest Ophthalmol Vis Sci 2003;44:3562–9.

Braydich-Stolle L, Hussain S, Schlager J, Hofmann MC. In vitro cytotoxicity of nanoparticles in mammalian germ-line stem cells. Toxicol Sci 2005;88:412–9.

Brehm M, Taubner T, Hillenbrand R, Keilmann F. Infrared spectroscopic mapping of single nanoparticles and viruses at nanoscale resolution. Nano Lett 2006;6:1307–10.

Bruchez M Jr, Moronne M, Gin P, Weiss S, Alivisatos AP. Semiconductor nanocrystals as fluorescent biological labels. Science 1998;281:2013–6.

Brzoska M, Langer K, Coester C, et al. Incorporation of biodegradable nanoparticles into human airway epithelium cells-in vitro study of the suitability as a vehicle for drug or gene delivery in pulmonary diseases. Biochem Biophys Res Commun 2004;318:562–70.

Bulte JW, Arbab AS, Douglas T, et al. Preparation of magnetically labeled cells for cell tracking by magnetic resonance imaging. Methods Enzymol 2004;386:275–99.

Burger KN, Staffhorst RW, de Vijlder HC, et al. Nanocapsules: lipid-coated aggregates of cisplatin with high cytotoxicity. Nat Med 2002;8:81–4.

Buxton DB, Lee SC, Wickline SA, et al. Recommendations of the National Heart, Lung, and Blood Institute Nanotechnology Working Group. Circulation 2003;108:2737–42.

Cai D, Mataraza JM, Qin ZH, et al. Highly efficient molecular delivery into mammalian cells using carbon nanotube spearing. Nat Methods 2005;2:449–54.

Callera F, de Melo C. Magnetic resonance tracking of magnetically labeled autologous bone marrow CD34+ cells transplanted into the spinal cord via lumbar puncture technique in patients with chronic spinal cord injury: CD34+ cells' migration into the injured site. Stem Cells Dev 2007;16:461–6.

Cans A, Wittenberg N, Karlsson R, et al. Artificial cells: unique insights into exocytosis using liposomes and lipid nanotubes. PNAS 2003;100:400–4.

Cao H, Yu Z, Wang J, et al. Fabrication of 10nm enclosed nano fluidic channels. Applied Physics Letters 2002;81:174–176.

Cao Y, Lee Koo YE, Kopelman R. Poly(decyl methacrylate)-based fluorescent PEBBLE swarm nanosensors for measuring dissolved oxygen in biosamples. Analyst 2004;129:745–50.

Carbonaro A, Godley LA, Sohn LL. The nanoCytometer: a new method of cell detection performed at the nanoscale (abstract). The Tenth International Conference on Miniaturized Systems for Chemistry and Life Sciences, Japan Academic Association, 2006.

Cedervall T, Lynch I, Lindman S, et al. Understanding the nanoparticle–protein corona using methods to quantify exchange rates and affinities of proteins for nanoparticles. PNAS 2007;104:2050–5.

Chambers E, Mitragotri S. Long circulating nanoparticles via adhesion on red blood cells: mechanism and extended circulation. Exp Biol Med (Maywood) 2007;232:958–66.

Chang E, Miller JS, Sun J, et al. Protease-activated quantum dot probes. Biochem Biophys Res Commun 2005;334:1317–21.

Chang SF, Chang HY, Tong YC, et al. Nonionic polymeric micelles for oral gene delivery in vivo. Hum Gene Ther 2004;15:481–93.

Chemla YR, Grossman HL, Poon Y, et al. Ultrasensitive magnetic biosensor for homogeneous immunoassay. PNAS 2000;97:14268–72.

Chen AA, Derfus AM, Khetani SR, Bhatia SN. Quantum dots to monitor RNAi delivery and improve gene silencing. Nucleic Acids Res 2005a;33:e190.

Chen H, Clarkson BH, Sun K, Mansfield JF. Self-assembly of synthetic hydroxyapatite nanorods into an enamel prism-like structure. J Colloid Interface Sci 2005b;288:97–103.

Chen RJ, Bangsaruntip S, Drouvalakis KA, et al. Noncovalent functionalization of carbon nano tubes for highly specific electronic biosensors. PNAS 2003;100:4984–9.

Cheng SM, Pabba S, Torchilin VP, et al. Towards mitochondria-specific delivery of apoptosis-inducing agents: DQAsomal incorporated paclitaxel. J Drug Deliv Sci Technol 2005;15:81–6.

Cherukuri P, Bachilo SM, Litovsky SH, Weisman RB. Near-infrared fluorescence microscopy of single-walled carbon nanotubes in phagocytic cells. J Am Chem Soc 2004;126:15638–9.

Chilkoti A, Christensen T, MacKay JA. Stimulus responsive elastin biopolymers: applications in medicine and biotechnology. Curr Opin Chem Biol 2006;10:652–7.

Chiou PY, Ohta AT, Wu MC. Massively parallel manipulation of single cells and microparticles using optical images. Nature 2005;436:370–2.

Chnari E, Nikitczuk JS, Uhrich KE, et al. Nanoscale anionic macromolecules can inhibit cellular uptake of differentially oxidized LDL. Biomacromolecules 2006;7:597–603.

Choi J, Jun Y, Yeon S, et al. Biocompatible heterostructured nanoparticles for multimodal biological detection. JACS 2006;128:5982–3.

Choi Y, Baker JR Jr. Targeting cancer cells with DNA-assembled dendrimers: a mix and match strategy for cancer. Cell Cycle 2005;4:669–71.

Choi Y, Thomas T, Kotlyar A, et al. Synthesis and functional evaluation of DNA-assembled polyamidoamine dendrimer clusters for cancer cell-specific targeting. Chem Biol 2005;12:35–43.

Chow DC, Lee WK, Zauscher S, Chilkoti A. Enzymatic fabrication of DNA nanostructures: extension of a self-assembled oligonucleotide monolayer on gold arrays. J Am Chem Soc 2005;127:14122–3.

Chowdhury EH. pH-sensitive nano-crystals of carbonate apatite for smart and cell-specific transgene delivery. Expert Opin Drug Deliv 2007;4:193–6.

Chworos A, Severcan I, Koyfman AY, et al. Building programmable jigsaw puzzles with RNA. Science 2004;306:2068–72.

Ciftcioglu N, Haddad RS, Golden DC, et al. Enhanced growth of nanobacteria in microgravity. Kidney Int 2005;67:483–91.

Cinteza LO, Ohulchanskyy TY, Sahoo Y, et al. Diacyllipid micelle-based nanocarrier for magnetically guided delivery of drugs in photodynamic therapy. Mol Pharm 2006;3:415–23.

Cloninger MJ. Biological applications of dendrimers. Curr Opin Chem Biol 2002;6:742–8.

Coggan JS, Bartol TM, Esquenazi E, et al. Evidence for ectopic neurotransmission at a neuronal synapse. Science 2005;309:446–51.

Cohen RN, Rashkin MJ, Wen X, Szoka FC. Molecular motors as drug delivery vehicles. Drug Discov Today Technol 2005 June 1;doi: 10.1016/j.ddtec.2005.04.003.

Conrath KE, Wernery U, Muyldermans S, Nguyen VK. Emergence and evolution of functional heavy-chain antibodies in Camelidae. Dev Comp Immunol 2003;27:87–103.

Cornell BA. Optical biosensors: present and future. In Lighler F, Taitt CR (eds) Membrane Based Biosensors. Elsevier, Amsterdam, 2002;Chapter 12: p. 457.

Corot C, Violas X, Robert P, Gagneur G, Port M. Comparison of different types of blood pool agents (P792, MS325, USPIO) in a rabbit MR angiography-like protocol. Invest Radiol 2003;38:311–9.

Cortez-Retamozo V, Backmann N, Senter PD, et al. Efficient cancer therapy with a nanobody-based conjugate. Cancer Res 2004;64:2853–7.

Cui Z, Mumper RJ. Microparticles and nanoparticles as delivery systems for DNA vaccines. Crit Rev Ther Drug Carrier Syst 2003;20:103–37.

Curl RF, Kroto H, Smalley RE. Nobel lectures in chemistry. Rev Mod Phys 1997;69:691–730.

Currall SC, King EB, Lane N, et al. What drives public acceptance of nanotechnology? Nat Nanotechnol 2006;1:153–5.

Cutillas PR. Principles of nanoflow liquid chromatography and applications to proteomics. Curr Nanosci 2005;1:65–71.

Davis ME, Hsieh PC, Takahashi T, et al. Local myocardial insulin-like growth factor 1 (IGF-1) delivery with biotinylated peptide nanofibers improves cell therapy for myocardial infarction. PNAS 2006;103:8155–60.

de Campos AM, Diebold Y, Carvalho EL, et al. Chitosan nanoparticles as new ocular drug delivery systems: in vitro stability, in vivo fate, and cellular toxicity. Pharm Res 2004;21:803–10.

de Kozak Y, Andrieux K, Villarroya H et al. Intraocular injection of tamoxifen-loaded nanoparticles: a new treatment of experimental autoimmune uveoretinitis. Eur J Immunol 2004;34:3702–12.

de Salamanca AE, Diebold Y, Calonge M et al. Chitosan nanoparticles as a potential drug delivery system for the ocular surface: toxicity, uptake mechanism and in vivo tolerance. Invest Ophthalmol Vis Sci 2006;47:1416–25.

de Vries JM, Lesterhuis WJ, Barentsz JO, et al. Magnetic resonance tracking of dendritic cells in melanoma patients for monitoring of cellular therapy. Nat Biotechnol 2005;23:1407–13.

Debabov VG. Bacterial and archaeal S-layers as a subject of nanobiotechnology. Mol Biol 2004;38:482–93.

Delfino I, Bizzarri AR, Cannistraro S. Single-molecule detection of yeast cytochrome c by surface-enhanced Raman spectroscopy. Biophys Chem 2005;113:41–51.

Delmarre D, Lu R, Tatton N, et al. Cochleate-mediated delivery. DDT 2004;9:64.

Denardo SJ, Denardo GL, Natarajan A, et al. Thermal dosimetry predictive of efficacy of 111In-ChL6 nanoparticle AMF-induced thermoablative therapy for human breast cancer in mice. J Nucl Med 2007;48:437–44.

Deng WG, Kawashima H, Wu G, et al. Synergistic tumor suppression by coexpression of FUS1 and p53 is associated with down-regulation of murine double minute-2 and activation of the apoptotic protease-activating factor 1-dependent apoptotic pathway in human non-small cell lung cancer cells. Cancer Res 2007;67:709–17.

Denk W, Horstmann H. Serial block-face scanning electron microscopy to reconstruct three-dimensional tissue nanostructure. PLoS Biol 2004;2:e329.

Dennig J, Duncan E. Gene transfer into eukaryotic cells using activated polyamidoamine dendrimers. J Biotechnol 2002;90:339–47.

Derfus AM, Chan CW, Bhatia SN, et al. Probing the cytotoxicity of semiconductor quantum dots. Nano Lett 2004;4:11–8.

Dhas NA, Suslick KS. Sonochemical preparation of hollow nanospheres and hollow nanocrystals. J Am Chem Soc (Commun) 2005;127;2368–9.

Dichtel WR, Serin JM, Edder C, et al. Singlet oxygen generation via two-photon excited FRET. J Am Chem Soc 2004;126:5380–1.

Dobozi-King M, Seo S, Kim JU, Young R, Cheng M, Kish L. Rapid detection and identification of bacteria: SEnsing of Phage-Triggered Ion Cascade (SEPTIC). J Biol Phys Chem 2005; 5:3–7.

Dohner K, Sodeik B. The role of the cytoskeleton during viral infection. Curr Top Microbiol Immunol 2005;285:67–108.

Drexler KE. Molecular engineering: an approach to the development of general capabilities for molecular manipulation. PNAS 1981;78:5275–8.

Drexler KE. Engines of Creation, The Coming Era of Nanotechnology. Anchor, New York, 1987.

Dufes C, Keith WN, Bilsland A, et al. Synthetic anticancer gene medicine exploits intrinsic antitumor activity of cationic vector to cure established tumours. Cancer Res 2005;65:8079–84.

Dufresne MH, Le Garrec D, Sant V, et al. Preparation and characterization of water-soluble pH-sensitive nanocarriers for drug delivery. Int J Pharm 2004;277:81–90.

Dupuy JP. Some pitfalls in the philosophical foundations of nanoethics. J Med Philos 2007;32:237–61.

Eastman PS, Ruan W, Doctolero M, et al. Qdot nanobarcodes for multiplexed gene expression analysis. Nano Lett 2006;6:1059–64.

Ebner A, Kienberger F, Kada G, et al. Localization of single avidin–biotin interactions using simultaneous topography and molecular recognition imaging. Chemphyschem 2005;6:897–900.

Eigler DM, Schweizer EK. Positioning single atoms with a scanning tunneling microscope. Nature 1990;344:524–6.

Elechiguerra JL, Burt JL, Morones JR, et al. Interaction of silver nanoparticles with HIV-1. J Nanobiotechnol 2005;3:6 (doi:10.1186/1477-3155-3-6).

Ellis-Behnke RG, Liang YX, You SW, et al. Nano neuro knitting: peptide nanofiber scaffold for brain repair and axon regeneration with functional return of vision. PNAS 2006;103: 5054–9.

El-Sayed IH, Huang X, El-Sayed M. Selective laser photo-thermal therapy of epithelial carcinoma using anti-EGFR antibody conjugated gold nanoparticles. Cancer Lett 2006;239:129–35.

El-Sayed IH, Huang X, El-Sayed MA. Surface plasmon resonance scattering and absorption of anti-EGFR antibody conjugated gold nanoparticles in cancer diagnostics: applications in oral cancer. Nano Lett 2005;5:829–34.

Emerich DF, Thanos CG. Nanotechnology and medicine. Expert Opin Biol Ther 2003;3:655–63.

Escudier B, Dorval T, Chaput N, et al. Vaccination of metastatic melanoma patients with autologous dendritic cell (DC) derived-exosomes: results of the first phase I clinical trial. J Transl Med 2005;3:10.

European Commission. European Technology Platform on NanoMedicine: Nanotechnology for Health—Strategic Research Agenda, Luxembourg, Office for Official Publications of the European Communities, 2006:pp. 1–39.

Everts M, Saini V, Leddon JL, et al. Covalently linked Au nanoparticles to a viral vector: potential for combined photothermal and gene cancer therapy. Nano Lett 2006;6:587–91.

Fan R, Karnik R, Yue M, et al. DNA translocation in inorganic nanotubes. Nano Lett 2005;5:1633–7.

Fang N, Lee H, Sun C, Zhang X. Sub-diffraction-limited optical imaging with a silver superlens. Science 2005;308:534–7.

Farjo R, Skaggs J, Quiambao AB, et al. Efficient non-viral ocular gene transfer with compacted DNA nanoparticles. PLoS ONE 2006;1:e38.

Farokhzad OC, Jon S, Khademhosseini A, et al. Nanoparticle-aptamer bioconjugates: a new approach for targeting prostate cancer cells. Cancer Res 2004;64:7668–72.

Fernandez-Lopez S, Kim HS, Choi EC, et al. Antibacterial agents based on the cyclic D,L-alpha-peptide architecture. Nature 2001;412:452–5.

Feynman R. There's plenty of room at the bottom: an invitation to enter a new field of physics. Reprinted in: Crandall BC, Lewis J (eds) Nanotechnology: Research And Perspectives. The MIT Press, Cambridge, MA, 1992:347–363.

Fink TL, Klepcyk PJ, Oette SM, et al. Plasmid size up to 20 kbp does not limit effective in vivo lung gene transfer using compacted DNA nanoparticles. Gene Ther 2006;13:1048–51.

Flenniken ML, Liepold LO, Crowley BE, et al. Selective attachement and release of chemotherapeutic agent from the interior of a protein cage structure. Chem Commun (Camb) 2005;4:447–9.

Fortina P, Kricka LJ, Surrey S, Grodzinski P. Nanobiotechnology: the promise and reality of new approaches to molecular recognition. Trends Biotechnol 2005;23:168–73.

Fortner JD, Lyon DY, Sayes CM, et al. C60 in water: nanocrystal formation and microbial response. Environ Sci Technol 2005;39:4307–16.

Francois P, Bento M, Vaudaux P, Schrenzel J. Comparison of fluorescence and resonance light scattering for highly sensitive microarray detection of bacterial pathogens. J Microbiol Methods 2003;55:755–62.

Freitas RA Jr. Exploratory design in medical nanotechnology: a mechanical artificial red cell. Artif Cells Blood Substit Immobil Biotechnol 1998;26:411–30.

Freitas RA Jr. The future of nanofabrication and molecular scale devices in nanomedicine. Stud Health Technol Inform 2002;80:45–59.

Fritz J, Baller MK, Lang HP, et al. Translating biomolecular recognition into nanomechanics. Science 2000;288:316–8.

Fu J, Mao P, Han J. Nanofilter array chip for fast gel-free biomolecule separation. Appl Phys Lett 2006;87:263902 (online).

Fukui H, Koike T, Saheki A, Sonoke S, Seki J. A novel delivery system for amphotericin B with lipid nano-sphere (LNS). Int J Pharm 2003;265:37–45.

Funovics M, Montet X, Reynolds F, et al. Nanoparticles for the optical imaging of tumor E-selectin. Neoplasia 2005;7:904–11.

Gamer AO, Leibold E, van Ravenzwaay B. The in vitro absorption of microfine zinc oxide and titanium dioxide through porcine skin. Toxicol In Vitro 2006;20:301–7.

Gao D, Xu H, Philbert MA, et al. Ultrafine hydrogel nanoparticles: synthetic approach and therapeutic application in living cells. Angew Chem Int Ed Engl 2007;46:2224–7.

Gao X, Cui Y, Levenson RM, et al. In vivo cancer targeting and imaging with semiconductor quantum dots. Nat Biotechnol 2004;22:969–76.

Gao X, Nie S. Molecular profiling of single cells and tissue specimens with quantum dots. Trends Biotechnol 2003;21:371–3.

Gaspar R. Regulatory issues surrounding nanomedicines: setting the scene for the next generation of nanopharmaceuticals. Nanomedicine 2007;2:143–7.

Geert van Calster. Regulating nanotechnology in the European Union. Nanotechnol Law Bus 2006;3:359–72.

Gelperina SE, Khalansky AS, Skidan IN, et al. Toxicological studies of doxorubicin bound to polysorbate 80-coated poly(butyl cyanoacrylate) nanoparticles in healthy rats and rats with intracranial glioblastoma. Toxicol Lett 2002;126:131–41.

Geng Y, Dalhaimer P, Cai S, et al. Shape effects of filaments versus spherical particles in flow and drug delivery. Nat Nanotechnol 2007 March 25;doi:10.1038/nnano.2007.70.

Georganopoulou DG, Chang L, Nam JM, et al. Nanoparticle-based detection in cerebral spinal fluid of a soluble pathogenic biomarker for Alzheimer's disease. PNAS 2005;102: 2273–6.

Ghoroghchian PP, Frail PR, Susumu K, et al. Near-infrared-emissive polymersomes: self-assembled soft matter for in vivo optical imaging. PNAS 2005;102:2922–7.

Gillies ER, Frechet MJ. Dendrimers and dendritic polymers in drug delivery. DDT 2005;10:35–43.

Gimi B, Leong T, Gu Z, et al. Self-assembled 3D radiofrequency-shielded (RS) containers for cell encapsulation. Biomed Microdevices 2005;7:341–5.

Godin B, Touitou E. Ethosomes: new prospects in transdermal delivery. Crit Rev Ther Drug Carrier Syst 2003;20:63–102.

Godin B, Touitou E. Mechanism of bacitracin permeation enhancement through the skin and cellular membranes from an ethosomal carrier. J Control Release 2004;94:365–79.

Goodman CM, McCusker CD, Yilmaz T, Rotello VM. Toxicity of gold nanoparticles functionalized with cationic and anionic side chains. Bioconjug Chem 2004;15:897–900.

Gopalan B, Ito I, Branch CD, et al. Nanoparticle based systemic gene therapy for lung cancer:molecular mechanisms and strategies to suppress nanoparticle-mediated inflammatory response. Technol Cancer Res Treat 2004;3:647–8.

Gordijn B. Nanoethics: from utopian dreams and apocalyptic nightmares towards a more balanced view. Sci Eng Ethics 2005;11:521–33.

Gorelik J, Shevchuk A, Ramalho M, et al. Scanning surface confocal microscopy for simultaneous topographical and fluorescence imaging: application to single virus-like particle entry into a cell. PNAS 2002;99:16018–23.

Gourlay PL, Hendricks JK, McDonald AE, et al. Mitochondrial correlation microscopy and nanolaser spectroscopy—new tools for biphotonic detection of cancer in single cells. TCRT 2005;4:585–92.

Gradishar WJ, Tjulandin S, Davidson N, et al. Superior efficacy of albumin-bound paclitaxel, ABI-007, compared with polyethylated castor oil-based paclitaxel in women with metastatic breast cancer: results of a phase III trial. J Clin Oncol 2005;23:7794–803.

Grimm J, Manuel Perez J, Josephson L, Weissleder R. Novel nanosensors for rapid analysis of telomerase activity. Cancer Res 2004;64:639–43.

Guarise C, Pasquato L, De Filippis V, Scrimin P. Gold nanoparticles-based protease assay. PNAS 2006;103:3978–82.

Guo P. Bacterial virus phi29 DNA-packaging motor and its potential applications in gene therapy and nanotechnology. Methods Mol Biol 2005a;300:285–324.

Guo P. RNA nanotechnology: engineering, assembly and applications in detection, gene delivery and therapy. J Nanosci Nanotechnol 2005b;5:1964–82.

Guo S, Tschammer N, Mohammed S, Guo P. Specific delivery of therapeutic RNAs to cancer cells via the dimerization mechanism of phi29 motor pRNA. Hum Gene Ther 2005;16: 1097–109.

Gupta A, Akin D, Bashir R. Single virus particle mass detection using microresonators with nanoscale thickness. Appl Phys Lett 2004;84:1976–8.

Gupta AK, Gupta M. Synthesis and surface engineering of iron oxide nanoparticles for biomedical applications. Biomaterials 2005;26:3995–4021.

Gupta AK, Nair PR, Akin D, et al. Anomalous resonance in a nanomechanical biosensor. PNAS 2006;103:13362–7.

Guzman R, Uchida N, Bliss TM, et al. Long-term monitoring of transplanted human neural stem cells in developmental and pathological contexts with MRI. PNAS 2007 June 6;10.1073/pnas.0608519104.

Haes AJ, Duyne RP. Preliminary studies and potential applications of localized surface plasmon resonance spectroscopy in medical diagnostics. Expert Rev Mol Diagn 2004;4:527–37.

Hahm J, Lieber CM. Direct ultrasensitive electrical detection of DNA and DNA sequence variations using nanowire nanosensors. Nano Lett 2004;4:51–4.

Hainfeld J, Slatkin DN, Smilowitz HM. The use of gold nanoparticles to enhance radiotherapy in mice. Phys Med Biol 2004;49:N309–15.

Halberstadt C, Emerich DF, Gonsalves K. Combining cell therapy and nanotechnology. Expert Opin Biol Ther 2006;6:971–81.

Halder J, Kamat AA, Landen CN Jr, et al. Focal adhesion kinase targeting using in vivo short interfering RNA delivery in neutral liposomes for ovarian carcinoma therapy. Clin Cancer Res 2006;12:4916–24.

Hamad-Schifferli K, Schwartz JJ, Santos AT, et al. Remote electronic control of DNA hybridization through inductive coupling to an attached metal nanocrystal antenna. Nature 2002;415:152–5.

Hamouda T, Myc A, Donovan B, et al. A novel surfactant nanoemulsion with a unique non-irritant topical antimicrobial activity against bacteria, enveloped viruses and fungi. Microbiol Res 2001;156:1–7.

Han MS, Lytton-Jean AK, Mirkin CA. A gold nanoparticle based approach for screening triplex DNA binders. J Am Chem Soc 2006;128:4954–5.

Harisinghani MG, Barentsz J, Hahn PF, et al. Noninvasive detection of clinically occult lymph-node metastases in prostate cancer. N Engl J Med 2003;348:2491–9.

Hartgerink JD, Beniash E, Stupp SI. Self-assembly and mineralization of peptide-amphiphile nanofibers. Science 2001;294:1684–8.

Hausmann M, Perner B, Rapp A, et al. Near-field scanning optical microscopy in cell biology and cytogenetics. Methods Mol Biol 2006;319:275–94.

Hazarika P, Ceyhan B, Niemeyer CM. Reversible switching of DNA-gold nanoparticle aggregation. Angew Chem Int 2004;43:6469–71.

He Y, Wu J, Zhao Y. Designing catalytic nanomotors by dynamic shadowing growth. Nano Lett 2007 April 13;10.1021/nl070461j S1530-6984(07)00461-4.

Heath JR, Phelps ME, Hood L. NanoSystems biology. Mol Imaging Biol 2003;5:312–25.

Heidel JD, Liu JY, Yen Y, et al. Potent siRNA inhibitors of ribonucleotide reductase subunit RRM2 reduce cell proliferation in vitro and in vivo. Clin Cancer Res 2007a;13:2207–15.

Heidel JD, Yu Z, Liu J, et al. Administration in non-human primates of escalating intravenous doses of targeted nanoparticles containing ribonucleotide reductase subunit M2 siRNA. PNAS 2007b;104:5715–21.

Heller DA, Jeng ES, Yeung TK, et al. Optical detection of DNA conformational polymorphism on single-walled carbon nanotubes. Science 2006;311:508–11.

Helmke BP, Minerick AR. Designing a nano-interface in a microfluidic chip to probe living cells: challenges and perspectives. PNAS 2006;103:6419–24.

Hilger I, Hergt R, Kaiser WA. Use of magnetic nanoparticle heating in the treatment of breast cancer. IEE Proc Nanobiotechnol 2005;152:33–9.

Hiratsuka Y, Miyata M, Tada T, Uyeda T. A microrotary motor powered by bacteria. PNAS 2006;103:13618–23.

Hirsch LR, Gobin AM, Lowery AR, et al. Metal nanoshells. Ann Biomed Eng 2006;34:15–22.

Hirsch LR, Stafford RJ, Bankson JA, et al. Nanoshell-mediated near-infrared thermal therapy of tumors under magnetic resonance guidance. PNAS 2003;100:13549–54.

Ho YP, Kung MC, Yang S, et al. Multiplexed hybridization detection with multicolor colocalization of quantum dot nanoprobes. Nano Lett 2005;5:1693–7.

Hoffart V, Ubrich N, Simonin C, et al. Low molecular weight heparin-loaded polymeric nanoparticles: formulation, characterization, and release characteristics. Drug Dev Ind Pharm 2002;28:1091–9.

参考文献

Hogg T, Kuekes PJ. Mobile microscopic sensors for high resolution in vivo diagnostics. Nanomed Nanotechnol Biol Med 2006;2:239–47.

Holmes TC. Novel peptide-based biomaterial scaffolds for tissue engineering. Trends Biotechnol 2002;20:16–21.

Hood JD, Bednarski M, Frausto R, et al. Tumor regression by targeted gene delivery to the neovasculature. Science 2002;296:2404–7.

Hsieh PCH, Davis ME, Gannon J, et al. Controlled delivery of PDGF-BB for myocardial protection using injectable self-assembling peptide nanofibers. J Clin Invest 2006;116:237–48.

Hsu HY, Huang YY. RCA combined nanoparticle-based optical detection technique for protein microarray: a novel approach. Biosens Bioelectron 2004;20:123–6.

Hu M, Qian L, Brinas RP, et al. Assembly of nanoparticle-protein binding complexes: from monomers to ordered arrays. Angew Chem Int Ed Engl 2007;46:5111–4.

Hu Q, Li B, Wang M, Shen J. Preparation and characterization of biodegradable chitosan/hydroxyapatite nanocomposite rods via in situ hybridization: a potential material as internal fixation of bone fracture. Biomaterials 2004;25:779–85.

Huang X, El-Sayed IH, Qian W, El-Sayed MA. Cancer cell imaging and photothermal therapy in the near-infrared region by using gold nanorods. J Am Chem Soc 2006;128:2115–20.

Hush NS. An overview of the first half-century of molecular electronics. Ann N Y Acad Sci 2003;1006:1–20.

Ideta R, Tasaka F, Jang, WD, et al. Nanotechnology-based photodynamic therapy for neovascular disease using a supramolecular nanocarrier loaded with a dendritic photosensitizer. Nano Lett 2005;5:2426–31.

Ihara T, Tanaka S, Chikaura Y, Jyo A. Preparation of DNA-modified nanoparticles and preliminary study for colorimetric SNP analysis using their selective aggregations. Nucleic Acids Res 2004;32:e105.

Iijima S, Ajayan PM, Ichihashi T. Growth model for carbon nanotubes. Phys Rev Lett 1992;69:3100–3.

Ito A, Kuga Y, Honda H, et al. Magnetite nanoparticle-loa4ded anti-HER2 immunoliposomes for combination of antibody therapy with hyperthermia. Cancer Lett 2004a;212:167–75.

Ito I, Ji L, Tanaka F, et al. Liposomal vector mediated delivery of the 3p FUS1 gene demonstrates potent antitumor activity against human lung cancer in vivo. Cancer Gene Ther 2004b;11:733–9.

Jain KK. Handbook of Laser Neurosurgery. Charles C. Thomas, Springfield, IL, 1983.

Jain KK. Nanodiagnostics: application of nanotechnology in molecular diagnostics. Expert Rev Mol Diagn 2003a;4:153–161.

Jain KK. Current status of molecular biosensors. Med Device Technol 2003b;14:10–5.

Jain KK. Nanotechnology in clinical laboratory diagnostics. Clin Chim Acta 2005b;354:37–54.

Jain KK. The role of nanobiotechnology in drug discovery. Drug Discov Today 2005c;10:1435–42.

Jain KK. Nanotechnology-based drug delivery for cancer. TCRT 2005d;4:407–16.

Jain KK. Role of nanobiotechnology in developing personalized medicine for cancer. TCRT 2005e;4:645–50.

Jain KK. Role of nanotechnology in developing new therapies for diseases of the nervous system (editorial). Nanomedicine 2006a;1:9–12.

Jain KK. Nanobiotechnology in Molecular Diagnostics. Horizon Scientific Press, Norwich, UK, 2006b.

Jain KK. Molecular Diagnostics: Technologies, Markets and Companies. Jain PharmaBiotech Publications, Basel, 2007a.

Jain KK. Personalized Medicine: Scientific & Commercial Aspects. Jain PharmaBiotech Publications, Basel, 2007b.

Jain KK: Transdermal Drug Delivery: Technologies, Markets and Companies. Jain PharmaBiotech Publications, Basel, 2007c.

Jain KK. Drug Delivery for Disorders of the Central Nervous System. Jain PharmaBiotech Publications, Basel, 2007d.

Jain KK. Nanobiotechnology: Applications, Markets and Companies. Jain PharmaBiotech Publications, Basel, 2007e.

Jain KK. RNAi: Technologies, Markets and Companies. Jain PharmaBiotech Publications, Basel, 2007f.

Jain KK. Cell Therapy: Technologies, Markets and Companies. Jain PharmaBiotech Publications, Basel, 2007g.

Jain KK. Use of nanoparticles for drug delivery in glioblastoma multiforme. Expert Rev Neurother 2007h;7:363–72.

Jain KK, Jain V. Impact of nanotechnology on healthcare. Nanotechnol Law Bus 2006;3:411–8.

Jain TK, Morales MA, Sahoo SK, et al. Iron oxide nanoparticles for sustained delivery of anticancer agents. Mol Pharm 2005;2:194–205.

Jaiswal JK, Goldman ER, Mattoussi H, Simon SM. Use of quantum dots for live cell imaging. Nat Methods 2004;1:73–8.

Jaiswal JK, Mattoussi H, Mauro JM, Simon SM. Long-term multiple color imaging of live cells using quantum dot bioconjugates. Nat Biotechnol 2003;21:47–51.

Jankowsky E, Fairman ME, Yang Q. RNA helicases: versatile ATP-driven nanomotors. J Nanosci Nanotechnol 2005;5:1983–9.

Janovjak H, Kedrov A, Cisneros DA, et al. Imaging and detecting molecular interactions of single transmembrane proteins. Neurobiol Aging 2006;27:546–61.

Jendelova P, Herynek V, Urdzikova L, et al. Magnetic resonance tracking of human CD34+ progenitor cells separated by means of immunomagnetic selection and transplanted into injured rat brain. Cell Transplant 2005;14:173–82.

Jo K, Dhingra DM, Odijk T, et al. A single-molecule barcoding system using nanoslits for DNA analysis. PNAS 2007;104:2673–8.

Johnston A, Caruso F. A Molecular beacon approach to measuring the DNA permeability of thin films. J Am Chem Soc 2005;127:10014–5.

Ju-Nam Y, Bricklebank N, Allen DW, et al. Phosphonioalkylthiosulfate zwitterions—new masked thiol ligands for the formation of cationic functionalised gold nanoparticles. Org Biomol Chem 2006;4:4345–51.

Kagan VE, Tyurina YY, Tyurin VA, et al. Direct and indirect effects of single walled carbon nanotubes on RAW 264.7 macrophages: role of iron. Toxicol Lett 2006;165:88–100.

Kaittanis C, Naser SA, Perez JM. One-step, nanoparticle-mediated bacterial detection with magnetic relaxation. Nano Lett 2007;7:380–3.

Kam N, O'Connell M, Wisdom JA, Dai H. Carbon nanotubes as multifunctional biological transporters and near-infrared agents for selective cancer cell destruction. PNAS 2005;102:11600–5.

Kam NW, Dai H. Carbon nanotubes as intracellular protein transporters: generality and biological functionality. J Am Chem Soc 2005;127:6021–6.

Kamau SW, Hassa PO, Steitz B, et al. Enhancement of the efficiency of non-viral gene delivery by application of pulsed magnetic field. Nucleic Acids Res 2006;34:e40.

Kang X, Xie Y, Kniss DA. Adipose tissue model using three-dimensional cultivation of preadipocytes seeded onto fibrous polymer scaffolds. Tissue Eng 2005;11:458–68.

Kano MR, Bae Y, Iwata C, et al. Improvement of cancer-targeting therapy, using nanocarriers for intractable solid tumors by inhibition of TGF-{beta} signaling. PNAS 2007;104:3460–5.

Karanikolos GP, Alexandridis P, Itskos G, et al. Synthesis and size control of luminescent ZnSe nanocrystals by a microemulsion-gas contacting technique. Langmuir 2004;20:550–3.

Kasianowicz JJ. Nanometer-scale pores: potential applications for analyte detection and DNA characterization. Dis Markers 2002;18:185–91.

Kattumuri V, Katti K, Bhaskaran S, et al. Gum arabic as a phytochemical construct for the stabilization of gold nanoparticles: in vivo pharmacokinetics and x-ray-contrast-imaging studies. Small 2007;3:333–41.

Kaul Z, Yaguchi T, Kaul SC, Wadhwa R. Quantum dot-based protein imaging and functional significance of two mitochondrial chaperones in cellular senescence and carcinogenesis. Ann NY Acad Sci 2006;1067:469–73.

Khademhosseini A, Langer R, Borenstein J, Vacanti JP. Microscale technologies for tissue engineering and biology. PNAS 2006;103:2480–7.

Khaled A, Guo S, Li F, Guo P. Controllable self-assembly of nanoparticles for specific delivery of multiple therapeutic molecules to cancer cells using RNA nanotechnology. Nano Lett 2005;5:1797–808.

Khil MS, Cha DI, Kim HY, et al. Electrospun nanofibrous polyurethane membrane as wound dressing. J Biomed Mater Res B Appl Biomater 2003;67:675–9.

Kim S, Lim YT, Soltesz EG, et al. Near-infrared fluorescent type-II quantum dots for sentinel lymph node mapping. Nat Biotechnol 2004;22:93–7.

Kircher MF, Mahmood U, King RS, et al. A multimodal nanoparticle for preoperative magnetic resonance imaging and intraoperative optical brain tumor delineation. Cancer Res 2003;63:8122–5.

Knepper MA, Nielsen S. Peter Agre, 2003 Nobel Prize winner in chemistry. J Am Soc Nephrol 2004;15:1093–5.

Kobayashi H, Kawamoto S, Sakai Y, et al. Lymphatic drainage imaging of breast cancer in mice by micro-magnetic resonance lymphangiography using a nano-size paramagnetic contrast agent. J Natl Cancer Inst 2004;96:703–8.

Koch M, Schmid F, Zoete V, Meuwly M. Insulin: a model system for nanomedicine? Nanomedicine 2006;1:373–8.

Kohli AK, Alpar HO. Potential use of nanoparticles for transcutaneous vaccine delivery: effect of particle size and charge. Int J Pharm 2004;275:13–7.

Kommareddy S, Amiji M. Antiangiogenic gene therapy with systemically administered sFlt-1 plasmid DNA in engineered gelatin-based nanovectors. Cancer Gene Ther 2007;14:488–98.

Konstan MW, Davis PB, Wagener JS, Hilliard KA, et al. Compacted DNA nanoparticles administered to the nasal mucosa of cystic fibrosis subjects are safe and demonstrate partial to complete cystic fibrosis transmembrane regulator reconstitution. Hum Gene Ther 2004;15:1255–69.

Koo OM, Rubinstein I, Onyuksel H. Camptothecin in sterically stabilized phospholipid nano-micelles: a novel solvent pH change solubilization method. J Nanosci Nanotechnol 2006;6:2996–3000.

Kopelman R, Philbert M, Koo YEL, et al. Multifunctional nanoparticle platforms for in vivo MRI enhancement and photodynamic therapy of a rat brain cancer. J Magn Magn Mater 2005;293:404–10.

Kopke RD, Wassel RA, Mondalek F, et al. Magnetic nanoparticles: inner ear targeted molecule delivery and middle ear implant. Audiol Neurootol 2006;11:123–33.

Koskinen JO, Vaarno J, Meltola NJ, et al. Fluorescent nanoparticles as labels for immunometric assay of C-reactive protein using two-photon excitation assay technology. Anal Biochem 2004;328:210–8.

Koziara JM, Oh JJ, Akers WS, Ferraris SP, Mumper RJ. Blood compatibility of cetyl alcohol/polysorbate-based nanoparticles. Pharm Res 2005;22:1821–8.

Kransnoslobodtsev AV, Shlyakhtenko LS, Ukraintsev E, et al. Nanomedicine and protein misfolding diseases. Nanomedicine 2005;1:300–5.

Kreuter J. Drug targeting with nanoparticles. Eur J Drug Metab Pharmacokinet 1994;19:253–6.

Kreuter J. Nanoparticulate systems for brain delivery of drugs. Adv Drug Deliv Rev 2001;47:65–81.

Kreuter J, Ramge P, Petrov V, et al. Direct evidence that polysorbate-80-coated poly(butylcyanoacrylate) nanoparticles deliver drugs to the CNS via specific mechanisms requiring prior binding of drug to the nanoparticles. Pharm Res 2003;20:409–16.

Kukowska-Latallo JF, Candido KA, Cao Z, et al. nanoparticle targeting of anticancer drug improves therapeutic response in animal model of human epithelial cancer. Cancer Res 2005;65:5317–24.

Kumar V, Farell G, Yu S, Harrington S, et al. Cell biology of pathologic renal calcification: contribution of crystal transcytosis, cell-mediated calcification, and nanoparticles. J Invest Med 2006;54:412–24.

Kural C, Kim H, Syed S, et al. Kinesin and dynein move a peroxisome in vivo: a tug-of-war or coordinated movement? Science 2005;308:1469–72.

Lai SK, O'hanlon DE, Harrold S, et al. Rapid transport of large polymeric nanoparticles in fresh undiluted human mucus. PNAS 2007;104:1482–7.

Lamprecht A, Saumet JL, Roux J, et al. Lipid nanocarriers as drug delivery system for ibuprofen in pain treatment. Int J Pharm 2004;278:407–14.

Langguth P, Hanafy A, Frenzel D, et al. Nanosuspension formulations for low-soluble drugs: pharmacokinetic evaluation using spironolactone as model compound. Drug Dev Ind Pharm 2005;31:319–29.

Lanza GM, Winter PM, Caruthers SD, et al. Nanomedicine opportunities for cardiovascular disease with perfluorocarbon nanoparticles. Nanomedicine 2006;1:321–9.

Larina IV, Evers BM, Ashitkov TV, et al. Enhancement of drug delivery in tumors by using interaction of nanoparticles with ultrasound radiation. Technol Cancer Res Treat 2005;4:217–26.

Larson DR, Zipfel WR, Williams RM, et al. Water-soluble quantum dots for multiphoton fluorescence imaging in vivo. Science 2003;300:1434–6.

Lee CC, Gillies ER, Fox ME. A single dose of doxorubicin-functionalized bow-tie dendrimer cures mice bearing C-26 colon carcinomas. PNAS 2006;103:16649–54.

Lee CC, Mackay JA, Frechet JM, Szoka FC. Designing dendrimers for biological applications. Nat Biotechnol 2005;23:1517–26.

Lee H, Kim TH, Park TG. A receptor-mediated gene delivery system using streptavidin and biotin-derivatized, pegylated epidermal growth factor. J Control Release 2002;83:109–19.

Lee SB, Koepsel R, Stolz DB, et al. Self-assembly of biocidal nanotubes from a single-chain diacetylene amine salt. J Am Chem Soc 2004;126:13400–5.

Leesajakul W, Nakano M, Taniguchi A, Handa T. Interaction of cubosomes with plasma components resulting in the destabilization of cubosomes in plasma. Colloids Surf B Biointerfaces 2004;34:253–8.

Legleiter J, Czilli DL, Gitter B, et al. Effect of different anti-Abeta antibodies on Abeta fibrillogenesis as assessed by atomic force microscopy. J Mol Biol 2004;335:997–1006.

Lehmann-Horn F, Jurkat-Rott K. Nanotechnology for neuronal ion channels. J Neurol Neurosurg Psychiatry 2003;74:1466–75.

Lehn JM. Supramolecular chemistry—scope and perspectives: molecules, supermolecules, and molecular devices. Angew Chem Int Ed Engl 1988;27:89–112.

Levi N, Hantgan RR, Lively MO. C60-fullerenes: detection of intracellular photoluminescence and lack of cytotoxic effects. J Nanobiotechnol 2006;4:14 (doi:10.1186/1477-3155-4-14).

Lewis JD, Destito G, Zijlstra A, et al. Viral nanoparticles as tools for intravital vascular imaging. Nat Med 2006;12:354–60.

Li H, Tran V, Hu Y, et al. A PEDF N-terminal peptide protects the retina from ischemic injury when delivered in PLGA nanospheres. Exp Eye Res 2006;83:824–33.

Li L, Wartchow CA, Danthi SN, et al. A novel antiangiogenesis therapy using an integrin antagonist or anti-Flk-1 antibody coated 90Y-labeled nanoparticles. Int J Radiat Oncol Biol Phys 2004;58:1215–27.

Liao JC, Mastali M, Gau V, et al. Use of electrochemical DNA biosensors for rapid molecular identification of uropathogens in clinical urine specimens. J Clin Microbiol 2006;44:561–70.

Liao S, Seeman NC. Translation of DNA signals into polymer assembly instructions. Science 2004;306:2072–4.

Liao SS, Cui FZ, Zhang W, Feng QL. Hierarchically biomimetic bone scaffold materials: nano-HA/collagen/PLA composite. J Biomed Mater Res 2004;69B(2):158–65.

Liopo AV, Stewart MP, Hudson J, et al. Biocompatibility of native and functionalized single-walled carbon nanotubes for neuronal interface. J Nanosci Nanotechnol 2006;6:1365–74.

Liu J, Levine AL, Mattoon JS, et al. Nanoparticles as image enhancing agents for ultrasonography. Phys Med Biol 2006;51:2179–89.

Llinás RR, Walton KD, Nakao M, et al. Neuro-vascular central nervous recording/stimulating system: using nanotechnology probes. J Nanopart Res 2005;7:111–27.

Lockman PR, Mumper RJ, Khan MA, Allen DD. Nanoparticle technology for drug delivery across the blood–brain barrier. Drug Dev Ind Pharm 2002;28:1–13.

Loo C, Lin A, Hirsch L, et al. Nanoshell-enabled photonics-based imaging and therapy of cancer. Technol Cancer Res Treat 2004;3:33–40.

Loo C, Lowery A, Halas N, West J, Drezek R. Immunotargeted nanoshells for integrated cancer imaging and therapy. Nano Lett 2005;5:709–11.

Lopez PJ, Gautier C, Livage J, Coradin T. Mimicking biogenic silica nanostructures formation. Curr Nanosci 2005;1:73–83.

Lu J, Liong M, Zink JI, Tamanoi F. Mesoporous silica nanoparticles as a delivery system for hydrophobic anticancer drugs. Small 2007 Jun 13 [Epub ahead of print].

Lu W, Sun Q, Wan J, She Z, Jiang XG. Cationic albumin-conjugated pegylated nanoparticles allow gene delivery into brain tumors via intravenous administration. Cancer Res 2006;66:11878–87.

Lyuksyutov IF, Naugle DG, Rathnayaka KDD. On-chip manipulation of levitated femtodroplets. Appl Phys Lett 2004;85:1817–9.

Ma Y, Manolache S, Denes FS, et al. Plasma synthesis of carbon magnetic nanoparticles and immobilization of doxorubicin for targeted drug delivery. J Biomater Sci Polym Ed 2004;15:1033–49.

Ma Z, Kotaki M, Inai R, et al. Potential of nanofiber matrix as tissue-engineering scaffolds. Tissue Eng 2005;11:101–9.

Macdiarmid JA, Mugridge NB, Weiss JC, et al. Bacterially derived 400 nm particles for encapsulation and cancer cell targeting of chemotherapeutics. Cancer Cell 2007;11:431–45.

Maeda M, Kuroda CS, Shimura T, et al. Magnetic carriers of iron nanoparticles coated with a functional polymer for high throughput bioscreening. J Appl Phys 2006;99:08H103.

Magrez A, Kasas S, Salicio V, et al. Cellular toxicity of carbon-based nanomaterials. Nano Lett 2006;6:1121–5.

Maillard S, Ameller T, Gauduchon J, et al. Innovative drug delivery nanosystems improve the anti-tumor activity in vitro and in vivo of anti-estrogens in human breast cancer and multiple myeloma. J Steroid Biochem Mol Biol 2005;94:111–21.

Mani RC, Li X, Sunkara MK, et al. Carbon nanopipettes. Nano Lett 2003;3:671–3.

Marano RJ, Toth I, Wimmer N, et al. Dendrimer delivery of an anti-VEGF oligonucleotide into the eye: a long-term study into inhibition of laser-induced CNV, distribution, uptake and toxicity. Gene Ther 2005;12:1544–50.

Marchesan S, Da Ros T, Spalluto G, et al. Anti-HIV properties of cationic fullerene derivatives. Bioorg Med Chem Lett 2005;15:3615–8.

Martin CR, Kohli P. The emerging field of nanotube biotechnology. Nat Rev Drug Discov 2003;2:29–37.

Mashino T, Shimotohno K, Ikegami N, et al. Human immunodeficiency virus-reverse transcriptase inhibition and hepatitis C virus RNA-dependent RNA polymerase inhibition activities of fullerene derivatives. Bioorg Med Chem Lett 2005;15:1107–9.

Matsumura Y. Micelle carrier system in clinical trial. Nippon Rinsho 2006;64:316–21.

Matsunaga T, Okamura Y. Genes and proteins involved in bacterial magnetic particle formation. Trends Microbiol 2003;11:536–41.

Matteucci ME, Hotze MA, Johnston KP, Williams III RO. Drug nanoparticles by antisolvent precipitation: mixing energy versus surfactant stabilization. Langmuir 2006;22:8951–9.

McCarthy JR, Perez M, Brückner C, Weissleder R. Polymeric nanoparticle preparation that eradicates tumors. Nano Lett 2005;5:2552–6.

McKendry R, Zhang J, Arntz Y, et al. Multiple label-free biodetection and quantitative DNA-binding assays on a nanomechanical cantilever array. PNAS 2002;99:9783–8.

McKenzie JL, Waid MC, Shi R, Webster TJ. Decreased functions of astrocytes on carbon nanofiber materials. Biomaterials 2004;25:1309–17.

Mecke A, Uppuluri S, Sassanella TM, et al. Direct observation of lipid bilayer disruption by poly(amidoamine) dendrimers. Chem Phys Lipids 2004;132:3–14.

Medda R, Jakobs S, Hell SW, Bewersdorf J. 4Pi microscopy of quantum dot-labeled cellular structures. J Struct Biol 2006;156:517–23.

Mei Z, Chen H, Weng T, Yang Y, Yang X. Solid lipid nanoparticle and microemulsion for topical delivery of triptolide. Eur J Pharm Biopharm 2003;56:189–96.

Memisoglu-Bilensoy E, Hincal AA. Sterile, injectable cyclodextrin nanoparticles: effects of gamma irradiation and autoclaving. Int J Pharm 2006 Jan 12 [Epub ahead of print].

Michalet X, Pinaud FF, Bentolila LA, et al. Quantum dots for live cells, in vivo imaging, and diagnostics. Science 2005;307:538–44.

Miller VM, Rodgers G, Charlesworth JA, et al. Evidence of nanobacterial-like structures in human calcified arteries and cardiac valves. Am J Physiol Heart Circ Physiol 2004;287:H1115–24.

Mills NL, Amin N, Robinson SD, et al. Do inhaled carbon nanoparticles translocate directly into the circulation in man? Am J Respir Crit Care Med 2006;173:426–31.

Missirlis D, Kawamura R, Tirelli N, Hubbell JA. Doxorubicin encapsulation and diffusional release from stable, polymeric, hydrogel nanoparticles. Eur J Pharm Sci 2006;29:120–9.

Miyazaki S, Takahashi A, Kubo W, et al. Poly *n*-butylcyanoacrylate (PNBCA) nanocapsules as a carrier for NSAIDs: in vitro release and in vivo skin penetration. J Pharm Pharm Sci 2003;6:238–45.

Monteiro-Riviere NA, Nemanich RJ, Inman AO, et al. Multi-walled carbon nanotube interactions with human epidermal keratinocytes. Toxicol Lett 2005;155:377–84.

Morcol T, Nagappan P, Nerenbaum L, et al. Calcium phosphate-PEG-insulin-casein (CAPIC) particles as oral delivery systems for insulin. Int J Pharma 2004;277:91–7.

Morelli AE, Larregina AT, Shufesky WJ, et al. Endocytosis, intracellular sorting, and processing of exosomes by dendritic cells. Blood 2004;104:3257–66.

Morey TE, Varshney M, Flint JA, et al. Treatment of local anesthetic-induced cardiotoxicity using drug scavenging nanoparticles. Nano Lett 2004;4:757–9.

Mortensen MW, Sorensen PG, et al. Preparation and characterization of boron carbide nanoparticles for use as a novel agent in T cell-guided boron neutron capture therapy. Appl Radiat Isot 2006;64:315–24.

Mulder WJ, Koole R, Brandwijk RJ. Quantum dots with a paramagnetic coating as a bimodal molecular imaging probe. Nano Lett 2006;6:1–6.

Murugan R, Ramakrishna S. Bioresorbable composite bone paste using polysaccharide based nano hydroxyapatite. Biomaterials 2004;25:3829–35.

Murugesan S, Mousa S, Vijayaraghavan A, et al. Ionic liquid-derived blood-compatible composite membranes for kidney dialysis. J Biomed Mater Res B Appl Biomater 2006a Apr 24;doi:10.1002/jbm.b.30542.

Murugesan S, Park TJ, Yang H, et al. Blood compatible carbon nanotubes—nano-based neoproteoglycans. Langmuir 2006b;22:3461–3.

Myhra S. A review of enabling technologies based on scanning probe microscopy relevant to bioanalysis. Biosens Bioelectron 2004;19:1345–54.

Na HB, Lee JH, An K, et al. Development of a T1 contrast agent for magnetic resonance imaging using MnO nanoparticles. Angew Chem Int Ed Engl 2007;46:5397–401.

Nakamura E, Isobe H. Functionalized fullerenes in water. The first 10 years of their chemistry, biology, and nanoscience. Acc Chem Res 2003;36:807–15.

Nam JM, Stoeva SI, Mirkin CA. Bio-bar-code-based DNA detection with PCR-like sensitivity. J Am Chem Soc 2004;126:5932–3.

Nam JM, Thaxton CS, Mirkin CA. Nanoparticle-based bio-bar codes for the ultrasensitive detection of proteins. Science 2003;301:1884–6.

Nel A, Xia T, Madler L, Li N. Toxic potential of materials at the nanolevel. Science 2006;311:622–7.

Nellist PD, Chisholm MF, Dellby N, et al. Direct sub-Angstrom imaging of a crystal lattice. Science 2004;305:1741.

Neuwelt EA, Varallyay P, Bago AG, et al. Imaging of iron oxide nanoparticles by MR and light microscopy in patients with malignant brain tumours. Neuropathol Appl Neurobiol 2004;30:456–71.

Nguyen TD, Tseng HR, Celestre PC, et al. A reversible molecular valve. PNAS 2005;102:10029–34.

Niemeyer CM. Semi-synthetic DNA-protein conjugates: novel tools in analytics and nanobiotechnology. Biochem Soc Trans 2004;32(Pt 1):51–3.

Nishida S, Funabashi Y, Ikai A. Combination of AFM with an objective-type total internal reflection fluorescence microscope (TIRFM) for nanomanipulation of single cells. Ultramicroscopy 2002;91:269–74.

Nishiyama N, Okazaki S, Cabral H, et al. Novel cisplatin-incorporated polymeric micelles can eradicate solid tumors in mice. Cancer Res 2003;638977–83.

Nissenson AR, Ronco C, Pergamit G, et al. The human nephron filter: toward a continuously functioning, implantable artificial nephron system. Blood Purif 2005;23:269–74.

Noble CO, Krauze MT, Drummond DC, et al. Novel nanoliposomal CPT-11 infused by convection-enhanced delivery in intracranial tumors: pharmacology and efficacy. Cancer Res 2006;66:2801–6.

Nutiu R, Li Y. A DNA-protein nanoengine for on-demand release and precise delivery of molecules. Angew Chem 2005;44:5464–7.

Obataya I, Nakamura C, Han SW, et al. Nanoscale operation of a living cell using an atomic force microscope with a nanoneedle. Nano Lett 2005;5:27–30.

Oberdorster E. Manufactured nanomaterials (fullerenes, C60) induce oxidative stress in the brain of juvenile largemouth bass. Environ Health Perspect 2004;112:1058–62.

Oberringer M, Englisch A, Heinz B, et al. Atomic force microscopy and scanning near-field optical microscopy studies on the characterization of human metaphase chromosomes. Eur Biophys J 2003;32:620–7.

O'Neal DP, Hirsch LR, Halas NJ, et al. Photo-thermal tumor ablation in mice using near infrared-absorbing nanoparticles. Cancer Lett 2004;209:171–6.

Ozkan M. Quantum dots and other nanoparticles: what can they offer to drug discovery? Drug Discov Today 2004;9:1065–71.

Paciotti GF, Myer L, Weinreich D, et al. Colloidal gold: a novel nanoparticle vector for tumor directed drug delivery. Drug Deliv 2004;11:169–83.

Panyam J, Zhou WZ, Prabha S, et al. Rapid endo-lysosomal escape of poly(DL-lactide-co-glycolide) nanoparticles: implications for drug and gene delivery. FASEB J 2002;16:1217–26.

Pappas TC, Wickramanyake WM, Jan E, et al. Nanoscale engineering of a cellular interface with semiconductor nanoparticle films for photoelectric stimulation of neurons. Nano Lett 2007;7:513–9.

Park JH, Kwon S, Nam JO, et al. Self-assembled nanoparticles based on glycol chitosan bearing 5beta-cholanic acid for RGD peptide delivery. J Control Release 2004;95:579–88.

Park SJ, Taton TA, Mirkin CA. Array-based electrical detection of DNA with nanoparticle probes. Science 2002;295:1503–6.

Partlow KC, Chen J, Brant JA, et al. 19F magnetic resonance imaging for stem/progenitor cell tracking with multiple unique perfluorocarbon nanobeacons. FASEB J 2007;21:1647–54.

Patolsky F, Zheng G, Hayden O, et al. Electrical detection of single viruses. PNAS 2004;101:14017–22.

Patolsky F, Zheng G, Lieber CM. Nanowire sensors for medicine and the life sciences. Nanomedicine 2006;1:51–65.

Patravale VB, Date AA, Kulkarni RM. Nanosuspensions: a promising drug delivery strategy. J Pharm Pharmacol 2004;56:827–40.

Paunesku T, Rajh T, Wiederrecht G, et al. Biology of TiO2-oligonucleotide nanocomposites. Nat Mater 2003;2:343–6.

Pei J, Tian F, Thundat T. Glucose biosensor based on the microcantilever. Anal Chem 2004;76:292–7.

Peng W, Anderson DG, Bao Y, et al. Nanoparticulate delivery of suicide DNA to murine prostate and prostate tumors. Prostate 2007;67:855–62.

Perez JM, Josephson L, Weissleder R. Use of magnetic nanoparticles as nanosensors to probe for molecular interactions. Chembiochem 2004;5:261–4.

Perez JM, Simeone FJ, Saeki Y, Josephson L, Weissleder R. Viral-induced self-assembly of magnetic nanoparticles allows the detection of viral particles in biological media. J Am Chem Soc 2003;125:10192–3.

Peterman MC, Noolandi J, Blumenkranz MS, Fishman HA. Localized chemical release from an artificial synapse chip. PNAS 2004;101:9951–4.

Peters A, Veronesi B, Calderon-Garciduenas L, et al. Translocation and potential neurological effects of fine and ultrafine particles: a critical update. Part Fibre Toxicol 2006;3:13.

Petry KG, Boiziau C, Dousset V, Brochet B. Magnetic resonance imaging of human brain macrophage infiltration. Neurotherapeutics 2007;4:434–42.

Pignatello R, Bucolo C, Ferrara P, et al. Eudragit RS100 nanosuspensions for the ophthalmic controlled delivery of ibuprofen. Eur J Pharm Sci 2002;16:53–61.

Pille JY, Li H, Blot E, Bertrand JR, et al. Intravenous delivery of anti-RhoA small interfering RNA loaded in nanoparticles of chitosan in mice: safety and efficacy in xenografted aggressive breast cancer. Hum Gene Ther 2006;17:1019–26.

Powell MC, Kamarek MS. Nanomaterial health effects—Part 2: Uncertainties and recommendations for the future. WMJ 2006;105:18–23.

Prabha S, Labhasetwar V. Nanoparticle-mediated wild-type p53 gene delivery results in sustained antiproliferative activity in breast cancer cells. Mol Pharm 2004;1:211–9.

Price RL, Haberstroh KM, Webster TJ. Enhanced functions of osteoblasts on nanostructured surfaces of carbon and alumina. Med Biol Eng Comput 2003;41:372–5.

Prudhomme RK, Saad WS. Mayer L. Paclitaxel conjugate block copolymer nanoparticle formation by flash nanoprecipitation. In Technical Proceedings of the 2006 NSTI Nanotechnology Conference and Trade Show. Nanotech 2006;2:824–6.

Qu X, Wu D, Mets L, Scherer NF. Nanometer-localized multiple single-molecule fluorescence microscopy. PNAS 2004;101:11298–303.

Rabin O, Manuel Perez J, Grimm J. An X-ray computed tomography imaging agent based on long-circulating bismuth sulphide nanoparticles. Nat Mater 2006;5:118–22.

Rabinow BE. Nanosuspensions in drug delivery. Nat Rev Drug Discov 2004;3:785–96.

Radomski A, Jurasz P, Alonso-Escolano D, et al. Nanoparticle-induced platelet aggregation and vascular thrombosis. Br J Pharmacol 2005;146:882–93.

Radt B, Smith A, Caruso F. Optically addressable nanostructured capsules. Adv Mater 2004;16:2184–9.

Raju GS, Nath SK. Capsule endoscopy. Curr Gastroenterol Rep 2005;7:358–64.

Ramachandran N, Hainsworth E, Bhullar B, et al. Self-assembling protein microarrays. Science 2004;305:86–90.

Rapoport N, Gao Z, Kennedy A. Multifunctional nanoparticles for combining ultrasonic tumor imaging and targeted chemotherapy. JNCI 2007 July 10;10.1093/jnci/djm043.

Raviv U, Needleman DJ, Li Y, et al. Cationic liposome-microtubule complexes: pathways to the formation of two-state lipid-protein nanotubes with open or closed ends. PNAS 2005;102:11167–11172.

Reddy GR, Bhojani MS, McConville P, et al. Vascular targeted nanoparticles for imaging and treatment of brain tumors. Clin Cancer Res 2006;12:6677–86.

Reimer P, Bremer C, Allkemper T, et al. Myocardial perfusion and MR angiography of chest with SH U 555 C: results of placebo-controlled clinical phase I study. Radiology. 2004;231:474–81.

参考文献

Renwick LC, Brown D, Clouter A, Donaldson K. Increased inflammation and altered macrophage chemotactic responses caused by two ultrafine particle types. Occup Environ Med 2004;61:442–7.

Resnik DB, Tinkle SS. Ethics in nanomedicine. Nanomedicine 2007;2:345–50.

Revets H, De Baetselier P, Muyldermans S. Nanobodies as novel agents for cancer therapy. Expert Opin Biol Ther 2005;5:111–24.

Ricca E, Cutting SM. Emerging applications of bacterial spores in nanobiotechnology. J Nanobiotechnol 2003;1:6.

Riehn R, Lu M, Wang YM, et al. Restriction mapping in nanofluidic devices. PNAS 2005;102:10012–6.

Riviere CN, Patronik NA, Zenati MA. Prototype epicardial crawling device for intrapericardial intervention on the beating heart. Heart Surg Forum 2004;7:E639–43.

Robertson JW, Rodrigues CG, Stanford VM, et al. Single-molecule mass spectrometry in solution using a solitary nanopore. PNAS 2007;104:8207–11.

Roco MC. Nanotechnology: convergence with modern biology and medicine. Curr Opin Biotechnol 2003;14:337–46.

Rolland JP, Maynor BW, Euliss LE, et al. Direct fabrication and harvesting of monodisperse, shape-specific nanobiomaterials. J Am Chem Soc 2005;127:10096–100.

Rosario R, Gust JD, Garcia AA, et al. Lotus effect amplifies light-induced contact angle switching. J Phys Chem B 2004;108:12640–2.

Rosi NL, Giljohann DA, Thaxton CS, et al. Oligonucleotide-modified gold nanoparticles for intracellular gene regulation. Science 2006;312:1027–30.

Ross JL, Wallace K, Shuman H, et al. Processive bidirectional motion of dynein-dynactin complexes in vitro. Nat Cell Biol 2006;8:562–70.

Ross SA, Srinivas PR, Clifford AJ, et al. New technologies for nutrition research. J Nutr 2004;134:681–5.

Roy I, Mitra S, Maitra A, Mozumdar S. Calcium phosphate nanoparticles as novel non-viral vectors for targeted gene delivery. Int J Pharm 2003a;250:25–33.

Roy I, Ohulchansky TY, Bharali DJ, et al. Optical tracking of organically modified silica nanoparticles as DNA carriers: a nonviral, nanomedicine approach for gene delivery. PNAS 2005;102:279–84.

Roy I, Ohulchanskyy TY, Pudavar HE, et al. Ceramic-based nanoparticles entrapping water-insoluble photosensitizing anticancer drugs: a novel drug-carrier system for photodynamic therapy. J Am Chem Soc 2003b;125:7860–5.

Ryan JJ, Bateman HR, Stover A, et al. Fullerene nanomaterials inhibit the allergic response. J Immunol 2007;179:665–72.

Rzigalinski BA, Meehan K, Davis RM, et al. Radical nanomedicine. Nanomedicine 2006;1:399–412.

Sacconi L, Tolic-Norrelykke IM, Antolini R, Pavone FS. Combined intracellular three-dimensional imaging and selective nanosurgery by a nonlinear microscope. J Biomed Opt 2005;10:14002.

Salamanca-Buentello F, Persad DL, Court EB, et al. Nanotechnology and the developing world. PLoS Med 2005;2(5):e97.

Saleh A, Schroeter M, Jonkmanns C, et al. In vivo MRI of brain inflammation in human ischaemic stroke. Brain 2004;127(Pt 7):1670–7.

Sameti M, Bohr G, Ravi Kumar MN, et al. Stabilisation by freeze-drying of cationically modified silica nanoparticles for gene delivery. Int J Pharm 2003;266:51–60.

Santhakumaran LM, Thomas T, Thomas TJ. Enhanced cellular uptake of a triplex-forming oligonucleotide by nanoparticle formation in the presence of polypropylenimine dendrimers. Nucleic Acids Res 2004;32:2102–12.

Santos Maia C, Mehnert W, Schaller M, et al. Drug targeting by solid lipid nanoparticles for dermal use. J Drug Target 2002;10:489–95.

Savic R, Luo L, Eisenberg A, Maysinger D. Micellar nanocontainers distribute to defined cytoplasmic organelles. Science 2003;300:615–8.

Sayes C, et al. The differential cytotoxicity of water-soluble fullerenes. Nano Lett 2004;4:881–7.

Sayes CM, Gobin AM, Ausman KD, et al. Nano-C(60) cytotoxicity is due to lipid peroxidation. Biomaterials 2005;26:7587–95.

Sayes CM, Liang F, Hudson JL, et al. Functionalization density dependence of single-walled carbon nanotubes cytotoxicity in vitro. Toxicol Lett 2006;161:135–42.

Scheerlinck JP, Gloster S, Gamvrellis A, et al. Systemic immune responses in sheep, induced by a novel nano-bead adjuvant. Vaccine 2006;24:1124–31.

Schiffelers RM, Ansari A, Xu J, et al. Cancer siRNA therapy by tumor selective delivery with ligand-targeted sterically stabilized nanoparticle. Nucleic Acids Res 2004;32:e149.

Schmidt J, Montemagno C. Using machines in cells. Drug Discov Today 2002;7:500–3.

Schmieder AH, Winter PM, Caruthers SD, et al. Molecular MR imaging of melanoma angiogenesis with anb3-targeted paramagnetic nanoparticles. Magn Reson Med 2005;53:621–7.

Schubert D, Dargusch R, Raitano J, Chan S. Cerium and yttrium oxide nanoparticles are neuroprotective. Biochem Biophys Res Commun 2006;342:86–91.

Seeman NC. At the crossroads of chemistry, biology, and materials: structural DNA nanotechnology. Chem Biol 2003;10:1151–9.

Seeman NC. Nanotechnology and the double helix. Sci Am 2004;290;35–43.

Seki J, Sonoke S, Saheki A, et al. A nanometer lipid emulsion, lipid nano-sphere (LNS), as a parenteral drug carrier for passive drug targeting. Int J Pharm 2004;273(1–2):75–83.

Sengupta S, Eavarone D, Capila I, et al. Temporal targeting of tumour cells and neovasculature with a nanoscale delivery system. Nature 2005;436:568–72.

Serohijos AW, Chen Y, Ding F, et al. A structural model reveals energy transduction in dynein. PNAS 2006;103:18540–5.

Sha MY, Walton ID, Norton SM, et al. Multiplexed SNP genotyping using nanobarcode particle technology. Anal Bioanal Chem 2006;384:658–66.

Shanmukh S, Jones L, Driskell J, et al. Rapid and sensitive detection of respiratory virus molecular signatures using a silver nanorod array SERS substrate. Nano Lett 2006;6:2630–6.

Shapiro EM, Skrtic S, Sharer K, et al. MRI detection of single particles for cellular imaging. PNAS 2004;101:10901–6.

Shaunak S, Thomas S, Gianasi E, et al. Polyvalent dendrimer glucosamine conjugates prevent scar tissue formation. Nat Biotechnol 2004;22:977–84.

Shea TB, Ortiz D, Nicolosi RJ, et al. Nanosphere-mediated delivery of vitamin E increases its efficacy against oxidative stress resulting from exposure to amyloid beta. J Alzheimers Dis 2005;7:297–301.

Shih WM, Quispe JD, Joyce GF. A 1.7-kilobase single-stranded DNA that folds into a nanoscale octahedron. Nature 2004;427:618–21.

Shin M. In vivo bone tissue engineering using mesenchymal stem cells on a novel electrospun nanofibrous scaffold. Tissue Eng 2004;10:33–41.

Silva GA. Nanotechnology approaches for the regeneration and neuroprotection of the central nervous system. Surg Neurol 2005;63:301–6.

Silva GA, Czeisler C, Niece KL, et al. Selective differentiation of neural progenitor cells by high-epitope density nanofibers. Science 2004;303:1352–5.

Simberg D, Duza T, Park JH, et al. Biomimetic amplification of nanoparticle homing to tumors. PNAS 2007;104:932–6.

Singer EM, Smith SS. Nucleoprotein assemblies for cellular biomarker detection. Nano Lett 2006;6:1184–9.

Singh P, Destito G, Schneemann A, Manchester M. Canine parvovirus-like particles, a novel nanomaterial for tumor targeting. J Nanobiotechnol 2006a;4:2.

Singh R, Pantarotto D, Lacerda L, et al. Tissue biodistribution and blood clearance rates of intravenously administered carbon nanotube radiotracers. PNAS 2006b;103:3357–62.

Sinton D. Microscale flow visualization. Microfluidics Nanofluidics 2004;1:2–21.

Sitharaman B, Kissell KR, Hartman KB, et al. Superparamagnetic gadonanotubes are high-performance MRI contrast agents. Chem Commun (Camb) 2005;31:3915–7.

Sleytr UB, Schuster B, Pum D. Nanotechnology and biomimetics with 2-D protein crystals. IEEE Eng Med Biol Mag 2003;22:140–50.

Smalley RE. In Bartlett RJ (ed) Comparison of Ab Initio Quantum Chemistry with Experiments for Small Molecules. D. Riedel, Boston, 1985.

So MK, Xu C, Loening AM, Gambhir SS, Rao J. Self-illuminating quantum dot conjugates for in vivo imaging. Nat Biotechnol 2006;24:339–43.

Somasunderam A, Ferguson MR, Rojo DR, et al. Combinatorial selection, inhibition, and antiviral activity of DNA thioaptamers targeting the RNase H domain of HIV-1 reverse transcriptase. Biochemistry 2005;44:10388–95.

Sommer AP, Wickramasinghe NC. Functions and possible provenance of primordial proteins—part II: microorganism aggregation in clouds triggered by climate change. J Proteome Res 2005;4:180–4.

Son SJ, Reichel J, He B, et al. Magnetic nanotubes for magnetic-field-assisted bioseparation, biointeraction, and drug delivery. J Am Chem Soc 2005;127:7316–7.

Souza GR, Christianson DR, Staquicini FI, et al. Networks of gold nanoparticles and bacteriophage as biological sensors and cell-targeting agents. PNAS 2006;103:1215–20.

Sprintz M, Benedetti C, Ferrari M. Applied nanotechnology for the management of breakthrough cancer pain. Minerva Anestesiol 2005;71:419–23.

Srinivas PR, Barker P, Srivastava S. Nanotechnology in early detection of cancer. Lab Invest 2002;82:657–62.

Staii C, Johnson AT, Chen M, et al. DNA-decorated carbon nanotubes for chemical sensing. Nano Lett 2005;5:1774–8.

Star A, Tu E, Niemann J, et al. Label-free detection of DNA hybridization using carbon nanotube network field-effect transistors. PNAS 2006;103:921–6.

Stark RW, Rubio-Sierra FJ, Thalhammer S, Heckl WM. Combined nanomanipulation by atomic force microscopy and UV-laser ablation for chromosomal dissection. Eur Biophys J 2003;32:33–9.

Steiniger SC, Kreuter J, Khalansky AS, et al. Chemotherapy of glioblastoma in rats using doxorubicin-loaded nanoparticles. Int J Cancer 2004;109:759–67.

Stella B, Arpicco S, Peracchia MT, et al. Design of folic acid-conjugated nanoparticles for drug targeting. J Pharm Sci 2000;89:1452–64.

Stoenescu R, Graff A, Meier W. Asymmetric ABC-triblock copolymer membranes induce a directed insertion of membrane proteins. Macromol Biosci 2004;4:930–5.

Stoimenov PK, et al. Metal oxide nanoparticles as bactericidal agents. Langmuir 2002;18:6679–96.

Stolz M, Raiteri R, Daniels AU, et al. Dynamic elastic modulus of porcine articular cartilage determined at two different levels of tissue organization by indentation-type atomic force microscopy. Biophys J 2004;86:3269–83.

Storhoff JJ, Lucas AD, Garimella V, Bao YP, Müller UR. Homogeneous detection of unamplified genomic DNA sequences based on colorimetric scatter of gold nanoparticle probes. Nat Biotechnol 2004;22:883–7.

Stover TC, Sharma A, Robertson GP, Kester M. Systemic delivery of liposomal short-chain ceramide limits solid tumor growth in murine models of breast adenocarcinoma. Clin Cancer Res 2005;11:3465–74.

Straub JA, Chickering DE, Lovely JC, et al. Intravenous hydrophobic drug delivery: a porous particle formulation of paclitaxel (AI-850). Pharm Res 2005;22:347–55.

Sukhanova A, Devy J, Venteo L, et al. Biocompatible fluorescent nanocrystals for immunolabeling of membrane proteins and cells. Anal Biochem 2004;324:60–7.

Sumner JP, Aylott JW, Monson E, Kopelman R. A fluorescent PEBBLE nanosensor for intracellular free zinc. Analyst 2002;127:11–6.

Sun Q, Wang Q, Rao BK, Jena P. Electronic structure and bonding of Au on a SiO_2 cluster: a nanobullet for tumors. Phys Rev Lett 2004;93:186803.

Sunderland CJ, Steiert M, Talmadge JE, et al. Targeted nanoparticles for detecting and treating cancer. Drug Dev Res 2006;67:70–93.

Sutton D, Nasongkla N, Blanco E, Gao J. Functionalized micellar systems for cancer targeted drug delivery. Pharm Res 2007;24:1029–46.

Sykova E, Jendelova P. In vivo tracking of stem cells in brain and spinal cord injury. Prog Brain Res 2007;161C:367–83.

Tada H, Higuchi H, Wanatabe TM, Ohuchi N: In vivo real-time tracking of single quantum dots conjugated with monoclonal anti-HER2 antibody in tumors of mice. Cancer Res 2007;67:1138–44.

Taylor DD, Gercel-Taylor C. Tumour-derived exosomes and their role in cancer-associated T-cell signalling defects. Br J Cancer 2005;92:305–11.

Thomas K, Aguar P, Kawasaki H, et al. Research strategies for safety evaluation of nanomaterials, part VIII: international efforts to develop risk-based safety evaluations for nanomaterials. Toxicol Sci 2006a;92:23–32.

Thomas T, Thomas K, Sadrieh N, et al. Research strategies for safety evaluation of nanomaterials, part VII: evaluating consumer exposure to nanoscale materials. Toxicol Sci 2006b;91:14–9.

Tok JB, Chuang FY, Kao MC, et al. Metallic striped nanowires as multiplexed immunoassay platforms for pathogen detection. Angew Chem Int 2006;45:6900–4.

Tomalia DA, Baker H, Dewald J, et al. A new class of polymers: starburst-dendritic macromolecules. Polym J 1985;17:117–32.

Torchilin VP, Lukyanov AN, Gao Z, et al. Immunomicelles: targeted pharmaceutical carriers for poorly soluble drugs. PNAS 2003;100:6039–44.

Townsend-Nicholson A, Jayasinghe SN. Cell electrospinning: a unique biotechnique for encapsulating living organisms for generating active biological microthreads/scaffolds. Biomacromolecules 2006;7:3364–9.

Truong-Le VL, August JT, Leong KW. Controlled gene delivery by DNA-gelatin nanospheres. Hum Gene Ther 1998;9:1709–17.

Tsapis N, Bennett D, Jackson B, et al. Trojan particles: large porous carriers of nanoparticles for drug delivery. PNAS 2002;99:12001–5.

Tsurumoto T, Matsumoto T, Yonekura A, Shindo H. Nanobacteria-like particles in human arthritic synovial fluids. J Proteome Res 2006;5:1276–8.

Underhill RS, Jovanovic A, Carino SR, et al. Oil-filled silica capsules for lipophilic drug uptake: implications for drug detoxification therapy. Chem Mater 2002;14:4919.

Uwatoku T, Shimokawa H, Abe K, et al. Application of nanoparticle technology for the prevention of restenosis after balloon injury in rats. Circ Res 2003;92:e62–9.

van de Goor T. Nanopore detection: threading DNA through a tiny hole. PharmacoGenomics 2004;March/April:28–9.

van Vlerken LE, Duan Z, Seiden MV, Amiji MM. Modulation of intracellular ceramide using polymeric nanoparticles to overcome multidrug resistance in cancer. Cancer Res 2007;67(10):4843–50.

Vandervoort J, Ludwig A. Ocular drug delivery: nanomedicine applications. Nanomedicine 2007;2:11–21.

Vasir JK, Reddy MK, Labhasetwar VD. Nanosystems in drug targeting: opportunities and challenges. Curr Nanosci 2005;1:47–64.

Vega E, Egea MA, Valls O, et al. Flurbiprofen loaded biodegradable nanoparticles for ophtalmic administration. J Pharm Sci 2006;95:2393–405.

Venkatesan N, Yoshimitsu J, Ito Y, et al. Liquid filled nanoparticles as a drug delivery tool for protein therapeutics. Biomaterials 2005;26:7154–63.

Venne K, Bonneil E, Eng K, Thibault P. Enhanced sensitivity in proteomics analyses using NanoLC–MS and high-field asymmetry waveform ion mobility mass spectrometry. Anal Chem 2005;77:2176–86.

Vila A, Gill H, McCallion O, Alonso MJ. Transport of PLA-PEG particles across the nasal mucosa: effect of particle size and PEG coating density. J Control Release 2004;98:231–44.

Vo-Dinh T. Optical nanosensors for detecting proteins and biomarkers in individual living cells. Methods Mol Biol 2005;300:383–402.

Voura EB, Jaiswal JK, Mattoussi H, Simon SM. Tracking metastatic tumor cell extravasation with quantum dot nanocrystals and fluorescence emission-scanning microscopy. Nat Med 2004;10:993–8.

Wagner E. Programmed drug delivery: nanosystems for tumor targeting. Expert Opin Biol Ther 2007;7:587–93.

Wakefield G, Lipscomb S, Holland E, Knowland J. The effects of manganese doping on UVA absorption and free radical generation of micronised titanium dioxide and its consequences for the photostability of UVA absorbing organic sunscreen components. Photochem Photobiol Sci 2004;3:648–52.

Walton ID, Norton SM, Balasingham A, et al. Particles for multiplexed analysis in solution: detection and identification of striped metallic particles using optical microscopy. Anal Chem 2002;74:2240–7.

Wang H, Gu L, Lin Y, et al. Unique aggregation of anthrax (*Bacillus anthracis*) spores by sugar-coated single-walled carbon nanotubes. J Am Chem Soc 2006;128:13364–5.

Wang H, Huff TB, Zweifel DA, et al. In vitro and in vivo two-photon luminescence imaging of single gold nanorods. PNAS 2005a;102:15752–6.

Wang WX, Chen HL, Liang WQ. Study on polymethacrylate nanoparticles as delivery system of antisense oligodeoxynucleotides. Yao Xue Xue Bao 2003;38:298–301.

Wang X, Hofmann O, Das R, et al. Integrated thin-film polymer/fullerene photodetectors for on-chip microfluidic chemiluminescence detection. Lab Chip 2007;7:58–63.

Wang Z, Haasch RT, Lee GU. Mesoporous membrane device for asymmetric biosensing. Langmuir 2005b;21:1153–7.

Warheit DB, Laurence BR, Reed KL, et al. Comparative pulmonary toxicity assessment of single-wall carbon nanotubes in rats. Toxicol Sci 2004;77:117–25.

Warheit DB, Webb TR, Colvin VL, et al. Pulmonary bioassay studies with nanoscale and fine-quartz particles in rats: toxicity is not dependent upon particle size but on surface characteristics. Toxicol Sci 2007;95:270–80.

Wartlick H, Spankuch-Schmitt B, Strebhardt K, et al. Tumour cell delivery of antisense oligonuclceotides by human serum albumin nanoparticles. J Control Release 2004;96:483–95.

Webster TJ, Waid MC, McKenzie JL, et al. Nano-biotechnology: carbon nanofibres as improved neural and orthopaedic implants. Nanotechnology 2004;15:48–54.

Weeks BL, Camarero J, Noy A, et al. A microcantilever-based pathogen detector. Scanning 2003;25:297–9.

Wei G, Jin Q, Giannobile WV, Ma PX. Nano-fibrous scaffold for controlled delivery of recombinant human PDGF-BB. J Control Release 2006;112:103–10.

Weissig V, Boddapati SV, Jabr L, D'Souza GG. Mitochondria-specific nanotechnology. Nanomedicine 2007;2:275–85.

Weissleder R, Kelly K, Sun EY, et al. Cell-specific targeting of nanoparticles by multivalent attachment of small molecules. Nat Biotechnol 2005;23:1418–23.

Weston AD, Hood L. Systems biology, proteomics, and the future of health care: toward predictive, preventative, and personalized medicine. J Proteome Res 2004;3:179–96.

Wickline SA, Neubauer AM, Winter P, et al. Applications of nanotechnology to atherosclerosis, thrombosis, and vascular biology. Arterioscler Thromb Vasc Biol 2006;26:435–41.

Wilk I, Martirosian G. Nanobacteria—microbiological characteristic. Postepy Hig Med Dosw (Online) 2004;58:60–4.

Williams DN, Ehrman SH, Holoman TR. Evaluation of the microbial growth response to inorganic nanoparticles. J Nanobiotechnol 2006;4:3 (doi:10.1186/1477-3155-4-3).

Williams J, Lansdown R, Sweitzer R, et al. Nanoparticle drug delivery system for intravenous delivery of topoisomerase inhibitors. J Control Release 2003;91:167–72.

Wissing SA, Muller RH. Cosmetic applications for solid lipid nanoparticles (SLN). Int J Pharm 2003;254:65–8.

Won J, Kim M, Yi YW, et al. A magnetic nanoprobe technology for detecting molecular interactions in live cells. Science 2005;309:121–5.

Wood HM, Shoskes DA. The role of nanobacteria in urologic disease. World J Urol 2006;24:51–4.

Wu W, Wieckowski S, Pastorin G, et al. Targeted delivery of amphotericin B to cells by using functionalized carbon nanotubes. Angew Chem Int Ed Engl 2005;44:6358–62.

Wu X, Liu H, Liu J, et al. Immunofluorescent labeling of cancer marker Her2 and other cellular targets with semiconductor quantum dots. Nat Biotechnol 2003;21:41–6.

Xiao Y, Lubin AA, Baker BR, et al. Single-step electronic detection of femtomolar DNA by target-induced strand displacement in an electrode-bound duplex. PNAS 2006;103:16677–80.

Xie J, Wang S, Aryasomayajula L, Varadan VK. et al. Platinum decorated carbon nanotubes for highly sensitive amperometric glucose sensing. Nanotechnology 2007;18 (doi:10.1088/0957-4484/18/6/065503).

Xing Y, Chaudry Q, Shen C, et al. Bioconjugated quantum dots for multiplexed and quantitative immunohistochemistry. Nat Protocols 2007;2:1152–65.

Xu X, Patel R. Imaging and assembly of nanoparticles in biological systems. In Nalwa HS (ed) Handbook of Nanostructured Biomaterials and Their Applications in Nanobiotechnology. American Scientific Publishers, 2005; Vol 1, Chapter 13:435–56.

Xu Y, Du Y, Huang R, Gao L. Preparation and modification of N-(2-hydroxyl) propyl-3-trimethyl ammonium chitosan chloride nanoparticle as a protein carrier. Biomaterials 2003;24:5015–22.

Yager P, Edwards T, Fu E, et al. Microfluidic diagnostic technologies for global public health. Nature 2006;442:412–8.

Yamagishi K, Onuma K, Suzuki T, Okada F, Tagami J, Otsuki M, Senawangse P. Materials chemistry: a synthetic enamel for rapid tooth repair. Nature 2005;433:819.

Yamaguchi Y, Igarashi R. Nanotechnology for therapy of type 2 diabetes. Nippon Rinsho 2006;64:295–300.

Yan H, He R, Johnson J, et al. Dendritic nanowire ultraviolet laser array. J Am Chem Soc 2003;125:4728–9.

Yang L, Li Y. Quantum dots as fluorescent labels for quantitative detection of Salmonella typhimurium in chicken carcass wash water. J Food Prot 2005;68:1241–5.

Yanik MF, Cinar H, Cinar HN, et al. Neurosurgery: functional regeneration after laser axotomy. Nature 2004;432:822.

Yeh IC, Hummer G. Nucleic acid transport through carbon nanotube membranes. PNAS 2004;101:12177–82.

Yeh TK, Lu Z, Wientjes MG, Au JL. Formulating paclitaxel in nanoparticles alters its disposition. Pharm Res 2005;22:867–74.

Yen Y, Synold T, Schluep T, et al. First-in-human phase I trial of a cyclodextrin-containing polymer-camptothecin nanoparticle in patients with solid tumors. J Clin Oncol 2007 June 20 ASCO Annual Meeting Proceedings Part I;25(18S):14078.

Yguerabide J, Yguerabide EE. Resonance light scattering particles as ultrasensitive labels for detection of analytes in a wide range of applications. J Cell Biochem Suppl 2001;Suppl 37:71–81.

Yildiz A, Forkey JN, McKinney SA, et al. Myosin V walks hand-over-hand: single fluorophore imaging with 1.5-nm localization. Science 2003;300:2061–5.

Yu W, Pirollo KF, Rait A, et al. A sterically stabilized immunolipoplex for systemic administration of a therapeutic gene. Gene Ther 2004;11:1434–40.

Yuan X, Li H, Yuan Y. Preparation of cholesterol-modified chitosan self-aggregated nanoparticles for delivery of drugs to ocular surface. Carbohydr Polym 2006;65;337–45.

Yue GZ, Qiu Q, Gao B, et al. Generation of continuous and pulsed diagnostic imaging x-ray radiation using a carbon-nanotube-based field-emission cathode. Appl Phys Lett 2002;81:355.

Zanello LP, Zhao B, Hu H, Haddon RC. Bone cell proliferation on carbon nanotubes. Nano Lett 2006;6:562–7.

Zhang J, Lang HP, Huber F, et al. Rapid and label-free nanomechanical detection of biomarker transcripts in human RNA. Nat Nanotechnol 2006a;1:214–20.

Zhang J, Yang G, Cheng, et al. Stationary scanning x-ray source based on carbon nanotube field emitters. Appl Phys Lett 2005b;86 (doi: 10.1063/1.1923750).

Zhang L, Granick S. How to stabilize phospholipid liposomes (using nanoparticles). Nano Lett 2006;6:694–8.

Zhang T, Stilwell JL, Gerion D, et al. Cellular effect of high doses of silica-coated quantum dot profiled with high throughput gene expression analysis and high content cellomics measurements. Nano Lett 2006b;6:800–8.

Zhang Y, Sun C, Kohler N, et al. Self-assembled coatings on individual monodisperse magnetite nanoparticles for efficient intracellular uptake. Biomed Microdevices 2004;6:33–40.

Zhao B, Hu H, Mandal SK, Haddon RC. A bone mimic based on the self-assembly of hydroxyapatite on chemically functionalized single-walled carbon nanotubes. Chem Mater 2005;17:3235–41.

Zhao X, Hilliard LR, Mechery SJ, et al. A rapid bioassay for single bacterial cell quantitation using bioconjugated nanoparticles. PNAS 2004;101:15027–32.

Zharov VP, Galitovskaya EN, Johnson C, Kelly T. Synergistic enhancement of selective nanophotothermolysis with gold nanoclusters: potential for cancer therapy. Lasers Surg Med 2005;37:219–26.

Zheng G, Chen J, Li H, Glickson JD. Rerouting lipoprotein nanoparticles to selected alternate receptors for the targeted delivery of cancer diagnostic and therapeutic agents. PNAS 2005;102:17757–62.

Zubarev ER, Xu J, Sayyad A, Gibson JD. Amphiphilicity-driven organization of nanoparticles into discrete assemblies. J Am Chem Soc 2006;128:15098–9.

Zuiderwijk M, Tanke HJ, Sam Niedbala R, Corstjens PL. An amplification-free hybridization-based DNA assay to detect *Streptococcus pneumoniae* utilizing the up-converting phosphor technology. Clin Biochem 2003;36:401–3.

Zwiorek K, Kloeckner J, Wagner E, Coester C. Gelatin nanoparticles as a new and simple gene delivery system. J Pharm Pharm Sci 2005;7:22–8.

索　引

DNA纳米技术　DNA nanotechnology　36
DNA单分子检测　Detection of a single molecule of DNA　49
PEBBLE纳米传感器　FEBBLE nanosensors　73
RNA的纳米技术　RNA nanotechnology　37
SNP基因分型　SNP genotyping　62

B

靶向运输药物　Targeted drug delivery　158
鼻腔给药　Nasal drug delivery　113
表面等离子体共振　Surface plasmon resonance　18，76
表面增强微光子流系统　Surface-enhanced micro-optical fluidic systems，SEMOFS　76
表面增强拉曼散射效应　Surface-enhanced Roman scattering，SERS　204
病毒纳米传感器　Viral nanosensors　72
病毒性疾病的血液纳米过滤　Nanofiltration of blood in viral disease　213
病毒学　Virology　201
比色检测法　Colorimetric detection method　64
表现增强共振拉曼光谱　Surface-enhance resonant Raman spectroscopy，SERRS　65

C

超顺磁性纳米颗粒　Superparamagnetic nanoparticles　22，56，125
超短激光脉冲　Femtosecond laser　182
超顺磁性氧化铁纳米颗粒　Superparamagnetic iron oxide nanoparticles，SNP　222
磁性结合捕获　Magnetism-based interaction capture，MAGIC　56
磁性细菌颗粒　Bacterial magnetic particles　24
磁铁流纳米颗粒　Ferrofluid magnetic nanoparticles　204
差异顽磁性　Differential retentivity　189
传染性病原体检测　Detection of infectious agents　204

D

蛋白质的生物条形码检测　Biobarcode assay for proteins　63
蛋白质纳米生物芯片　Protein nanobiochip　51
蛋白质纳米阵列　Protein nanoarrays　8
蛋白质检测　Detection of proteins　66
等离子体和SERS纳米探针　Plasmonics and SERS nanoprobes　74
电化学纳米生物传感器　Electrochemical nanobiosensors　72
电子纳米生物传感器　Electronic nanobiosensors　71
对抗生物武器的纳米颗粒　Combating biological warfare nanoparticles　213
多聚物纳米颗粒　Polymeric nanoparticles　98，191

多肽纳米骨架　Self-assembling peptide nanofiber scaffolds，SAPNS　217
动脉粥样硬化斑块　Atherosclerotic plaque　188

F

反义治疗　Antisense therapy　127
防晒剂　Sun screens　224
肺部效应　Pulmonary effects　241
富勒烯　Fullerenes　27，89

G

个体化营养　Personalized nutrition　234
个性化用药　Personalized medicine　272
给肺输送药物　Drug delivery to the lungs　226
骨生长支架　Scaffolds for bone growth　198
共振光散射　Resonance light scattering，RLS　61
光电纳米基因生物传感器　Optonanogen biosensor　75
光镊　Optoelectronic tweezers　45

H

环糊精纳米颗粒　Cyclodextrin nanoparticles　96

J

基因治疗　Gene therapy　118，217
基因多态性（SNP）　62
基于FRET的DNA纳米传感器　FRET-based nanosensors　70
基于纳米壳的肿瘤治疗　Nanoshell-based cancer therapy　147
基于纳米体的癌症治疗　Nanobody-based cancer therapy　149
激光纳米传感器　Laser nanosensors　73
降低纳米颗粒毒性的措施　Measures to reduce toxicity of nanoparticles　244
金纳米颗粒　Gold nanoparticles　20，51，86，96，141，162，240
聚合物纳米容器　Polymer nanocontainers　134
金纳米棒　Gold nanorods　58
近场扫描光学显微镜　Near Field Scanning Optical Microscopy，NSOM　13
间充质干细胞　Mesenchymal stem cells，MSCs　199
即时诊断　Point-of-care diagnosis，POC　81

K

抗癌药物输送　Cancer drug delivery　150
抗病毒制剂　Antviral agents　209
抗微生物的纳米乳　Nanoemulsions as microbicidal agents　208
抗再狭窄治疗　Antirestenotic therapy　188
壳聚糖纳米颗粒　Chitosan nanoparticles　98
壳聚糖　Chitosan，CS　197，214

L

离子通道开关的生物传感器技术　Ion channel switch biosensor technology　71
立方体液晶纳米颗粒　Cubosomes　24，225

临床纳米蛋白质组学　Clinical nanoproteomics　37
两性肽　Peptide amphiphile　183
淋巴结成像量子点　QD lymph node mapping　145
量子点　Quantum Dots，QDs　58

N

内耳药物输送　Drug delivery to the inner ear　112
纳米材料包被的药物洗脱支架　Nanocoated drug-eluting stents　190
纳米操控　Nanomanipulation　44
纳米肺病学　Nanopulmonology　225
纳米封装　Nano-encapsulation　133
纳米骨植入体　Nanobone implants　197
纳米管　Nanotubes　108
纳米机器人技术　Nanorobotics　138
纳米基因组学　Nanogenomics　36
纳米激光　Nanolasers　33
纳米激光光谱　Nanolaser spectroscopy　143
纳米激光手术　Nanoscale laser surgery　138
纳米矫形术　Nano-orthopedics　196
纳米晶体　Nanocrystals　99
纳米颗粒黏膜给药　Mucosal drug delivery with nanoparticles　114
纳米颗粒-细菌复合体　Nanoparticles plus bacteria　104
纳米颗粒在癌症光动力治疗中的辅助作用　Nanoparticles as adjuncts to photodynamics therapy of cancer 169
纳米壳　Nanoshells　147，148
纳米孔　Nanopores　29
纳米老年医学　Nanogeriatrics　227
纳米流通道　Nanofluidic channels　10
纳米流液相色谱　Nanoflow liquid chromatography　38
纳米伦理学　Nanoethics　237
纳米马达　Nanomotors　33，115
纳米免疫学　Nanoimmunology　228
纳米内镜　Nano-endoscopy　131
纳米囊泡技术　Nanovesicle technology　108
纳米皮肤病学　Nanodermatology　224
纳米球　Nanospheres　107
纳米杀病毒剂　Nanoviricides　210
纳米神经外科学　Nanoneurosurgery　182
纳米神经学　Nanoneurology　176
纳米微生物学　Nanomicrobiology　201
纳米蜗壳　Nanocochleates　110
纳米系统生物学　Nanosystems Biology　31
纳米线生物传感器　Nanowire biosensors　77
纳米心脏病学　Nanocardiology　188
纳米牙科学　Nanodentistry　231

索　引

纳米眼科学　Nanoophthalmology　214
纳米肿瘤学　Nanooncology　140
纳米疫苗　Nanotechnology-based vaccines　212
纳米颗粒的毒性　Nanoparticle toxicity　239
纳米颗粒的环境效应　Environmental effects of nanoparticles　245
纳米复合体装置　Nanocomposite devices，NCDs　167
纳米硅　Nanoengineered silicon　167
纳米圈　Nanotraps　134
纳米乳　Nanoemulsions　208
纳米微滴　Nanodroplets　164
纳米医学　Nanomedicine　1
纳米技术　Nanotechnology　2
纳米生物技术　Nanobiotechnology　2
纳米线　Nanowire　77
纳米颗粒自组装　Self-assembly of nanoparticles　22
纳米条形码技术　Nanobarcodes technology　62，64

Q

器官辅助装置　Organ-assisting devices，OAD　222
器官移植及功能辅助　Organ replacement and assisted function　221
青光眼治疗　Treatment of glaucoma　218
全氟碳　Perfluorocarbon，PFC　188
全氟碳纳米颗粒　Perfluorocarbon nanoparticles　157
羟基磷灰石　Hydroxyapatite，HA　196
羟磷灰石　Hydroxyapatite，HAp　190

R

软骨替代　Replacement of cartilage　199

S

三维细胞培养中的自组装多肽支架技术　Self-assembling peptide scaffold technology for 3D cell culture　41
三维组织纳米结构　3D tissue nanostructure　15
扫描电镜　Scanning electron microscopy　15
扫描力关节镜　Scanning force anthroscope　199，200
杀微生物制剂　Microbicidal agents　207
神经保护　Neuroprotection　180
肾结石　Kidney stone　203
生物标志物检测　Detection of biomarkers　79
生物信息学　Bioinformatics　44
石英纳米天平生物传感器　Quartz nanobalance biosensors　72
siRNA输送　siRNA delivery　128
树丛状纳米颗粒　Dendrimers　89，97，216
水通道蛋白　Aquaporin water channels　43
顺磁性纳米颗粒　Paramagnetic nanoparticles　22
睡眠呼吸暂停　Sleepapnea　188

T

碳纳米管生物传感器　Carbon nanotube biosensors　69
碳磁性纳米颗粒　Carbon magnetic nanoparticles，CMNPs　160
碳纳米纤维　Carbon nanofibers，CNs　196
特洛伊纳米颗粒　Torjan nanoparticles　101
体内示踪治疗细胞　Tracking therapeutic cells in vivo　80
透皮给药　Transdermal drug delivery　111
铁磁流体　Ferrofluids　55
弹性蛋白样多肽　Elastin-like polypeptides，ELPs　220
陶瓷纳米球　Ceramic nanospheres　204
糖尿病　Diabetes mellitus　229

W

外科手术　Surgery　136

X

细胞毒性　Cytotoxicity　244
细胞疗法　Cell therapy　117
细菌纳米颗粒　Bacterial nanoparticles　159
线粒体研究　Study of Mitochondria　42
心血管疾病　Cardiovascular disease　189，203
心血管外科　Cardiovascular surgery　193
新型光学mRNA生物传感器　Novel optical mRNA biosensor　75
修复脊髓损伤　Repair of spinal cord injury　185
悬臂梁　Cantilevers　17，69
血液相容性　Blood compatibility　243
血管成形术　Angioplasty　188

Y

眼内给药　Intra-ocular drug delivery　215
胰岛素给药　Insulin delivery　230
疫苗运载　Vaccine delivery　116
荧光共振能量转移　Fluorescence Resonance Energy Transfer，FRET　16
营养学　Nutrition　232
用于DNA分析的单分子条形码　Single-molecule barcoding for DNA analysis　64
用于眼睛的非病毒载体转基因　Nonviral gene transfer to the eye　216
原子力显微镜　Atomic force microscopy，AFM　11，59，199
远场激光扫描显微镜　Far-field laser scanning microscope，FLSM　58
药物洗脱支架　Drug-eluting stents　190

Z

脂微粒　Lipoparticles　21
脂质体　Liposomes　105
紫杉醇　Paclitoocel　155
自组装纳米阵列　Self-assembling nanoarray　50
组织工程　Tissue engineering　219
重介质等离子技术　Dense-medium plasma technology　160